临床医师诊疗丛书

名誉总主编 夏穗生 黄光英
总 主 编 陈安民 徐永健

肿瘤临床诊疗指南
第3版

主 编 于世英 胡国清

科学出版社
北京

内容简介

全书分三篇:第一篇介绍肿瘤的流行病学、病因及普查、诊断与治疗方法;第二篇详细介绍全身各系统肿瘤的病因、病理、临床表现、诊断、鉴别诊断、治疗方法、疗效和预后;第三篇介绍肿瘤的各种合并症。书后附录分别为标准病历、化疗药物一览表、疗效评估标准、化疗毒性反应分级标准等。

全书反映了目前肿瘤临床最新研究进展,内容全面,文字简练,查阅方便。可作为临床各级肿瘤医师理想的工具书,也可供医学生使用。

图书在版编目(CIP)数据

肿瘤临床诊疗指南 / 于世英,胡国清主编. —3 版. —北京:科学出版社,2013

(临床医师诊疗丛书)

ISBN 978-7-03-037301-4

Ⅰ. 肿… Ⅱ. ①丁… ②胡… Ⅲ. 肿瘤-诊疗-指南 Ⅳ. R73-62

中国版本图书馆 CIP 数据核字(2013)第 075484 号

责任编辑:康丽涛 咸东桂 / 责任校对:赵桂芬
责任印制:赵 博 / 封面设计:范璧合

版权所有,违者必究。未经本社许可,数字图书馆不得使用

科学出版社 出版

北京东黄城根北街 16 号
邮政编码:100717
http://www.sciencep.com

北京凌奇印刷有限责任公司印刷
科学出版社发行 各地新华书店经销

*

1999 年 3 月第 一 版	开本:787×960 1/32
2013 年 4 月第 三 版	印张:17 3/8
2024 年 4 月第二十三次印刷	字数:460 000

定价:49.80 元

(如有印装质量问题,我社负责调换)

《临床医师诊疗丛书》编委会

名誉总主编 夏穗生 黄光英
总 主 编 陈安民 徐永健
编 委 （按姓氏笔画排序）

于世英	马　丁	马净植
王　伟	王国平	邓又斌
叶章群	田玉科	田德安
付向宁	白祥军	冯杰雄
朱小华	刘光辉	齐俊英
孙自镛	杜　光	李　锋
李树生	李慎秋	余学锋
汪　晖	汪道文	张　虹
张存泰	陆付耳	陈孝平
罗小平	周剑峰	赵建平
胡绍先	姚　颖	徐　钢
郭铁成	唐锦辉	崔永华
雷　霆	廖家智	漆剑频
熊　薇	魏　晴	魏　翔

《肿瘤临床诊疗指南》（第3版）编写人员

主　编　于世英　胡国清
副主编　陈　元　袁响林
编　者　（按姓氏汉语拼音排序）

晁腾飞　陈　元　陈凤菊　程　熠
褚　倩　戴宇翱　付　强　郭秋云
韩　娜　胡广原　胡国清　黄露露
姜永生　李　杨　李瑞超　李闻涛
刘　飞　刘美慧　刘顺芳　龙国贤
梅　齐　彭　倩　彭平磊　秦　凯
邱　红　沈　陵　石　　　宋安萍
孙　黎　汤曙鹏　王建华　魏　瑶
席青松　夏严鹏　肖晓光　熊　华
熊慧华　张　庄　杨　琳　于世英
袁响林　　　　　张　鹏　张莉红
张孟贤　　　　　邹燕梅

《临床医师诊疗丛书》第3版前言

《临床医师诊疗丛书》于1999年第一次出版,共32个分册;2005年经过修订增至35个分册。本丛书出版至今,大部分分册累积印数均上万册,获得各方好评,深入人心。

随着近年来医学科学飞速发展,临床上新理论、新技术和新方法不断出现,第2版中的内容已显陈旧,难以全面反映学科发展水平和当前临床现状。因此,根据客观形势的变化情况对本书加以修订补充,既是时代迅猛发展的迫切要求,也是学科逐步完善的必经步骤。

此次修订保持了前两版的编写风格,仍是在反映学科最新进展的基础上,侧重疾病的诊断与治疗,坚持"使用方便"的原则。我们对35个分册进行了全面的修改,重点突出临床实践部分以及近几年来疾病诊断与治疗的一些新理论、新技术和新方法(特别是国内外新的诊断与治疗标准的介绍和医学名词的更新)。另外,本次改版新增《重症医学临床诊疗指南》、《医院感染预防与控制指南》、《过敏性疾病诊疗指南》、《临床输血指南》、《临床营养指南》、《创伤外科临床诊疗指南》6个分册,根据学科发展将原《胸心外科疾病诊疗指南》细分为《心血管外科疾病诊疗指南》和《胸外科疾病诊疗指南》,共计42个分册。此次改版还增加了线条图、流程图、影像图和表格等,便于读者理解和记忆。

本书十余年来一直受到医学界同仁的广泛支持和帮助,我们再次深表感谢;同时也恳请大家继续关注和喜爱《临床医师诊疗丛书》第3版,并提出宝贵意见,以便我们持续改进。编委会对科学出版社的精心编辑表示衷心感谢。

陈安民　徐永健
华中科技大学同济医学院附属同济医院
2013 年 4 月

《临床医师诊疗丛书》第2版前言

《临床医师诊疗丛书》1999年出版了第1版，共32个分册，本次对32个分册进行了全面的修改，另外增加了《老年疾病诊疗指南》、《临床病理诊断指南》、《临床护理指南》3个分册。第2版共35个分册，保持了第一版的编写风格，重在临床"使用方便"四字。本次修改过程中，突出了近几年来疾病诊断与治疗的一些新理论、新技术、新方法。

本书自出版以来，受到了广大读者的欢迎。各个分册都进行了重印，不少分册多次重印。我们感谢大家对本书的厚爱，同时也恳求广大读者再次提出宝贵意见，以便再版时修正。编委会对原总主编夏穗生、黄光英、张良华三位教授对本丛书第1版所做出的贡献，对科学出版社的精心编辑一并表示感谢。

陈安民　徐永健
华中科技大学同济医学院附属同济医院
2005年5月

《临床医师诊疗丛书》第1版前言

临床医学参考书籍可谓浩如烟海。从大型的学术专著到简明的临床应用手册,内容和形式层出不穷。然而对大多数工作在临床一线的中青年医师来说,尚缺一类便携式专科参考书。这类书在内容上应介乎前述两类参考书之间,既不像大型学术专著那样从基础到临床,庞杂繁复,查阅不便,又不至于像综合性的临床手册过于简单,不能满足临床诊断治疗细则的需要。有鉴于此,我们组织各临床专业科室的专家编撰了这套《临床医师诊疗丛书》。

同济医科大学建校已近百年,一直是国家卫生部直属重点高等医科院校。同济医院是同济医科大学的附属医院,为卫生部第一批评定的三级甲等医院,也是全国文明窗口十家示范医院之一。我们编撰这套《临床医师诊疗丛书》是以这所综合性大型教学医院多年来不断修订的临床诊疗常规为依据,博采各临床专业专家学者们的经验及心得,集临床医学精髓之大成,以现代性、实用性为特色,面向临床一线专业医师和技术人员。

全书由32个分册组成,包括26个临床医学二、三级专业学科和6个临床诊疗辅助专业分册。各分册结合综合性医院的诊疗常规,自临床的一般性问题到专科性疾病,从病因、病理至诊断、治疗,从常用的诊疗技术到高新专科手术及疗法,层次分明地予以阐述,重点在于实用性强的临床诊断、鉴别诊断及治疗方式、方法。

我们的目的及愿望是既为综合性大型医院提供一套全面系统的诊疗常规参考书,又能为临床主治医师、住院医师、研究生、实习医师奉献一套"新、全、实用"的"口袋"书。

全书编写历经一年,全体参编人员付出了艰辛的劳动,经过科学出版社编辑同志们的精心雕琢,全书各分册得以先后面世,我们谨对上述同仁的勤奋工作致以衷心的谢意。本书参编人员达数百人之多,故文笔文风殊难一致;限于编写者的水平,加之时间紧迫,疏误之处在所难免,祈望读者不吝赐教,以便再版时予以订正。

夏穗生　黄光英　张良华
同济医科大学附属同济医院
1998年9月

目 录

第一篇 总 论

第一章 肿瘤流行病学 …………………………………（1）
第二章 肿瘤病因及预防普查 …………………………（7）
第三章 肿瘤诊断 ………………………………………（17）
第四章 肿瘤治疗 ………………………………………（42）
 一、外科治疗 …………………………………………（42）
 二、放射治疗 …………………………………………（47）
 三、化学治疗 …………………………………………（58）
 四、生物治疗 …………………………………………（71）
 五、其他疗法 …………………………………………（80）
 六、综合治疗 …………………………………………（83）

第二篇 各 论

第五章 头颈部肿瘤 ……………………………………（89）
 一、鼻咽癌 ……………………………………………（89）
 二、鼻腔癌 ……………………………………………（101）
 三、上颌窦癌 …………………………………………（105）
 四、扁桃体癌 …………………………………………（109）
 五、舌癌 ………………………………………………（112）
 六、外耳道及中耳肿瘤 ………………………………（117）
 七、喉癌 ………………………………………………（120）
 八、甲状腺癌 …………………………………………（126）
第六章 乳腺癌 …………………………………………（133）
第七章 胸部肿瘤 ………………………………………（157）
 一、肺癌 ………………………………………………（157）
 二、食管癌 ……………………………………………（171）

三、恶性间皮瘤 ……………………………………（182）
四、纵隔肿瘤 ………………………………………（188）
第八章 腹部肿瘤 ………………………………………（194）
一、胃癌 ……………………………………………（194）
二、大肠癌 …………………………………………（203）
三、胰腺癌（外分泌） ……………………………（217）
四、小肠肿瘤 ………………………………………（222）
五、胆道系统肿瘤 …………………………………（226）
六、原发性肝癌 ……………………………………（230）
第九章 泌尿及男性生殖系统肿瘤 ……………………（238）
一、肾癌 ……………………………………………（238）
二、肾上腺恶性肿瘤 ………………………………（245）
三、膀胱癌 …………………………………………（251）
四、尿道癌 …………………………………………（261）
五、前列腺癌 ………………………………………（265）
六、睾丸肿瘤 ………………………………………（274）
七、阴茎癌 …………………………………………（282）
第十章 女性生殖系统肿瘤 ……………………………（287）
一、宫颈癌 …………………………………………（287）
二、子宫体恶性肿瘤 ………………………………（308）
三、外阴癌 …………………………………………（320）
四、阴道癌 …………………………………………（324）
五、卵巢恶性肿瘤 …………………………………（329）
六、恶性滋养细胞肿瘤 ……………………………（337）
第十一章 血液系统肿瘤 ………………………………（343）
一、恶性淋巴瘤 ……………………………………（343）
二、多发性骨髓瘤 …………………………………（365）
三、白血病 …………………………………………（369）
第十二章 神经系统肿瘤 ………………………………（381）
一、脑胶质瘤 ………………………………………（381）
二、脑膜瘤 …………………………………………（385）
三、松果体区肿瘤 …………………………………（387）

四、垂体腺瘤 …………………………………………（390）
五、颅内转移瘤 ………………………………………（392）
六、椎管内肿瘤 ………………………………………（396）
第十三章 骨及软组织肿瘤 ………………………………（400）
一、骨肿瘤 ……………………………………………（400）
二、软组织肉瘤 ………………………………………（410）
第十四章 皮肤肿瘤 ………………………………………（417）
一、皮肤癌 ……………………………………………（417）
二、汗腺癌 ……………………………………………（423）
三、黑色素瘤 …………………………………………（425）
第十五章 小儿肿瘤 ………………………………………（432）
一、视网膜母细胞瘤 …………………………………（432）
二、肾母细胞瘤 ………………………………………（436）
三、神经母细胞瘤 ……………………………………（441）
第十六章 原发灶不明转移癌 ……………………………（449）

第三篇 肿瘤并发症

第十七章 副肿瘤性神经系统综合征 ……………………（455）
第十八章 异位激素分泌综合征 …………………………（460）
第十九章 上腔静脉压迫综合征 …………………………（464）
第二十章 脊髓压迫综合征 ………………………………（466）
第二十一章 颅内压增高 …………………………………（470）
第二十二章 癌性胸腔积液 ………………………………（473）
第二十三章 癌性心包积液 ………………………………（476）
第二十四章 癌性腹腔积液 ………………………………（478）
第二十五章 代谢紊乱 ……………………………………（481）
一、高钙血症 …………………………………………（481）
二、高尿酸血症 ………………………………………（485）
第二十六章 静脉血栓栓塞 ………………………………（487）
第二十七章 癌症疼痛 ……………………………………（491）
第二十八章 粒细胞减少症 ………………………………（502）
第二十九章 合并感染 ……………………………………（505）

第三十章 肿瘤患者的护理 …………………… (508)
一、化学治疗的护理 …………………… (508)
二、放射治疗的护理 …………………… (510)
三、癌症疼痛的护理 …………………… (513)
四、心理护理 …………………………… (515)

附录 ……………………………………………… (517)
一、肿瘤专科病历 ……………………… (517)
二、肿瘤化疗药物一览表 ……………… (519)
三、身体一般状况分级标准 …………… (531)
四、疗效评估标准 ……………………… (531)
五、癌症疼痛程度评估表 ……………… (534)
六、化疗毒性反应分级标准 …………… (537)

第一篇

总 论

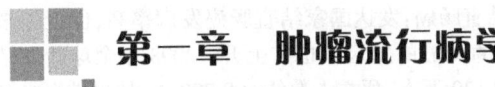

第一章 肿瘤流行病学

世界恶性肿瘤发病及死亡情况

根据世界卫生组织2008年报公布,全世界范围内年癌症发病及死亡情况公布如下:

2008年全世界新患癌症的患者数高达1270万余人,死于癌症的患者人数约760多万人(约占所有死亡人数的13%),癌症死亡在发达国家居人口死亡原因的首位,而在发展中国家居第2位。世界卫生组织癌症研究中心2008年公布的研究报告指出,根据目前癌症的发病趋势,到2030年,癌症的新病例会增加到2130万人,其中死亡人数将超过1330万人。

癌症死亡最常见的病种包括:肺癌、胃癌、结肠癌、直肠癌、肝癌、乳腺癌、口腔癌、宫颈癌、食管癌。

1. 肺癌:对人类威胁最大的癌症是肺癌,居癌症发病及死亡率的首位。2008年全世界新增肺癌病例160万人(占全年癌症总发病率13%),其中140万人死于肺癌(占全年癌症总死亡数的18%),肺癌治疗效果差,5年生存率仅7%~12%。在发达国家和发展中国家中,肺癌居男性癌症发病率的首位。吸烟是肺癌的主要致癌因素,约80%的男性及50%女性肺癌发生率与吸烟关系密切。而在非吸烟肺癌患者人群中,女性较男性多发,且呈逐年升高趋势,在亚洲一些国家(例如中国),女性肺癌中非吸烟者的比例高达61%~83%,远高于欧美女性吸烟人群的发病率。

2. 胃癌：胃癌死亡居世界癌症死亡的第2位，约占癌症死亡的10%。2008年全球胃癌新增患者人数为989 600人，死于胃癌的患者人数为73.8万人，其中近70%发生在发展中国家。在过去的30年里，全世界范围内的胃癌发病率有所降低，这与维生素、新鲜水果及蔬菜的摄入增加，腌制食品摄入减少等饮食结构变化有关。幽门螺杆菌感染是胃癌患病的危险因素。胃癌的治疗效果差，5年生存率仅为20%。

3. 结直肠癌：发达国家结直肠癌发病率高，但近年来发展中国家结直肠癌的发病率也在上升。2008年全球新发结直肠癌病例约120万人，死亡人数约608 700人，居男性恶性肿瘤第3位，女性恶性肿瘤第2位。在结直肠癌中，约2/3发生于结肠，1/3发生于直肠。结直肠癌与饮食结构有关。一些来自低发病率国家的移民，到发达国家长期居住后结直肠癌的发病率增加。例如，日本到美国的第一代移民，5年生存率早期癌达90%，晚期癌仅8%。

4. 肝癌：肝癌的全球发病率居癌症第5位，然而死亡率却高居第2位。发展中国家的肝癌发病率高，中国的肝癌患者占全世界肝癌病例的55%。肝癌男性病例数是女性的2倍。70%～85%的肝癌与乙型肝炎病毒（HBV）或丙型肝炎病毒（HCV）感染有关，肝癌也与过量饮酒有关。2008年全世界新增肝癌人数74.83万人，死于肝癌的人数达695 900人，肝癌死亡占癌症死亡的8.8%。肝癌的治疗效果差，5年生存率仅6%。

5. 乳腺癌：其发病率在全世界范围内高居女性恶性肿瘤发病率之首，并且是威胁女性健康的"头号杀手"。2008年全年乳腺癌新增病例数约138万人，死亡人数达458 400人。乳腺癌的发病率呈逐年增高、低龄化趋势。约一半的乳腺癌分布在发展中国家，死亡率达60%。乳腺癌发病与生活方式、激素、高脂饮食及肥胖有关。乳腺癌的5年生存率达50%以上。

6. 食管癌：2008年全世界新增食管癌患者约482 300人，其中死亡人数约406 800人。食管癌主要发生于发展中国家，男女发病比率为(3~4):1。吸烟和酒精是食管癌发病的主要危险因素,两者同时存在时,患癌危险性显著增加。此外营养不良、水果蔬菜摄入不足、腌制食品摄入过多或常年饮用过热饮品等不良生活习惯也与食管癌的发病相关。食管鳞状细胞癌好发于食管的中上1/3,而腺癌则常见于下段食管或胃-食管结合部。75%的食管癌患者在诊断后1年内死亡,5年生存率仅5%~10%。

7. 口腔癌:2008年全世界新增唇癌和口腔癌患者约263 900例,其中死亡人数约128 000人。约3/4的口腔癌病例分布于发展中国家。口腔癌与HPV感染相关,此外吸烟和饮酒也是口腔癌患病的主要危险因素。摄入新鲜蔬菜和水果对预防口腔癌有积极作用。早期口腔癌的5年生存率达80%,晚期病例仅为5%。

8. 宫颈癌:宫颈癌在全球女性恶性肿瘤中位列第3位,仅次于乳腺癌和结直肠癌,在发展中国家则是仅次于乳腺癌、居第2位的常见恶性肿瘤,是最常见的女性生殖道恶性肿瘤,死亡率居女性癌症死因的第3位。2008年全球新增宫颈癌患者529 800例,死亡人数达275 100人。宫颈癌是发展中国家女性最常见的癌症,85%宫颈癌患者分布于发展中国家。在发达国家中,宫颈癌发病率和死亡率已显著降低,这主要归功于宫颈癌普查工作的成功实施。95%以上的宫颈癌患者与人类乳头瘤病毒(HPV)感染有关。预防性HPV疫苗已于2006年6月8日经美国FDA批准上市,而第二代HPV疫苗正在研制当中。宫颈癌的生存率取决于临床分期,早期宫颈癌的5年生存率达90%,晚期仅为10%。

据世界卫生组织公布的数据,2005年全球有760万人死于癌症,而到2020年全球每年的癌症死亡人数将增加1倍左右(届时全球将至少有1500万人死于癌症),未来10年中可能会有8400万人死于癌症。不仅如此,发展中国家未来面临的癌症防治形势将会越来越严峻。据预测,未来10年内,全球约有70%的新增癌症病例将会出现在发展中国家。

世界卫生组织在2006年将肿瘤定义为"可以控制的慢性

非传染性疾病",并指出目前发生的肿瘤,1/3可以预防,1/3通过早期诊断可以治愈,另外1/3经过合理治疗,特别是中晚期患者心理等方面的治疗,可以提高其生活质量。然而近三十年,全球癌症发病数以年均3%~5%的速度递增,3/4新增病例发生在新兴工业国家及发展中国家,癌症已成为人类最重要的死因之一。研究表明,约1/7癌症患者与吸烟密切相关。减少烟草危害,可降低部分癌症对人类的威胁。据目前研究进展,期望通过抗病毒疫苗的研制来降低肝癌、宫颈癌、胃癌的发病率。

中国恶性肿瘤发病及死亡情况

中国的癌症形势十分严峻。每年全球癌症死亡人数约700万人,其中24%发生在中国。然而中国癌症患者的生存率和治愈率仅为13%。自20世纪70年代以来,我国癌症死亡率一直呈持续增长趋势,70年代、90年代和21世纪初每年死于癌症的人数分别为70万人、117万人和150万人。

自2006年卫生部疾病预防控制局决定将肿瘤登记数据资料报告改为年报制以来,全国肿瘤登记中心每年均发布中国登记地区恶性肿瘤发病和死亡数据,为科研、临床和制订肿瘤防治策略提供了不可或缺的宝贵资料。据近年来资料统计显示,恶性肿瘤在我国疾病死亡原因中位列第2位,同时已成为城市的首位死因(占25.0%),农村的第2位死因(占21.0%)。据《2011中国肿瘤登计年报》报告显示,我国2008年全国肿瘤登记地区恶性肿瘤发病率为299.12/10万(男性330.16/10万,女性267.56/10万)。恶性肿瘤的死亡率为184.67/10万(男性228.14/10万,女性140.48/万)。发病率位列前10种的恶性肿瘤依次为:①肺癌;②胃癌;③结直肠癌;④肝癌;⑤女性乳腺癌;⑥食管癌;⑦胰腺癌;⑧膀胱癌;⑨淋巴瘤;⑩脑、神经系统肿瘤;占全部恶性肿瘤的75.94%。而死亡率高居前10位的恶性肿瘤依次为:①肺癌;②胃癌;③肝癌;④食管癌;⑤直结肠癌;⑥胰腺癌;⑦女性乳腺癌;⑧白血病;⑨脑、神经系统肿瘤;⑩淋巴瘤;占全部恶性肿瘤的83.54%。

我国居民一生罹患癌症的几率为22%,全国35~39岁年龄段恶性肿瘤发病率为87.07/10万;40~44岁年龄段恶性肿瘤发病率几乎翻倍,为154.53/10万;50岁以上人群发病率占全部发病的80%以上,60岁以上癌症发病率超过1%。

我国居民因癌症死亡的几率是13%,即每7~8人中会有1人因癌症死亡。50岁以前肿瘤死亡率处于较低水平,但男性45岁以上,女性50岁以上死亡率有较大升高,并随年龄增长而升高,60岁以上癌症死亡的占全部癌症死亡的63%以上,死亡率达1%。

城市抽样地区恶性肿瘤发病率和死亡率:城市地区发病率为307.04/10万(男性332.20/10万,女性281.52/10万),城市地区发病率前10位恶性肿瘤依次为:①肺癌;②结直肠癌;③胃癌;④女性乳腺癌;⑤肝癌;⑥食管癌;⑦胰腺癌;⑧膀胱癌;⑨淋巴瘤;⑩肾及泌尿系统肿瘤。城市死亡率排名前10位的恶性肿瘤依次为:①肺癌;②肝癌;③胃癌;④直结肠癌;⑤食管癌;⑥胰腺癌;⑦女性乳腺癌;⑧淋巴瘤;⑨胆囊及肝外胆管癌;⑩白血病。其合计死亡率为181.54/10万人口。

农村抽样地区恶性肿瘤发病率和死亡率:农村地区发病率为269.57/10万(男性322.58/10万,女性215.18/10万),农村地区发病率前10位恶性肿瘤依次为:①胃癌;②食管癌;③肺癌;④肝癌;⑤结直肠癌;⑥女性乳腺癌;⑦子宫颈癌;⑧胰腺癌;⑨脑、神经系统肿瘤;⑩白血病。农村死亡率排名前10位的恶性肿瘤依次为:①胃癌;②食管癌;③肺癌;④肝癌;⑤直结肠癌;⑥胰腺癌;⑦脑、神经系统肿瘤;⑧白血病;⑨女性乳腺癌;⑩淋巴瘤。其合计死亡率为196.34/10万人口。

综合上述结果:我国恶性肿瘤死亡率为184.67/10万人口,男性高于女性,城市略高于农村。我国肿瘤登记地区无论城市还是农村,恶性肿瘤发病占前几位的主要是肺癌、胃癌、结直肠癌、肝癌、女性乳腺癌、食管癌、胰腺癌、脑瘤、淋巴瘤等,占全部恶性肿瘤发病的75%左右。恶性肿瘤死亡占前几位的主要是肺癌、胃癌、肝癌、食管癌、结直肠癌、胰腺癌、乳腺癌、脑瘤、白血病和淋巴瘤,占全部恶性肿瘤死亡的80%左右。农村地区发病、死亡是以食管癌、胃癌为主的消化系统恶性肿瘤较高,其次为肺癌、肝癌、结直肠癌;而城市地区发病、死亡以肺癌位居第1位,女性以乳腺癌位居女性发病第1位,其次是肝癌、胃癌、结直肠癌较高。因此,肺癌、胃癌、结直肠癌、肝癌、食管癌、女性乳腺癌为威胁我国居民健康的主要恶性肿瘤,应作为我国今后恶性肿瘤的防控重点。

流行病学常用术语

死亡率:一年中当地平均人口的死亡人数。计算公式:死亡率=(某年该地死亡人数/某年该地平均人数)×100 000/10万。

发病率:特定时间内,暴露人群中发生的新病例数。计算公式:发病率=(某年该地新发病例数/某年该地平均暴露人群人口数)×100 000/10万。

患病率:某时期内,暴露人群中发生的新老病例总数。计算公式:患病率=(某时期内新、老病例数/某时期内暴露人群人口数)×100 000/10万。

年龄调整死亡率:(每一年龄组标准人口×年龄组别死亡率)/标准人口。

年龄调整发病率:(每一年龄组标准人口×年龄组别发病率)/标准人口。

(张 鹏 熊 华 于世英)

# 第二章　肿瘤病因及预防普查

肿瘤病因研究

肿瘤的发生是一个多因素、多步骤的复杂生物学过程,该过程涉及外界病因,也涉及遗传等宿主内环境。

(一)外界致癌因素

癌症的病因大致归为化学、生物和物理三大类:

1. 化学致癌物:化学致癌物的鉴定,主要依据人群流行病学调查证据及动物实验的验证结果。目前发现具有致癌或促癌作用的化学物种类繁多,致癌作用的强度差异甚大。常见强致癌化学物有下列几类:

烷化剂:甲醛、烷化剂类药物。

稠环芳烃类:煤焦油、沥青、燃油废气。

亚硝胺类:腌制食品。

真菌毒素:黄曲霉毒素。

结晶硅及石棉。

金属和类金属:砷、镍、铬。

嗜好品:烟草、过量饮酒。

食物的热裂解产物:AIA、IQ、Me-IQ。

芳香胺类:联苯胺、乙茶胺。

某些激素、细胞毒性药物等也具有致癌作用。

世界卫生组织指出,约 1/7 癌症患者与吸烟密切相关。在肺癌患者中,85% 男性患者及 46% 女性患者的发病与吸烟关系密切。因此,吸烟的危险性不容忽视。

2. 生物致癌物:包括某些真菌、病毒、寄生虫、细菌等。世界卫生组织指出,至少有 15% 癌症患者与慢性感染性疾病有关,如 HBV、HCV 感染与肝癌;HPV 感染与宫颈癌;幽门螺杆菌感染与胃

癌及胃黏膜相关淋巴瘤;EB病毒感染与鼻咽癌、淋巴瘤;HIV病毒感染与卡波西肉瘤。在生物致癌因素中,病毒致癌问题最受重视。

DNA病毒:多瘤病毒科、乳头状瘤病毒科、腺病毒科、嗜肝病毒科等属DNA病毒。DNA肿瘤病毒转化基因的致癌机制是病毒DNA整合后,由转化基因发挥转化功能。进一步研究发现DNA编码的核致癌蛋白可以与细胞抗癌蛋白结合,并使后者灭活,从而导致细胞转化。

RNA病毒:RNA肿瘤病毒均为反转录病毒,以颗粒中含有反转录酶为特点。病毒既能在细胞中繁殖而不中断细胞分裂,也能使动物和人细胞转化,诱发产生肿瘤,如人类T细胞白血病病毒(HTLV)。RNA肿瘤病毒与DNA肿瘤病毒不同,具有特殊的复制模式。进入细胞内的病毒去掉被膜,暴露或释出病毒RNA(V-RNA),在反转录酶的作用下,以V-RNA为模板转录为互补的DNA(C-DNA,为单链的前病毒DNA),再由依赖DNA的DNA多聚酶的作用形成双链前病毒DNA(ds-VDNA),进而整合到宿主细胞的基因组内。

与肿瘤发病密切相关的病毒:

(1) HPV:HPV与宫颈癌的发生和发展关系密切,HPV是通过皮肤接触或性途径感染的。引起宫颈癌的人类乳头瘤病毒有20余种亚型,其中HPV-16和18型是宫颈癌发病的高度危险因子。约有50%以上的宫颈癌发病是与HPV-16感染密切相关的。口腔癌、鼻咽癌、喉癌、肺癌、皮肤癌、食管癌等肿瘤的发病也与HPV感染有关。

(2) HBV:肝癌高发区也是HBV感染的高发地区。有研究报道,HBV肝硬化患者发生肝癌的机会是对照组的9~10倍。实验研究发现,HBV DNA及其某些表达产物参与了肝癌的发病过程。HBV感染与黄曲霉素、饮水污染、缺硒、酒精性肝硬化等致癌因素有协同作用。

(3) EB病毒:EB病毒感染与Burkitt淋巴瘤、鼻咽癌等恶性肿瘤发病密切相关。

(4) HTLV:HTLV在成人T细胞性白血病患者中的感染率高,但地区性差异较大。HTLV感染与输血、哺乳、性行为有关。

(5) HIV：AIDS 患者容易发生卡波西肉瘤、B 细胞性淋巴瘤、口腔癌、肛门癌等恶性肿瘤。

3. 物理致癌因素：物理致癌因素包括电离辐射、紫外线、纤维及异物刺激、热辐射、长期机械和炎性刺激、创伤等。其中电离辐射和紫外线的致癌作用最为肯定和受重视。

（1）电离辐射：电离辐射诱发的癌症，占癌症的 2%～3%。射线来源于宇宙、土壤及某些建筑材料。此外，医用射线诊断、核工业、意外核事故等，都是不容忽视的辐射致癌危险源。电离辐射致癌的危险性与受照射的剂量、时间、年龄、性别及敏感器官受照射情况，是否同时有吸烟及其他致癌因素并存等因素密切相关。

（2）紫外线照射：皮肤鳞状上皮癌、皮肤基底细胞癌和皮肤黑色素瘤的发病与紫外线照射有关。不同肤色种族的人群对紫外线致癌作用的敏感性有差异。经常暴晒阳光及长期从事户外作业的人群，发生皮肤癌的危险性高于普通人群。值得重视的是，大气臭氧层改变将会在一定程度上影响人类接触紫外线照射的程度。

（二）内源性致癌因素

约 80% 恶性肿瘤的发生都与外因有关。但是，外源性致癌物的影响是通过机体内因起作用的。内源性致癌因素包括遗传、内分泌、免疫、营养、精神及性格等机体内环境。内源性致癌因素研究的新进展，在于对系列癌基因、抑癌基因、DNA 修复基因等肿瘤分子遗传学的研究。研究结果表明，癌症是细胞中多种基因突变累积的结果。

1. 癌基因：又称为原癌基因。癌基因是存在于人类细胞中固有的一类基因，它们是参与细胞生长分化的调节基因。当癌基因受外界因子作用而激活，就会变成有活性的癌基因。该癌基因在时空方面发生混乱表达时，就可能促使正常细胞发生恶变及细胞周期调控紊乱，最终形成癌症。与恶性肿瘤发生、发展及与肿瘤生物行为密切相关的癌基因举例如下：

RAS 癌基因族（包括 H-ras、K-ras 和 N-ras 基因），10%～15% 的肿瘤至少有 3 种 Ras 基因点突变中的一种，其中 K-ras

突变最为常见。

MYC 癌基因族（包括 L-myc、myb 和 N-mycmyb-ets 基因），30%~40% 的小细胞肺癌有 Myc 基因的扩增。

NEU 基因，又称 HER-2 或 c-erbB-2 基因，30% 以上的肿瘤有 Neu 基因的扩增或过度表达。

BCL 基因参与细胞程序化死亡的调控，该基因异常表达可导致细胞过度增殖及细胞死亡减少。

c-MET 基因在胃癌、肾癌、肝癌等恶性肿瘤的发生发展过程中起重要作用。

Mdm2 基因是 p53 基因的负调控因子，该基因过度表达是促癌细胞生长的重要机制之一。

原癌基因可由以下几种方式被激活：①点突变：RAS 基因家族中经常发生点突变；②基因扩增：MYC、ERBB 基因家族在许多肿瘤中显示扩增；③染色体易位重排：如 85% 的 Burkitt 淋巴瘤中发现有 t(8;14)(q24;q32) 易位，使 c-MYC 的表达受到 IgG 重链启动子的调控而过量表达；而慢性髓细胞性白血病（CML）中的 t(9;22)(q34;q11) 易位（费城染色体），使 c-ABL 和 BCR 融合，编码有较高的酪氨酸激酶活性的融合蛋白；④启动子插入，如病毒 ALV 插入到 MYC 的上游，其两端的 LTR 启动并增强了 c-MYC 的转录，从而诱导了淋巴瘤的产生；⑤其他方式还包括：缺失突变、去甲基化等改变。

癌基因过度表达或异常表达，会导致其蛋白产物发生异常变化。后者可能引起细胞增殖分化异常，最终发展为恶性肿瘤。与肿瘤发生和发展密切相关的癌基因产物蛋白包括生长因子及类生长因子（如 SIS 基因蛋白、NEU 基因蛋白）、蛋白激酶（如酪氨酸蛋白激酶、胞质丝氨酸蛋白激酶、苏氨酸蛋白激酶）、GTP 结合蛋白、核蛋白、细胞周期调控因子。

2. 抑癌基因：抑癌基因泛指由于其存在和表达，使机体不能形成肿瘤的那一类基因，也可称为肿瘤抑制基因。任何可以直接或间接抑制细胞增生、癌变、癌浸润或癌转移的基因，都称为抑癌基因。确定抑癌基因的 3 个必需条件：①肿瘤相应的正常组织中此基因表达正常；②肿瘤中此基因功能失活或结构改变，或表达缺陷；③将此基因的野生型导入此基因异常的肿瘤细胞内，可部分或全部逆转恶性表性。

抑癌基因根据其特性不同，可分为"gatekeeper"、"caretaker"和"landscaper"三类。

"gatekeeper"抑癌基因有三个特征：①其功能丧失是多阶段肿瘤发生中某一阶段的限速步骤；②能直接抑制肿瘤生长；③在肿瘤细胞中恢复"gatekeeper"的功能可抑制肿瘤的发生。这类抑癌基因包括 APC、VHL、RB1、NF1 等基因。

"caretaker"抑癌基因则通过保证遗传密码的忠实性而间接抑制恶性增殖，如 DNA 修复基因 MSH1、MSH2；DNA 损伤感应基因 ATM、ATR；有丝分裂纺锤体检测点基因 Bub1、Bub2 等。"caretaker"的功能缺失将增加 DNA 突变率，从而增加"gatekeeper"抑癌基因功能丧失的几率。此外，如果"gatekeeper"抑癌基因已经发生突变，即使回复"caretaker"的功能也不能阻止肿瘤的生长。

"landscaper"抑癌基因能通过直接或间接地作用于细胞外基质蛋白、细胞表面标志蛋白、黏附蛋白或分泌的生长因子等对肿瘤细胞生长的微环境进行调节。此类基因功能缺失将导致微环境功能异常，从而促进邻近表皮的恶性转化。易患上皮恶性肿瘤的青少年息肉综合征（JPS）的错构瘤中 PTEN 基因和 SMAD4 基因被认为可发挥"landscaper"的作用。

抑癌基因在控制细胞生长、增殖及分化过程中起着十分重要的负调节作用，并能潜在地抑制肿瘤生长。点突变、缺失、启动子区 CpG 岛甲基化等变异使其功能失活时，细胞的癌基因或肿瘤病毒基因的表达将失去抑制，可导致细胞恶性转化而发生肿瘤。抑癌基因的变异通常是隐性的，只有两个等位基因的功能同时失活后才失去正常的抑癌功能。已知的与癌症发生发展密切相关的抑癌基因如下：p53、Rb、p16、p15、PTEN、FHIT、BRCA1、BRCA2、DCC、APC、MCC、K-rer-1、erbA、NF-1、NF-2、HNPCC、VHL、DPC4、nm23、WT1 等。

多种癌基因在癌变过程中有协同作用，如胞质癌基因与核内癌基因的协同作用。而癌基因与抑癌基因拮抗作用，当抑癌基因发生异常变化时,其拮抗作用就会消失。癌形成是一种平衡失调的过程,涉及细胞和组织信号传递、调控和动力学等一系列改变。在癌变过程中,往往有数种癌基因参与。

3. 家族史:癌症家族史增加患癌的危险,一级亲属患癌史是重要危险因素。例如,据调查乳腺癌的一级亲属发生乳腺癌的危险是普通人群的 2～3 倍。Slattery 对 2543 例结肠癌及 7419 例无癌者的家族史进行调查,发现有近亲患乳腺癌、卵巢癌、子宫癌或前列腺癌的妇女患结肠癌的危险比无家族史者高 1.5 倍,有近亲患癌的男性患结肠癌的危险性也增加。

目前对致癌的真正机制尚未阐明。大多数人认为,癌症发病是多种因素综合作用的结果,癌变要经过 3 个阶段:①启动阶段,以一系列基因突变事件为特点;②促进阶段,已启动的细胞克隆选择和扩展,在促癌剂的作用下形成界限明显的癌前病灶,这一阶段是漫长的,是癌变的限速步骤;③进展阶段,癌前病变进一步发展,形成具有高度侵袭性的肿瘤,并常常伴有向其他部分转移的特征。这个阶段,DNA 损伤更加广泛而严重,常见有多发的染色体缺失、断裂、异倍体等现象。

对于肿瘤易感性及易感基因的研究有助于了解较常见散发性肿瘤发生的机制;建立针对受肿瘤易感基因影响的生长调节途径或 DNA 修复途径的方法;产生同时适用于遗传性和散发性肿瘤的新型治疗手段;评价化学预防或筛选策略。

癌与宿主的相互关系

(一)癌对宿主的影响

癌症进展导致宿主出现局部压迫、阻塞、功能障碍、疼痛、发热、瘤栓形成、肿瘤伴随综合征、恶病质等一系列病变。癌浸润和癌转移是癌对宿主造成破坏性或致命性影响的根源。

1. 癌浸润:癌症浸润可表现为组织间浸润、淋巴管渗透、血管渗透、浆膜及黏膜表面蔓延。影响癌细胞自身浸润能力的因素包括癌细胞增殖和运动、癌细胞的分离倾向、癌细胞间的接触抑制降低、癌细胞产物及癌细胞表面某些受体等。癌浸润往往是癌转移的前奏。

2. 癌转移:癌转移的过程有3个主要环节:脱离、转运、生长。对癌转移机制中癌自身因素的研究发现,癌细胞的运动性、粘连性、转移相关因子、转移抑制基因、癌细胞分泌某些物质等变化会影响癌转移的发生。各种类型肿瘤发生转移的途径、机会、时间及部位有一定规律性,了解癌转移规律有助于临床诊断和治疗。

(二)宿主对肿瘤的影响

癌的发生和转归有较大的个体差异。这种差异主要源于宿主对癌发生、发展的反应能力。在癌形成过程中,宿主的遗传、年龄、性别、种族、免疫功能等因素的个体水平,是机体能否抵御癌形成的重要因素。当癌形成后,宿主在免疫反应、肿瘤血管形成、肿瘤纤维结缔组织形成、营养供给等方面的个体反应水平,将显著影响肿瘤生长的进程。

预防及普查

(一)预防

恶性肿瘤发病率逐年上升,肿瘤对人类造成的危害及其由此导致医疗费用支出急骤上涨等严重问题,迫使人们对肿瘤预防问题予以关注。我国在20世纪80年代制定了癌症三级预防总规划,即病因预防、临床前预防、临床康复性预防。

1. 一级预防:癌症的病因预防为一级预防,其目标是防止发生癌症,主要任务是研究鉴定和消除癌症的病因,提高防癌能力。由于对癌症病因及发病因素的研究尚有许多问题未弄清楚,因此要进行全面的一级预防还存在若干难题。目前一级预防主要是对较明确的致癌因素进行控制和病因学实验,以及流行病学研究。

(1)对较明确的致癌因素进行控制

1)吸烟:吸烟是较明确的致癌因素之一。据估计,80%~90%的肺癌发生与吸烟有关,每天吸烟超过20支的人群,患肺癌的危险性较正常人高20倍,一般性吸烟人群患肺癌的危险性较非吸烟者高10倍。吸烟与口腔、咽、喉、食管、肝、胰、肾、膀胱、子宫颈等部位的癌症发生也有关。吸烟致癌的危险程度与吸烟的时间和吸烟量明显相关。戒烟10~15年后，患肺癌的危险程度下降。据调查，我国有约3亿人吸烟，如果每位吸烟者周围有两位被动吸烟者，全国就有9亿人受烟害。目前，我国预防吸烟危险采取的四项措施：一是提倡戒烟；二是禁止学龄儿童吸烟；三是公共场所不允许吸烟；四是禁止新闻媒介做烟草商业广告。世界上不少国家针对限制吸烟问题，制定了许多更严格的法律和规定，如限制香烟的焦油限量。

2）职业性癌症：据统计，癌症患者中1%~5%与职业接触致癌物有关。生产过程中具有较肯定的致癌职业涉及生产煤液化、炼焦、炼铝（接触封炉沥青气）、金胺、品红染料、橡胶（芳香胺类辅助剂）、靴鞋制造、钢铁铸造（铸造型沙中的稠环芳烃结晶硅）、异丙醇（强酸法）、有氡气的赤铁矿地下开采等工业。对于上述类别工业，国家制定了一系列劳动保护法规，并重视劳动保护知识的普及和教育工作。对某些难以避免的致癌危害性大的工业，控制其生产规模，避免致癌物泄漏和扩散。对于从事高危险致癌职业的职工，定期进行体格检查，并试用干预性药物进行肿瘤预防试验。

3）肿瘤病毒：开展疫苗接种，可能预防某些肿瘤。人们期望通过抗HBV疫苗、抗幽门螺杆菌疫苗、抗HPV疫苗，预防及降低肝癌、胃癌、宫颈癌对人类的危害。目前，抗人类乳头瘤病毒疫苗已研制成功。该疫苗是针对HPV-16的疫苗。应用该疫苗对2392名16~23岁的女性进行随机对照临床研究，治疗组在6个月时间里注射3次抗HPV-16疫苗，对照组注射安慰剂，随访结果显示，所有接受疫苗治疗的妇女都对HPV-16具有了抵抗能力。预期该疫苗近年投入临床应用。

4）肿瘤疫苗：应用细胞因子基因修饰肿瘤细胞作为疫苗以诱发宿主免疫反应。细胞水平的肿瘤疫苗已开始成功地应用于临床，并在黑色素瘤、结肠癌、肺癌等实体瘤的治疗方面显示出一定的疗效。

（2）对可疑致癌物进行监测及动物实验：人群流行病学的

证据,对于判断致癌因素的致癌性是至关重要的。对于可疑致癌剂可以用短期监测系统,如 Ames 试验、微核试验、细胞转化试验等方法进行监测,也可采用动物诱癌试验,这些试验可以为证实可疑致癌剂的致癌作用提供佐证。

(3) 对一时难以证实的致癌物,根据流行病学调查采取相应措施:通过改善饮水条件预防肝癌就是该方面的例子。肝癌的发病与饮水源卫生状况之间的关系已得到流行病学的充分证实。然而,目前尚未完全弄清这些水中的哪些物质变化是肝癌发生的致癌剂。尽管如此,仍然可以根据流行病学调查的结果,着手改善饮水条件,继之观察流行病学的效果,同时进行检测分析。纠正不良生活习惯和饮食习惯预防癌症,也主要是根据流行病学调查结果而提出的。

2. 二级预防:癌症的二级预防为临床前预防。目标是早期发现、早期诊断、早期治疗癌前病变和早期癌,力争使早期病变逆转或完全消退。任务是通过普查、监视高危患癌人群,早期诊断治疗癌前病变和早期癌。二级预防的关键性措施是进行肿瘤普查。目前,癌症二级预防工作主要开展的工作是癌症普查、癌前状态和癌前病变的治疗和随访、癌症防治知识的科学普及。

当前癌症二级预防还存在着许多问题。例如,对大多数癌症还缺乏特异性和敏感性强的普查方法,用于普查的经费和人力投入不足。此外,癌症的亚临床期较短,也是影响普查及二级预防效果的原因之一。

3. 三级预防:癌症的临床康复性治疗为三级预防,即对临床上已确诊的癌症患者进行研究和治疗。例如,研究癌症浸润、转移、复发规律,研究各种抗癌治疗及综合治疗的最佳方案。三级预防的目标是防止癌症患者病情恶化,提高生存质量和生存率,减少癌症及治疗的并发症。

(二) 普查

世界卫生组织 2003 年报告提出,目前在发展中国家,80%的癌症患者是在患病晚期才被发现。建立宫颈癌、乳腺癌、大肠癌的普查制度,可使全世界的癌症死亡人数减少 1/3。普查是指对无症状的人群进行防癌检查,在人群中去寻找可疑患者。普查的意义在于早期发现癌症,改善患者的生存率。

适于进行普查的癌症需具备两个基本条件:一是有能早期发现癌症的检查手段和方法;二是早期诊断能提高其治疗效果。

1. **视诊和触诊**:视诊特别适于皮肤、舌、口腔、喉、外生殖器、宫颈等表浅部的癌症。触诊适于乳腺、口腔、涎腺、甲状腺、皮下组织、肛门、直肠、前列腺、睾丸、卵巢、子宫、颈部和腋下等表浅淋巴结。

2. **特殊检查**:内脏器官癌症的检查需要通过内镜、X线、MRI、超声波等仪器检查发现癌症。也可通过一些实验室检查发现早期癌症,如巴氏染色细胞学、粪便隐血检查、甲胎蛋白、前列腺特异性抗原。

癌症普查需要有灵敏度高、特异性强的检查方法。有些癌症还缺乏能早期检测的手段,如胰腺癌。有些癌症还不能在局限性病变期发现,如白血病。

癌症普查的主要对象是容易患癌的高危人群,如有癌症家族史、癌前病变、长期吸烟及接触致癌物的人群。对高危人群应定期进行检查。

癌症普查效果显著的肿瘤是宫颈癌和乳腺癌。妇科检查、细胞学检查(如液基薄层细胞检测,即 TCT)和 HPV 感染检测,可以早期诊断宫颈癌病变。乳房检查(包括自我检查)、乳房 X 线摄片及乳腺彩超检查可以早期发现乳腺癌。超声波用于肝癌普查,食管细胞学用于食管癌普查,胃镜用于胃癌普查,直肠指检及镜检用于直肠癌普查,鼻咽镜用于鼻咽癌普查等方法,都有重要的癌症普查价值。

肺癌是一般人群中最常见的癌症致死原因。对于肺癌普查的方法已由过去的 X 线胸片和痰细胞学检查,逐步过渡为利用胸部低剂量螺旋 CT(曝光剂量为标准 CT 方案的 10%~25%)普查,分子肿瘤学和免疫组织生化检查。美国于 2012 年颁布的《肺癌筛查指南》中推荐对年龄在 55~74 岁且有较长吸烟史的人群进行低剂量 CT 肺癌筛查。

(张　鹏　熊　华　于世英)

第三章 肿瘤诊断

癌症能否早期诊断涉及的环节较多,一方面取决于患者对疾病的认识,另一方面则取决于初诊医生的责任感和医疗水平。医生应善于听取患者的陈述,亲自动手进行体格检查,从中发现重要的线索,并由此分析判断是否需要进行特殊检查。癌症诊断大致分为两大步骤:一是定性,即确诊是否患恶性肿瘤,并明确其组织学类型和分化程度;二是分期,即明确病变范围,了解癌症浸润转移情况,以初步判断预后并确定治疗原则。

定性诊断

根据肿瘤诊断依据的可靠性,可将诊断水平分为五级。

一级:临床诊断。仅根据临床症状、体征,参考疾病发展规律,在排除非肿瘤性疾病后做出诊断,该诊断不能作为治疗依据。

二级:专一性检查(理化)诊断。根据临床症状、体征,结合具有一定特异性的物理或生化检查结果而做出的诊断,如肝癌根据超声波和(或)AFP,肺癌根据胸片,消化道肿瘤根据 X 线钡剂造影,胰、肾、脑等深部组织根据 CT 或 MRI 扫描结果做出诊断。

三级:手术诊断。根据手术或内镜肉眼直观到新生物而做出诊断。

四级:细胞病理学诊断。根据脱落细胞学,穿刺细胞学做出诊断。白血病根据外周血液涂片细胞学检查做出诊断。

五级:组织病理学诊断。经粗针穿刺、钳取、切取或切除肿瘤组织,取其活体组织制片进行组织病理学诊断,包括白血病的骨髓穿刺涂片检查诊断。

上述诊断依据的可靠性依次递增,组织病理学诊断是目前肿瘤定性诊断标准方法,这是借助光学显微镜和其他组织化学与电子影像技术的描述性诊断方法。细胞学诊断也是肿瘤定性诊断,尤其是普查癌症的重要方法。由于细胞学诊断的局限性,只要能活检都应争取行组织病理学诊断。细胞的结构与细胞恶性行为密切相关,但这种相关并非绝对。新的肿瘤分类法要求明确了解癌变组织的部位、细胞自主性生长的特点、癌浸润和转移的方式以及机体调控的渠道的完整性等。癌细胞周期诊断、癌基因和抑癌基因诊断是深入认识和诊断癌细胞特性的新方法。

分期诊断

确诊为癌症后的下一步重要工作是评估病变范围,即分期诊断。分期诊断有两个目的:即提示治疗的纲要和估计预后。分期是以解剖学为基础,反映病变的大小和扩散方式。制定统一和规范的分期标准,有利于判断预后,有利于制定治疗方法,有利于人们在同一标准下选择患者进行临床试验、评价疗效及进行学术交流。

常用的分期方法有两类。一类是Ⅰ临床分期法,即分为0、Ⅰ、Ⅱ、Ⅲ、Ⅳ期。临床分期法主要是根据大量病例研究及随访结果,按患者的生存率进行归类分期。另一类是TNM分期法。T代表局部肿瘤,N代表区域淋巴结,M代表有无远处转移。TNM分期即确定局部肿瘤的大小(T),有无区域淋巴结转移及转移的程度(N),有无远处转移(M)。20世纪40年代,肿瘤分期一般分为局限型、区域型和远处转移型,长期追踪已显示这种分期方法的优点。TNM分期法是在此基础上建立和完善的。TNM分期法详细描述了肿瘤的病变范围。TNM分期又可分为临床TNM分期(CTNM分期)和病理TNM分期(PTNM分期),后者比前者评估预后及指导治疗更有价值。肿瘤大小与淋巴结转移及远处转移密切相关。

诊断方法

用于肿瘤诊断的方法包括:内镜、影像学、生化、肿瘤标志物、细胞学、病理学、免疫组织化学等。其中组织病理学检查是确诊癌症的最可靠方法。

(一) 影像学检查

1. X线检查：该检查的基本技术包括 X 线平片、体层摄影、造影检查。其中 X 线平片检查是 X 线检查最基本的方法，它主要适用于具有良好自然对比部位的检查，如胸部平片。体层摄影用于进一步检查胸片上的异常影像，如显示肿瘤病灶的层面。脑、脊髓、消化道、泌尿系统的肿瘤则需要造影检查。造影检查也用于血管和淋巴系统显影检查。X 线胸片检查是诊断肺部肿瘤的首选方法，必要时结合体层摄影，可对大多数肺部肿瘤做出较准确的判断。

2. CT检查：CT 检查的最大特点是能直接检查出许多实质器官内部的肿瘤。CT 检查还能显示器官的轮廓、形态、病变范围、病灶与邻近器官的关系。CT 检查在癌症诊断、分期、预后判断、设计放疗计划、治疗后随诊等方面，占有重要地位。该检查主要是依据组织密度变化及解剖结构变化等情况做出判断。螺旋 CT 检查可减少扫描时体内器官移动所造成的影像误差，保持影像的连续性。

(1) 颅内肿瘤：CT 扫描是脑瘤诊断的常用方法。多数脑瘤的密度与正常脑组织的密度有差异，CT 扫描可以观察肿瘤的部位、数目、大小、坏死、肿瘤周围组织水肿等情况。

(2) 头颈部肿瘤：CT 扫描检查在诊断眼、眼眶、鼻、鼻咽、鼻窦、喉肿瘤方面有较好的优势。高分辨力可以显示肿瘤的部位、大小、周围软组织及骨受侵犯的情况。

(3) 胸部肿瘤：与普通 X 线胸片相比较，CT 扫描在诊断纵隔肿瘤方面有较好的优势，它可以显示纵隔的全貌。胸部 CT 扫描用于检查普通 X 线胸片难以观察到的肿瘤，如奇静脉食管旁、心后区、脊椎旁、气管腔内等部位的小肿瘤。CT 扫描检查可以观察到肿瘤的大小、肿瘤是否侵犯胸膜、肺门淋巴结、纵隔淋巴结等。目前 64 层螺旋 CT 可采用亚毫米准确值在一次短暂屏气后完成整个胸部扫描，运动伪影和容积效应几乎可以忽略。不仅如此，还可以对原始数据进行后处理，实现高分辨率算法重建(HRCT)功能和进行多平面重建(MPR)及三维重建(3D),进一步提高诊断准确性。

(4) 腹部肿瘤:CT扫描对于腹部空腔脏器的显示效果不佳,但对实质性脏器的显示效果较好,如肝脏、胰腺、肾脏、腹膜后淋巴结。腹部CT扫描的优点是,可以在同一断面显示多个脏器,了解多病灶与周围组织的关系。

(5) 盆腔肿瘤:盆腔内组织结构复杂,普通CT图像分析较困难。在膀胱、阴道、结肠直肠内充填造影剂,能较清楚地显示盆腔内是否有肿瘤病变、病灶的部位、范围与邻近器官的关系。

3. 磁共振(MRI)检查:MRI检查诊断肿瘤的原理是基于核内磁性变化,经模数转换及图像处理而成为直观的图像。与CT比较,MRI检查的主要优点:①可以显示机体任何解剖截面的图像,可多层面直接成像,可更直观地了解肿瘤病变范围、起源和侵犯的结构,为肿瘤定位、定性提供重要帮助;②对比度高,CT只有一个成像参数,即X线吸收系数,而MRI成像参数及成像方法较多,软组织对比度明显高于CT,对软组织及淋巴结转移灶的显示能力强;③检查时无机械性及放射性损伤;④无骨伪影干扰靠近骨骼的病变同样可清晰显示。目前MRI检查的空间分辨力不及CT扫描。MRI检查中移动伪影、金属干扰等问题尚未得到较好的解决。造影剂可增强不同组织间MRI信号的差异,使图像的分辨力增强,缩短检查时间。MRI血管造影或非造影剂增强的灌注成像、弥漫成像技术可用于肿瘤血管显示,这些技术可以提高肿瘤诊断和鉴别诊断的水平。

MRI光谱检查是无损检查活组织生化成分的新方法。检查时患者的身体或躯体的层次可分为一组小方块,然后通过对MRI信号单元(voxels)的局部强度进行观察,可获得比常规MRI影像更为清晰的图像。在提供组织生化信息时还可能定位,从而使获得的信号不仅能反映它是来自患者头部某处组织,而且还能表明信号是来自脑瘤或正常脑组织,有助于判断肿瘤的良恶性特性、恶性程度。实验表明,光谱与氧含量值明显相关。

MRI光谱对预测肿瘤预后和患者治疗的反应有帮助,估计可减少约25%效果不大的癌症放、化疗。鉴别软组织肉瘤的良性与恶性的灵敏度为100%,特异性为93%。

4. 核医学:核医学显像诊断癌症的手段分为两大类:一类是普通的放射性核素扫描,如骨扫描、甲状腺扫描;另一类是放射免疫显像。这两类方法都是将放射性核素注射或口服入体内,间隔一定时间,待放射性核素分布于机体后,利用显像设备获得放射性核素在体内的聚集部位和范围等分布情况。各种组织器官组织及肿瘤组织对不同的放射性核素的选择性聚集程度存在差异,放射性核素扫描正是利用这种核素分布的差异图像来判断有无病变。放射免疫显像与普通核素扫描所不同的是,放射性核素是标记在对肿瘤相关性抗原的特异性抗体上,这样肿瘤组织局部的放射性聚集程度将可能明显超过正常组织。因此,放射性免疫显像更有利于显示肿瘤病变,提高肿瘤诊断的灵敏性、特异性和准确性。

(1) 放射性核素扫描:该技术广泛用于肿瘤诊断,与其他影像学检查手段相比较,甲状腺和骨的放射性核素显像检查的效果具有较大的优势。

1) 内分泌腺肿瘤:甲状腺扫描显像剂常用^{131}I或^{99}Tc。甲状腺扫描可以对甲状腺肿瘤进行定位及鉴别诊断,对晚期甲状腺癌的患者,全身放射性核素显像有助于寻找甲状腺癌的转移性病灶。甲状旁腺扫描用^{75}Se代蛋氨酸显像。肾上腺皮质显像用^{131}I化胆固醇诊断肾上腺皮质腺瘤,其灵敏度约为93%,特异性96.4%。肾上腺髓质肿瘤的显像用^{131}I磺化苄胍,其灵敏度为88%,特异性为95%。

2) 骨肿瘤:放射性核素骨扫描包括全身骨平面及SPECT断层显像,显像剂为^{99}Tc。骨扫描对骨肿瘤,尤其是转移性骨肿瘤,具有早期诊断的价值。骨扫描诊断骨转移病灶的灵敏度高,发现及显示病灶的时间可能比普通X线摄片提早3~6个月。一次性全身骨扫描可同时显示全身骨骼情况。骨扫描的灵敏度高是因为放射性核素显像所反映的是骨骼局部血供、新骨形成及骨反应性增生的情况。而X线骨平片反映的则是骨局部钙磷盐的密度。对于溶骨性病变来说,只有骨破坏达到一定程度(脱钙30%~50%,总量>1.5g)时,骨X线平片才显示出异常影像。对于核素扫描单发性骨显像异常,尤其是该部位近期有创伤史的患者,诊断时应慎重,勿轻易下骨转移的诊断。

3)肺肿瘤:肺显像用^{67}镓(^{67}Ga)作为显像剂,其阳性率为88%~96%。当肿瘤直径<2cm时,核素扫描不易发现病灶。此外,该检查的特异性欠佳,肺部的结节性病灶、炎症等病变都可能出现假阳性结果。

4)淋巴系统肿瘤:放射性核素扫描检查淋巴系统用^{99}Tc标记的胶体颗粒作为显像剂。淋巴系统放射性显像可以显示淋巴引流的走向,淋巴结形态及摄取胶体颗粒的能力。上半身淋巴系统显像主要用于乳腺癌,了解胸骨旁内乳淋巴链和腋窝淋巴结的情况。下半身淋巴系统显像主要用于检查宫颈癌、膀胱癌、前列腺癌、直肠癌、肛门癌的淋巴结转移情况。淋巴系统显像的缺点是:①某一区段淋巴引流受阻,其上部的淋巴链就不能显示;②分辨力及解剖关系不理想。在淋巴瘤诊断中,^{67}Ga扫描在分期和随访疗效中均具有重要意义。它不但能提供解剖信息,还提供功能性信息。^{67}Ga扫描在侵袭性类型的淋巴瘤,例如弥漫大B细胞淋巴瘤中阳性率高于滤泡型的惰性淋巴瘤。^{67}Ga扫描评价膈上病变的精确性高达90%,膈下病变的精确性较差(因为容易受结肠摄取的影响)。有脾脏肿大的淋巴瘤患者可行^{99}Tc扫描。

5)肝肿瘤:B超和CT的普及使放射性核素肝扫描不再是肝癌诊断的首选方法。但是,近年肝胆放射性核素显像剂及SPECT及PET技术的进展,使肝的显像水平得到了明显的提高,这些新技术可以通过显示肝血流来鉴别肝内占位性病变的性质,在肝血管瘤诊断方面,其灵敏度高于其他影像学检查。

6)脑肿瘤:脑肿瘤诊断往往不会首选放射性核素显像检查,但是SPECT或PET脑显像技术,能比X线和CT扫描更确切反映脑占位性病变的血流和功能改变情况。

7)肾肿瘤:SPECT或γ照相肾血流动态显像,可以了解肾血流灌注情况。

(2) 放射免疫显像:放射免疫显像技术是综合核医学、分子免疫学、生物化学、肿瘤学、影像学诊断等学科的成果而取得的进展。该技术在肿瘤早期诊断和判断疗效等方面,具有发展前景。

1) 肿瘤抗原:肿瘤抗原是细胞恶变过程中出现的具有免疫原性的新的大分子物质的总称。用于放射免疫显像的理想的肿瘤抗原应具有肿瘤特异性,并在细胞表面及细胞内保持一定的浓度不被代谢,这些抗原还能接触和结合血流中的抗体。然而,迄今为止,尚未能从人类肿瘤中提取出纯化的,而且是正常组织缺乏的肿瘤特异性抗原。目前制备用于放射免疫显像抗体的抗原是肿瘤相关性抗原。人类肿瘤相关性抗原有下列几类。

A. 分子抗原:人类肿瘤细胞异常表达存在于正常细胞上的分化抗原,即一些正常抗原出现异常分布,如红细胞血型抗原出现在胃癌细胞上,恶性淋巴瘤和淋巴细胞性白血病的细胞表面出现淋巴细胞分化抗原。

B. 组织交叉反应性肿瘤抗原:具有组织交叉反应肿瘤抗原和肿瘤,包括神经母细胞瘤、膀胱癌、恶性黑色素瘤、结肠癌、乳腺癌、肺癌、卵巢癌、睾丸癌、肾癌、软组织肉瘤等。

C. 病毒相关性抗原:病毒相关性抗原血清学检查,用于检查与 HTLV、EB、HPV 感染相关的肿瘤。

D. 胚胎性抗原:已发现多种人类肿瘤胚胎性抗原,如 AFP、CEA、FSA、胎盘碱性磷酸酶、γ 胚胎蛋白等。其中 AFP 和 CEA 的研究最深入,临床应用也较广。

E. 其他抗原:HLA-I 型抗原、MHC-II 型抗原等检查也有一定的价值。

2) 抗体:针对肿瘤相关性抗原制备抗体,多采用杂交瘤技术和遗传工程技术。抗体包括多克隆抗体和单克隆抗体,如抗 AFP-IgG、CEA-McAb、结肠癌抗体 F(ab')$_2$、肝癌铁蛋白 IgG、抗人肺非小细胞肺癌 McAb 2E3 和 6DI、骨形成蛋白(BMP)McAb 等。近年,采用人-鼠嵌合抗体 DNA 重组技术制备人-鼠嵌合抗体,可以减轻因反复注射异源性抗体后,宿主体内产生抗体的现象,从而提高放射免疫显像的效果。

3) 放射性核素的标记:用于放射性核素显像的常用标记核素是^{131}I、^{99}Tc 和^{111}In。标记核素的必备条件是核素能与抗体相结合,而且不影响其抗体的活性。

4) 显像:将核素标记抗体经口服、皮下、静脉、胸腹或动脉注入患者的体内。给药时,应该注意个别患者可能发生过敏性反应。核素标记抗体进入体内后,根据其代谢分布特点,间隔一定的时间进行显像检测。显像用 γ 照相仪或 SPECT 扫描仪。

目前,放射免疫显像技术存在的主要问题是如何提高靶组织与非靶组织的放射性比值。制备肿瘤特异性抗原及相应的特异性高的抗体。

(3) PET 及 PET-CT 正电子发射断层显像(PET)和正电子发射断层-X 线计算机断层显像(PET-CT)是目前临床应用较为广泛的分子影像学检查方法,是利用正电子发射体标记的葡萄糖、氨基酸、胆碱、胸腺嘧啶等药物作为示踪剂,以解剖图像方式从分子水平上反映人体组织的生理、病理、生化代谢改变的显影技术。^{18}F-FDG(^{18}氟标记脱氧葡萄糖)是目前最常用的肿瘤 PET 显像剂。PET 的分辨力范围 4~5mm,目前国内外研究多采用 2.5 作为区分良恶性病变的 SUV 界值。若病灶 SUV>2.5 时则认为是恶性,若病灶 SUV 小于 2.5 则认为是良性。值得注意的是,PET 或 PET-CT 检查仍然存在一定的假阳性和假阴性。

5. 超声波检查:超声波检查技术诊断肿瘤已有较长历史,近年该技术发生了显著的进步。B 型超声波全面普及,B 型超声波诊断仪的探头及成像技术有了质的飞跃。超声三维图像诊断仪、C 型超声扫描、F 型超声扫描、超声 CT 及超声全息装置等技术已处于积极探索研究阶段。超声波诊断属于无损伤性检查,检查费用较经济。超声波检查对肝脏、胸腔积液、腹水、子宫、附件、前列腺等部位的诊断,具有较大的优势。超声波检查鉴别实质性、液性及气体性肿块的准确性高。

B 型超声波检查:常用的 B 型超声波仪有线阵超声实时

成像仪、扇形超声实时成像仪、彩色多普勒超声诊断仪。B超检查前患者及医生需要进行一定的准备工作。准备工作包括：①根据病史、体格检查结果明确需要检查的部位和脏器；②肝、胆、胰、胃等器官应在空腹状态下检查，以便在脂餐或饮水后了解其变化；③膀胱、前列腺、子宫、卵巢等器官检查前，应让膀胱充盈；④腹部检查前应先排便，必要时行清洁灌肠。

(1) 超声波检查对各器官组织肿瘤的诊断价值

1) 颅内肿瘤：超声波检查可以了解大脑中线位置、天幕上的占位性病变、肿瘤与血流的关系。超声波检查颅内肿瘤的价值远不及CT或MRI扫描。

2) 眼及眼眶肿瘤：超声波检查可以清晰显示眼球及眶内组织，了解肿瘤与视神经、眼肌及眶骨之间的关系。

3) 甲状腺肿瘤：超声波检查可以迅速鉴别甲状腺肿块是囊性还是实质性占位性病变。

4) 唾液腺肿瘤：超声波检查可以清晰地显示腮腺和颌下腺的形态轮廓，分辨肿块与腺体的关系。

5) 乳腺肿瘤：对于乳汁潴留性乳房肿块，超声波诊断较准确，但对慢性乳腺炎及早期乳腺癌的鉴别诊断尚有一定困难。

6) 纵隔肿瘤：超声波检查对上前纵隔的肿瘤的诊断有一定价值。

7) 肺部肿瘤：超声波对肺部肿瘤探测的价值不大。

8) 胸膜：对胸腔积液及胸膜肿块的诊断及定位价值较高。

9) 肝脏肿瘤：超声波是检查肝脏占位性病变的首选方法。该方法能显示直径小于1cm大小的肝占位性病变，迅速鉴别囊肿、多囊肝、肝血管瘤、转移性肝癌等肝脏的占位性病变。

10) 脾脏肿瘤：超声波可探测脾脏的大小，检查有无占位性病变。

11) 胆囊肿瘤：超声波对早期胆囊癌的诊断价值高，检查可以显示胆囊的形态、大小及收缩功能。

12) 胰腺肿瘤：胰腺肿瘤检查常首选超声波检查。检查时应注意，肿块直径小于2cm时，经腹壁探查可能误诊。

13) 胃肠道肿瘤：B超探查对于胃肠道肿瘤的诊断价值不

如钡餐及内镜检查,但腔内超声检查对胃肠道肿瘤的诊断有实用价值。

14）肾脏肿瘤:超声波是肾脏肿瘤诊断的首选方法,它可以从肾脏的冠状面、矢状面、横切面三个切面检查,该检查对于鉴别肾占位性病变的性质有较高的准确性,但对较小的肾实质性肿瘤的诊断尚有一定的困难。

15）肾上腺肿瘤:首选超声波检查。该检查可能发现直径小于1cm的肿瘤。

16）膀胱肿瘤:超声波检查可以探测膀胱肿瘤的大小、部位、有无蒂等情况。但是,如果膀胱壁上的肿块呈扁平状,而且直径小于0.5cm,经腹壁探测就不容易准确诊断。

17）男性生殖器肿瘤:超声波经腹壁及会阴部探查,可以较好地了解前列腺情况。超声波检查睾丸肿块,可以鉴别睾丸肿大是积液还是实质性肿块,但对结核和癌症的鉴别较困难。

18）女性生殖器官肿瘤:超声波检查是子宫、附件的首选检查项目。超声波检查可以显示子宫壁、子宫内膜、卵巢的占位性病变,并可了解肿块的密度。

19）腹膜:超声波可以探测腹膜有无占位性病变,诊断腹水的准确性高于其他检查项目。

20）腹膜后肿瘤:超声波检查可用于探测腹膜后肿大淋巴结及腹膜后肿块,鉴别腹腔与腹膜后肿块。

（2）腔内超声探测:普通B型超声波检查对胃肠道等空腔脏器的肿瘤,尤其是肿块呈扁平状,体积小的肿瘤难以探测。近年,超声探头的研究有了较大的革新,各类腔内探头相继问世,如超声食管、胃肠、膀胱、阴道、宫腔、腹腔、血管、输尿管、输卵管内探头。这些腔管内探头可以直接置于上述器官的内壁上进行探测,它不仅可以探测出经体外难以探出的早期癌症,而且还可能了解癌症浸润深度和范围,同时还可以引导直接活检,使内镜检查和活检一次完成。近年,腔内超声检查已逐渐开始广泛应用于配合内镜或手术中病变的探测检查。内镜超声检查技术将是空腔脏器病变诊断检查技术发展的方向。

（3）介入性超声:介入性超声技术是指在实时超声监视引

导下,经皮肤把穿刺针或导管置入预定的部位,进行穿刺活检抽吸检查,插管引流,注药造影,化疗或放疗等操作。超声检查引导下,细针穿刺诊断早期小肝癌是介入性超声诊断技术成功的典范。

(4) 术中超声:手术中进行超声波检查,主要用于术中肿瘤定位检查。探查手术直视下看不见,触摸不到的脏器深部肿瘤,了解肿瘤侵犯的范围、血管内有无瘤栓、周围淋巴结受累等情况,以利于手术穿刺活检或其他治疗的进行。

(5) 超声声学造影:该技术在临床应用不多,如胃声学造影、大肠灌水造影、过氧化氢溶液肝脏造影、过氧化氢溶液子宫输卵管造影技术等。

(6) 彩色多普勒技术:该技术检查可以代替血管造影的一部分作用。彩色多普勒技术检查对肝脏占位性病变的诊断和鉴别诊断有较大的帮助。肝癌患者在肝动脉栓塞治疗后,定期行彩色多普勒检查,可以监测病情变化。例如,肝癌患者行栓塞治疗后,经彩色多普勒检查发现被栓塞后的肿瘤血管重新开放,则提示癌症复发。

6. 介入放射学:介入放射学是在放射诊断学基础上发展起来的新学科。该技术包括肿瘤介入诊断和治疗两方面内容。介入放射学用于肿瘤诊断的技术包括经导管动脉造影、在影像诊断设备引导经皮肤穿刺活检术。介入技术用于肿瘤诊断的创伤性微小,定位准确。

7. 患者档案交流系统(PACS):经计算机处理把患者的核医学功能影像与 CT 或 MRI 的解剖影像合二为一,成为单一的既有功能,又有解剖的影像。

(二)内镜检查

内镜检查在癌症诊断中占有非常重要的地位。内镜检查不仅可以直接窥视许多体内腔及孔隙部位的癌前病变及癌肿,而且还可以取活检,以便组织病理学检查确诊。内镜的发展经历了硬式内镜、纤维光导内镜、电子纤维光导内镜三个阶段。内镜与超声波、微波、激光等高新技术结合,将进一步提高内镜在肿瘤诊断中的作用。目前内镜超声波检查技术已逐渐成熟,并且已逐渐广泛应用于消化道肿瘤诊断及消化系统肿瘤的术中探查诊断。

常用的内镜种类：纤维鼻咽镜、喉镜、支气管镜、纵隔镜、食管镜、胃镜、结肠镜、直肠镜、胆管镜、阴道镜、宫腔镜、输卵管镜、肾盂输尿管镜、膀胱尿道镜等。内镜在消化系统、呼吸系统、女性生殖器、泌尿系统、耳鼻喉等部位肿瘤的诊断中常用。在进行消化道及支气管镜检查时，应注意严格掌握适应证和禁忌证。如果患者病情危重预计难以耐受检查、可能发生大出血、合并明显感染、心肺功能严重障碍或有穿孔迹象时，都不宜行消化道或支气管镜检查。

（三）肿瘤标志物

人们一直企图寻找到一种简单快速和准确诊断早期癌症的方法，期望肿瘤标志物能成为这种简便的方法。理想的肿瘤标志物应该是肿瘤所特有的，而不存在于正常组织的物质（大分子蛋白、肽类、酶、小分子脂类、氨基酸衍生物等）。然而，迄今为止，人们还未找到肿瘤特异性标志物。不过在研究过程中，人们已发现了许多含量明显有别于相应正常组织的化学成分，如胚胎性抗原、同工酶、激素等。目前，临床上通常所说的肿瘤标志物就是这一类肿瘤相关性标志物（表1-3-1）。

临床常用的肿瘤相关性标志物：

1. 本周蛋白：本周蛋白于1946年被发现，它是人类首次发现的肿瘤相关性标志物。本周蛋白出现于多发性骨髓瘤患者的尿液中，该蛋白是由骨髓瘤细胞合成分泌，它是一种单克隆的免疫球蛋白轻链，分子质量小，可以经肾小球滤过排出。此蛋白在尿中酸化到pH4.5~5.0时，或加热到56~60℃时，蛋白就凝固，出现沉淀。但是，把尿液继续加热到90℃以上时，蛋白则会溶解，故该蛋白又称为凝溶蛋白。40%~70%的多发性骨髓瘤患者的尿液中可以检测出本周蛋白。尿本周蛋白检测可以监测多发性骨髓瘤患者病情变化。为提高检测的灵敏度，可以将尿液浓缩后进行检查，也可将尿液透析后进行电泳检查（类血清电泳出现M带蛋白）。

表 1-3-1 肿瘤标志物

名称	肿瘤部位及类型	诊断	预后	监测病情	灵敏度(%)	特异性(%)
AFP	肝、卵黄囊	+++	+	+++	60~90	60~99
CEA	消化道、胰、肺、乳腺	+	++	+++	42~96	10~90
HCG	胚胎性、滋养细胞	++	+++	+++	60~99	40~90
FER	肝、肺、乳腺、白血病			++	5~56	76~96
SCC(T4)	肝、肺、乳腺		++	+++	33~86	92~98
MCA	宫颈、卵巢、消化道		+	++	20~80	84~92
CA153	乳腺、卵巢、肺(腺癌)	+	++	+++	86~97	30~90
CA199	消化道、胰腺、卵巢(黏液样)、肺	+	++	+++		
SLEX	肺、乳腺、消化道		+++	+++	9~54	90
CA50	消化道、胰腺	+		++	40~78	80~98
CA72-4	乳腺、卵巢(黏液样)	++	++		9~72	97
CA125	卵巢(上皮性)、乳腺、消化道	+	++	+++	40~86	86~99
CA242	消化道、胰腺	+	+	+++	44~83	75

续表

名称	肿瘤部位及类型	诊断	预后	监测病情	灵敏度(%)	特异性(%)
PSA	前列腺	+	++	+++	30~90	<70
TdT	白血病	+++	+	+++		
TK	白血病、淋巴瘤、小细胞肺癌		+++	+++	70	
NSE	小细胞性肺癌	+	++	+++	33~78	90
PIVKA Ⅱ	肝	++	+		53~90	80~90
TATI	消化道、卵巢、肝		+		20~60	80~93
TPA	膀胱、胆道、乳腺		+	+++	67~80	75
LSA	消化道、肺		+	+++	9~74	72~99

2. 激素和异位激素：内分泌腺肿瘤常表现出激素分泌亢进，这些激素往往与肿瘤所起源组织产生的激素相同。检测这些过高的正位分泌的激素水平，有助于诊断内分泌腺的肿瘤。某些非内分泌腺的恶性肿瘤也可能出现某种激素异常升高的现象。研究其原因发现，某些肿瘤可以产生异位激素。人体的激素分为四类：类固醇、单胺类(脂肪酸衍生物)、氨基酸衍生物、肽类或蛋白类。目前发现，肿瘤分泌的异位激素只有肽类或蛋白类激素，几乎所有的肽类激素都可由肿瘤异位分泌。异位激素的结构与生理性分泌激素的结构相同。异位激素产生的种类及量与临床表现关系密切。微量异位激素可能不引起任何临床症状，而分泌大量异位激素则可能出现严重并发症。例如，大量 ACTH 分泌可能出现严重的肾上腺皮质功能亢进综合征；大量分泌促胃液素可引起严重的出血性消化道溃疡。产生异位激素的主要恶性肿瘤是小细胞性肺癌，其次是类癌、恶性淋巴瘤、甲状腺髓样癌、卵巢癌、乳腺癌等。人绒毛膜促性腺激素(HCG)是最有用途的激素类肿瘤标志物，它用于恶性滋养细胞肿瘤及生殖细胞肿瘤的诊断，检测 HCG 水平或其亚单位 β-HCG 的水平，能够较准确地反映肿瘤病情变化。

3. 酶及同工酶癌症患者的酶学异常有两种基本表现：一种是胚胎性表达；另一种是异位性表达。酶学变化大多局限在肿瘤组织内，只有当肿瘤体积较大，或已发生广泛转移时，才表现出外周血循环酶学异常变化。

(1) 酸性磷酸酶(ACP)：用于前列腺癌检查，阳性率约70%，孳酶还可作为判断前列腺癌病情变化的指标。成骨肉瘤和恶性肿瘤骨转移也可能表现出酸性磷酸酶活性升高。

(2) 碱性磷酸酶及其同工酶(ALP、AKP)：该酶存在于多种细胞的胞膜上，因此，许多疾病都可能表现出血清碱性磷酸酶活性异常升高。各类组织的碱性磷酸酶的电泳迁移率不一致，根据其电泳迁移图谱将这些亚型分别定为碱性磷酸酶Ⅰ、Ⅱ、Ⅲ、Ⅳ、Ⅴ、Ⅵ、Ⅶ同工酶。把碱性磷酸酶的同工酶作为肿瘤标志物，其临床应用价值高于单测定总碱性磷酸酶活性。碱性磷酸酶同工酶与临床的关系见表 1-3-2。

表 1-3-2 碱性磷酸酶同工酶

电泳带	组织来源	肿瘤	非肿瘤疾病
Ⅰ	肝	肝癌	
Ⅱ	肝	肝癌	肝炎、肝损害、肝硬化
Ⅲ	骨	癌症骨转移	小儿骨骼疾病
Ⅳ	胎盘、癌组织	少数癌症	妊娠
Ⅴ	小肠		肝硬化、高脂餐
Ⅵ	肝		溃疡性结肠炎
Ⅶ	肝	肝癌,霍奇金病	肝外梗阻、肝脓肿、结核

(3) α-L-岩藻糖苷酶(AFU):原发性肝癌患者中,70%~81%患者可能表现出血清 α-L-岩藻糖苷酶阳性结果,转移性肝癌或肝良性病变的阳性仅 17.6%。因此,α-L-岩藻糖苷酶可作为 AFP 阴性肝癌的补充性标志物,也可作为鉴别原发性肝癌与转移性肝癌的参考指标之一。

(4) 去 γ 羧基凝血酶原(DCP):DCP 又称为异常凝血酶原。正常人血清 DCP 阴性,约 90% 肝癌患者表现出 DCP 阳性,转移性肝癌及非肿瘤性肝脏疾病患者 DCP 阳性率低。部分 AFP 阴性的原发性肝癌患者,可能表现出 DCP 阳性。因此,DCP 可作为肝癌的标志物。

(5) 半乳糖转移酶Ⅱ(GalT-Ⅱ):半乳糖转移酶位于高尔基体及细胞膜上,GalT-Ⅱ是其同工酶。恶性肿瘤患者血清 GalT-Ⅱ活性升高,阳性率为 71%~83%,其活性升高程度与癌症病情变化有关。癌性渗出液的 GalT-Ⅱ阳性率为 87.5%。GalT-Ⅱ阳性主要出现于内胚层起源的癌症,如消化系统肿瘤、乳腺癌、肺癌。

(6) γ 谷氨酰胺转移酶及其同工酶(GGT):GGT 的同工酶 Ⅰ′、Ⅱ和Ⅱ′称为新 GGT。新 GGT 用于原发性肝癌辅助诊断,也可用于监测病情变化。

(7) 胎盘型谷胱甘肽 S-转移酶(胎盘型 GST):胎盘型

GST 在恶性肿瘤诊断中的阳性率,肝癌占 64.7%,胃肠道恶性肿瘤占 76.9%,胆道癌占 70%,胰腺癌占 41.7%,食管癌占 53.3%。

(8) 糖酵解酶类同工酶:作为肿瘤标志的糖酵解酶同工酶主要是胎儿型同工酶,如 A 型醛缩酶同工酶、乳酸脱氢酶同工酶(LDH)、丙酮酸激酶同工酶、神经无特异性醇化酶。LDH 是判断恶性淋巴瘤预后及治疗后随访的重要标志物。LDH 同工酶分为 LDH1、LDH2、LDH3、LDH4、LDH5,恶性肿瘤多表现为 LDH4 和 LDH5 活性升高,而 LDH1 和 LDH2 活性相对降低,白血病和肺癌患者还可表现出 LDH3 活性明显升高,原发性肝癌 LDH5>LDH4,转移性肝癌则 LDH4>LDH5。

(9) 胸腺嘧啶核苷酸酶 I (TK-I):白血病、多发性骨髓瘤、小细胞性肺癌患者血清 TK-I 的阳性率约 70%。

4. 糖脂类:许多肿瘤标志物的化学本质是中性鞘糖衍生物或神经节苷脂。血清 CA199、CA50、CA242 值在胰腺癌及消化道恶性肿瘤患者中升高,其阳性率为 54%~89%。神经节苷脂和脂结合唾液酸含量升高,见于肝癌、消化道肿瘤及肺癌患者。

5. 糖蛋白类:目前临床上最常用的肿瘤标志物如 AFP、CEA 等胚胎型蛋白及肿瘤相关性抗原,大多属于糖蛋白。

(1) AFP:AFP 升高发生于肝癌、卵黄囊瘤的患者。AFP II 临床用于肝癌的普查、诊断、治疗后病情监测及预后判断。

(2) CEA:正常情况下结肠上皮细胞可以产生和分泌 CEA。结肠癌、胰腺癌、胃癌、乳腺癌等患者可表现出血清 CEA 值升高,其升高水平的变化可以反映癌症病情变化。

(3) CA125:1998 年发现 CA125 是卵巢上皮性癌的相关性抗原,继后发现乳腺、子宫、胰腺、胃肠、肺等部位癌症患者的血清,也可检测出 CA125,其阳性率为 20%~73%。因此,CA125 被认为是一种与多种肿瘤有关的肿瘤相关性抗原。

(4) CA153:1982 年发现 CA153 是乳腺癌的肿瘤相关性抗原。卵巢癌、肺癌及乳腺良性病变也可能表现出 CA153 阳性。

(5) CA199：1979 年发现 CA199 在多种腺癌中升高,如胰腺癌、肺癌、结直肠癌及胃癌等。75% 以上的卵巢浆液性囊腺癌、胰腺癌、胃癌中,出现 CA199 升高。血清 CA199 水平显著升高对胰腺癌有较高的诊断价值(高于正常 100 倍),大肠癌等其他恶性肿瘤患者血清 CA199 亦明显升高(高于正常 10~40 倍)。CA199 对胰腺和胆道系统恶性肿瘤阳性检出率较高,其癌症检出率依次为胰腺癌(75%)、胆道癌(71.4%)、胃癌(42.7%)、结肠癌(39.1%)、肝癌(27%)、食管癌(18.2%)、其他癌(7.1%),对转移性癌的诊断也有较高的阳性率。

(6) CA242：该抗原是一种新的肿瘤标志物,主要用于消化道腺癌的诊断检测。对胰腺癌、结直肠癌分别有 86% 和 62% 的阳性检出率,对肺癌、乳腺癌也有一定的阳性检出率。

(7) 神经元特异性烯醇化酶(NSE)：NSE 是糖分解代谢中的一个磷酸化酶,正常情况下主要见于神经元和神经外胚层细胞,但也见于前列腺、肾小管袢、支气管上皮、浆细胞和巨核细胞。NSE 在小细胞肺癌、垂体腺瘤、类癌、胃类癌、肠类癌等肿瘤中增高。

(8) 黏蛋白样癌相关性抗原(MCA)：该抗原作为乳腺癌的标志物,其灵敏度低于 CA153,但其特异性高于 CA153。

(9) 前列腺特异性抗原(PSA)：正常情况下 PSA 产生并存在于前列腺组织中。前列腺癌患者血清 PSA 阳性率高达 82%~97%。前列腺炎也可能出现 PSA 值升高。

(10) 胰腺癌胚抗原(POA)：胰腺癌患者 POA 阳性率为 48%~60%。POA 可用于监测胰腺癌患者病情变化。

(11) 鳞状细胞癌相关性抗原(SCC)：SCC 是宫颈鳞状细胞癌、肺鳞状细胞癌、头颈部鳞状细胞癌及其他鳞状细胞癌的相关性抗原。SCC 主要用于判断预后,监测病情变化。

6. 多种肿瘤标志物联合检测：临床上现在应用的肿瘤标志物检测的阳性率和特异性都不理想。同时检测多种肿瘤标志物,可能提高疾病检出的阳性率,但会在一定程度上降低检查的特异性。

(1) 肝癌:单用 AFP 检测的阳性率为 60%~80%,如同时检测 GGT、AFU、DCP 等项目中的任一项,可使阳性率升高至 75.8%~93%。

(2) 乳腺癌:CEA+CA153+CA125 联合检测可能提高乳腺癌检出的灵敏度。

(3) 肺癌:小细胞性肺癌检测神经元标志物及神经内分泌多肽素类肿瘤标志物。非小细胞性肺癌检测 CEA+TSA,或 CEA+FER 等。

(4) 胰腺癌:CA199 与 CA50 联合检测,阳性率约 80.3%。

(5) 卵巢癌:CA125、CEA、CA199 等项目联合检测。

细胞学及病理学诊断

(一) 细胞学诊断

细胞学检查技术是癌症普查和诊断的重要手段。细胞学检查不能取代组织病理学检查。由于细胞学检查有较高的可靠性,而且技术简单易行,因此,细胞学检查是癌症定性诊断的方法之一。细胞学检查方法依据取材方式分为两类。

1. 脱落细胞学检查:该方法取自然脱落细胞,或用刮片及刷片法取附着于黏膜表面的脱落细胞,进行细胞学检查。可获得自然脱落细胞的标本包括尿、痰、脑脊液、胸腔积液、腹水等。用刮片或刷片方法可获得脱落细胞的部位包括:宫颈刮片、支气管刷片。脱落细胞学诊断恶性肿瘤取得成功的例证是宫颈癌普查和早期诊断,该检查的阳性达 90%以上。脱落细胞学检查对食管癌、肺癌、鼻咽癌、膀胱癌的诊断阳性率也较高。脱落细胞学诊断还用于癌前病变和癌症普查及诊断。

2. 非脱落细胞穿刺取材细胞学检查:穿刺细胞学是经穿刺抽取细胞,或从手术切除的新鲜组织表面印片,进行细胞学检查。不少患者对穿刺术有顾虑,他们担心穿刺术会促使癌细胞扩散转移。一般来说,用细针进行穿刺是安全的。穿刺取材细胞学检查的可靠性见表 1-3-3。

表1-3-3 穿刺取材细胞学检查诊断癌症的可靠性(%)

肿瘤部位	灵敏度	特异性	正确性	假阳性	假阴性
乳腺	96	94	66~94	0.1~3	5~25
肺	82~97	100	83	1~5	1~17
甲状腺	90	75~90	90~95	<1	1~2
淋巴结转移癌	96~98	100	90~95	<1	<1
恶性淋巴瘤	94	88~99	90~94	<1	6
唾液腺	56~87	88~100	87~96	1~10	1~2
肝	87~96	95~100	89~96	<1	<1
胰腺	56~99	97~100	85	<1	1~20
肾	93	95	93	<1	1~17
前列腺	68~97	97	63~96	1~4	1~5
软组织	85~95	97	70~97	2	2
骨	80	100	75	<1	3~20
妇癌	85~93	95~98	94	1~3	1~5
总计	96	99.5	97	0.5~1	5

(二)组织病理学诊断

组织病理学诊断是目前肿瘤诊断最可靠的诊断依据。一旦怀疑患恶性肿瘤,就应该尽可能取活体组织标本,送组织病理学检查。活体组织病理学检查一般常规做石蜡包埋切片及HE染色检查。快速切片主要用于手术中病理学会诊,以便决定手术治疗的方式和切除范围。冰冻快速切片的准确性低于常规石蜡切片。因此,术中快速切片检查的诊断,事后仍需做常规石蜡切片检查确诊。组织病理学检查虽然是肿瘤确诊最可靠的手段,但是该检查本身还有一些局限性。在标本的取材部位、取材方式、标本固定、包埋、制片、阅片等步骤中,任何一处工作不当,都可能影响组织病理学检查的准确性。在临床上,如果遇到病理学诊断与临床不相符时,应该及时与病理学诊断医师联系,共同商讨,必要时重新取材送检。

(三) 特殊病理学检查

对于一些常规石蜡切片及光学显微镜病理学检查难以确诊或需要深入研究的病变,可以考虑行免疫组织化学等特殊检查。

1. 免疫组织化学:免疫组织化学检查简称免疫组化法。免疫组织化学技术在近 20 年来发展迅速,目前该技术已广泛用于临床肿瘤病理学诊断,主要用于肿瘤的鉴别诊断、功能分类、病因研究、组织学起源和发病机制的研究。

对于普通光学显微镜下难以确诊的某些肿瘤,免疫组织化学具有重要的鉴别诊断价值。例如,怀疑恶性淋巴瘤时,可用白细胞共同抗原(LCA)和非淋巴细胞标志物(如 CK、EMA、CEA、Desmin Mg NSE、S-100)等进行鉴别;腺癌可用 CEA 免疫组化法鉴别;鳞状细胞癌可用 SCC 抗原免疫组化法鉴别。TTF-1 在鉴别原发性肺腺癌与转移性肺腺癌时很重要:大多数原发性肺腺癌 TTF-1 阳性而转移性肺腺癌 TTF-1 几乎都是阴性。原发性肺腺癌通常 CK7 阳性而 CK20 阴性,结直肠腺癌肺转移 CK7 阴性而 CK20 阳性,故二者可借此鉴别。

应用免疫组织化学法可以对一些肿瘤进行组织及功能学分类。例如,根据恶性淋巴瘤的细胞起源,分为 T 细胞和 B 细胞两大类型,并对淋巴细胞的系列亚型进行分类。

免疫组织化学检测还是目前进展迅速的分子靶向治疗提供个体化治疗的重要依据。例如,对 B 细胞淋巴瘤的 CD20 检测、乳腺癌等上皮细胞性实体瘤的 HER-2 检测等,均有利于指导临床选择个体化分子靶向治疗。

不仅如此,借助免疫组化及检测技术,还能判断肿瘤细胞的增殖速度。Ki67 是一种与细胞周期相关的一种核蛋白,主要表达于细胞增殖分裂的各个时期(G1、S、G2 和 M 期),但是在静息的细胞(G0 期)中不表达。Ki67 常用于检测肿瘤细胞的生长指数(免疫组化法利用计算细胞总数中的 Ki67 阳性细胞数所占比例得到 Ki67 指数),反映肿瘤细胞的增殖程度。

除此之外,免疫组化技术还有助于预测患者接受治疗的获益情况。例如在非小细胞肺癌接受手术治疗后,采用标准免疫组化测定的 ERCC1 蛋白表达可以预测含顺铂辅助治疗的获益情况;ERCC1 蛋白低表达者可以从辅助化疗中获益,且低表达者治疗缓解率更高。免疫组化结合分子生物学技术(详见下文)将有助于提高诊断的准确性。

2. 电子显微镜:电子显微镜可以观察肿瘤细胞的细胞器、分泌颗粒、细胞表面结构、细胞核等超微结构。观察肿瘤的超微结构,对疑难病例的诊断和鉴别诊断有帮助。目前,电子显微镜检查仍未作为常规检查手段,它主要用于肿瘤的基础研究。

3. 自动图像分析:自动图像分析技术可以分析细胞核的核面积、核 DNA 含量、核与细胞面积之比、肿瘤细胞与间质之比、间质中微血管数目。自动图像分析技术对肿瘤病理分片组织进行形态定量研究和细胞核 DNA 含量测定,可用于良恶性肿瘤的鉴别诊断,也可用于研究肿瘤的分化程度等生物学行为。

4. 流式细胞分析:流式细胞分析技术是现代分析细胞学的主要方法之一。该技术检查可定量测定细胞核内 DNA 的含量、细胞周期分布及周期调控物等多种参数。流式细胞分析技术不仅用于肿瘤细胞学的基础研究,而且还用于肿瘤早期诊断、治疗后的病情监测。流式细胞仪技术能从 1000 万个白细胞中检出一个癌细胞。用于检测血液或骨髓标本中是否含有癌细胞,如乳腺癌、白血病及骨髓瘤。应用流式细胞分析仪检测癌组织 S 期细胞有助于对肿瘤预后的判断。

5. 细胞遗传学与分子生物学技术

(1) 核型分析(karyotype analysis):应用染色体显带技术研究染色体的数目和结构异常,研究和诊断遗传性疾病和相关病变。研究证实,几乎所有肿瘤细胞都有染色体异常,其数目增减和结构变化并不是随机的,因此,肿瘤细胞遗传学可作为病理诊断的一种辅助手段。在实体瘤中,许多恶性淋巴瘤、软组织肉瘤和骨肿瘤有频发性、非随机性染色体异常。

(2) 比较基因组杂交(CGH):分别提取肿瘤细胞和正常淋

巴细胞中的 DNA,用不同荧光染料染色后杂交,从而确定肿瘤细胞所有染色体上整个基因组是否存在某些染色体区域或整条染色体的增加或减少。CGH 不需要肿瘤分裂中期细胞或特异性 DNA 探针。CGH 可用于分析染色体的获得、丢失和基因扩增。

(3) 原位杂交:是指将特定标记的已知序列核酸(DNA 或 RNA)为探针与细胞或组织切片中核酸进行杂交,从而对组织细胞中的特定核酸序列(DNA、mRNA)进行精确定量、定位检测的过程。原位杂交可以在细胞标本或组织标本上进行。该技术检测特异性强,准确性高,目前已应用于肿瘤临床。荧光原位杂交(Fluorescence in situ hybridization, FISH)技术是在已有的放射性原位杂交技术的基础上发展起来的一种非放射性 DNA 分子原位杂交技术。它利用荧光标记的核酸片段为探针,通过荧光检测系统(荧光显微镜)检测信号 DNA 序列在染色体或 DNA 显微切片上的目的 DNA 序列,进而确定其杂交位点。FISH 技术检测时间短,检测灵敏度高,无污染,已广泛应用于染色体的鉴定、基因定位和肿瘤诊断领域(如乳腺癌 HER-2 基因的检测)。

(4) 聚合酶链反应(PCR):PCR 是一种体外扩增特异 DNA 片段的酶学方法,又被称为"体外基因扩增法"。PCR 技术可以快速、简便、灵敏、特异地将 DNA 特定序列的单个拷贝扩增至百万倍,因此,它是检测微量 DNA 的灵敏手段。PCR 技术对所扩增的基因进行分析,可以鉴别基因突变、易位、病毒致癌基因、癌基因、抑癌基因等等。这些分析对肿瘤的诊断、预后判断、癌变机制的研究都有很重要的意义。

(5) Real-time PCR:实时荧光定量 PCR 技术,是在定性 PCR 技术基础上发展起来的核酸定量技术。在 PCR 反应体系中加入荧光基团,利用荧光信号积累实时监测整个 PCR 进程,使每一个循环变得"可见",最后通过 Ct 值和标准曲线对样品中的 DNA(或 cDNA)的起始浓度进行定量的方法。实时荧光定量 PCR 是目前确定样品中 DNA(或 cDNA)拷贝数最敏感、最准确的方法。在非小细胞肺癌诊断中,利用 real-time PCR 技术可用于预后生物标记 ERCC1 和 RRM1 的检测。ERCC1 是核苷酸剪切修复复合体的5′核酸内切酶。肿瘤 ERCC1 mRNA 高表达的患者生存期显著长于低表达者,同时可用于预测含铂化疗治疗 NSCLC 的疗效,高水平者耐药,低水平者敏感。RRM1 是编码核糖核苷酸还原酶调节亚基的基因,在核苷酸转变为脱氧核苷酸对过程中起着至关重要的作用。在完全切除的、未接受过围术期化疗或放疗的 NSCLC 患者中,RRM1 mRNA 水平是生存预后指标。肿瘤 RRM1 mRNA 高表达的患者生存期显著长于低表达者。而 RRM1 表达水平同样是肿瘤缓解的预测指标,RRM1 低表达的晚期 NSCLC 患者对吉西他滨联合铂类治疗的缓解率较高。Real-time PCR 在肿瘤诊断中的另一项运用便是对乳腺癌石蜡标本中提取的 RNA 进行 21 基因分析(Oncotype Dx)。该方法能提供连续性变量,对激素受体阳性、腋窝淋巴结阴性浸润性乳腺癌患者定量的评估复发风险,并预测他莫西芬和 CMF 化疗或甲氨蝶呤/5-氟尿嘧啶/亚叶酸钙化疗的疗效。

(6) 基因测序:DNA 测序能快速、准确、直接的显示靶基因的序列及突变情况,进而预测疗效及预后。在非小细胞肺癌患者中,最常见的 EGFR 突变为外显子 19 缺失(E19del)和外显子 21 L858R 突变,二者都与肿瘤对小分子酪氨酸激酶抑制剂(TKI)(如厄洛替尼、吉非替尼)的敏感度相关。对 NSCLC 患者而言,K-ras 基因突变状态时生存的预后指标,携带 K-ras 基因突变的患者生存期短于 K-ras 野生型患者。不仅如此,即使存在 EGFR 突变,同时伴有 K-ras 突变的晚期患者接受 EGFR-TKI 治疗无效。而在晚期结直肠癌患者中,只有 K-ras 野生型患者有可能在接受西妥昔单抗治疗后获益。随着第三代高通量 DNA 测序技术地不断发展,肿瘤个体化分子靶向治疗将迈入新时代。

(7) DNA 芯片:DNA 芯片又叫做基因芯片(gene chip)或基因微阵列(microarray),寡核酸芯片,或 DNA 微阵列,它是通过微阵列技术将高密度 DNA 片段阵列以一定的排列方式使其附着在固相支持物上(如玻璃、尼龙等材料),然后与标记的样品杂交,通过对杂交信号的检测分析,即可获得样品的遗传信息。利用 DNA 芯片对乳腺癌特征的研究,目前可将乳腺癌分为 5 大类:ER-阳性/HER-2 阴性(Luminal A 亚型和 Luminal B 亚型)、ER-阴性/HER-2 阴性(基底亚型)、HER-2 阳性以及与正常乳腺组织相似型(正常乳腺样)。在回顾分析中,这些基因亚型的无复发生存率和总生存率不同。目前 Mammaprint 分析法使用 DNA 芯片技术对乳腺癌组织的 70 个基因的表达谱分析,以在早期淋巴结阴性乳腺癌患者中找出远处转移高危个体。

(张 鹏 熊 华 于世英)

第四章 肿瘤治疗

一、外科治疗

手术治疗是恶性肿瘤治疗的主要手段之一。手术治疗除作为肿瘤的主要治疗手段，还可作为肿瘤诊断及分期的工具。手术治疗适用于治疗某些癌前病变，以防止病变恶变。

用于肿瘤诊断与分期

活检手术或探查手术是用于肿瘤诊断和分期的主要手术方式。活检一般是在局部麻醉下切除小块肿瘤组织送组织病理学检查。原发部位不明的颈部淋巴结转移癌，也可行转移癌的活检术。探查手术、剖腹探查术可了解肿瘤的病变部位、范围，并可活检取材，以明确诊断。切取活检是要获得足够的标本，一般至少1cm×1cm大小，而且需避免机械损伤。肿瘤切除或根治手术不仅能切除肿瘤，而且还能进行手术分期。在手术探查后，可根据肿瘤侵犯的程度，淋巴结转移及远处转移的分期为手术分期。术后病理分期是根据术后组织学检查原发灶的侵犯程度和转移情况进行病理分期。手术分期较临床分期准确性高，术后病理分期更为可靠。

用于肿瘤治疗

（一）治疗原则

肿瘤外科治疗的原则归纳为三条，即外科治疗前病例的选择、治疗中术式的把握，以及全程中强调综合治疗的原则：①依据不同肿瘤疾病的特点，选择适宜的病例实施外科手术；②最大限度的切除肿瘤组织、保留器官和集体的正常功能；

③充分认识外科治疗的局限性,遵循肿瘤综合治疗原则,同时强调早期发现、早期诊断、早期治疗的肿瘤治疗基本原则。

外科治疗的目的是彻底切除肿瘤争取达到治愈。手术时要考虑患者的一般情况,手术对正常生理功能的影响程度,手术的复杂性及本身死亡率及麻醉的选择。除应掌握外科的理论及基本操作技术外,还应熟悉肿瘤的治疗方法,设计个体化手术治疗方案,以达到最佳效果。正确的选择切除范围及手术方式十分重要,注意手术后肿瘤控制与功能损伤的关系,力争保留正常组织器官的外形及功能,在争取达到根治目的的同时,提高患者的生存质量。

恶性肿瘤的手术特点与其他手术不同,操作不当可能造成肿瘤的播散,这与肿瘤本身的生物学行为及机体免疫状态有关系。探查操作应轻柔,减少局部挤压。切除时用钝性分离,采用电刀切除,减少出血,减少血道及局部种植转移。手术操作时,创面及切缘用纱布垫保护正常组织,在允许的情况下切除范围要充分,包括全部肿瘤病灶及病变周围一定的正常组织。若有血液污染应勤换器械,在手术期或吻合创面前给予抗癌药物冲洗创面,可降低复发率。

(二)手术方式

1. 良性肿瘤、交界性肿瘤以及部分低度恶性肿瘤的外科治疗:这类肿瘤通常采用单纯肿瘤切除术。需手术治疗的常见良性肿瘤包括表皮样囊肿、脂肪瘤、纤维瘤、甲状腺腺瘤、乳腺纤维瘤、子宫肌瘤、神经鞘瘤、涎腺混合瘤等。大多数良性肿瘤有完整的包膜,呈局部膨胀性生长,无明显全身症状。手术方式应将肿瘤及包膜完整切除。切除的范围仅局限于切除肿瘤本身即可,不宜行肿瘤部分切除术,以免出现肿瘤复发。术后一定要行组织病理学检查,以避免将恶性肿瘤及良性肿瘤恶变误诊为良性肿瘤,而延误患者进一步诊治。对于交界性肿瘤,如包膜不完整的神经纤维瘤、黏膜乳头状瘤、胃肠道的间质瘤等,生物学行为介于良性和恶性之间,主要生长方式以膨胀性生长为主,部分可有浸润性生长的表现。而细胞形态往往趋于良性,但继续生长可能发生恶变,应采取积极的外科治疗。由于手术切除后仍有复发和转移的可能性,切除范围应适当扩大,将肿瘤组织及周围一定范围内的正常组织一并切除,但不可盲目扩大切除范围。对于大多数低度恶性的肿瘤,由于它们对放化疗不敏感,外科治疗是最有效和最主要的治疗措施,这类肿瘤的切除范围应适度扩大,包括肿瘤周围一定范围内的正常组织,如气管的腺样囊性癌和黏液表皮样癌。

2. 恶性肿瘤的外科治疗:恶性肿瘤具有浸润性和扩散性的生物学特征,不同类型的肿瘤、其临床表现亦不同。有的发展缓慢;有的发展极为迅速。虽然类型相同,但癌细胞分化程度不同,有的局部生长快甚至早期出现远处转移。手术方式的选择应根据个体情况而定。恶性肿瘤外科治疗的常用手术方式有:根治性手术、姑息性手术、诊断性手术以及减瘤术等。

(1) 标准术式(根治术):包括原发肿瘤所在器官的部分或全部,连同周围一定范围内的正常组织的整块切除及相关区域淋巴结的清扫。实质性肿瘤病变局限于原发部位或病灶仅累及邻近区域淋巴结的患者,如全身情况允许,均应争取行原发灶切除术及区域淋巴结清扫术,即根治性手术(如乳腺癌、宫颈癌、胃癌、直肠癌等)。对于早期恶性肿瘤患者在没有麻醉和手术禁忌证的前提下均应尽量实行此类手术。手术范围应根据不同肿瘤生物学特征发展的规律而定。随着肿瘤外科上百年的临床实践,长期对患者的追踪观察和不断总结治疗中的经验教训,逐渐形成了对每一种器官或组织的肿瘤实施统一的规范的标准术式,如:肺癌的肺叶切除+同侧肺门及纵隔淋巴结清扫;乳腺癌的一侧乳腺切除+同侧腋下淋巴结清扫;舌癌部分舌切除+同侧颈部淋巴结清扫等。

标准术式是肿瘤外科最具代表性和最有特点的手术方式,是肿瘤外科手术区别于普通外科手术的标志性术式。按不同肿瘤的所在器官和部位的限制,不同肿瘤的生物学行为和生长特点以及淋巴结转移规律而确定手术切除范围和淋巴结清扫范围。如皮肤的基底细胞癌以局部浸润性生长为主,很少有淋巴结转移,故手术切除范围可以较局限,不必行区域淋巴结的清除;而恶性黑色素瘤则需要做局部广泛性切除术,同时行区域淋巴结清扫术。胃癌根治术切除范围包括切除全胃或胃大部分、大网膜、胃大弯、胃小弯、肝门及胃左动脉旁淋巴结。在原有根治术切除范围基础上进一步扩大切除范围和淋巴结清扫范围，期望获得更好的术后生存率，被称为扩大根治术。但近年来这种治疗模式受到质疑，逐渐被大多数肿瘤外科医生所放弃。反而一些肿瘤的根治术有缩小切除范围的趋势，如乳腺癌的保乳术式。

肿瘤外科根治术强调两方面的内容：①癌瘤的整块切除，即en bloc 原则；②区域淋巴结清扫。大多数拟行根治性手术治疗的患者，除清除临床上已确诊转移的淋巴结外，还应较彻底清除区域内未确诊转移的淋巴结。注意临床检查及影像学检查未发现肿大淋巴结，清扫术后病理检查可能发现淋巴结转移。

（2）姑息性手术：对部分姑息性手术而言，其基本手术方式和手术范围同标准手术，只是由于肿瘤局部外侵或转移淋巴结累及一些重要的组织器官，不能彻底切净肿瘤组织或转移性淋巴结，但手术切除仍有其积极的治疗价值。这类手术往往术前不能确定，因术中的发现而确定为姑息性手术。还有一部分姑息性手术，其主要目的是减轻疼痛、梗阻等症状，以改善生存质量。如消化道肿瘤姑息性手术用于肠梗阻及出血。肠造瘘、肾盂造瘘术是肿瘤治疗的常用姑息性手术。如姑息性手术还包括肠管吻合转流术、神经阻滞术、血管结扎术等。

（3）减瘤术：一些患者术前检查已经提示外科治疗已不可能将肿瘤组织彻底切除，但这些患者所患的肿瘤疾病根据临床经验判断对放化疗不敏感，或已经进行了放化疗但效果不佳，可以考虑实施外科手术将主要的肿瘤组织切除，以最大限度地控制手术所残留的癌组织，从而减轻肿瘤负荷，为其他治疗创造有利条件，这种手术称减瘤手术。如卵巢肿瘤、软组织肉瘤可采用这种减瘤手术方法，通过尽量切除肿瘤组织达到减低瘤负荷、止痛、止血、解除梗阻症状，并尽可能改善患者生存质量。减瘤术也属于姑息性手术的一种。

（4）局部复发的手术治疗：首次根治术治疗不彻底，则局部复发机会增多，不仅再次手术困难，亦减少根治的机会。应正确估计手术适应证及手术范围,争取使患者获得根治的机会。头颈部癌的局部复发率在30%左右,复发者再次手术切除,有一定的治疗效果。宫颈癌、宫体癌手术及放疗后有残瘤者再次手术行盆腔清除术,5年生存率为20%,如高位复发及盆腔周围浸润不宜再次手术。

(5) 转移灶的手术治疗:远处转移的好发部位为肺、肝、骨等部位。对于一些组织器官出现的转移瘤,通过手术切除仍然可以取得比较好的治疗效果。对孤立性转移病灶、原发灶已经控制、无手术禁忌证、肿瘤生长缓慢,选择手术切除治疗的方式疗效较好,如肺转移瘤、脑转移瘤、肾转移瘤、肾上腺转移瘤、脾转移瘤以及肝转移瘤等。转移灶广泛者或就诊时为孤立转移灶,但其病变易发生转移者不宜于手术切除。脑转移一般不宜首先手术治疗。内分泌腺体切除,也可使某些肿瘤得到缓解或减少复发,如乳腺癌行卵巢去势术。

3. 外科的急症处理:外科急症手术用于处理某些癌症患者的危急症,如喉癌、甲状腺癌压迫气管时行气管切开术,贲门癌大出血可行切除或结扎通向肿瘤的血管达到止血目的。鼻咽癌大出血不止时可行颈外动脉结扎术。

4. 功能和外观的重建:现代肿瘤外科治疗的目标不但要使患者有更长的生存期,而且要有更高的生存质量。因此对于一些有功能和外观破坏的手术,如头面部肿瘤、喉癌和乳腺癌等手术后,头面部外形再造、人工喉的研制、乳腺外形的重塑等,都是今后肿瘤外科与其他外科合作的重要课题。

用于肿瘤预防

对于一些目前比较公认的癌前病变,如某些部位的黑痣、白斑、先天性和家族性结肠息肉等,有学者主张进行预防性切除。此外,某些疾病在发展过程可转变为恶性肿瘤,如先天性睾丸未降,常有发展为睾丸癌的危险;溃疡性结肠炎可发展为结肠癌。相应的预防性切除还可包括隐睾的复位、包皮环切等手术。

(张　鹏　熊　华　于世英)

二、放射治疗

肿瘤放射治疗(radiation therapy)已有一个多世纪的历史。随着经验的积累,放射治疗设备不断改进,放射物理学、放射生物学、肿瘤学及其他学科的发展,肿瘤放射治疗已日趋成熟,同时,放射治疗在肿瘤治疗中的作用和地位日益突出。放射治疗已成为恶性肿瘤的主要治疗手段之一,60%~70%的肿瘤患者在其病程的某一阶段将有可能接受放射治疗,或用于根治,或姑息治疗。

放射治疗的物理学基础

(一)射线的种类

放射治疗的电离辐射包括电磁波辐射和粒子辐射。临床用于放射治疗的电磁波主要是X射线和γ射线。这两种射线具有相同的特性,只是它们所产生的方式和能量不一样。X射线是由X线治疗机和各类加速器产生,γ射线是由放射性核素射出,两者统称光子射线。用于放射治疗的粒子包括电子束、质子束、中子束、α粒子、负π介子及其他重粒子。X射线、γ射线和电子都是低LET(线性能量转换)射线,中子和α粒子是高LET射线。高LET射线与低LET射线的生物学效应有所不同。

(二)照射方法及放疗设备

放射治疗照射的方法分为体外照射和体内照射两种。两种照射方式采用不同的放射治疗设备。

1. 远距离放射治疗又称为体外照射:这种照射技术是将放射源放置在距离患者体外一定距离照射靶区。用于体外照射的放射治疗设备有X线治疗机、^{60}Co治疗机和加速器放射治疗等。^{60}Co治疗机和直线加速器一般距人体80~100cm进行照射。

(1) X线治疗机:X线治疗机所产生X线的质与电压有

关，接触治疗 X 线 10~60kV，浅层治疗 X 线 60~160kV，深部治疗 X 线 180~400kV。临床上一般用半价层表示 X 线的能量。半价层表示使入射的 X 线强度减弱一半所需要用的吸收材料的厚度。通过半价层可以了解射线的穿透能力。半价层越大，射线的穿透能力越强。X 线治疗机产生的 X 线有从零到最大值的一系列能量，其低能量部分 X 线毫无治疗价值，相反会产生高的皮肤剂量增加皮肤放射反应。用滤过板对 X 线的能谱进行改造，滤掉其低能部分，保留较高能量的 X 线，使其半价层提高。深部 X 线机主要用于表浅病灶的放射治疗。

(2) ^{60}Co 远距离治疗机：^{60}Co 治疗机用放射性核素^{60}Co 进行治疗，^{60}Co 在衰变过程中放出两种 γ 射线，其能量分别为 1.17MeV 和 1.34MeV（平均为 1.25MeV）。与 X 线机相比较，^{60}Co 机 γ 射线治疗的穿透力大于深部 X 线机，皮肤剂量低，皮肤反应轻，深部组织剂量较高；γ 射线在骨组织中吸收的量较一般 X 线低，因而骨损伤小。与直线加速器相比较，^{60}Co 治疗机经济，维护方便。由于最大剂量建成位于皮下 0.5cm 处，更适于对较表浅病灶的治疗，如表浅淋巴结转移灶的放射治疗。^{60}Co 治疗机的不足之处，因^{60}Co 源有一定大小，存在半影较大的问题；放射源^{60}Co 的半衰期为 5.3 年，需定时更换^{60}Co 源。因以上原因^{60}Co 治疗机目前处于逐步被医用加速器取代的趋势。

(3) 医用加速器：加速器的种类较多，常用于放射治疗的加速器有直线加速器、电子感应加速器、电子回旋加速器。目前最常用的加速器是直线加速器。直线加速器近年已逐渐在临床放射治疗中占主导地位。与^{60}Co 治疗机相比较，直线加速器产生的高能 X 线可替代^{60}Co，且操作方便，剂量率高，能量可调控，克服了^{60}Co 治疗机半影大、半衰期短和放射防护不全的缺点。直线加速器产生能量为 4~25MeV 的 X 线和 4~35MeV 的电子线束。近年新型的直线加速器在质量方面有较大改善，同一台加速器上还可提供不同的能量 X 线和电子束供临床选择。由于直线加速器输出的 X 线和电子线能量足够高，因此射野也可以做得较大，如源皮距 100cm 处射野可达 40cm×40cm。

2. 近距离放射治疗:这种治疗技术是指将密闭的放射源置入被治疗的器官腔内或被治疗的组织内进行照射。前者也称为腔内照射,如鼻咽癌和宫颈癌;后者称为组织间照射,如乳腺癌和前列腺癌。另外,近距离治疗还包括对浅表肿瘤进行表面敷贴照射,如皮肤癌。近距离放射治疗最初是使用放射性元素镭作为放射源,主要用于宫颈癌和其他表浅部位肿瘤的治疗。镭作为放射源在放射防护方面存在三大缺点:一是镭的能谱复杂,需要厚的防护层;二是镭衰变过程中产生氡气,其半衰期长,如果镭管破裂氡气逸出,会污染环境;三是镭的半衰期长,进入人体后会长期停留,损伤组织。因此镭逐渐被 ^{137}Cs、^{60}Co、^{192}Ir 源所替代。

传统的近距离放射治疗尽管取得较肯定的成绩,但由于其放射防护及剂量计算等方面的缺点,客观上限制了该技术的发展。后装放疗技术的出现和发展使近距离放射治疗获得了新的发展。现代后装机是在无放射源的情况下,把空载的施源器置入患者的体腔内,经精细摆位、固定、定位、制定优化的治疗计划等步骤,然后在有放射防护屏蔽的条件下,按优化的治疗方案远距离遥控将放射源输入施源器中所指定的位置。现代后装放疗技术不仅解决了放射防护问题,而且还因采用微小的高能量 ^{192}Ir 源,使患者治疗时间缩短,痛苦减少,临床应用范围拓宽。

中子近距离放射治疗:用中子等高 LET 射线治疗肿瘤的最大优点是可以提高乏氧细胞的杀伤能力,降低放射损伤细胞的修复能力,从而获得更好的放射生物学效应。近年来,快中子 ^{252}Cf 近距离放射治疗已用于宫颈癌等肿瘤治疗,并取得了较好的治疗效果。研究证实中子的杀伤肿瘤细胞的 RBE 是光子治疗的 8 倍。

利用人体某些器官对某种放射性核素的选择性吸收作用,将该种放射性核素用于治疗,如用 ^{32}P 治疗癌性胸腔积液和癌性腹腔积液,这种技术也被称为体内照射。

3. 辅助设备及新技术:近年来,肿瘤放射治疗设备的另一重要进步是不断发展放射治疗的辅助设备,如模拟定位机、模室技术、剂量监测系统、计算机辅助三维放射治疗计划系统、立体定向放射治疗系统、调强放射治疗系统、图像引导技术、网络一体化等。随着上述新技术的引入出现了诸如图像引导放射治疗(IGRT)、剂量引导放射治疗(DGRT),自适应放射治疗(Adaptive Radiotherapy)及生物适形放射治疗等新的概念。

三维放射治疗(3DCRT)计划系统是将三维剂量计算和显示方法引入计算机治疗计划系统,目前已被广泛应用于临床。该系统是利用计算机断层扫描(CT)获取三维图像,采用数字重建影像(DRR)工具和能从任意视角显示三维重建影像的REV(room's eye computerized tomography view)工具,直观地观察射束经过的人体组织路径,选择合适的入射方向和与靶区轮廓一致的射束形状,进行共面或非共面多个射束聚焦照射模拟,并优化获取最佳治疗增益比。3DCRT射束形状由挡铅或多叶准直器(MLC)形成;其剂量计算采用基于第一物理原理和蒙地卡罗模拟数据的各种三维剂量计算模型;在计划评价工具方面3DCRT采用剂量体积直方图(DVH)和三维剂量云图等工具,有些系统还包括生物学评价指标,如肿瘤控制概率(TCP)和正常组织并发症概率(NTCP)等。

立体定向适形放射治疗(SRT)系统。用该系统进行体外照射是将直线加速器所产生的X线束集中聚焦于病灶部位,达到针对肿瘤靶区获得理想剂量分布的适形治疗目的。立体定向放射治疗设备的基本构造由三大部分所组成:一是立体定向系统,包括全身定位体架及附件,定向系统是保证立体定向放射治疗精度的最基本的构造,主要用于影像定位和治疗摆位。二是三维治疗计划系统,重建带有定位标记点的患者CT或MRI扫描图像,勾画体表轮廓、病变、重要器官及组织等结构的三维立体图像,设计出适形放射治疗射野,包括射野的入射方向、大小、剂量权重等中心位置,三维剂量分布计算,计算病变组织、重要组织器官的剂量分布及剂量体积直方图,优化治疗方案;输出治疗方案,包括治疗摆位、适形铅模或多叶光栅尺寸、治疗床角度、机架旋转起止角度、照射剂量等。三是直线加速器及准直器系统。立体定向放射治疗要经过定位、治疗计划设计和治疗三个过程。首先,将患者固定于定向体架中,利用CT或MRI等先进影像设备及三维重建技术,确定病变和邻近重要器官的准确位置和范围,这个过程叫做三维空间定位,也叫立体定向。然后,利用三维治疗计划系统,制定优化的适形放射治疗方案。最后,根据计划进行适形放射治疗。

调强放射治疗(IMRT)系统是为了克服当靶区与周围正常组织出现包绕等复杂位置关系时,采用3DCRT技术难以提供满意的治疗增益比,而新近发展的一类放射治疗技术。其基本原理为CT成像的逆过程:当强度均匀的X射线从球管中发射出并穿过人体后,因射线路径上的组织厚度及密度不同,而变成强度不均匀的射线束;如果事先确定靶区和正常组织的剂量沉积,只要计算各个射束路径上的衰减,得出在起始处应贡献的束流强度即可实现。由此产生一系列比3DCRT射野小的射束,进行共面或非共面照射,就可得到高剂量区分布在三维上与靶区适形,并且靶区内各点的剂量可与处方要求一致。目前实现调强的方法主要有两类:断层调强放疗(Tomotherapy)和多叶准直器(MLC)调强,前者实际上是将X线直线加速器安装在CT机架上,在保留CT成像的同时实施放射治疗;后者通过控制MLC每个叶片的运动位置及停留时间调制照射区内各点的剂量强度,并得到与处方符合的剂量分布。最近,加速器厂商为提高MLC调强的实施效率设计出在加速器出束同时可以改变MLC叶片运行速度、输出剂量率、机架和准直器旋转角度和速度等参数,实现基于MLC的旋转调强照射(IMAT)技术。

粒子射线放射治疗(Partical Radiotherapy)也逐步在临床开展。基本集中在欧美国家,我国目前有一家正在运行。其主要包括质子线放射治疗和重粒子射线放射治疗。质子线为低LET射线,但与光子线不同之处在于其进入体内后剂量释放缓慢,当到达射程末端时,能量全部释放,形成布拉格峰(Bragg),之后剂量近于零。临床上把靶区置于Bragg峰,可明显提高治疗增益比。现在质子加速器生产厂商已将光子治疗的三维适形放疗技术和调强放疗技术融入其中,能达到高度的肿瘤放疗适形性。重粒子射线为高LET射线,即拥有上述质子线的剂量学特点又拥有相对生物效应(RBE)小、氧增比(OER)小、细胞周期各时相敏感性差别小等高 LET 射线的生物学特征,因此相较光子、质子等低 LET 射线其杀灭肿瘤效应更强。目前临床使用以碳粒子射线为主。

(三) 放射治疗剂量

放射治疗剂量统一采用组织吸收剂量,单位为戈瑞(Gy),定义当 1kg 被照射组织吸收 1 焦耳电离辐射能量时的辐射剂量为 1Gy。1Gy=100cGy。放射性核素的放射活度单位用 Bq 表示,放射防护剂量单位用 Sv 表示。

放射治疗生物学基础

(一) 射线的生物学作用

辐射可以直接和间接损伤细胞 DNA 分子。当一个细胞吸收任何形式的辐射线后,射线都可能直接与细胞内的结构发生作用,引起生物学损伤,这种损伤在高 LET 射线治疗时明显,用 X 射线和 γ 射线等低能 LET 射线治疗时,间接损伤作用更明显,约 1/3 的损伤是由直接作用所致,其余 2/3 损伤是由间接作用所致。直接作用是射线对 DNA 分子链作用,使其出现氢链断裂、单链或双链断裂及形成交叉链。间接作用是射线对水分子(大多数细胞含水量约 70%)电离,产生自由基,自由基再与生物大分子相互作用,最后作用于 DNA 链。组织实际吸收放射线的能量很少,而主要是引起放射生物学效应。电离辐射所引起的潜在损伤是通过能量传递产生大量化合物,并引起生物学性损伤等间接作用所致。

放射生物学研究评价肿瘤细胞放后存活的标准,是细胞是否保留增殖能力。丧失增殖能力,不能产生子代的细胞称为非存活细胞。而保留增殖能力,能产生子代的细胞称为存活细胞。用细胞存活曲线可以反映照射剂量与细胞存活数目之间的关系。线性二次方程模式所反映的放射生物学效应,除了考虑照射剂量外,还应考虑到影响细胞存活的其他因素。肿瘤组织和急性反应组织的 α/β 值较大,一般在 10Gy 左右,晚反应组

织的 α/β 值较小,一般在 1.5~4Gy。放射敏感肿瘤的 α/β 值高于放射抗拒性肿瘤的 α/β 值。α/β 值低的肿瘤对分次治疗剂量和剂量率的依赖性高于 α/β 值高的肿瘤。

(二) 放射治疗的 4 个 R

放射治疗后肿瘤细胞的存活曲线受乏氧细胞再氧合(reoxygenation)、亚致死损伤细胞的修复(repair)、细胞周期的再分布(reassortment)、细胞再增殖(repopulation)4 个 R 的影响。

1. 氧和再氧合作用 氧在放射治疗中的作用已受肯定。氧在辐射产生自由基的过程中扮演重要角色,氧在足够的状态下产生放射增敏作用。氧压低于 2.67kPa(20mmHg)时,细胞将明显避免放射性损伤。大多数正常组织的氧压为 5.33kPa(40mmHg),因此不能保证避免出现放射性损伤。肿瘤组织常有供血不足及乏氧细胞比率高的问题,其乏氧细胞比率可达 1%~50%。氧含量与细胞远离血管的距离相关,直径在 150~200μm 的毛细血管以外的组织,氧压为 0,细胞将死亡。在氧充分与乏氧坏死区之间的区域,氧的浓度足以使细胞增殖,但不足以使细胞避免放射损伤,这是肿瘤放射治疗后再生长及复发的常见原因之一。放射治疗过程中,由于肿瘤缩小,乏氧细胞与毛细血管的距离缩短,氧消耗减少等变化,原来乏氧的细胞可能获得再氧合的机会,从而对放射治疗的敏感性增加。

2. 放射损伤的修复 细胞在受到辐射时,可能出现亚致死性损伤,在给予足够时间、能量及营养的情况下,其亚致死损伤可能得到修复。亚致死损伤修复与临床放射效应相关,修复与分割照射及剂量有关,肿瘤组织与正常组织的修复能力有差异,肿瘤组织及早反应组织与晚反应组织的修复有差异。

3. 细胞周期的再分布 肿瘤细胞周期分布与肿瘤治疗及预后密切相关。细胞周期中对放射治疗最敏感的是 M 期细胞,G2 期细胞对射线的敏感性接近 M 期,S 期细胞对射线敏感最差。对于长 G1 期的细胞来讲,G1 早期对射线的敏感性差,但 G1 晚期则较敏感。不同周期细胞对射线的敏感性差异与细胞氧合程度无明显关系。据研究,不同周期细胞内自由基清除剂的含量有差别,这种天然的放射保护剂在 S 期含量最高,接近

M期含量最低。照射后M期细胞数目明显减少,G2期细胞的比例增加。G2期细胞增加的时间和程度与照射剂量及射线的质相关。

4. 细胞再增殖 分次放射治疗期间,皮肤黏膜等正常组织对损伤的反应可表现为非活性状的干细胞复活,细胞增殖周期缩短,这种增殖对减少正常组织放射性损伤有益。对于肿瘤组织,射线使细胞分裂比治疗前加快,故称为加速增殖。为补偿加速增殖对放疗造成的影响,疗程延长需要增加总照射剂量,才能达到相同的治疗效果。由于细胞有再增殖及加速增殖问题,临床放射治疗中总疗程明显超过标准时间,因急性放射反应中断放射治疗时间过长等情况下,都可能影响放射治疗的疗效。

（三）时间、剂量、分次治疗

人们使用的每周5次照射的标准分次放射治疗方法,很大程度上是基于20世纪20~30年代临床放射治疗的经验所制定。那时人们发现,X线治疗在不对皮肤造成明显损伤的情况下,单次照射不能达到治疗作用,然而进行分次治疗,则可在不出现严重皮肤反应的情况下达到治疗作用。20世纪60年代后,人们用放射生物学的试验结果来解释分次治疗的作用。分次照射可以允许分次治疗期亚致死损伤的正常细胞修复和增殖,乏氧的肿瘤细胞可能再氧合,肿瘤细胞周期再分布,从而使正常组织修复,使肿瘤组织的损伤增加。然而,这种推论存在许多疑问,分次照射时肿瘤在再氧合的同时能否避免再增殖及修复等问题尚无法准确评估。在放射治疗中,照射剂量、时间及治疗次数对组织造成的生物学作用相互依赖和相互影响。实际上,临床常用的分次照射方案大多是基于大量临床经验、减轻急性放射反应及工作习惯而设计的,还缺乏令人信服的放射生物学研究依据。

因为在有些肿瘤采用常规分割放射治疗疗效不佳,在20世纪80年代提出了一些非常规分割放疗方法,如超分割放疗、加速超分割放疗和大分割放疗等技术逐步应用于临床,临床试验已证实在某些肿瘤的放疗疗效优于常规分割放疗。

(四) 放射增敏剂及放射保护剂

多年来,为提高肿瘤组织对射线的敏感性,降低正常组织对射线的耐受性,人们一直在研究寻找肿瘤放射增敏剂和正常组织放射保护剂,广义上这两类合称为放射化学修饰剂。研究的放射增敏剂主要有嘧啶类衍生物、化疗药物和缺氧细胞增敏剂。嘧啶类衍生物在细胞分裂时被摄入,使子代细胞的放射敏感性增高,如 5-FU、BudR 等;化疗药物有博来霉素、顺铂等。放射保护剂主要有 WR2721 及其衍生物阿米福汀(amifostine)、低氧吸入等。理想的放射增敏剂应具有在不增加正常组织毒性反应及放射敏感性的情况下,选择性作用于肿瘤细胞,明显提高其放射敏感性的作用。理想的放射保护剂则应具有在不增加肿瘤对射线抗拒性的前提下,选择性作用于正常组织,明显降低其放射耐受性的作用。目前,还未研究出理想的放射增敏剂和放射保护剂。

放射治疗计划

精心制订放射治疗计划的目的是有效控制肿瘤,保护正常组织。在制订放射治疗计划时,应考虑多方面因素。在制订放疗计划之前,首先要明确拟行放射治疗的目标。根治性治疗应尽可能使放疗达到控制肿瘤的目的,尽量减少周围正常组织受量,避免出现严重的放射并发症;姑息性治疗以减轻患者痛苦及提高生存质量为主要目的。

制订放疗计划时,需要尽可能精确地了解肿瘤的体积及治疗靶区,了解照射范围内有无放射敏感的重要组织器官。对靶区和毗邻重要器官定位是制订放射治疗计划的重要步骤。X线模拟机是经济实用的定位设备。在条件允许的情况下,采用CT 等现代影像扫描技术定位及三维重建技术效果更好。

在制订放射治疗计划时,要根据具体情况选择适当种类及能量的射线、机器治疗床的角度、射野位置及大小、是否需要用楔形板等。计算剂量分布是制订放疗计划的重要内容。在了解照射剂量分布情况的基础上,可根据患者的具体情况调整并优化其治疗方案，制订个体化治疗方案。

照射剂量是放射治疗计划中考虑的重要因素。肿瘤控制率与放射治疗剂量水平相关，控制肿瘤所需要的照射剂量与肿瘤病灶大小有关。一般来说，鳞状细胞癌和腺癌放射治疗时，亚临床肿瘤病灶（肿瘤细胞数为 10^6 时）照射 45~50Gy，肿瘤控制可达 90% 以上，临床可触及的 T1 期肿瘤需照射 60Gy，T4 期肿瘤则需要 75~78Gy。不同体积肿瘤需要不同剂量照射，缩野照射技术就是根据这种概念而设计的。肿瘤周边区瘤细胞数目少，所需剂量较低，针对肿瘤中心区缩小照射野追加剂量照射，可以更好地控制肿瘤，避免周围正常组织接受高剂量照射。近年开展的适形的立体定向放疗技术，用于针对靶区追加剂量照射是较理想的缩野照射技术。正如前面所述，除考虑总剂量外，还要考虑分次剂量和治疗时间问题。

近年来，逐步广泛使用的治疗计划计算机辅助系统为临床制订放射治疗计划提供了极大的方便。利用该系统，可以在精确定位和组织器官三维重建的基础上，设计射野、射束入射方式、计算剂量分布，计算肿瘤及重要器官受不同剂量水平照射的体积等一系列复杂的计算工作。对于邻近重要组织器官的局限性肿瘤，采用适形的立体定向放射治疗技术，可以在尽可能减少正常器官受照射剂量的基础上，保证肿瘤靶区得到理想的剂量分布。总之，精心设计个体化放射治疗计划，并将其计划贯穿于整个治疗过程，是提高放射治疗质量的必要保证。

国际辐射剂量与测量委员会（ICRU）在 38 号文件建议，在进行妇科癌腔内治疗时，应描述如下内容：①治疗技术，包括放射源、点源模拟线源的方式、施源器类型；②总参考空气克马率；③参考体积；④参考点吸收剂量，包括膀胱、直肠、盆壁参考点剂量；⑤时间剂量率。

ICRU 在 50 号及 62 号报告中建议，体外照射应详细描述和报告：大体肿瘤体积（GTV）、临床靶体积（CTV）、内在靶体积（ITV）、治疗计划体积（PTV）、治疗体积（TV）、照射体积（IV）、剂量参考点、处方剂量、靶体积的剂量分布、具体所采用的照射技术、危险器官（OAR）和计划危险器官（PRV）受照射体积及剂量、热点剂量。

放射治疗临床应用

(一) 临床应用

放射治疗可用于根治某些恶性肿瘤的单一手段,也可作为综合性根治某些肿瘤的综合治疗手段,还可作为肿瘤姑息性治疗的手段用于临床。

1. 根治性放疗:肿瘤根治性放疗需具备的基本条件:一是肿瘤对射线中度或高度敏感;二是肿瘤病灶相对局限;三是肿瘤周围正常组织对射线的耐受性较好。已证实,病变局限的鼻咽癌、宫颈癌、前列腺癌、声带癌、舌癌、皮肤癌、乳腺癌、视网膜母细胞瘤、精原细胞瘤、霍奇金淋巴瘤等恶性肿瘤可经过单纯放射治疗或配合保守性手术达到根治效果。

2. 综合性治疗:放疗与手术或化疗综合治疗可能提高部分患者的疗效。术前放疗可杀灭瘤周围亚临床灶,缩瘤提高切除率,减少术时播散危险,如肺尖癌、直肠癌等。术后放疗用于控制术后残留病灶,提高根治机会,如乳腺癌、非小细胞肺癌、局部晚期胃癌和直肠癌等。术中放疗用于在保护正常组织的情况下对手术难以切除的病灶,常与外照射联合使用,主要用于腹腔和胃肠道肿瘤。放疗与化疗综合应用,可提高肿瘤局控、降低远处转移。二者可采用序贯、同步和交替的方式联合使用,在手术无法切除的食管癌、小细胞肺癌、非小细胞肺癌及恶性淋巴瘤等肿瘤,联合使用放化疗为标准治疗方案。

3. 姑息性治疗:放射治疗常用于晚期恶性肿瘤的姑息性治疗,以减轻患者的痛苦,改善生存质量,并可能延长部分患者的生存时间。主要用于缓解肿瘤压迫、镇痛、止血等。因治疗目的并非杀灭肿瘤,故常用大分割治疗,使总剂量达到抑制肿瘤生长的水平。例如,姑息性放射治疗用于骨转移、脑转移等晚期病变的治疗,疗效肯定,不良反应较轻;对肿瘤导致的压迫和阻塞,如上腔静脉压迫、脊髓压迫等,放疗可以缓解症状;还可用于肿瘤伴发的溃疡和出血,如宫颈癌出血等。

放射治疗在各种肿瘤的临床应用,详见本书第二篇各论。

(二)禁忌证

1. 骨髓抑制周围血白细胞数低于 $3×10^9/L$,血小板计数低于 $70×10^9/L$。

2. 急性或亚急性盆腔炎未控制期。

3. 肿瘤广泛转移、恶病质、尿毒症。

4. 急性肝炎、精神病发作期、严重心血管疾病未控制期。

(刘 飞 熊 华 于世英)

三、化 学 治 疗

化学治疗是恶性肿瘤的主要治疗手段之一。近代化学治疗(化疗)学始于 20 世纪 40 年代,有少数白血病及淋巴瘤经氮芥或甲氨蝶呤治疗,得到了短暂的缓解,从此揭开了肿瘤化疗的序幕。进入 20 世纪五、六十年代,先后发现了不少有效的药物,如氟尿嘧啶、巯嘌呤、放线菌素 D 以及环磷酰胺等,使肿瘤化疗得到了发展。20 世纪 60 年代,儿童白血病和霍奇金淋巴瘤通过联合化疗获得治愈,从而证实某些人类肿瘤即使是晚期阶段,也可以通过药物治愈。到了 20 世纪 70 年代,更多的肿瘤有了比较成熟的化疗方案,有不少肿瘤可能通过化疗治愈。辅助化疗后达到治愈的肿瘤包括乳腺癌、骨肉瘤、软组织肉瘤以及大肠癌等。晚期癌经化疗后能达到治愈的肿瘤则有滋养细胞癌、急性淋巴细胞白血病、霍奇金淋巴瘤、中度和高度恶性非霍奇金淋巴瘤、睾丸癌、急性粒细胞白血病、肾母细胞瘤、胚胎性横纹肌肉瘤、尤文肉瘤、神经母细胞瘤以及卵巢癌等。

肿瘤细胞动力学

要弄清抗癌药物如何抑制肿瘤,首先应了解肿瘤细胞动力学,为制订安全有效的化疗方案提供理论基础。

肿瘤不断增大是肿瘤细胞分裂增殖的结果。肿瘤细胞一次分裂结束后到下一次分裂结束的时间称细胞周期(T_c)。肿瘤细胞的细胞周期在本质上与正常细胞相同。细胞周期可分为合成前期(G1期)、DNA合成期(S期)、合成后期(G2期)以及有丝分裂期(M期)。在这一系列分裂增殖过程中,需要蛋白质为原料。要合成蛋白质,需要先合成DNA,然后以DNA为模板转录合成RNA,再翻译合成蛋白质。直接作用于DNA的药物,如烷化剂、抗肿瘤抗生素以及金属类药物等对整个增殖中的细胞均有杀灭作用,因而称为周期非特异性药物。而抗代谢类药物主要作用于S期,植物药主要作用于M期,称之为周期特异性药物。不同增殖期肿瘤细胞对化疗的敏感性不同,S期细胞对周期特异性药物敏感性较强,而M、G1、G2期细胞则对细胞周期非特异性药物较敏感。另一部分处于静止状态的G0期细胞,对各类药物均不敏感,是目前化疗的难题之一。

常用的细胞周期特异性药物与细胞周期非特异性药物见表1-4-1和表1-4-2。

表1-4-1 常用的细胞周期(时相)特异性药物

M期特异性药物	G1期特异性药物
长春花生物碱	门冬酰胺酶
长春新碱	肾上腺皮质类固醇
长春碱	G2期特异性药
长春地辛	博来霉素
异长春碱	平阳霉素
秋水仙碱衍生物	培洛霉素
三甲秋水仙碱	S期特异性药物
喜树碱类	双氟胞苷
羟喜树碱	阿糖胞苷
依立替康	氟尿嘧啶
托泊替康	替加氟
紫杉醇	巯嘌呤
鬼臼毒素	甲氨蝶呤
依托泊苷	6-硫代鸟嘌呤
替尼泊苷(VM-26)	
羟基脲	

表1-4-2 常用的细胞周期非特异性药物

抗肿瘤抗生素	烷化剂
放线菌素D	白消安
多柔比星	苯丁酸氮芥
表柔比星	环磷酰胺
阿克拉霉素A	异环磷酰胺
柔红霉素	氮芥
亚硝脲类	美法仑
司莫司汀	杂类
卡莫司汀	达卡巴嗪
洛莫司汀	顺铂
	卡铂
	草酸铂

联合化疗

从一系列不同类型的有效化疗药物联合用于治疗白血病与恶性淋巴瘤并取得较好疗效开始,即进入了联合化疗的时代。联合化疗可获得单药治疗无法达到的三个目的:①机体在可耐受的每一种药物的毒性范围内并不减量的前提下被杀灭的肿瘤细胞最多;②可杀灭异质性肿瘤细胞群中更多的耐药细胞株;③预防或减慢新耐药细胞株的产生。

在选择药物用于联合化疗时,应遵循以下几条原则:

1. 为获得最佳治疗结果,选择的药物应包括最有活性的药物,这些药物在单药治疗同一肿瘤时能获得部分疗效,如有可能,应优先考虑选用疗效好的药物。

2. 避免主要毒性、作用机制、耐药机制重叠药物的联合,以达到最大限度地增加剂量强度。

3. 要求采用药物的最佳剂量和用法。

4. 联合化疗应按合理的间隔时间实施,在骨髓等最为敏感的正常组织得以恢复的前提下,应尽可能缩短周期间隔时间。因为延长周期间隔时间会降低剂量强度。

大多数的联合化疗方案是根据细胞毒药物损伤骨髓后,骨髓功能恢复的动力学所设计的。细胞毒药物损伤骨髓干细胞池后可在 8～10 天内向外周血输送成熟血细胞。既往未行化疗者,首次化疗后的第 9～10 天,可见白细胞,有时也见血小板减少,于第 14～18 天达最低点,到第 21 天明显恢复。但曾接受化疗或放疗者,往往需到第 28 天或更长时间方能完全恢复。在骨髓恢复的早期(第 16～21 天)如再次给药,可在第二周期治疗时产生严重的骨髓毒性。因此,标准剂量的联合化疗在无集落刺激因子支持条件下,间歇期应为 2 周,即首剂用药后的第 21 或 28 天开始下一疗程化疗,为骨髓提供恢复时间。

剂量强度

剂量强度(dose intensity, DI)指的是单位时间内的药物用量,一般为毫克每平方米每周$[mg/(m^2 \cdot w)]$,而不考虑给药方式和途径。相对剂量强度(relative dose intensity, RDI)是和标准剂量之比。许多证据表明,耐药肿瘤细胞可能从较大的肿瘤群体内因应用低于最适剂量的抗癌药物而产生。抗肿瘤药物的剂量与肿瘤细胞杀灭程度之间呈线性关系。因此,对于药物敏感的肿瘤剂量愈高疗效也愈大。现已发现进展期卵巢癌、乳腺癌、肺癌、结肠癌以及恶性淋巴瘤中,剂量强度与反应率呈线性关系。这也是临床上应用高剂量化疗的基础。

耐 药 性

化疗药物的主要问题之一是耐药性的产生。起初耐药性的产生有两种可能:一是由于细胞动力学原因,由不分裂或休眠期的肿瘤细胞产生;二是遗传学基础的耐药性,由于基因突变、缺失,或是基因扩增、移位,染色体的重排而产生耐药克隆。

多药耐药(MDR)性即肿瘤细胞对一种抗癌药产生耐药性,或不仅对同类型抗癌药耐药,对许多非同类型抗癌药亦产生交叉耐药,如植物药和抗肿瘤抗生素类药。MDR 产生的可能机制包括降低细胞内的药物积累[P-糖蛋白(Prp;mdrI 基因)]和 MDR 相关蛋白(mrp)基因、药物解毒(谷胱甘肽-S-转移酶基因)、靶位变异(拓扑异构酶Ⅱ)以及药物诱导的凋亡的变更(bcl-2 途径)。

化疗的临床应用

化疗通常用于以下四个方面:①晚期肿瘤的诱导化疗;②局部治疗(手术、放疗)后的辅助化疗;③手术前的新辅助化疗;④特殊途径化疗。

1. 全身诱导化疗多用于晚期或播散性肿瘤。晚期患者肿瘤多已全身扩散,不再适合手术或放疗等局部治疗手段,化疗往往是主要的治疗方法。在治疗之初即采用化疗,以达到缓解病情、提高生存质量、延长生存时间或治愈肿瘤(绒毛膜上皮癌、睾丸肿瘤、恶性淋巴瘤)等目的。

2. 辅助化疗(adjuvant chemotherapy)即在有效的局部治疗(手术或放疗)后,为防止复发、转移,针对可能存在的微小转移灶进行化疗。

3. 新辅助化疗(neoadjuvant chemotherapy)指对可用局部治疗手段(手术或放疗)治疗的局限性肿瘤,在手术或放疗前使用化疗。现已证实新辅助化疗能在肛管癌、膀胱癌、乳腺癌、骨肉瘤及软组织肉瘤等肿瘤的治疗中减小手术范围。

4. 特殊途径化疗

(1) 腔内化疗:治疗癌性体腔积液,包括胸腔、腹腔及心包腔内积液。

(2) 鞘内注射:常用于治疗脑膜白血病、淋巴瘤或其他实体瘤的中枢神经系统侵犯。

(3) 动脉插管化疗:经导管动脉内灌注化疗可用于治疗头颈肿瘤、颅内肿瘤、肺癌、原发性或转移性肝癌。

化疗药物分类

现阶段临床所使用的抗癌药物,可分为烷化剂、抗代谢药、抗生素、植物药、激素与其他等六大类。

1. 各种烷化剂通过烷基使瘤细胞多种功能基团烷化而失去活性,破坏 DNA 结构、功能,抑制 DNA 合成,如 HN2、CTX、TSPA、CLB、BUS、DTIC 等烷化剂均属此类。亚硝脲类及 DDP、MMC 亦可有类似烷化作用。

2. 抗代谢类药物如 MTX、6-MP、6-TG、5-FU、HU、Ara-C、FT-207 等药物化学结构与机体内某些代谢物相似,但不具备它们的功能,通过阻碍脱氧嘌呤核苷或脱氧嘧啶核苷的合成、互换、还原,干扰 DNA 合成,抑制细胞生长,最终导致死亡。

3. 抗肿瘤抗生素作用机制各异,主要作用于遗传信息传递的不同环节,甚至生物大分子,从而抑制 DNA(如 BLM、链黑霉素等)、RNA(如多柔比星、柔红霉素,放线菌素 D 等)和蛋白质(如嘌呤霉素等)。

4. 抗肿瘤植物药作用机制有以下 5 个方面

(1) 作用于 M 期:通过抑制细胞中微管蛋白的聚合使细胞有丝分裂停止于中期,如 VCR、VLB、VDS 等。

(2) 直接抑制 DNA 生物合成和蛋白质合成,如三尖杉碱及高三尖杉酯碱。

(3) 与微管蛋白结合抑制其聚合,故有抗有丝分裂作用,如 VP-16、VM-26 等。

(4) 抑制 DNA 拓扑异物酶 I,如喜树碱类化合物。

(5) 促进微管聚合并抑制其解聚,如紫杉醇等。

5. 激素类与细胞毒抗癌药不同,激素类不是直接杀伤癌细胞,而是通过改变体内激素环境,对特定的肿瘤发挥抑制生长作用。包括雄激素、雌激素、孕激素、皮质激素及抗雄激素和抗雌激素等。

6. 其他包括铂类,如顺铂、卡铂,主要与 DNA 双链或单链交联,从而阻止 DNA 聚合酶的移动,影响 DNA 链的合成、复制,造成细胞死亡;丙卡巴肼则主要与 DNA 等生物大分子结合,有类似烷化剂的作用;羟基脲可选择性抑制 DNA 合成而不抑制 RNA 和蛋白质合成;门冬酰胺酶可将血清中的门冬酰胺分解,使蛋白质合成因缺乏门冬酰胺而受阻,抑制肿瘤的生长与增殖。

肿瘤化疗的适应证与注意事项

1. 适应证

(1) 造血系统疾病:如白血病、恶性组织细胞瘤、多发性骨髓瘤、晚期恶性淋巴瘤、伯基特淋巴瘤等。

(2) 化疗效果较好的实体瘤:如绒毛膜上皮癌、恶性葡萄胎、精原细胞瘤、小细胞肺癌、卵巢肿瘤等。

(3) 手术或放疗前后需要行辅助化疗的实体瘤。

(4) 实体瘤手术或放疗后复发或播散者。

(5) 晚期肿瘤已有全身播散,但全身状况及各项检查尚允许化疗者。

(6) 恶性体腔积液:如胸腔、腹腔和心包腔积液,采用体腔内化疗。

(7) 肿瘤并发症的化疗:如上腔静脉压迫综合征、呼吸道压迫、脑转移或脊髓压迫致颅内压增高等,可采用化疗缩小肿瘤、减轻症状。

2. 注意事项

(1) 接受化疗者必须明确诊断,全身状况较好,血象及肝、肾功能正常,能耐受化疗。

(2) 有下列情况之一者,应用化疗时应慎重考虑:①年老体弱;②一般情况差,Karnofsky 评分<40;③肝肾功能异常;④明显贫血或白细胞、血小板减少;⑤严重营养不良和电解质紊乱;⑥曾用多程化疗和(或)放疗;⑦有发热、感染等并发症;⑧心肌病变。

(3) 给药顺序:部分药物的给药顺序可影响疗效,如在 MTX1~4 小时后应用 FU、Ara-C,给予 VCR6~8 小时后用 CTX、MTX、BLM、DDP 于 FU、鬼臼毒素类后应用均有增效作用。

(4) 细胞周期特异性药物的疗效与作用时间有密切关系,疗效可随时间的延长而增加,剂量增大疗效无明显增加。周期非特异性药物的疗效则随药物剂量增大而增加,故多主张一次较大剂量静脉注射。

(5) 给药途径:MTX 口服后胃肠道反应常很严重,而肌内注射或静脉给药后胃肠道反应多不严重。氟尿嘧啶每次剂量超过 500mg 时宜用静脉滴注。某些药物如 TSPA、MTX 以及 BLM 等均可做肌内注射,应尽量采用肌内注射法。

(6) 谨防化疗药物渗漏到血管外:静脉穿刺部位尽量由远端开始渐向近端,并交替穿刺。穿刺成功后,需确认针头是否在血管内,并观察有无外渗,然后才可开始注入化疗药物。一旦发现有药物外漏,应立即进行如下处理:①立即停止注射,保留针头另接注射器回抽外渗液体;②局部皮下注射生理盐水稀释药液,并注射地塞米松 2～4mg 以减轻炎性反应;③皮下注入解毒剂,HN2、MMC、Act-D 渗漏用(N/6)硫代硫酸钠,ADM、VCR 则用碳酸氢钠;④肢体抬高 24～48 小时,局部冰敷 24 小时。

化疗药物的不良反应

现有抗癌药物绝大多数对人体都有较大毒性,抗癌药物在杀伤或抑制癌细胞的同时,对正常组织器官有损害或毒性作用,尤其是对骨髓造血细胞和胃肠道黏膜上皮细胞的毒性作用,成为限制化疗药物用量、阻碍疗效发挥的主要障碍。

1. 不良反应分类

(1) 立即反应:用药后 1 天至数天出现的反应,如恶心、呕吐、皮疹、发热、过敏性休克、膀胱炎等。

(2) 早期反应:用药后数天至几周出现,如口腔炎、骨髓抑制、腹泻、脱发、周围神经毒性、肝肾损害等。

(3) 迟发反应:用药后数周至数月发生,如贫血、色素沉着、心肺毒性、神经毒。

(4) 晚期反应:用药后数月至数年发生,如致畸变,不育症,致第二恶性肿瘤。

2. 化疗药物急性及亚急性毒性分级标准见附录七。

3. 常见化疗毒性反应及处理

(1) 骨髓抑制:大多数化疗药物均可引起不同程度的骨髓抑制。通常先出现白细胞减少,然后出现血小板减少,前者多比后者严重,少数可出现严重贫血,严重时可致骨髓再生障碍。

各种化疗药物的骨髓抑制程度,最低值时间和恢复的时间列于表1-4-3。

表1-4-3 各类化疗药物的骨髓抑制程度和持续时间

化疗药物	骨髓抑制程度	骨髓抑制最低值(天)	骨髓恢复时间(天)
蒽环类	Ⅲ	6~13	21~24
长春碱类	Ⅰ~Ⅱ	4~9	7~21
芥类烷化剂			
氮芥	Ⅲ	7~14	28
抗叶酸类	Ⅲ	7~14	14~21
抗嘧啶类	Ⅲ	7~14	22~24
抗嘌呤类	Ⅱ	7~14	14~21
鬼臼毒类	Ⅱ	5~15	22~28
烷化剂	Ⅱ	10~21	18~40
亚硝脲类	Ⅲ	26~60	35~85
白消安	Ⅲ	11~30	24~54
其他类			
卡铂	Ⅲ	16	21~25
顺铂	Ⅱ	14	21
达卡巴嗪	Ⅲ	21~28	28~35
羟基脲	Ⅱ	7	18~21
普卡霉素	Ⅰ	5~10	10~18
丝裂霉素	Ⅱ	28~42	42~56
丙卡巴肼	Ⅱ	25~36	35~50
雷佐生	Ⅱ	11~16	12~25

注:Ⅰ轻度;Ⅱ中度;Ⅲ重度(以常用剂量和间隔算)。

处理:①减量或停药(见剂量调整原则);②白细胞严重减少时首先应注意隔离,保持皮肤黏膜完整性,预防和治疗感染,尤其在4度粒细胞减少伴有发热症状时,应预防性使用抗生素,对于3~4度粒细胞减少的患者可用粒细胞集落刺激因子

(G-CSF)或粒细胞-单核细胞集落刺激因子(GM-CSF)5~10μg/kg,皮下或静脉注射,每天1次,连用7~10天,在粒细胞连续两次>10×10^9/L时停药;③化疗后贫血,可考虑成分输血,可考虑使用重组人促红细胞生成素(EPO),用法为150U/kg,皮下注射,每周3次,使用时应同时注意补充铁剂、维生素B$_{12}$以及叶酸等物质;④短期血小板显著降低,首先应注意护理,保护皮肤黏膜完整性,注意减少活动,防止创伤,必要时绝对卧床。如存在3度及以上血小板下降,并伴有出血倾向,可考虑输注单采血小板,但外源性血小板寿命短,且反复输注可刺激机体产生抗体,因此限制使用。也可考虑使用重组人白细胞介素-11制剂或重组人促血小板生成素(TPO),但起效缓慢,一般至少连用1周后可见到血小板上升,并且反复使用TPO同样可能产生抗体。

(2)胃肠道毒性

1)黏膜炎:化疗药物可影响增殖活跃的黏膜组织,容易引起口腔炎、舌炎、食管炎和口腔溃疡,导致疼痛和进食减少。常见药物包括甲氨蝶呤、放线菌素D、氟尿嘧啶和丙脒腙(米托胍腙)。治疗以对症处理为主,应注意口腔卫生,保持清洁和湿润,用温盐水、3%过氧化氢溶液等含漱;疼痛则可用2%利多卡因液15ml含漱;合并念珠菌感染时用制霉菌素悬液含漱,并口服30万单位,每天3~4次,或氟康唑100mg,每天1次,重症可加量;口腔炎严重时则应停用化疗。

2)恶心和呕吐:为化疗药物引起的最常见的早期反应,严重的呕吐可导致脱水、电解质紊乱。化疗所致呕吐可分为急性呕吐、延迟性呕吐和预期性呕吐。急性呕吐是指化疗后24小时内发生的呕吐;延迟性呕吐,是指化疗24小时以后至第7天内所发生的呕吐;预期性呕吐是指患者在此之前的治疗周期中经受了难受的急性呕吐后,在下一次化疗给药前所发生的恶心和呕吐,是一种条件反射。各种化疗药物所致呕吐的发生率不一致,各种常见药物致吐的可能性列于表1-4-4。

表 1-4-4　不同催吐风险的化疗药物

级别	药物	
高度催吐风险 （呕吐发生率 >90%）	AC 方案 卡莫司汀>250mg/m² 顺铂≥50mg/m² 环磷酰胺>1500mg/m² 氮芥	达卡巴嗪 多柔比星>60mg/m² 表柔比星>90mg/m² 异环磷酰胺>10g/m² 链佐星
中度催吐风险 （呕吐发生率 30%~90%）	阿米福汀>300mg/m² 三氧化二砷 阿扎胞苷 白消安 卡铂 卡莫司汀≤250mg/m² 顺铂<50mg/m² 克罗拉滨 环磷酰胺≤1500mg/m² 阿糖胞苷>200mg/m² 放线菌素 D 柔红霉素 多柔比星≤60mg/m²	表柔比星≤90mg/m² 去甲氧基柔红霉素 异环磷酰胺<10g/m² IFN-α≥10wIU 伊立替康 美法仑 MTX≥250mg/m² 奥沙利铂 替莫唑胺（口服）
轻度催吐风险 （呕吐发生率 10%~30%）	阿米福汀≤300mg/m² 阿糖胞苷（低剂量）100~200mg/m² 多西他赛 多柔比星（脂质体） 依托泊苷 50mg/m²~250mg/m² 5-氟尿嘧啶 吉西他滨 IFN-α 5~10wIU 伊沙匹隆	塞替派 培美曲塞 拓扑替康 MTX 丝裂霉素 米托蒽醌 紫杉醇 紫杉醇（白蛋白结合型）
轻微催吐风险 （呕吐发生率 <10%）	门冬酰胺酶 贝伐单抗 博来霉素（平阳霉素） 硼替佐米 西妥昔单抗 克拉屈滨 阿糖胞苷<100mg/m² 右丙亚胺 氟达拉滨	IFN-α≤5wIU MTX≤50mg/m² 帕尼单抗 聚乙二醇化干扰素 利妥昔单抗 替西罗莫司 曲妥珠单抗 长春碱类

常用的止吐药物:预防恶心呕吐的发生是化疗止吐治疗的根本目标,止吐治疗应贯穿化疗呕吐风险期始终。对于高致吐性化疗方案引起的急性呕吐,推荐使用5-羟色胺3(5-HT3)受体拮抗剂(用法为:帕洛诺司琼0.25mg,化疗前0.5~1小时口服或静脉注射;格雷司琼3mg,化疗前0.5~1小时静脉注射;昂丹司琼8mg于化疗前0.5~1小时静脉注射或口服),联合大剂量地塞米松(第1天:20mg,之后8mg,每天2次,连用3~4天)及阿瑞匹坦(目前国内尚未上市)治疗。对于迟发性呕吐,可考虑使用地塞米松联合阿瑞匹坦治疗,或用甲氧氯普胺、氟哌啶醇及苯海拉明等药物联合治疗,对轻到中等强度呕吐也有较好疗效。

3)其他:化疗还可引起食欲减退、腹胀、腹泻和便秘等,可对症处理治疗。

(3)心脏毒性:蒽环类是最常引起心脏毒性的药物之一,其他药物有抗癌锑、喜树碱、三类杉生物碱、顺铂、氟尿嘧啶以及分子靶向药物曲妥珠单抗等。临床所见轻者可无症状,或仅心电图呈心动过速表现,非特异性ST改变等;重则出现心肌损伤、心包炎,甚至心力衰竭、心肌梗死等,表现为心悸、气短、心前区疼痛、呼吸困难。心脏毒性与药物积蓄量有密切关系,如多柔比星积蓄量>600mg/m² 时,心肌病发生率可达15%以上。因此,目前推荐多柔比星的累积总剂量不超过500mg/m²。

处理措施:①限制蒽环类药物总剂量,原有心脏病、纵隔曾经放疗,其用药累积量应降低,如多柔比星应在450mg/m² 以下;②应用可降低蒽环类心脏毒性的药物,如右丙亚胺、维生素E、辅酶Q10、ATP、乙酰半胱氨酸和钙通道阻滞药等;③出现心脏毒性时,化疗药物应减量或停用;④监测患者心功能。

(4)肺毒性:可引起肺损害的主要药物有博来霉素、白消安、亚硝脲类、甲氨蝶呤、丝裂霉素C、环磷酰胺及分子靶向药物吉非替尼、厄洛替尼等。可导致间质性肺炎、过敏性肺炎、肺水肿甚至肺纤维化。表现为咳嗽、气短,甚至呼吸困难、胸痛等。

防治措施：①限制有关药物总量：博来霉素终身总量在400U以下，丝裂霉素C也应适当控制其总量；②肺功能不良，有慢性肺疾患，曾接受过胸部放疗的患者慎用或禁用有关药物；③用药期间密切观察肺部症状及X线改变，定期做血气及肺功能测定，一旦出现肺毒性反应及时停药，给予皮质类固醇、抗生素、维生素类等药物治疗。

（5）肝脏毒性：易引起肝脏损害的药物包括BCNU、CCNU、Ara-C、L-ASP、VP-16、6-MP，大剂量MTX、CTX、DDP、DNR、Act-D、STZ、VCR等。所诱发的肝脏损害包括血清转氨酶、胆红素升高、肝脂肪变和肝纤维化等，表现为乏力，食欲缺乏、恶心、呕吐，甚至出现黄疸。

处理措施：①化疗前后检测肝功能；②出现肝损害时应减量或停药；③给予保肝药物及能量合剂治疗。

（6）泌尿系统毒性：化疗药物易引起肾毒性和化学性膀胱炎。

1）肾毒性：易引起肾毒性的药物有铂类化合物、普卡霉素、丝裂霉素C、链佐星、异环磷酰胺、大剂量甲氨蝶呤等，其中以顺铂最易引起肾毒性。临床上可表现为无症状性血清肌酐升高或轻度蛋白尿，甚至少尿、无尿、急性肾衰竭。

2）化学性膀胱炎：主要药物有环磷酰胺、异环磷酰胺、喜树碱。临床上表现为尿频、尿急、尿痛及血尿。

处理措施：①化疗期间多饮水，及时排尿；②使用顺铂时应保证足够输液量，大剂量顺铂时则需强烈水化措施，包括大量输液加利尿药、脱水药；③使用异环磷酰胺及大剂量环磷酰胺时用美司钠解毒；④别嘌醇200mg口服，每天3~4次，防止尿酸结晶。可能出现肿瘤溶解综合征时，可考虑使用拉布立酶；⑤注意避免联合使用其他肾毒性药物。

（7）皮肤毒性：化疗药物可引起的皮肤毒性包括脱发、皮疹、瘙痒、皮炎、色素沉着等。脱发是很多化疗药物常见的不良反应，主要药物有蒽环类、CTX、Act-D、VP-16、VCR、MTX、5-FU、VLB、紫杉醇等。所致脱发为可逆性的，通常在停药后1~2个月头发开始再生。通过头皮止血带或冰帽局部降温防止药物循环到毛囊,可起到预防脱发作用。

(8) 神经毒性:引起神经毒性的药物有 L-OHP、VCR、VLB、VDS、MTX、DDP、PCZ、5-FU、L-ASP、Ara-C 及紫杉醇等。主要不良反应为末梢神经炎,表现为指(趾)麻木、腱反射消失、肢端对称性感觉异常、肌无力、便秘、麻痹性肠梗阻等。神经毒性通常是可逆性的,除了停药和等候神经功能恢复外,目前尚缺乏有效的治疗,营养神经、某些新型抗抑郁药物如度洛西汀和血管扩张药可能有助于神经功能的恢复。

(9) 过敏反应:很多抗癌药物可引起过敏反应,但发生的可能性低。而 L-ASP 和紫杉醇过敏反应发生频繁。L-ASP 过敏反应发生率为 10%~20%,临床表现为哮喘、瘙痒、皮疹、血管水肿、焦急不安和低血压。主要是做好预防措施,随时准备好抗过敏药物。由于紫杉醇不溶于水,制剂使用聚氧乙基蓖麻油,为强致敏原,用药前常规给予皮质类固醇和抗组胺药,可减轻或预防过敏反应发生。

(10) 对生殖腺的毒性:包括性功能减弱,如闭经、性欲减退、精子减少、染色体损伤。

4. 抗癌药的剂量调整原则

(1) 骨髓抑制时常用抗癌药的剂量调整(表 1-4-5、表 1-4-6)。

(2) 肝功能异常时的剂量调整(表 1-4-7)。

(3) 肾功能异常时的剂量调整(表 1-4-8)。

四、生物治疗

肿瘤的生物治疗起源于 20 世纪 80 年代初。随着分子生物学技术的提高和对肿瘤发病机制从细胞、分子水平的进一步认识,使得不少生物制剂或生物反应调节剂(biologic response modifier)应用于临床,成为肿瘤内科治疗的重要手段之一。

表 1-4-5　骨髓抑制时抗癌药物的剂量调整

药物	剂量调整		
	白细胞数 $\geqslant 4\times10^9/L$ 血小板数 $\geqslant 120\times10^9/L$	白细胞数 $(2.5\sim3.9)\times10^9/L$ 血小板数 $(75\sim119)\times10^9/L$	白细胞数 $<2.5\times10^9/L$ 血小板数 $<75\times10^9/L$
多柔比星、放线菌素D、氮芥、环磷酰胺、卡莫司汀、卡铂、苯丁酸氮芥、氟尿嘧啶、洛莫司汀、甲氨蝶呤、丝裂霉素C、丙卡巴肼、甲基亚硝脲、噻替派、替加氟、长春碱、长春地辛、依托泊苷、替尼泊苷	推荐剂量 100%	推荐剂量 50%	停药,每周查血一次,恢复正常用药

表 1-4-6　骨髓抑制时抗癌药物的剂量调整

药物	剂量调整		
	白细胞数 $\geqslant 3.5\times10^9/L$ 血小板数 $\geqslant 100\times10^9/L$	白细胞数 $(2.0\sim3.4)\times10^9/L$ 血小板数 $(60\sim99)\times10^9/L$	白细胞数 $<2.0\times10^9/L$ 血小板数 $<60\times10^9/L$
顺铂、达卡巴嗪、六甲蝶啶、长春新碱	推荐剂量 100%	推荐剂量 50%	停药,恢复正常用药

表 1-4-7 肝功能异常时的剂量调整

BSP 潴留 (45 分钟)	血清胆红素 (mg/L)	其他	用药剂量 多柔比星及其他蒽环类药物	亚硝脲类药物	其他药物
<9%	<12	<2N	100%	100%	100%
9%～15%	12～30	2～5N	50%	50%	75%
>15%	>30	>5N	25%	25%	50%

注:①N,正常值上限;②其他肝功能异常如凝血酶原时间、白蛋白、转氨酶、胆碱酯酶、γ-谷氨酸转肽酶(γ-GT)亦应减少剂量,已知的肝肿瘤病变,第一次剂量减量50%,其他药物包括MTX,亚硝脲类(CCNU、BCNU、Me-CCNU)、长春碱类(VCR、VLB、VDS)、鬼臼毒类(VP-16、VM-26)、达卡巴嗪。环磷酰胺的剂量减少在比例上应比多柔比星少,最好选用其他烷化剂。

表 1-4-8 肾功能异常时的剂量调整

血清肌酐清除率 (mL/min×1.73)	血清肌酐 (mg/L)	尿素氮 (mg/L)	药物用量 DDD	MTX	其他药物
>70	<15	<200	100%	100%	100%
50～70	15～20	200～500	50%	50%	75%
<50	>20	>500	—	25%	50%

注:①如以血清肌酐作为肾功能损伤的唯一参考数时,对年龄较大的患者,剂量应进一步减少;②蛋白尿≥3g/L也应调整剂量;③其他药物指BLM、VP-16、VM-26、MEL、CTX、PCB、MMC、DTIC、HMM。

(一) 分子靶向治疗

癌症分子靶向治疗是指针对癌细胞代谢的某些关键性分子靶点,进行精确定向攻击,以尽可能摧毁癌细胞,最大限度保护正常组织。其共同特点是:①无化疗药物的细胞毒性作用,用药更安全,可用于 KPS 评分低、无法耐受化疗的患者;②抗癌作用机制不同于常规抗癌治疗,因此可能对化疗及放射治疗失败的患者有效;③大多与常规抗癌治疗(化疗和放射治疗)联合使用可明显提高抗肿瘤治疗效果;④具有细胞调节和稳定性作用;⑤针对不同靶点的药物合用可能在多途径阻断癌细胞的生长,产生抗癌协同作用。

分子靶向药物根据作用机制分为以下几类。

1. 信号传导抑制剂:此类药物通过阻断特异性的酶或生长因子受体从而影响肿瘤细胞的增殖。根据其分子质量,将其分为大分子单克隆抗体和小分子化合物两大类。

(1) 大分子单克隆抗体

1) 曲妥珠单抗——Herceptin(赫赛汀)人类表皮生长因子受体-2(human epidermal growth factor receptor-2, Her-2)单克隆抗体——曲妥珠单抗是第一个取得成功的大分子单克隆抗体靶向治疗药物。曲妥珠单抗的作用靶点是跨膜生长因子受体 c-erb-B2(Her-2)。Her-2 属于跨膜受体家族的一员,这一家族包括表皮生长因子受体(EGFR)和血小板源性生长因子受体(PDGFR)。这些受体与配体结合后,胞内部分产生酪氨酸激酶活性,通过磷酸化作用触发一系列下游事件,导致细胞增殖和分裂。目前,曲妥珠单抗被批准用于 Her-2 阳性的乳腺癌及胃癌的治疗。

2) 帕妥珠单抗——Perjeta 是一种重组的单克隆抗体,与 Her-2 受体胞外段Ⅱ区特异性结合,抑制二聚体的形成,从而抑制受体介导的信号转导通路,并诱导免疫系统攻击 Her-2 过表达的肿瘤细胞。被批准联合曲妥珠单抗及化疗用于 Her-2 过表达的转移性乳腺癌。

3) 西妥昔单抗——Erbitux(爱必妥)是针对 EGFR 的人源化嵌合型单克隆抗体。它特异性结合于 EGFR 的胞外段,从而阻止受体信号的传导,被批准应用于部分头颈部鳞癌及KRAS基因野生型的转移性结直肠癌的治疗。

4)帕尼单抗——Vectibix(维克替比)是第一个完全人源化的EGFR单克隆抗体,其靶点同样为EGFR。适用于KRAS基因野生型的转移性结直肠癌的二线治疗。

(2)小分子化合物

1)甲磺酸伊马替尼—— Gleevec(格列卫)抑制Abl及c-Kit酪氨酸激酶活性,也是PDGFR抑制剂。KIT原癌基因编码KIT蛋白作为跨膜受体,与配体结合后,其胞内酪氨酸残基磷酸化,激活信号传导途径,诱导下游多种胞内底物的磷酸化过程,刺激细胞增殖,增强细胞活力。大于90%胃肠道间质瘤(GIST)患者有KIT变异,表现为KIT激酶功能连续激活。被批准用于治疗不能手术或转移性胃肠道间质瘤,慢性粒细胞白血病急变期、加速期或IFN-α治疗失败后的慢性期,隆突性皮肤纤维肉瘤以及系统性肥大细胞增多症。

2)吉非替尼——Gefitinib(易瑞沙)为EGFR酪氨酸激酶抑制剂,阻断受体磷酸化后的信号级联反应,从而抑制细胞增殖。由于比较易瑞沙和安慰剂的ISEL研究显示阴性结果,FDA限制吉非替尼使用,但是来自美国及亚洲的数据显示,对于EGFR突变的患者,吉非替尼能够带来获益。根据IPASS试验结果,在EGFR突变人群中一线使用吉非替尼对比TC方案化疗具有更高的客观有效率(71.2%对47.3%)、更长的PFS、更高的生活质量。

3)厄洛替尼——Erlotinib(特罗凯)同样为EGFR酪氨酸激酶抑制剂,适用于转移性非小细胞肺癌以及无法手术或转移性胰腺癌的治疗。用于二线及以上非小细胞治疗是无需检测EGFR基因突变状态,而用于一线治疗时需检测EGFR突变情况,有突变可以使用。

4)克唑替尼——Crizotinib(Xalkori)是ALK/c-MET小分子抑制剂,被FDA批准用于用于治疗间变性淋巴瘤激酶(ALK)阳性的局部晚期和转移的非小细胞肺癌(NSCLC)。在NSCLC患者中,ALK阳性率为3%~5%,EML4-ALK融合基因通过使两个 EML4-ALK 分子的激酶区结合,形成二聚体,通过自身磷酸化活化下游 MAPK、PI3K/AKT、JAK/STAT3 等通路,从而引起细胞向恶性转化。在 PROFILE 1005 研究中,136 例化疗失败的 ALK 阳性晚期 NSCLC 患者接受克唑替尼治疗后,客观有效率达 50%,中位缓解持续时间为 41.9 周。

5) 依维莫司——Everolimus(Afinitor)是一种哺乳动物的雷帕霉素靶点(mTOR)抑制剂,mTOR 是一种非典型丝氨酸-苏氨酸蛋白激酶,通过整合细胞外信号,磷酸化下游激酶,从而影响细胞生长、增殖和血管生成的。依维莫司被批准用于经由血管内皮生长因子受体酪氨酸激酶抑制剂(VEGFr-TKI)治疗失败后的转移性肾癌的治疗,也可用于无法手术的伴结节性硬化的室管膜下巨细胞星形细胞瘤患者,或无法手术的胰腺内分泌肿瘤以及部分晚期乳腺癌的患者。

6) 替西罗莫司——Temsirolimus(Torisel)同样是 mTOR 抑制剂,被批准用于晚期肾癌的治疗。

7) 拉帕替尼——Lapatinib(Tykerb)是一种口服的小分子表皮生长因子酪氨酸激酶抑制剂。被批准联合卡培他滨用于治疗 HER-2 过度表达的肿瘤细胞,既往接受过包括蒽环类、紫杉醇、曲妥珠单抗(赫赛汀)治疗的局部晚期或转移性乳腺癌。

8) 凡德他尼——Vandetanib(Caprelsa)是一种小分子多靶点酪酸激酶抑制剂,可同时作用于肿瘤细胞 EGFR、VEGFR 和 RET 酪氨酸激酶,还可选择性的抑制其他的酪氨酸激酶,以及丝氨酸/苏氨酸激酶,联合阻断信号传导。被批准用于无法手术或转移性甲状腺髓样癌。

9) 威罗非尼——Vemurafenib(Zelboraf)是 BRAF 抑制剂,能阻断 V600E(即突变的丝氨酸-苏氨酸激酶)发生突变的 BRAF 蛋白的功能,批准用于晚期或不可切除的恶性黑色素瘤,尤其适用于 BRAF V600E 突变的黑色素瘤患者。

10) 达沙替尼——Dasatinib(施达塞)、尼洛替尼——Nilotinib(达希纳)以及博舒替尼——Bosutinib(Bosulif)这三种小分子酪氨酸激酶抑制剂,均被批准用于已经治疗,包括甲磺酸伊马替尼耐药或不能耐受的慢性骨髓性白血病所有病期(慢性期、加速期、淋巴系细胞急变期和髓细胞急变期)的成人患者。

2. 抗血管药物:这类药物通过干扰肿瘤血管的生成,切断肿瘤的给养及供氧,导致肿瘤细胞的死亡。

(1) 贝伐单抗——Bevacizumab(安维汀)通过与人类血管内皮生长因子相结合,从而阻断肿瘤新生血管的形成,促进异常血管的正常化,发挥抗肿瘤作用。被批准用于转移性结直肠癌的二线治疗,也可用于胶质瘤、非小细胞肺癌以及转移性肾癌的治疗。

(2) 索拉非尼——Sorafenib(多吉美)是一种多靶点的小分子抗肿瘤药物,其中一条途径是通过阻断 VEGF 与其受体相结合,从而阻断新生血管的形成。被批准用于不能手术或晚期肝细胞癌以及晚期肾癌的治疗。

(3) 舒尼替尼——Sunitinib(索坦)是一种多靶点小分子抗肿瘤药物,被批准用于转移性肾癌、对甲磺酸伊马替尼耐药的胃肠道间质瘤,也可用于不能手术或晚期胰腺神经内分泌肿瘤的治疗。

(4) 帕唑帕尼——Pazopanib(Votrient)是一种小分子多靶点药物,其靶点包括 VEGFR、c-kit 以及 PDGFR。被批准用于治疗晚期肾癌,也可用于晚期软组织肉瘤的治疗。

(5) 阿柏西普——Ziv-aflibercept(Zaltrap)通过阻断 VEGFR,阻断新生肿瘤血管的形成,被批准用于转移性结直肠癌的治疗。

3. 免疫调节药物:通过诱发机体免疫反应杀伤肿瘤细胞。

(1) 利妥昔单抗——Rituximab(美罗华)通过与 B 细胞表达的 CD20 特异性的结合,介导 B 细胞溶解的免疫反应,同时诱导肿瘤细胞的凋亡。被批准用于治疗 B 系非霍奇金淋巴瘤,以及联合用于治疗慢性淋巴细胞白血病。

(2) 易普利姆玛——Ipilimumab(Yervoy)是一种细胞毒性 T 细胞抗原-4(CTLA-4)的单克隆抗体,CTLA-4 表达于细胞表面,帮助肿瘤细胞避开人体免疫系统的攻击。被批准用于治疗晚期黑色素瘤。

(3) Alemtuzumab——Campath,是一种 CD52 单克隆抗体,

被批准用于 B 细胞慢性淋巴细胞白血病的治疗。

(4) Ofatumumab——Arzerra 是一种 CD20 单克隆抗体,可用于 B 细胞慢性淋巴细胞白血病的治疗。

4. 细胞凋亡诱导剂:这类靶向药物通过诱导肿瘤细胞的凋亡过程发挥抗肿瘤作用。如硼替佐米——Bortezomib(万珂)被批准用于多发性骨髓瘤以及部分套细胞淋巴瘤的治疗。Carfilzomib——Kyprolis 用于硼替佐米失败后的多发性骨髓瘤的治疗。普拉曲沙——Pralatrexate(Folotyn)被批准用于复发性外周 T 细胞淋巴瘤的治疗。

5. 调节基因表达:通过调节改变蛋白功能调节基因表达发挥抗肿瘤作用。如 Vorinostat-Zolinza,一种组蛋白去乙酰酶抑制剂,被批准用于治疗复发难治性皮肤型 T 细胞淋巴瘤的治疗。蓓萨罗丁 Bexarotene-Targretin 通过选择性激活类视黄醇 X 受体调节细胞的生长、分化及死亡过程。被批准用于皮肤型 T 细胞淋巴瘤的治疗等。

6. 肿瘤导向治疗药物:指将细胞毒性化疗药或放射性核素定向送入肿瘤细胞的特异性治疗方法。该方法需用亲肿瘤的物质作为载体,抗癌化疗药或放射性同位素作为弹头。载体携带化疗药物、毒素或放射性核素等弹头进行导向治疗,能定向选择性作用于癌灶。该治疗能更有效地杀伤癌细胞,同时减少或避免正常组织受损。

如泽娃灵——Ibritumomab tiuxetan(Zevalin)为世界上第一个放射性标记的单克隆抗体,由放射性核素钇 90 和 CD20 单抗组成,被批准用于难治复发 B 细胞非霍奇金淋巴瘤的治疗。托西莫单抗+^{131}I 碘标记托西莫单抗的复方制剂——Bexxar 可用于治疗表达 CD20 抗原的复发性或难治性 B 细胞型非霍奇金淋巴瘤患者,包括哪些对利妥昔单抗无应答的难治性非霍奇金淋巴瘤患者。地尼白介素-Denileukin diftitox(Ontak)是白介素-2 和免疫毒素的融合剂,通过与细胞表面 IL-2 受体相结合,诱导免疫作用,杀伤表达 IL-2 受体的细胞。被批准用于皮肤型 T 细胞淋巴瘤的治疗等。

(二) 细胞因子

1. 干扰素：根据来源、生理化学及抗原特征将干扰素分为 IFN-α、IFN-β、IFN-γ。IFN-α 和 IFN-β 的主要生物学活性主要有：①抑制病毒复制；②抑制细胞增殖，包括 T 细胞和肿瘤细胞；③激活 NK 细胞活性；④增加 MHC I 类抗原的表达和抑制 MHC-II 类抗原的表达。IFN-γ 由于具有独特受体，尚有一些不同的免疫调节功能。在抗肿瘤治疗中运用最广泛的为 IFN-α，IFN-α 被批准用于治疗毛细胞白血病、慢性粒细胞白血病、淋巴瘤、黑色素瘤以及卡波西肉瘤，并且在肾癌、非霍奇金淋巴瘤的治疗中也有一定的作用。

2. 白细胞介素：研究最多的为 IL-2，其生物学功能极为复杂，主要作用是促进抗原特异性细胞毒 T 细胞活性；激活 NK 细胞；诱导 TNF-α、IFN-γ、IL-1 和 IL-6 的分泌等。被批准用于转移性肾癌和恶性黑色素瘤的治疗，目前仍在研究 IL-2 在淋巴瘤、白血病、脑肿瘤、结肠癌、卵巢癌、乳腺癌以及前列腺癌中的作用。

3. 肿瘤坏死因子：TNF 对肿瘤有直接溶解和抗增殖作用；对毛细血管内皮直接产生细胞毒作用，导致肿瘤组织出血、坏死；增强 NK 细胞和巨噬细胞的细胞毒作用。由于在生物学活性剂量下全身应用时毒性反应严重，故以局部应用为主，如注入胸膜腔或腹腔治疗恶性积液，或者高浓度输入隔离的肢体治疗局限在肢体的黑色素瘤或肉瘤。

(三) 肿瘤疫苗

肿瘤疫苗来源于肿瘤细胞或其提取物，带有肿瘤特异性抗原或肿瘤相关抗原。其原理是通过激活患者自身免疫系统，利用肿瘤细胞或肿瘤抗原物质诱导机体产生特异性细胞免疫和体液免疫反应，从而抑制肿瘤的生长、转移和复发，其针对性强，不伤及无关的正常组织。它既可单独使用，又可与手术及放、化疗结合，具有高效、特异性强、不良反应小等特点，是抗肿瘤生物治疗的重要组成部分。

根据肿瘤疫苗的具体用途，可分为两种：一种是预防性疫苗，如针对某些特殊肿瘤发生有关的基因或者诱导机体产生针对肿瘤相关病毒的免疫反应,接种于具有遗传易感性的健康人群,进而可以控制肿瘤的发生。另一种是治疗性疫苗,它以肿瘤相关抗原为基础,主要用于化疗后的辅助治疗。

目前肿瘤疫苗的研究领域相当广阔,包括已上市的宫颈癌、前列腺、黑色素瘤疫苗,以及正在研究的包括乳腺癌、肺癌、脑肿瘤、肾癌、卵巢癌、胰腺癌以及结直肠癌等。

(四)其他

1. 细菌类有效成分提取物包括卡介苗、短小棒状杆菌、链球菌素制剂(OK432)、康赛宁、沙培林、力尔凡)、金黄色葡萄球菌制剂(高聚生)、假单胞菌制剂(胞必佳)等。

2. 某些植物有效成分如香菇多糖、黄芪多糖、刺五加多糖、人参花总皂苷、枸杞多糖等。

3. 肿瘤基因治疗、肿瘤细胞诱导分化、肿瘤细胞凋亡治疗等生物治疗目前处于发展期。

五、其他疗法

手术、放疗、化疗及分子靶向治疗是恶性肿瘤治疗的主要手段。生物调节剂、肿瘤导向治疗、介入疗法、冷冻、激光、微波、中医治疗等方法,配合用于某些癌症的根治性治疗,可能提高治疗效果,或用于部分晚期癌症患者的姑息性治疗,控制病情进展,改善患者的生存质量。

基因治疗

基因治疗(gene therapy)是指通过基因水平的操纵而达到预防或治疗疾病目的的疗法。该治疗是用基因转移或基因调控的手段,用正常的或野生型的基因,补偿基因缺陷,替代或置换致病基因,并使导入的外源基因能够得到正确表达,让表达产物发挥治疗作用。随着分子生物学和相关学科的发展和交叉渗透,基因治疗的研究突飞猛进,目前世界上已有大量基因治疗临床研究项目正在进行中。可以预见,基因治疗作为一种全新的疾病治疗手段,将在一定程度上改变人类癌症治疗的历史进程。但目前均处于实验室阶段,尚未进入临床使用。

基因治疗肿瘤的主要途径有以下几种。

1. 抑癌基因途径:抑癌基因指正常细胞内存在的能抑制细胞转化和肿瘤发生的一类基因。抑癌基因途径基因疗法:一是利用抑癌基因治疗已发生的肿瘤;二是利用抑癌基因疗法防止肿瘤的转移。抑癌基因治疗方法是用基因转移法恢复或添加肿瘤细胞中失活或缺失的抑癌基因。

2. 免疫相关基因治疗:将免疫基因或细胞表面辅助分子基因转入肿瘤细胞,以增强免疫原性,从而有效增强机体针对肿瘤细胞的免疫杀伤作用。

3. 药物敏感基因途径:通过在肿瘤细胞基因中插入基因片段,从而影响肿瘤细胞对于化疗或其他治疗的敏感性,药敏基因表达产物能将某些无毒或低毒物转变成有毒物,以达到杀伤肿瘤细胞的作用。

4. 多药耐药基因途径:将多重耐药基因导入正常骨髓造血细胞,使正常骨髓造血细胞对细胞毒性化疗药及放射治疗的耐受性增加,以利于进行超大剂量化疗,从而杀伤更多的肿瘤细胞。

5. 反义途径:干扰肿瘤细胞内遗传物的表达,从而抑制肿瘤细胞生长。

6. 自杀基因途径:将导入或激活自杀基因,使肿瘤细胞凋亡或死亡。

介入治疗

介入治疗在部分肿瘤治疗中有积极的作用。肿瘤介入治疗常用方法。

1. 经动脉灌注化疗:经动脉插管灌注化疗,主要用于手术不能切除的癌症患者姑息性治疗。该治疗还用于配合手术治疗,即动脉灌注化疗使肿瘤缩小,继后手术切除。动脉灌注化疗常用于肝癌、肺癌、头颈部肿瘤、胃癌、胆管肿瘤、胰腺癌、盆腔肿瘤、肢体恶性肿瘤等。动脉插管方法包括经皮肤插管和手术中直接插管法。埋藏式灌注药泵置入皮下,可长期保留动脉插管,定期进行灌注化疗,以获得更好的化疗效果。

2. **动脉栓塞疗法**:动脉栓塞疗法可以栓塞肿瘤血管,阻断肿瘤的营养来源,从而抑制肿瘤生长。动脉栓塞疗法常用的栓塞剂包括明胶海绵、无水酒精、碘油乳剂、聚乙烯醇、微球、白芨粉粒等。动脉栓塞疗法主要用于肝癌、肾癌及部分盆腔肿瘤的治疗。动脉栓塞疗法还可用于肿瘤所致大出血的紧急治疗。

3. **经导管减压术**:肿瘤介入治疗的经导管减压手术包括:经皮穿刺肝胆管减压术、经皮穿刺肾造瘘减压术、经皮穿刺置放输尿管支撑管减压术等。与常规手术减压法相比较,介入治疗减压术的创伤较小。该类治疗对于合并胆管或泌尿道梗阻的晚期癌症患者,有积极的姑息治疗作用。

冷冻、激光、微波、热疗

1. **冷冻治疗液氮法**:冷冻治疗肿瘤,主要用于皮肤等表浅部位肿瘤的治疗,或在手术中对深部器官组织难以切除肿瘤的治疗。液氮冷冻治疗法已用于肝癌、皮肤癌、胰腺癌、前列腺癌、膀胱癌、女性生殖系统肿瘤等恶性肿瘤的治疗。肿瘤冷冻治疗属于局部治疗。因此,该方法的应用大多用于配合其他抗癌疗法的综合治疗。

2. **激光治疗(lasers)**:激光治疗指用高能量的光源治疗肿瘤,目前多用于浅表肿瘤如皮肤基底细胞癌、极早期宫颈癌、阴茎癌、阴道癌及会阴癌的治疗。激光治疗也可用于缓解肿瘤相关症状,如出血、梗阻等,或用于缓解术后神经疼痛、切断淋巴管以减轻术后淋巴水肿等。

3. **微波治疗**:微波属高频电磁波,微波辐射可选择性破坏肿瘤组织。放射治疗或化疗配合微波热疗,可增加放疗或化疗的抗癌作用,从而提高放射治疗或化疗的治疗效果。微波治疗除用于热疗外,还用于可引起热凝固化的微波手术治疗,如肝癌的微波手术治疗。肝癌的微波手术有较好的止血作用,能切除肝切缘的癌细胞,还可作为不能切除肝癌的综合治疗手段之一。

4. 热疗(hyperthermia)：热疗是用加热方法治疗肿瘤。实验结果证明，通过各种加热技术，使肿瘤组织温度升高至41～45℃，并维持30分钟以上，可杀灭肿瘤细胞。热疗与放疗和(或)化疗联合，有一定的互补和增效作用。

造血干细胞移植

造血干细胞移植(Hematopoietic Stem Cell Transplant)是指通过大剂量放化疗进行预处理，清除受者体内的肿瘤细胞，再将自体或异体造血干细胞移植给受者，重建受者正常的造血及免疫系统。主要包括骨髓移植、外周血干细胞移植、脐血干细胞移植。骨髓移植分为自体骨髓、同源基因骨髓移植以及异基因骨髓移植。造血干细胞移植主要用于淋巴瘤和白血病的治疗，也可用于神经母细胞瘤及多发性骨髓瘤的治疗。目前，造血干细胞移植在其他实体瘤的应用仍处于研究阶段。

中医治疗

肿瘤中医治疗主要从两方面着手，一是扶正，二是驱邪。中医主要根据正邪理论认识癌症发生发展过程，癌前病变及癌症早期大多患者表现出邪盛为主，伴有轻微正虚，癌症中期患者多表现为正虚邪实，癌症晚期正气极度虚弱。因此，在癌症的中医治疗时，应根据病变不同阶段的正邪关系变化，辨证论治合理攻补。

尽管中医治疗在我国肿瘤治疗应用十分普遍，但是，目前中医治疗在癌症治疗中的作用仍是辅助性治疗手段。中医治疗配合用于癌症根治性综合治疗，或姑息性治疗具有一定的积极作用。中医治疗对于改善癌症患者症状和生存质量，减轻放疗、化疗等抗癌治疗不良反应方面有治疗作用。

六、综合治疗

目前治疗肿瘤的方法主要有手术治疗、放射治疗、化学治疗及分子靶向治疗。多学科综合治疗(multidisciplinary team,MDT)指根据患者的身心状态,肿瘤发展的具体部位、病理类型、侵犯范围(病期)和发展趋势,结合细胞、分子生物学改变,有计划地、合理地应用现有的多学科治疗手段,以期取得最好的治疗效果,最大限度地改善患者的生活质量,延长生存时间。

综合治疗的原则

(一)综合治疗方案的制订与实施

综合治疗方案的制订与实施应遵循循证医学的基本原则,避免将多种抗癌治疗手段进行逐级淘汰性治疗,或盲目联合过度治疗。

1. 全面评估:全面评估患者整体情况,包括肿瘤病变性质、范围、分期、不良预后因素、全身情况。

2. 目标明确:根据全面评估情况,分析患者的肿瘤病情是否可能根治,是否需要多种治疗手段的综合治疗。

3. 安排合理:充分评估拟采用治疗手段的利与弊,选择有效治疗手段。对于需要多学科使用的综合治疗,应特别强调计划性综合治疗。多学科协作共同制订综合治疗方案,有计划分头实施,是推荐的综合治疗合作模式。应避免盲目无计划性治疗,避免过度治疗。

4. 个体化治疗:针对患者个体情况制订个体化综合治疗方案。个体化治疗的实施仍然应根据循证医学的基本原则,避免将个体化治疗作为违背医疗原则及随意性治疗的借口。

(二)是否需要综合治疗的常见情况

1. 不需要综合治疗:有些癌肿处于早期时单用手术治疗就可治愈,不必再加放疗或化疗,如Ⅰ期皮肤癌、宫颈癌、声带癌手术后治愈率已接近100%,再加别的治疗是多余的。

2. 综合治疗的作用有限:如肾癌手术时,术中所见包膜完整,周围淋巴结无明显肿大。术后病检包膜未受侵犯,淋巴结无转移,肾静脉未见癌栓,因而术后不必对病变肾区放疗,因为这些患者几乎局部不会复发,肾癌手术失败的主要原因是癌远处转移,肾区放疗并不能降低远处转移。Ⅰ期乳腺癌一般不主张行区域性淋巴结放疗,有报道早期乳腺癌术后放疗可能还会降低5%的生存率。

3. **必须综合治疗**:如骨肉瘤、软组织肉瘤、肾母细胞瘤、髓母细胞瘤、中晚期乳腺癌、视网膜母细胞瘤、某些恶性淋巴瘤、睾丸肿瘤等必须综合治疗,不综合治疗难以治愈,由于合理的综合治疗,生存率有了明显提高。

综合治疗的方式

综合治疗需要多学科合作,模式大致分为:序贯疗法、同时疗法、三明治疗法。应个体化选择综合治疗模式。一般来说,对于局限及播散趋向小的肿瘤患者首先选择局部治疗,继后进行区域或全身治疗;对于潜在播散可能性大的肿瘤患者首先选择全身治疗或区域性治疗,继后再进行局部治疗。

(一)化疗与放疗联合

1. **理由**:第一,化疗和放疗可以相互补充,放疗可以控制局部,而化疗可以控制全身转移,并且病例选择合适,两者连用可以使患者获得长期无瘤生存。第二,某些化疗药物可以增加肿瘤细胞对放疗的敏感性,同时应用有可能提高全身治疗的效果。第三,放疗可以减少肿瘤细胞的数量,降低耐药克隆的机会,消灭化疗耐药克隆。第四,放疗可以控制巨大肿瘤的瘤床。

2. **方式**

(1)先化疗后放疗:常用于控制可能的转移灶,缩小放疗区域,有助于正常组织的保护。放疗则用于处理既往肿瘤涉及的区域。此顺序常用于淋巴瘤的治疗,如Ⅰ、Ⅱ期弥漫型大细胞性淋巴瘤。大多数乳腺癌先接受化疗然后开始放疗。

(2)先放疗后化疗:目的在于尽快控制局部病灶。

(3)同步化放疗:对于部分肿瘤,此疗法可以使原发肿瘤很快缩小并且是控制耐药克隆的最佳方法。对于肛管癌、局部晚期及高危早期宫颈癌、局部晚期非小细胞肺癌、局限期小细胞肺癌、鼻咽癌及头颈部鳞癌已明确同步化放疗可以提高局部控制率及生存率。但此方法可能带来强烈的毒性反应,包括血液学毒性及黏膜反应、放射性肺炎、放射性食管炎等非血液学毒性,在同步化放疗过程中应充分预计可能出现的毒性反应并及时给予处理。

必须强调指出,放、化疗的联合应用并不总是比单用其中一种方法的疗效好,相反,两种方法联合有可能使疗效更差,例如,如果化、放疗具有叠加毒性,两者同时应用可能会使得两者的剂量均减少以耐受治疗,或者延长治疗间歇时间以耐受毒性。在这种情况下,治疗强度的减低可能会使疗效低于使用其中一种方法时所用最佳剂量和时间。因此在联合应用时,应根据肿瘤的类型、特点以及患者的一般状况及耐受性,选择最佳的组合方式、剂量和时间安排以达到最佳疗效。

(二)手术与放疗联合

1. 理由:放疗可以杀死手术区域残留的肿瘤细胞与淋巴结内的微小转移灶,从而降低肿瘤局部复发;放疗可以在手术前进行以缩小肿瘤,将不能手术的病例变为可手术的病例,同时使得手术范围变得更小。如早期乳腺癌保乳术后放疗对比根治术疗效相当。

2. 方式

(1)术后放疗:目的在于消灭残留及亚临床病灶,减少局部复发的机会以提高生存率。典型例子是乳腺癌,术后胸壁放疗可以减少胸壁复发。乳腺癌行单纯肿块切除术后联合放疗的病例,其生存率与根治术的生存率相同,但是无根治手术所带来的并发症。其他一些常见例子包括子宫内膜癌、部分头颈部肿瘤(如腮腺肿瘤)、肾母细胞瘤和软组织肉瘤。淋巴结阳性的肺癌是否进行术后放疗目前仍存在争议。当 R1 或 R2 切除时,术后放疗为必要的补充治疗手段。

(2)术前放疗:主要用于不能手术切除的肿瘤,以期放疗后可行根治手术。术前放疗仍被用于局部晚期直肠癌和软组织肉瘤的术前准备,并且可用于 T4N0~1 的局部晚期非小细胞肺癌的术前准备。

(3) 术中放疗:目前在术中放置放射源做内照射,对瘤床、残存肿瘤、淋巴结引流区或原发肿瘤在手术中给予一次大剂量照射的方法已成为软组织肉瘤、胰腺肿瘤、中枢神经系统肿瘤、结直肠癌、胃癌以及头颈部肿瘤的综合治疗的重要组成部分。

(三) 化疗与手术联合

1. 理由:手术用于处理局部,化疗用于全身治疗,两者联用可以提高单独应用效果不佳者的疗效,化疗可以使肿瘤变小,提高手术效果。

2. 方式

(1) 术前化疗:亦称新辅助化疗,可以缩小肿瘤,使手术更易进行;可以通过新辅助化疗评价肿瘤对于该方案治疗的有效性,从而指导辅助化疗方案的选择。如局部进展期乳癌和食管癌的术前化疗。

(2) 术后化疗:亦称为辅助化疗,如对乳癌和肠癌进行术后辅助化疗。

(四) 手术、放疗、化疗联合

1. 理由:手术用于控制局部病灶,放疗用于区域病灶得到进一步控制,化疗用于全身治疗。

2. 方式具体方式可灵活安排。

(1) 可手术病例:手术通常安排在放疗、化疗之前。如T3～4N+的胃癌患者,术后行同步化放疗可提高患者的长期生存率,降低复发率。

(2) 不能手术病例:放疗、化疗通常安排在手术之前。如局部晚期直肠癌,术前行同步化放疗,可以使局部病变分期降低,变为可以手术,提高了病理完全缓解率,延长了无病生存时间。而对于早期低位直肠癌,采用术前同步化放疗的方式,可明显提高保肛率,提高生活质量。

(五) 分子靶向治疗与化疗及内分泌治疗

近年来,分子靶向治疗在综合治疗中的作用日益显现,已成为一种肿瘤治疗发展的新趋势。临床研究结果显示,大多数分子靶向治疗与化疗联合治疗的疗效优于单一治疗,分子靶向治疗与内分泌治疗联合用于激素依赖性肿瘤的治疗也显示出一定优势。分子靶向药物联合放疗在头颈部肿瘤的治疗中也得到了令人振奋的结果,目前,分子靶向治疗与化疗、放疗及内分泌治疗联合应用前景广阔。

(戴宇翃　熊　华　于世英)

第二篇 各 论

第五章 头颈部肿瘤

一、鼻咽癌

鼻咽癌(carcinoma of nasopharynx,NPC)是我国最常见的恶性肿瘤之一,好发于我国南方各省,其发病有明显的种族、地区和家族聚集现象。据估计,世界上80%的鼻咽癌发生在我国。鼻咽癌发病占头颈肿瘤的首位。发病年龄3~84岁,以30~50岁多见;男性发病为女性的2~3倍。

【病因】

1. 遗传因素在某一人群的易感现象比较突出,如在中国南方某些地区好发,这些人即使移居他乡仍有较高的发病率。

2. EB病毒感染与鼻咽癌发病有密切相关性,且血EB-DNA水平与远处转移率和预后相关。

3. 化学因素可能与某些化学致癌物,如芳香烃、亚硝胺及某些微量元素,如镍等有关。

4. 癌基因与抑癌基因近年来的研究认为,鼻咽癌有类似其他肿瘤的情况,基因的过度表达(如EGFR),抑癌基因缺失或突变与其发生、发展有关。

【病理】

WHO在1978年将鼻咽癌分为3型:Ⅰ型为鳞状细胞癌,Ⅱ型为非角化型癌,Ⅲ型为未分化癌。我国鼻咽癌90%以上属于Ⅱ型和Ⅲ型,此两型均与 EB 病毒感染相关,临床预后相似。在 2003 年 WHO 又将鼻咽癌分为 3 型:非角化型癌,角化型鳞状细胞癌与基地细胞样鳞状细胞癌。非角化型癌相当于 1978 年分类中的Ⅱ型和Ⅲ型,而角化型癌相当于Ⅰ型。目前两种分类方法均在临床上应用。

(一)临床表现

1. 症状

(1)耳鼻症状:如鼻塞、血涕或鼻出血、耳鸣、听力下降等为常见症状。回吸性血涕为重要早期症状之一,晚期可能发生大出血,常难以止血而出现生命危险。肿瘤堵塞后鼻孔可引起单侧或双侧鼻塞。当咽鼓管受累时可出现耳鸣、耳闭感及听力下降,或伴有鼓室积液。

(2)脑神经症状:脑神经损害以第Ⅴ(26.8%)、Ⅵ(17.61%)对脑神经较为常见。第Ⅴ对脑神经受损可导致患者出现单侧持续性剧痛、面部麻木、下颌向患侧偏斜、咀嚼困难、角膜和下颌反射消失。侵犯第Ⅵ脑神经可出现眼球外展不能,复视。其他脑神经损害还可出现失明、眼球固定、软腭麻痹、吞咽困难、声嘶、伸舌偏斜,甚至发生霍纳综合征(Horner Syndrome)。

(3)颈部症状:多位于上颈部,初诊以颈部肿块为主诉达 45%~50%,检查发现颈淋巴结转移达 70% 以上。颈部肿块常增大迅速,多无疼痛,伴感染或软组织侵犯时可出现疼痛。

(4)远处转移症状:在头颈部肿瘤中,鼻咽癌有最高的远处转移倾向。骨、肺、肝依次是最常见转移部位,表现为骨痛、咳嗽、发热、消瘦、恶病质、肝区疼痛等症状,亦可能无任何症状。脑转移罕见。

2. 体征

(1)鼻咽部肿物:分为结节型、浸润型、菜花型、黏膜下型和溃疡型。

(2)颈淋巴结肿大:多位于颈深上,为单侧或双侧。

(3)脑神经损害:常见为三叉、外展、舌下、舌咽、动眼神经受损。

(4)眼球突出。

(二) 临床检查

1. 一般检查

(1) 全面体格检查(包括完整头颈部检查,使用间接镜和纤维镜进行鼻咽检查)。

(2) 必要时进行口腔科检查以及营养、言语和吞咽功能评价及治疗。

2. 定性检查

(1) 鼻咽部或颈部组织病理学检查。

(2) 细针穿刺细胞学检查:可在鼻咽部或颈部肿块中寻找癌细胞。

3. 定量检查

(1) 鼻咽部及颅底至锁骨的钆剂增强 MRI 和(或)增强 CT:了解鼻咽腔内肿瘤部位、管腔是否变形或不对称、咽隐窝是否变浅或闭塞。还可显示鼻咽腔外侵犯、颅底各通道肿瘤侵犯情况、颅底骨破坏情况和颈淋巴结是否转移。

(2) WHO 分级为 2~3 级或淋巴结分期为 2~3 级的患者行相应检查评估有无骨、肺、肝等远处转移;如全身骨显像、胸部 CT、肝脏 CT 或 B 超等检查,还可包括全身 PET-CT 检查。

4. 实验室检查。EB 病毒 DNA 检测:EB 病毒与鼻咽癌发病、转移及预后均有显著相关性。

(三) 诊断与分期

1. 诊断要点:凡有鼻塞、血涕或鼻出血、耳鸣、听力减退、头痛、眼球固定、复视、面部麻木等症状伴鼻咽肿物、颈淋巴结肿大和脑神经损害、组织病理学检查证实为癌者,即可确诊为鼻咽癌。

2. 临床分期:常用分期包括中国 2008 分期方案和美国癌症联合委员会(AJCC)2010 年第 7 版分期方案

(1) 中国 2008 分期方案

T 分期

T1　局限于鼻咽

T2　侵犯鼻腔、口咽、咽旁间隙

T3　侵犯颅底、翼内肌

T4　侵犯脑神经、鼻窦、翼外肌及以外的咀嚼肌间隙、颅内

（海绵窦、脑膜等）

N分期

N0　影像学及体检无淋巴结转移证据

N1a　咽后淋巴结转移

N1b　单侧Ⅰb、Ⅱ、Ⅲ、Ⅴa区淋巴结转移且直径≤3cm

N2　双侧Ⅰb、Ⅱ、Ⅲ、Ⅴa区淋巴结转移，或直径>3cm，或淋巴结包膜外侵犯

N3　Ⅳ、Ⅴb区淋巴结转移

M分期

M0　无远处转移

M1　有远处转移（包括颈部以下的淋巴结转移）

临床分期

Ⅰ期　　T1N0M0

Ⅱ期　　T1N1a~1bM0，T2N0~1bM0

Ⅲ期　　T1~2N2M0，T3N0~2M0

Ⅳ$_A$期　　T1~3N3M0，T4N0~3M0

Ⅳ$_B$期　　任何T、N和M1

（2）美国癌症联合委员会（AJCC）2010年第7版分期方案

T分期

T1　局限在鼻咽，或肿瘤侵犯口咽和（或）鼻腔但不伴有咽旁间隙侵犯

T2　侵犯咽旁间隙

T3　侵犯颅底骨质或鼻窦

T4　侵犯颅内和（或）脑神经、下咽、眼眶或颞下窝/咀嚼肌间隙

N分期

Nx　区域淋巴结不能评估

N0　无区域淋巴结转移

N1　单侧颈淋巴结转移，最大直径≤6cm，淋巴结位于锁骨上窝以上部位，和（或）单侧或双侧咽后淋巴结转移，最大直径≤6cm

N2　双侧颈淋巴结转移，最大直径直径≤6cm，淋巴结位于

锁骨上窝以上部位

N3

N3a:淋巴结最大径>6cm　　N3b:锁骨上窝转移

M 分期

M0 无远处转移

M1 有远处转移

临床分期

Ⅰ期　　T1N0M0

Ⅱ期　　T1N1M0,T2N0M0,T2N1M0

Ⅲ期　　T1～2N2M0,T3N0～2M0

Ⅳ$_A$ 期　　T4N0～2M0

Ⅳ$_B$ 期　　任何 T,N3M0

Ⅳ$_C$ 期　　任何 T,任何 N,M1

(四) 鉴别诊断

1. 腺样体增殖:腺样体增生时体积增大,表面隆起"橘瓣"分裂呈结节状,但纵行沟仍清楚可见。

2. 鼻咽结核不多见。因增殖与坏死同时存在,故常有糜烂、溃疡坏死与肉芽隆起。鼻咽活检可最后鉴别。

3. 鼻咽纤维血管瘤青少年多见,有反复鼻出血史。肿物呈暗紫红色,如紫葡萄状或分叶状。血管造影、CT 等可助鉴别。

4. 恶性淋巴瘤年龄多较年轻,鼻咽肿块多呈球形,表面光滑,一般不伴溃疡坏死,但外周 T 细胞淋巴瘤则可在鼻咽部、鼻腔等部位同时有坏死团块状病变存在。最终鉴别要靠病理。

【治疗】

(一) 治疗原则

鼻咽癌多属低分化鳞状细胞癌,大多对放射治疗有中度敏感性,其邻近结构对放射线亦有较高的耐受性。因此,放射治疗是首选的治疗方法。临床分期 T1N0M0 患者仅需予以鼻咽部根治性放疗及颈部预防性放疗。其他患者若无远处转移,则应考虑同步放化疗±辅助化疗,新辅助化疗的临床价值仍有待观察。有远处转移患者则建议予以含铂联合方案化疗,若获得完全缓解,可考虑予以鼻咽颈部根治性放疗。鼻咽癌患者建议进行 IMRT 治疗,以尽可能降低重要组织结构的照射剂量。

(二)治疗方法

1. 放射治疗

(1)常规放疗

1)放射野设计:设野必须将靶区全部包括在照射野内,并保护重要器官,特别是脑干、脊髓、视路和眼球。鼻咽原发灶常用的放射野有耳前野、面颈联合野、鼻前野、耳后野和颅底野。颈部照射野有颈部切线野和颈部垂直侧野。

耳前野:适用于局限鼻咽腔内 1~2 壁的早期 T1N0 病变、全程设面颈分野照射者,面颈联合野完成缩野分野照射时或鼻咽局部复发再程放疗者。射野大小为 6cm×7cm 或 7cm×8cm。野上缘在眉弓结节与外耳孔上缘上 0.5~1cm 连线,有明显头痛,脑神经麻痹和(或)颅底骨破坏,上缘则应设在眉弓结节与外耳孔上缘上 1~2cm 连线处;下缘在鼻翼水平与耳垂下 1~2cm 连线处;前缘在耳屏前 5~6cm;后缘在外耳孔前或后缘。照射时体位:侧卧位,头垫枕,张口压舌,垂直照射;或去枕仰卧,头正中位,张口压舌,水平照射。

面前野:以往常称为鼻前野,为辅助野,适用于肿瘤侵犯后鼻孔、鼻腔等,大小一般为 6cm×7cm,可随病变侵犯范围变动。边界:上缘在眉弓水平,沿内眦向下平睑下缘;下缘在鼻翼下缘下 0.5~1cm;两侧缘按病变侵犯范围不同,可定在瞳孔中心至睑外缘。

耳后野:为辅助野,适用于茎突后间隙受侵犯、颅底骨破坏(包括岩骨、破裂孔、枕骨斜坡、枕骨大孔、舌下神经孔、颈静脉孔破坏)及后组脑神经损害。照射野大小一般为 5cm×6cm 或 5cm×7cm。定位方法:上缘为颅底线上 1.5~2.5cm;下缘为乳突尖部或平耳前野下缘;前缘在耳孔后缘或耳郭根部后缘;后缘在前缘后 4~5cm。照射时侧卧位,入射角与矢状面呈 42°~45°角左右。但该照射野较窄,将受侵区完全覆盖较难,脑干受量可能更高,应慎重选用。

颅底野:适用于颅底破坏、蝶窦、筛窦破坏,海绵窦受累,茎突前间隙侵及前组脑神经损害。照射野大小为 5cm×6cm,照射野上缘为颅底线上 1.5~2.5cm；下缘在颅底线下 2~2.5cm；后缘在外耳孔中心；前缘为后缘向前 6cm。

面颈联合野：除局限鼻咽腔的 T1N0 早期病例外，其他各期病变均属首选。设野方法：上缘及前缘同耳前野；下缘按颈淋巴结转移情况不同可定在舌骨水平，喉结或环甲膜水平不等；后缘在耳后沿发际及斜方肌前缘下行。

颈部切线野：分有全颈前切线野、后切线野，上颈前切线野、后切线野及下颈前切线野。全颈前切线野上缘为下颌骨下缘上 1cm 与耳垂连线；下缘为锁骨上缘或下缘；外缘在锁骨末端、肱骨头内缘。上半颈前切线野上、外缘相同，下缘平环甲膜水平。照射野正中用 3cm 宽、6cm 厚铅块保护。照射时取仰卧位，肩垫枕头后仰过伸至切线野上缘垂直床面。全颈后切线野下缘及外缘，挡铅均同前切线野；上缘则在枕外隆突与外耳孔下缘连线。

颈侧垂直野：作为全颈切线野后缩野照射用，可分为上颈垂直侧野和下颈锁上垂直侧野。定位方法：上缘平下颌骨下缘至乳突尖；后缘为乳突后方、斜方肌前缘；前缘为喉的后方；下缘为环甲膜水平或锁骨下缘。

2）放射源选择：原发灶选用高能直线加速器高能 4~6MV X线，颈部照射采用电子线单独照射或与 X 线混合照射。

3）放射剂量与分割方式：常规分割是鼻咽癌最常用的照射方式：每周照射 5 天，1 次/天，D_T 1.8~2.0Gy/次。根治剂量 D_T 70~72Gy/35~40 次/7~8 周，预防剂量 D_T 50Gy/25~28 次/5~5.5 周。

(2) 调强放射治疗：调强放射治疗(intensity-modulated radiation therapy, IMRT)是放疗技术的重大进展。IMRT 能最大限度地将放射剂量集中在靶区内以杀灭肿瘤细胞，并使周围正常组织和器官少受或免受不必要的照射，从而提高了放射治疗的增益比。鼻咽周围邻近多个重要器官或组织，IMRT 在靶区和正常组织之间所形成的剂量分布尤其适用于鼻咽癌的放疗。回顾性及前瞻性研究均显示，IMRT 不仅能提高鼻咽癌的局部区域控制率，而且能更好地保护正常组织。目前鼻咽癌采用

IMRT 治疗的局部和区域控制率超过 90%,5 年生存率达到 80%。根据国内外目前现有资料,鼻咽癌的调强适形放疗大致有如下几种方法:①全程根治性放疗;②常规照射加后半程推量照射;③常规根治量照射后肿瘤残存补量照射;④复发的再程治疗。

IMRT 的治疗流程:①体位固定与 CT 定位:患者通常采用仰卧位,头过仰使下颌骨下缘与床面垂直。定位采用头颈肩热塑面罩固定,扫描范围常规包括额窦上 2cm 至胸锁关节下 2cm,扫描层厚为 3mm;②靶区的确定与处方剂量:靶区勾画包括大体肿瘤区(gross tumor volume,GTV)、临床靶区(clinical target volume,CTV)、计划靶区(planning target volume,PTV)以及放射野内重要的正常组织和结构。其中 GTV 分为鼻咽部原发灶和颈部淋巴结转移灶,CTV 分为高危和低危 CTV。目前国内外不同放射治疗中心对靶区勾画和处方剂量存在差异,但报道的临床疗效相似;③IMRT 计划的制订:IMRT,通常采用逆向计划,根据既定靶区和剂量处方,应用计算机优化照射野,每个照射方向包括数个不同剂量强度的子野,从而调节整个照射区域的强度,达到在三维方向与靶区高度适形的剂量分布;④IMRT 计划评估:评估应包括靶区和危及器官的剂量体积直方图(DVH)的评价和逐层评价。临床医师对计划不满意的地方交由物理师重新优化,直至确认靶区剂量分布满意,危及器官剂量在可接受范围。最后此治疗计划应进行剂量验证方可开始治疗;⑤IMRT 计划实施:第一次治疗时应进行等中心验证,可采用摄等中心胶片、EPID 或 cone beam CT 等方法。治疗过程中应该定期检查等中心误差,若误差超过允许范围应调整等中心位置。如果患者身体轮廓发生明显改变,必要时考虑重新 CT 定位,制订二次 IMRT 计划。

2010 鼻咽癌调强放疗靶区及剂量设计指引专家共识,见附。

(3) 后装腔内放疗:适用于 ①鼻咽部局限性较小病灶;②外照射后鼻咽残存病灶;③放疗后鼻咽局部复发。治疗方法目前多使用高剂量率放疗,常以外照射加腔内照射相结合,外照射量 5000~6000cGy,外照射 1~2 周后再腔内照射 1~2 次,每次间隔1周。每次剂量均以黏膜下0.25~0.5cm为剂量点,给予1000~2000cGy/次。

(4) 立体定向放疗:其特点是能精确地将高能量射线集中于靶区,而由于剂量曲线迅速递减使周围正常组织不受照射或少受照射。目前多采用分次立体定向放射治疗,用于鼻咽癌根治剂量照射后残存病灶或局部复发肿瘤。根据病灶的形态是否规则,设定单个或2~3个靶中心,从三维立体计划设计手段将剂量曲线分布成形。但必须强调的是,应遵循鼻咽癌不规则生长与扩展的规律,决不能只单一应用立体定向放疗作为鼻咽癌首程放疗手段。综合国内多家医院经验,除严格掌握应用适应证外,多主张单次剂量降低,每次给予4~6Gy。

2. 化学药物治疗目前多应用于辅助性或姑息性治疗

(1) 与放疗同步的化疗:顺铂 $100mg/m^2$ 静脉滴注,第1、22、43天;或顺铂 $40mg/m^2$ 静脉滴注,第1、8、15、22、29、36天;或尼妥珠单抗100mg,每周1次。

(2) 辅助化疗:PF方案:顺铂 $80mg/m^2$ 静脉滴注,第1天;氟尿嘧啶 $1000mg/m^2$ 静脉滴注,第1~4天;每28天重复共3周期。

(3) 复发、不可切除或转移性鼻咽癌的姑息性化疗方案:

1) 多西他赛+顺铂+氟尿嘧啶。

2) 顺铂+氟尿嘧啶。

3) 顺铂+表阿霉素+紫杉醇。

其他可选的药物包括:吉西他滨、异环磷酰胺、甲氨蝶呤、博来霉素、西妥昔单抗、尼妥珠单抗等。

3. 手术包括鼻咽原发癌切除和颈淋巴结清除术

适用于:①放疗后局部复发未控制者;②分化较高的腺癌、鳞状细胞癌;③原发灶已被控制,仅有颈部残余灶或复发灶。

【预后】

预后:放疗后的5年生存率在40%~50%,最高报道达70%。

【随诊】

鼻咽癌放疗后需定期随诊。随诊时间为治疗后第1年每2~3个月1次,第2年3~4个月1次。随诊内容包括了解治疗后有肿瘤残存者的病灶消退情况,以及有无局部复发及远处转移。治疗后的第1年应复查鼻咽部CT 2~3次,以及定期接受胸片、腹部B超等检查。每6~12个月监测血TSH水平。

附 2010鼻咽癌调强放疗靶区及剂量设计指引专家共识

1. 鼻咽癌调强放疗靶区定义如附表1。

附表1 鼻咽癌调强放疗靶区定义

靶区名称	定义
GTVnx	影像学及临床检查可见的原发肿瘤部位及其侵犯范围
GTVrpn	咽后转移淋巴结
GTVnd	颈部转移淋巴结
CTV1	包括(GTVnx+ GTVrpn)+5~10mm*+整个鼻咽腔黏膜及黏膜下5mm
CTV2	涵盖CTV1,同时根据肿瘤侵犯的具体位置和范围适当考虑包括下列结构:鼻腔后部,上颌窦后部,翼腭窝,部分后组筛窦,咽旁间隙,颅底,部分颈椎和斜坡**
CTVnd	包括GTVnd+需预防照射的颈部淋巴结引流区
PTV	上述对应各靶区外放2~5mm(外放具体数值按各单位摆位误差确定)

* 外放的具体范围根据临床和解剖结构的特殊性可做适当的调整。** CTV2:涵盖CTV1,主要是根据鼻咽解剖及肿瘤的生物学行为确定相应的CTV2,具体解剖界限与范围可参照如下:前界为鼻腔后部及上颌窦后壁前5mm;后界为前1/3椎体和斜坡;上界为部分后组筛窦,颅底区(蝶窦底壁、破裂孔和卵圆孔);下界为第二颈椎椎体上缘;侧界包括翼突区、咽旁间隙,颅底层面包括卵圆孔外侧缘。

2. 淋巴结预防照射的靶区(CTV)设置

(1)咽后淋巴结:由于咽后淋巴结紧邻原发灶,当咽后淋巴结转移时,不论是否包膜外侵,局部预防照射的范围(CTV)界定按原发灶CTV1、CTV2处理。

(2)颈淋巴结的靶区(CTVnd):双侧颈部临床诊断淋巴结为N0期分为两种情况:①无任何肿大或可疑转移淋巴结时包括双侧Ⅱ、Ⅲ、Ⅴa区。②影像学检查发现有颈部有肿大淋巴结,但尚未达到转移淋巴结诊断标准,且临床考虑为高危淋巴结时应包括有高危淋巴结的同侧颈部Ⅱ～Ⅴ区和对侧Ⅱ、Ⅲ、Ⅴa区;若双侧均有高危淋巴结时,则颈部包括双颈Ⅱ～Ⅴ区。单侧颈部有淋巴结转移时包括同侧Ⅱ～Ⅴ区和对侧Ⅱ、Ⅲ、Ⅴa区;双侧颈部有淋巴结转移时包括双侧Ⅱ～Ⅴ区。

(3) Ⅰb区淋巴结:鼻咽癌CTVnd预防照射原则上不要求包括Ⅰb区淋巴结,但是存在以下情况时,应列入CTVnd区域:①Ⅰb区有转移性淋巴结,或该区阳性淋巴结切除术后;②Ⅱa区转移性淋巴结包膜外侵或直径≥3cm;③同侧全颈多个区域(≥4个区域)有转移淋巴结;④鼻咽肿瘤侵犯鼻腔≥后1/3、软硬腭、齿槽等。

(4) 注意事项:①除淋巴结术后或皮肤受侵犯者,CTVnd相对应的PTV不应超出皮肤,一般距皮肤下2～3mm。②行计划性新辅助化疗后MRI确认肿瘤缩小明显者,应以化疗前的病灶影像勾画GTVnx,鼻咽腔内肿瘤突出部分可按化疗后实际退缩情况的影像勾画;GTVrpn、GTVnd包膜无受侵者,按化疗后实际退缩情况的影像勾画;包膜受侵者,按化疗后的影像勾画,同时还应包括化疗前影像显示的外侵区域。③CTVnd包括需预防照射的颈部淋巴结引流区。

3. 处方剂量推荐与计划评估要求(参照RTOG 0615规定)

(1) 处方剂量定义:95%的PTV所接受的最低吸收剂量。

(2) 处方剂量推荐:PGTVnx、PGTVrpn单次剂量2.10～2.25Gy,总剂量66～76Gy;PGTVnd单次剂量2.00～2.25Gy,总剂量66～70Gy;PCTV,单次剂量1.80～2.05Gy,总剂量60～62Gy;PCTV2、PCTVnd单次剂量1.70～1.80Gy,总剂量50～56Gy。有条件的单位可实施分段多次计划,并参照一次性计划相应给量。

(3) 计划评估要求:①PTV接受≥110%处方剂量的体积<20%;②PTV接受≥115%处方剂量的体积<5%;③PTV接受<93%的处方剂量的体积<1%。

4. 危及器官限定剂量推荐与计划评估要求(参照QUANTEC、RTOG 0615及RTOG 0225规定)

(1) 有计划危及器官体积的危及器官限定剂量推荐与计划评估要求:如附表2。

附表 2　有计划危及器官体积的危及器官限定剂量推荐与计划评估要求

危机器官	最高剂量	外扩边界	限定剂量
脑干	54Gy	≥1mm	>60Gy≤1%
脊髓	45Gy	≥5mm	>50Gy≤1%
视神经	50Gy	≥1mm	55Gy
视交叉	50Gy	≥1mm	55Gy

注:①脑干照射>64Gy 时,发生严重的放射性损伤的风险显著增高;②分割剂量为2Gy时,脊髓照射的总剂量为50、60Gy和~69Gy时,脊髓病的发生率分别为0.2%、6.0%和50.0%。③视神经、视交叉照射55~60Gy时,放疗诱导的视神经病变发生的风险为3%~7%;>66Gy时,放疗诱导的视神经病变发生的风险为7%~20%

(2) 无计划危及器官体积的危及器官限定剂量推荐与计划评估要求:如附表3。

附表 3　无计划危及器官体积的危及器官限定剂量推荐

危及器官	最高剂量
颞叶	≤60Gy 或>65Gy 的体积≤1%
眼球	≤50Gy
晶体	≤25Gy
下颌骨	≤70Gy,若不能实现,则>75Gy 的体积≤1cm³
颞颌关节	≤70Gy,若不能实现,则>75Gy 的体积≤1cm³
臂丛神经	≤66Gy

危及器官	平均剂量
垂体	≤50Gy
腮腺	<20Gy(至少单侧)或双侧<25Gy,靶区复杂时(如靶区占据部分腮腺)腮腺剂量尽可能低

危及器官	平均剂量
口腔	≤40Gy
声门喉	≤45Gy
环后区咽	≤45Gy
食管	≤45Gy
下颌下腺	<35Gy
单侧耳蜗	≤45Gy
舌下腺	尽可能减少受照剂量

注:①RTOG0615晶体的剂量限制为最高剂量≤25Gy,RTOG0225中规定晶体的受量尽可能低,而国内情况是晶体限量多为最高剂量≤9Gy。②当口咽受侵,未能达到该限制剂量要求时,建议参照QUANTEC规定尽量减少≥60Gy的照射体积,可能的话尽量减少照射≥50Gy的体积。③食管平均剂量仍沿用RTOG 0615规定,QUANTEC Ⅲ期研究建议食管的平均剂量<34Gy。

二、鼻腔癌

鼻腔癌(carcinoma of nasal cavity)是头颈部较为少见的癌,约占整个头颈部恶性肿瘤的9.4%,占全身恶性肿瘤的1%。好发于40~60岁年龄,男性多于女性。

【病因】

发病原因尚不清楚,有人认为木尘和镍可能为诱因。

【病理】

病理类型以鳞状细胞癌最多见,约占60%以上,其他为腺癌和腺样囊性癌。

【诊断】

(一)临床表现

1. 症状

(1) 血性和脓性分泌物。

(2) 鼻塞:一般为单侧,常为进行性堵塞伴嗅觉障碍。

(3) 疼痛:包括偏头痛、鼻内痛、眼或面颊部痛。

(4) 患侧流泪:因鼻泪管堵塞引起。

(5) 其他:包括突眼、耳鸣、听力下降、面部麻木等。

2. 体征

(1) 鼻腔肿物:多发生于鼻腔外侧壁,呈菜花状,常有坏死、易出血。

(2) 鼻外形改变及眼球移位:由于肿瘤挤压,可使鼻外形改变,晚期可穿破皮肤;肿瘤侵入眼眶,可挤压患侧眼球向外移位、外突。

(3) 同侧颈、颌下淋巴结转移。

(二) 特殊检查

1. 影像学检查:常规 X 线及 CT 扫描可显示鼻腔软组织阴影,明确肿瘤范围与周围结构关系以及骨质破坏情况。

2. 细胞学检查:包括脱落细胞学检查,鼻腔黏膜下肿瘤穿刺细胞学检查。

3. 组织病理学检查:组织病理学检查是确诊手段。

(三) 诊断与分期

1. 诊断要点凡原因不明的鼻塞,合并血性或脓性分泌物,年龄在 40 岁以上,均需仔细检查以排除本病,如有鼻腔肿瘤,应取活检确诊。

2. 分期(AJCC,2010 年第 7 版)

TNM 分类

Tis　原位癌

Tx　原发肿瘤不能评估

T1　肿瘤局限于鼻腔任一亚区,伴或不伴骨质破坏

T2　肿瘤侵犯鼻腔一个区域的两个亚区或侵犯至鼻筛复合体内的 1 个相邻区域,伴或不伴骨质破坏

T3　肿瘤侵犯眼眶底壁或内侧壁、上颌窦、腭部或筛板

T4a　肿瘤侵犯以下任何部位:眼眶内容物前部、鼻部或颊部皮肤,微小侵犯至前颅窝、翼板、蝶窦或额窦

T4b　肿瘤侵犯以下任何部位:眶尖、硬脑膜、脑组织、中颅

窝、脑神经(不包括三叉神经上颌支)、鼻咽或斜坡

Nx　区域淋巴结不能评估

N0　无区域淋巴结转移

N1　同侧单个淋巴结转移,最大径≤3cm

N2　同侧单个淋巴结转移,3cm<最大径≤6cm(N2a);同侧多个淋巴结转移,最大径≤6cm(N2b);双侧或对侧淋巴结转移,最大径≤6cm(N2c)

N3　转移淋巴结最大径>6cm

M0　无远处转移

M1　有远处转移

临床分期

0期	Tis,N0,M0
Ⅰ期	T1,N0,M0
Ⅱ期	T2,N0,M0
Ⅲ期	T3,N0,M0
	T1,N1,M0
	T2,N1,M0
	T3,N1,M0
Ⅳa期	T4a,N0,M0
	T4a,N1,M0
	T1,N2,M0
	T2,N2,M0
	T3,N2,M0
	T4a,N2,M0
Ⅳb期	T4b,任何N,M0
	任何T,N3,M0
Ⅳc期	任何T,任何N,M1

(四) 鉴别诊断

1. 恶性肉芽肿是好发于鼻腔或口腔中线部位的进行性坏死性病症。男性较多,多伴有全身症状,如发热、全身不适等。病变在鼻腔时,表现为黏膜溃疡,病变进展可使鼻中隔穿孔及骨质破坏。

2. 内翻乳头状瘤好发鼻腔外侧壁、中鼻甲或鼻窦,常为多发、弥漫,外观呈颗粒状、乳头状或息肉状,色红或紫红。最常见症状为鼻塞,约1/3伴鼻出血,鼻分泌物增多,可为脓性。常需病理活检以助鉴别。

3. 浆细胞肉瘤亦称骨髓外浆细胞肉瘤,罕见。肿瘤外观似息肉,可有蒂,亦可呈浸润性生长,质脆,易出血,较少形成溃疡。本病对放射治疗敏感,故宜采用放疗。

【治疗】

(一)治疗原则

对早期癌单纯放射治疗可获得较好效果,已累及鼻窦的晚期癌宜采用术前放疗加手术的综合治疗。

(二)治疗方法

1. 手术治疗:适用于分化较好的鳞状细胞癌、腺癌以及分化较差、经放疗后的残余肿瘤。手术采用鼻侧切开术,有颈淋巴结转移时,同时做颈清扫。因大出血或肿瘤巨大引发呼吸困难的患者应先行手术治疗。

2. 放射治疗

(1)单纯放疗适应鼻腔肿瘤浅表、放疗敏感的未分化癌和低分化癌,姑息性单纯放疗还可用于缓解肿瘤引起的疼痛、出血、进食困难和呼吸道阻塞。选用^{60}Co或8~10MV X线为主要放射源,并用深层X线、高能电子束补充照射增加局部剂量。照射野通常选用鼻前单野照射,包括鼻前"矩"形野、"凸"字形野及方形野,亦可用正侧矩形野。先大野照射4000cGy/4周,然后缩野照至总量(6000~7000)cGy/(6~7)周。部分分化差的肿瘤放疗50Gy时消退不满意时,应及时将单纯根治性放疗改为术前放疗。

(2)术前放疗:有手术指征的鼻腔癌都适合于已有计划的术前放疗。放射源及照射野同单纯放疗,照射总量(4000~6000)cGy/(4~6)周,放疗结束后2~4周手术。

3. 化疗:鼻腔癌的化疗敏感性较差,化疗常作为辅助治疗和姑息治疗手段。有效药物包括平阳霉素、氟尿嘧啶、顺铂等。

【预后】

预后 5 年生存率大多在 40%~50%。单纯放疗 5 年生存率为 33.7%~38.3%,而放疗+手术和手术+放疗的 5 年生存率分别为 57.1%~76% 和 61.5%。

三、上颌窦癌

上颌窦癌(carcinoma of maxillary sinus)来源于上颌窦腔黏膜组织,是较常见的头颈恶性肿瘤,占耳鼻喉科恶性肿瘤的第二位。好发年龄为 40~60 岁,男性多见。

【病因】

病因不明,可能与空气污染及上颌窦的长期慢性炎症刺激有关。此外,次硫酸镍及氧化镍被认为是主要的致癌因素。

【病理】

以中度分化的鳞状细胞癌为多,其他类型有淋巴上皮癌、腺癌、囊性腺样上皮癌、未分化癌。

【诊断】

(一)临床表现

1. **症状**:早期因肿瘤限于窦腔内,症状多不明显,待症状明显时多已属中晚期。常见症状如下:

(1)鼻腔血性分泌物。

(2)鼻塞:多由鼻侧壁受压所致。

(3)疼痛:包括面颊部疼痛,上齿槽疼痛以及偏头痛。

(4)眼球移位、突出或有复视。

(5)面部肿瘤:为肿瘤累及面前软组织表现。

(6)张口困难、上牙松动或脱落。

2. **体征**

(1)上颌肿块:多出现在尖牙窝上方,为边界不清的隆起,呈橡皮样硬度、固定。亦可出现于牙槽突或硬腭。

(2)鼻腔肿物,触之易出血,并见有脓血性分泌物。

(3)眼球移位或突出,眶下壁隆起,饱满。

(4) 齿槽或硬腭肿胀、牙齿松动或脱落。
(5) 颈淋巴结肿大。

(二) 特殊检查

1. 影像学检查

(1) X线检查:鼻窦正侧位平片及断层片能见到上颌窦腔扩大及骨质破坏。

(2) CT检查:能显示组织密度的细微差别,尤其是可显示一般X线片难以发现的上颌窦后壁骨质破坏和累及范围,能确定病变与周围关系。

(3) MRI检查:有良好的软组织分辨效果,有助于鉴别病变性质,准确了解病变范围。

2. 上颌窦纤维内镜检查。

3. 细胞学检查:包括鼻腔脱落细胞学、上颌窦穿刺冲洗液细胞学及龈颊沟穿刺检查。

4. 病理学检查:有上颌窦探查术活检及肿瘤穿破表面破溃处的直接活检。

(三) 诊断与分期

1. 诊断要点:上颌窦癌早期诊断困难。注意临床早期症状,如血涕或鼻腔异常分泌物、牙痛或局部知觉减退等具有早期诊断意义。因此,凡遇40岁以上原因不明的上牙痛、鼻塞、血涕或鼻腔分泌物增多等症,经对症处理无效时,均应详细检查,必要时行上颌窦探查术以排除本病。

2. 分期(AJCC,2010年第7版)

TNM分类

T　　原发肿瘤

Tx　　原发肿瘤不能评估

T1　　肿瘤限于上颌窦黏膜,骨质无侵蚀或破坏

T2　　肿瘤破坏骨质,包括侵犯至硬腭和(或)中鼻道,不包括侵犯上颌窦后壁和翼板

T3　　肿瘤侵及下列任一部位:上颌窦的后壁骨质、皮下组织、眼眶底壁或内侧壁、翼腭窝、筛窦

T4a　　病灶侵犯下列任一部位:眼眶内容物前部、颊部皮

肤、翼板、颞下窝、筛板、蝶窦或额窦

T4b 病灶侵犯下列任一部位：眶尖、硬脑膜、脑组织、中颅窝、脑神经(除外三叉神经上颌支)、鼻咽或斜坡

N0 无区域淋巴结转移

N1 同侧单个淋巴结转移，最大直径≤3cm

N2a 同侧单个淋巴结转移，最大直径>3cm，≤6cm

N2b 同侧多个淋巴结转移，但其中最大直径≤6cm

N2c 双侧或对侧淋巴结转移，但其中最大直径≤6cm

N3 转移淋巴结>6cm

M 远处转移

M0 无远处转移

M1 有远处转移

临床分期

0 期　　Tis,N0,M0

Ⅰ期　　T1,N0,M0

Ⅱ期　　T2,N0,M0

Ⅲ期　　T3,N0,M0

　　　　T1,N1,M0

　　　　T2,N1,M0

　　　　T3,N1,M0

Ⅳa 期　T4a,N0,M0

　　　　T4a,N1,M0

　　　　T1,N2,M0

　　　　T2,N2,M0

　　　　T3,N2,M0

　　　　T4a,N2,M0

Ⅳb 期　T4b,任何 N,M0

　　　　任何 T,N3,M0

Ⅳc 期　任何 T,任何 N,M1

(四) 鉴别诊断

应与慢性化脓性上颌窦炎，鼻内翻乳头状瘤及上龈癌、筛窦癌等相鉴别。

【治疗】

（一）治疗原则

上颌窦癌的治疗方法有外科、放射、化疗等，但任何一种方法单独使用均难对此病变发挥满意效果。对肿瘤进行完整的手术切除并行术后治疗是该肿瘤治疗的关键。

（二）治疗方法

1. 手术治疗

（1）较早期病例采用上颌骨次全或全切除术。

（2）有眶下壁侵犯者采用上颌骨全切加眶底切除术。

（3）晚期病例则行扩大上颌骨切除术。

2. 放射治疗

（1）单纯放射治疗：多采用上颌窦正、侧野照射，照射野范围主要根据肿瘤侵犯范围设立。为了使照射剂量均匀分布，需采用楔形滤过板照射方法。照射野开始时要大，当肿瘤量达40Gy后，缩小照射野，增加总量至70Gy以上。

（2）术前放疗：按上述方法设野，照射肿瘤量40Gy/4周，如果后壁有破坏，则单独设野至少照射至总量60Gy，休息2~3周后手术。

（3）术后放疗：一是术前已行放疗，但术中切除不彻底，有肿瘤残存，需补充剂量30~40Gy。二是未行术前放疗，有神经周围侵犯、切缘阳性或淋巴结包膜外侵犯等不良因素。先行大野照射40Gy，然后缩野至残存部位，增加肿瘤剂量至70~90Gy。

【预后】

上颌窦癌的预后，取决于肿瘤的性质与范围大小，也取决于治疗是否及时与得当。5年生存率报道差别较大，为39%~64%。

【随诊】

上颌窦癌治疗后应长时间的定期随诊，以观察有否局部复发或远处转移。随诊内容包括局部以及颌淋巴结的检查、上颌窦影像学检查等。

四、扁桃体癌

扁桃体癌(carcinoma of tonsil)起源于扁桃体区,包括扁桃体、扁桃体窝、咽前后柱及舌扁桃体沟。本病是头颈部最常见的恶性肿瘤之一,约占全身恶性肿瘤的1%,占头颈部恶性肿瘤的3%~10%。男性多见,男女之比为2~7:1。发病年龄以50~69岁为高峰,占各年龄组的60%~69%。

【病因】

确切病因仍不明。有人认为与烟酒嗜好、慢性刺激与损伤有关。

【病理】

病理类型以鳞状细胞癌为多见,其次为低分化癌与未分化癌,腺癌少见。

【诊断】

(一)临床表现

1. 症状:首发症状常是咽喉部异物感,肿瘤增大或破溃感染后开始咽痛,进食时加重。少数可有吞咽困难、呼吸困难、咽部出血等症状。

2. 体征

(1)扁桃体肿物:为外生性肿物,表面常有溃疡或呈菜花状。

(2)颈淋巴结肿大:扁桃体癌易早期出现上颈淋巴结转移。

(二)特殊检查

1. 影像学检查包括常规X线、CT、MRI检查。可观察肿物范围、有无下颌骨破坏等。

2. 病理组织学检查是扁桃体癌的确诊依据。

(三)诊断与分期

1. 诊断要点:凡患者主诉上述症状,检查发现扁桃体区内有外生性肿物,局部变硬、增大或发生溃疡时应即时取活体组织送病检,以明确诊断。

2. 分期(AJCC 2010 年第 7 版)

TNM 分类

T　原发肿瘤

T1　肿瘤最大直径≤2cm

T2　2cm<肿瘤最大径≤4cm

T3　肿瘤最大径>4cm 或侵犯会厌的舌面

T4a　肿瘤侵犯喉、舌的外部肌肉、翼内肌、硬腭或下颌骨

T4b　肿瘤侵犯翼外肌、翼板、鼻咽侧壁、颅底骨或包绕颈内动脉

N　颈部淋巴结

Nx　区域淋巴结不能评估

N1　同侧单个淋巴结转移,最大径≤3cm

N2a　同侧单个淋巴结转移,3cm<最大径≤6cm

N2b　同侧多个淋巴结转移,最大径≤6cm

N2c　双侧或对侧淋巴结转移,最大径≤6cm

N3　颈淋巴结转移,最大径>6cm

M　全身转移

M0　无全身转移

M1　有全身转移

分期

0 期　　Tis,N0,M0

Ⅰ期　　T1,N0,M0

Ⅱ期　　T2,N0,M0

Ⅲ期　　T3,N0,M0

　　　　T1,N1,M0

　　　　T2,N1,M0

　　　　T3,N1,M0

Ⅳ$_A$期　T4a,N0,M0

　　　　T4a,N1,M0

　　　　T1,N2,M0

　　　　T2,N2,M0

T3,N2,M0

T4a,N2,M0

Ⅳ$_B$期　T4b,任何 N,M0

任何 T,N3,M0

Ⅳ$_C$期　任何 T,任何 N,M1

(四) 鉴别诊断

1. 扁桃体炎：为双侧性,有反复感染史,常见于青少年。单侧扁桃体肿大要警惕是否为肿瘤性,可切除活检。

2. 咽后脓肿：急性化脓性咽区脓肿只发生于幼儿。成年人为结核性冷脓肿。宜拍摄颈椎片帮助确诊。

3. 其他还应与溃疡性咽峡炎、颈淋巴结核等鉴别。

【治疗】

(一) 治疗原则

由于扁桃体癌的生物学行为和特征,根治性放疗无论对原发病灶或颈部转移淋巴结,均能获得良好结果,并可避免手术治疗的技术困难和手术后的并发症,因此,应首选放疗。对个别早期分化好的鳞状细胞癌,可考虑单纯手术切除或综合治疗。对足量放疗后原发灶或颈部仍有残存淋巴结,则可考虑用挽救性手术切除或组织间插植近距离放疗。

(二) 治疗方法

1. 手术治疗

(1) 扁桃体肿瘤切除术：适合于分化好的鳞状细胞癌及腺癌。

(2) 放疗后肿瘤残存或复发,估计手术能切除者。

(3) 有颈淋巴结转移时可同时做颈淋巴结清扫术。

2. 放射治疗

(1) 适应证：①低分化癌或未分化癌,首选放疗；②不适宜手术治疗的晚期病例；③年迈体弱或重要脏器疾病不能接受手术者。

(2) 射线选择：应选用高能射线,如^{60}Co,直线加速器 X 线等,辅以深部 X 线或电子束。

(3) 照射野及剂量:照射野的设计,需根据扁桃体肿瘤的大小、邻近结构受侵范围、肿瘤的病理类型,颈淋巴结转移等情况决定。照射野采用两侧面-颈平行相对野,射野包括原发灶、咽淋巴环及上颈淋巴结。照射总量至(35~40)Gy/(3.5~4)周时,以原发灶为中心缩野,照射肿瘤吸收量达70Gy/7周左右。如病变为单侧,则可采用剂量集中在病变侧方案,以2:1的剂量比照射。

颈部照射:无颈淋巴结转移,用包括原发灶及上颈部野照射即可;如有颈淋巴结转移,则应全颈照射。预防性照射组织量为50Gy,治疗剂量应给予65Gy。

(4) 组织间插植近距离治疗:可有计划的与外照射结合进行,尤其是伴有舌根部受侵,单纯外照射不易控制者。此外,亦适用于外照射后仍有残存肿瘤者。方法为先行外照射,给予肿瘤吸收量(55~70)Gy/(5.5~7)周,休息1~2周后做组织间插植治疗,等剂量参考点处给予10~25Gy。

【预后】

扁桃体癌经放射治疗后的5年生存率为32.4%~83%。临床Ⅰ、Ⅱ期患者放疗后的5年生存率可分别达100%或80%。影响预后的因素主要有期别、病理类型、治疗剂量以及治疗后有无原发灶及颈部转移灶残存。

【随诊】

扁桃体癌治疗后需长期随诊,治疗后第1年随诊5~6次,第2年3~4次,以后则每半年1次。

五、舌　癌

舌癌(carcinoma of tongue)是口腔癌中最常见的恶性肿瘤之一,占口腔癌的30%~50%。舌癌约85%以上发生在舌体。舌体癌中又以舌中1/3侧缘部为最好发部位,约占70%,其他可发生于舌腹(约20%)和舌背(约7%),发生于舌前1/3近舌尖部者最少。男性多见,平均发病年龄60岁左右。

【病因】

可能与下列因素有关：

1. 口腔卫生不良，烟酒嗜好。
2. 局部创伤，多为残根及锐利牙嵴。
3. 习惯嚼槟榔地区人群易患舌癌。
4. 癌前病损，如白斑、扁平苔藓。

【病理】

舌体部癌98%以上为鳞状细胞癌。在分化程度上属高分化，Ⅰ级者约占60%，Ⅲ级仅占2.3%。

【诊断】

（一）临床表现

1. 症状：主要表现为舌痛，舌糜烂、溃疡或肿块。疼痛可反射至颞部或耳部。溃疡继发感染后可产生剧痛、流涎、口臭、舌运动障碍、咀嚼、语言、吞咽等功能障碍。

2. 体征

（1）舌溃疡或肿物：早期仅为舌侧缘黏膜组织增厚、白斑或小硬结，逐渐形成溃疡或肿瘤，并可超越中线侵犯口底。

（2）颈淋巴结肿大：舌癌淋巴结转移率很高，文献报道可达60%～80%，以颈深上淋巴结群最多，依次为颌下、颈深中、颏下等淋巴结转移。

（二）特殊检查

舌癌的诊断一般比较容易，无需进行很多特殊检查，病理组织学检查是舌癌的确诊依据。

（三）诊断与分期

1. 诊断要点：舌癌位于浅表，诊断并不困难。根据症状、体征及病理证实，可做出正确诊断。

2. 分期（AJCC,2010年第7版）。

（1）TNM分类

T　　原发肿瘤

Tx　　原发肿瘤无法评价

T0　　无原发肿瘤证据

Tis 原位癌
T1 肿瘤最大直径≤2cm
T2 肿瘤最大直径>2cm,≤4cm
T3 肿瘤最大直径>4cm
T4a 肿瘤侵犯相邻组织结构,如穿透骨皮质(下颌骨或上颌骨)至深部(外部)肌肉(颏舌肌、舌骨舌肌、舌腭肌和茎突舌肌)、上颌窦、面部皮肤等
T4b 肿瘤侵犯咀嚼肌间隙、翼板、或颅底和(或)包绕颈内动脉
N 区域淋巴结
Nx 无法评估区域性淋巴结
N0 无区域性淋巴结转移
N1 同侧单个淋巴结转移,最大直径≤3cm
N2 同侧单个淋巴结转移,最大直径>3cm,≤6cm 淋巴结转移;或同侧多个淋巴结转移,最大直径≤6cm;或双侧或对侧淋巴结转移,最大直径≤6cm
N2a 同侧单个淋巴结转移,最大直径>3cm,≤6cm
N2b 同侧多个淋巴结转移,最大直径≤6cm
N2c 双侧或对侧淋巴结转移,其中最大直径≤6cm
N3 颈转移淋巴结,最大直径>6cm
M 远处转移
Mx 无法评估有无远处转移
M0 无远处转移
M1 有远处转移

(2) 分期

0期　Tis,N0,M0
Ⅰ期　T1,N0,M0
Ⅱ期　T2,N0,M0
Ⅲ期　T3,N0,M0
　　　T1,N1,M0
　　　T2,N1,M0
　　　T3,N1,M0

Ⅳa 期	T4a, N0, M0
	T4a, N1, M0
	T1, N2, M0
	T2, N2, M0
	T3, N2, M0
	T4a, N2, M0
Ⅳb 期	任何 T, N3, M0
	T4b, 任何 N, M0
Ⅳc 期	任何 T, 任何 N, M1
G	组织学分级
Gx	级别无法评估
G1	高分化
G2	中分化
G3	低分化
G4	未分化

(四) 鉴别诊断

舌癌应与褥疮性溃疡及结核性溃疡鉴别。临床上在去除刺激因素及积极局部处理后不见溃疡好转者应及时活检,以便早期确诊。

【治疗】

(一) 治疗原则

对原发灶的处理,早期高分化舌癌可考虑放疗,单纯手术切除或冷冻治疗;晚期应采用综合治疗,即采用"放疗+手术"二联疗法或"化疗+手术+放疗"三联疗法。对于转移灶的处理,由于舌癌的颈淋巴结转移率高,故除 T1 病例外,其他均应考虑同期行选择性颈淋巴结清扫术。

(二) 治疗方法

1. **手术治疗**:手术是治疗舌癌的主要手段,T1 的病例可做距病灶外 1cm 以上的楔形切除术,T2~T4 病例应行半舌切除直到全舌体切除。侵犯口底者应连同口底一并切除。颈部淋巴结的手术包括功能性颈清除术(用于 N0 病例)和治疗性颈清除术。

2. 放射治疗

(1) 外照射:早期舌癌的原发灶以放射治疗为主,不仅可取得治愈性效果,而且能有效地保留器官解剖结构的完整性。所有舌癌患者均应行全颈及锁骨上淋巴结预防性照射。根治性放疗剂量为原发灶70Gy/7w。术前放射治疗和颈部预防剂量为50Gy/5w。术后放射治疗剂量为60Gy/6w。

(2) 组织间插植近距离治疗:对于较小的肿瘤可单纯行高剂量率组织间近距离放疗,剂量:(50~60)Gy/(2~3)F/(3~4)w。其他病变应与外照射结合,先予外照射50Gy/5w,后行组织间插植:(20~30)Gy/(1~2)F/(1~2)w。治疗时应注意下颌骨的防护,以减少下颌骨坏死的几率。

3. 化疗治疗:局部晚期病例可做诱导化疗,后行手术治疗或根治性放疗。晚期病例以全身化疗为主,必要时行局部姑息性放疗。常用的化疗药物有顺铂、氟尿嘧啶、紫杉醇和多西他赛等。

4. 不同TNM分期病例的治疗策略

(1) T1~2N0~1:单纯根治性放射治疗和手术均可,基于器官功能保全原则,更倾向于首选放射治疗。根治性放射治疗后如有残存,可行挽救手术。T2N1的患者可首选同步放化疗。如果选择手术治疗,并且没有预后不良因素,则可以观察;只有1个阳性淋巴结,没有其他预后不良因素,术后放射治疗则为选择性。如果有不良预后因素,则应行术后放疗或术后同步放化疗。

(2) T3~4N0:放疗和手术的综合治疗是目前的标准治疗手段,首选同步放化疗。若原发灶控制,则可观察。原发灶有残存,则行手术挽救治疗。若首先选择手术治疗,则术后应行同步放化疗。

(3) T3~4N+:首选同步放化疗,若原发灶控制,则观察;若原发灶未控制则行晚期手术。N1患者,淋巴结完全消退则观察。N2~3行计划性颈清。如果先手术治疗,术后应行放疗或同步放化疗。

可采用术前放射,外放射与组织间治疗综合或单纯外照射。

(4) N3:放射、手术、化疗均有困难,只能达到姑息治疗的目的。

(5) M1:以全身化疗为主,必要时行局部姑息性放疗。

【疗效标准及预后】

1. 疗效标准见附录四。
2. 预后5年生存率在60%以上,I期可达92.3%,II期86.6%。

【随诊】

治疗后应定期随诊,主要依靠体格检测:检查局部及颈淋巴结,了解有无复发。若放疗范围包括甲状腺的患者应每6~12月行TSH水平检查。若有指征,言语、听力及吞咽功能的评估和康复、口腔评估应施行。

六、外耳道及中耳肿瘤

外耳道、中耳乳突恶性肿瘤发病率非常低。原发于外耳道和中耳的肿瘤统称为颞骨肿瘤。外耳道肿瘤高发年龄50~60岁,女性多于男性,中耳高发年龄为40~60岁。成人以癌常见,儿童多为胚胎性横纹肌肉瘤。

【病因】

确切病因尚不清楚,可能与物理因素、长期慢性炎症刺激有关。

【病理】

在耳部肿瘤中鳞状细胞癌最常见,其中以外耳最多见,90%以上为高分化鳞癌,分化差的鳞癌非常少见。其他类型如腺癌、腺样囊性癌、类癌、Merkel细胞癌等较少见。

【诊断】

(一)临床表现

1. 症状

(1)耳郭皮肤瘙痒,鳞屑或斑丘疹,菜花样或结节样肿物。

(2) 耳道血性溢液,剧烈疼痛,患侧颞、枕、颈等部位放射痛。

(3) 传导性耳聋,恶心、呕吐、眼球震颤。

(4) 晚期出现面神经麻痹、张口困难、眩晕等。

2. 体征

(1) 外耳道及中耳腔肿物,呈肉芽样或菜花状,易出血。

(2) 耳道内有脓血性分泌物。

(3) 耳前、耳后或颈淋巴结转移。

(二) 特殊检查

1. 影像学检查

(1) X 线检查:乳突摄片可显示病变范围,可见外耳道、乳突及颞颌关节有骨质破坏。

(2) CT 检查:可精确估计肿瘤的大小、位置及侵犯范围。

(3) MRI 检查:有显示不同软组织对比能力,对术前评估有肯定效用。

(4) 超声检查:了解颈部淋巴结情况及腹部有无转移和其他病变。

2. 病理检查是确诊的可靠方法。

(三) 诊断与分期

1. 诊断要点:本病的早期易被忽视,待至症状明显,肿瘤已累及范围较广泛。因此,凡遇下列情况者必须严密观察:①中耳或外耳道内的肉芽、息肉样组织,经切除后迅速复发者;②耳内有血性分泌物者;③慢性化脓性中耳炎突然出现面瘫或疼痛者。必要时做分泌物脱落细胞学检查或活检确诊。

2. 分期——缺乏公认的 TNM 分期(Stell 和 Mc Cormick 于 1985 年提出)。

Tx 原发肿瘤不能评估。

T1 肿瘤限在原发部位,并没有面神经麻痹或 X 线片上骨破坏。

T2 肿瘤向外扩展伴有面神经麻痹或 X 线片上骨破坏,但没有超出原发部位。

T3 临床或 X 线片上有扩展到周围组织,如硬脑膜、颅底骨、腮腺、颞颌关节。

(四)鉴别诊断

需与中耳或外耳道肉芽、乳头状瘤、慢性化脓性中耳炎等鉴别。

【治疗】

(一)治疗原则

外耳道癌或中耳癌的治疗,主要为外科手术和放射治疗。

(二)治疗方法

1. 手术治疗

(1)单纯耳道肿瘤切除:适用于局限性耳道癌无骨质破坏者。

(2)耳道切除术及乳突根治术:适用于外耳道癌已侵犯骨质者。

(3)乳突根治术:适用于早期中耳癌,起到肿瘤定位和引流作用。

(4)颞骨部分或全部切除术:用于晚期中耳癌或中耳癌乳突根治和放疗失败的病例。

2. 放射治疗:一般用外照射,可采用 ^{60}钴(^{60}Co)和高能 X 线、电子束照射。主要用于配合手术行术前或术后放疗,以及不宜手术或术后复发病例的姑息放疗。

(1)中耳癌:采用耳前、耳后两野交叉照射,照射肿瘤量单纯放疗和术后放疗为(6000~7000)cGy/(6~7)周,术前放疗为(5000~6000)cGy/(5~6)周。

(2)外耳道癌:可用垂直单野照射或耳前、耳后两野交叉照射。照射剂量同中耳癌。

3. 化学药物治疗:用于晚期无手术指征或术后放疗后复发病例。药物以顺铂、氟尿嘧啶、平阳霉素为主。

【疗效标准及预后】

1. 疗效标准见附录四。

2. 预后文献报道 5 年生存率均在 40% 以下。

七、喉　　癌

喉癌(carcinoma of larynx)是发生在喉黏膜上皮的恶性肿瘤。发病率因地区而异,占全身恶性肿瘤的1%~5%,占头颈部恶性肿瘤的3.3%~8.1%,占耳鼻喉科恶性肿瘤的首位。以男性为多,男女之比为(4~6):1。好发年龄为50~69岁。

【病因】

喉癌的致病因素目前尚未完全了解。一般认为是多种因素综合所致。其中吸烟与喉癌发生关系最为密切,吸烟者患喉癌的危险性是不吸烟者的3~39倍。饮酒、大气污染等可能对致癌起协同作用。

【病理】

喉癌中鳞状细胞癌最多,占喉癌的90%~98%,其他病理类型有基底细胞癌、腺癌等,但均少见。

肿瘤的大体形态分为:溃疡型、结节型、菜花型和包块型,共4种类型。

【诊断】

(一) 临床表现

1. 症状

(1) 声音嘶哑:最常见症状,为声门癌的首发症状。声嘶呈持续性进行性加重,严重者甚至失音。

(2) 咽喉不适或异物感:是声门上癌的常见症状。

(3) 咽喉疼痛:多半是声门上癌的症状,声门癌和声门下癌少有此症状。

(4) 呼吸困难:为晚期症状,呈进行性加重。

(5) 颈部肿块。

2. 体征

(1) 喉镜检查见喉新生物,可呈菜花状、溃疡状、结节状和包块状。

(2) 声带运动受限或固定。

(3) 颈淋巴结肿大:多见于颈深上组的颈总动脉分叉处淋巴结。

(二) 特殊检查

1. X线检查:喉侧位平片及喉冠状位体层摄片,主要用于观察喉内外各部位病变侵及情况。

2. 喉CT检查主要用于判定肿瘤深层浸润情况、位置、大小和边界,显示病变呈软组织密度肿块或声带增厚,脂肪间隙可能消失,梨状窝变小或闭塞,喉软骨破坏等肿瘤表现。

3. 喉MRI检查性能比CT更优越,不仅可做水平扫描,还可根据需要做各种平面成像且对软组织的分辨率比CT更高。

4. 喉镜检查包括直接喉镜、间接喉镜及纤维喉镜检查,前者已很少用于诊断目的。间接喉镜是诊断喉癌最常用的方法,可查见肿瘤的具体位置、形态、表面状况及累及范围。纤维喉镜的优点为:①无视觉死角,能窥见间接喉镜所不易看到的部位;②有放大作用,能观察病变的细微改变;③可以拍摄。

5. 组织病理学检查对疑有喉癌的病例应做活检确诊,这是喉癌诊断中最重要的检查。

(三) 诊断与分期

1. 诊断要点:凡有上述症状和体征,喉活检确诊为癌者可诊断为喉癌。

2. 分期(AJCC,2010年第7版)

(1) TNM分类

T 原发肿瘤

Tx 原发肿瘤不能评估

T0 无原发肿瘤证据

Tis 原位癌

1) 声门上区

T1 肿瘤局限于声门上区的1个亚区,声带活动正常

T2 肿瘤累及声门上1个以上相邻亚区,侵犯声门区或声门上区以外(如舌根、会厌谷、梨状窝内侧壁的黏膜),无喉固定

T3 肿瘤限于喉内,声带固定和(或)侵犯任何下述部位:环后区,会厌前间隙,声门旁间隙和(或)甲状软骨内板

T4a 中等晚期局部疾病。肿瘤侵犯甲状软骨和(或)侵犯除喉外组织(气管、包括深部舌外肌在内的颈部软组织、带状肌、甲状腺或食管)

T4b 非常晚期局部疾病。肿瘤侵犯椎前间隙,包绕颈动脉或侵犯纵隔结构

2) 声门区

T 原发肿瘤

T1 肿瘤限于一侧或两侧声带,可累及前或后联合,声带活动正常

T1a 肿瘤限于一侧声带

T1b 肿瘤侵及两侧声带

T2 肿瘤累及声门上区和(或)声门下区,和(或)声带活动受限

T3 肿瘤限于喉内,伴声带固定和(或)侵犯声门旁间隙,和(或)甲状软骨内板

T4a 中等晚期局部疾病。肿瘤侵犯穿过甲状软骨外板和(或)侵犯喉外组织(如气管、包括深部舌外肌在内的颈部软组织、带状肌、甲状腺或食管)

T4b 非常晚期局部疾病。肿瘤侵犯椎前间隙、包绕颈动脉或侵犯纵隔结构

3) 声门下区

T1 肿瘤局限于声门下区

T2 肿瘤累及声带,声带活动正常或受限

T3 肿瘤限于喉内,声带固定

T4a 中等晚期局部疾病。肿瘤侵犯环状软骨或甲状软骨和(或)侵犯喉外组织(如气管、包括深部舌外肌在内的颈部软组织、带状肌、甲状腺或食管)

T4b 非常晚期局部疾病。肿瘤侵犯椎前间隙,包绕颈动脉或侵犯纵隔结构

N 区域淋巴结*

Nx 区域淋巴结不能评估

N0 无局部淋巴结转移

N1　　同侧单个淋巴结转移,最大直径≤3cm

N2　　同侧单个淋巴结转移,3cm<最大直径≤6cm;或同侧多个淋巴结转移,最大直径≤6cm;或双侧或对侧淋巴结转移,无最大直径>6cm

N2a　　同侧单个淋巴结转移,3cm<最大直径≤6cm

N2b　　同侧多个淋巴结转移,最大直径≤6cm

N2c　　双侧或对侧淋巴结转移,无最大直径>6cm

N3　　转移淋巴结最大直径>6cm

*：Ⅶ区转移也被认为是区域淋巴结转移。

M　　指远处转移

M0　　无远处转移

M1　　有远处转移

(2) 解剖分期/预后分组

0期　　Tis,N0,M0

Ⅰ期　　T1,N0,M0

Ⅱ期　　T2,N0,M0

Ⅲ期　　T3,N0,M0

　　　　T1~3,N1,M0

Ⅳa期　　T4a,N0~1,M0

　　　　T1~4a,N2,M0

Ⅳ$_B$期　　T4b,任何N,M0

　　　　任何T,N3,M0

Ⅳ$_C$期　　任何T,任何N,M1

G　　组织学分级

Gx　　级别无法评估

G1　　高分化

G2　　中分化

G3　　低分化

G4　　未分化

(四) 鉴别诊断

1. 喉结核多继发于肺结核,主要症状为喉痛和声嘶,喉镜检查可见喉黏膜苍白水肿。肺X线摄片、痰结核菌检查和活检可助鉴别。

2. 喉乳头状瘤通常不引起声带活动障碍,需靠活检最后鉴别。

3. 喉角化症及白斑症多发生于声带游离缘,表现为白色和粉红色斑块,有长期声嘶,应取活检鉴别。

4. 喉梅毒多见于喉的前部,常为溃烂破坏组织较多。表现为音哑、喉痛不明显,有性病史,血康-华反应阳性,可活检确诊。

【治疗】

(一) 治疗原则

喉癌的治疗目前主要采用外科手术。放射治疗也是根治手段之一,需结合病变部位及扩展程度而做适当选择。原则上,T1、T2 早期癌放射治疗可取得手术治疗同样的疗效,宜首先考虑放疗,晚期则倾向手术与放疗综合治疗。颈淋巴结转移癌则以手术治疗为主。

(二) 治疗方法

1. 手术治疗

(1) 喉部分切除术。①声带切除术:主要适用于治疗早期声带癌;②垂直半喉切除术:主要用于治疗声门癌,适用于原发于一侧声带的病变,已侵及声带大部或全长,或向上侵及喉室,向下侵及声门下区(未超过声带游离缘下 10mm),或肿瘤虽较局限,但声带活动受限者;③声门上水平半喉切除术:适用于早期会厌癌,肿瘤限于会厌喉面者;④水平垂直部分喉切除术:适用于声门上癌,肿瘤一侧向下达声门区,另一侧在室带上缘以上者。

(2) 喉全切除术:适用于声门下癌或晚期声门癌,声门上癌已不适合行喉部分切除者。

(3) 颈淋巴结转移癌的处理——颈淋巴结清除术:喉癌出现颈淋巴结转移时均应考虑施行治疗性颈淋巴结清除术。颈淋巴结阴性时是否做选择性颈淋巴结清除术则意见不一。

2. 放射治疗

(1) 根治性放疗:适用于 T1~2N0、T2~3N0~1 期声门上癌、声门癌。照射野：以病变为中心（声带前缘的体表投影大致在喉结稍下方），设4cm×4cm至5cm×6cm照射野。照射野方法以喉结下0.5cm为中心，后缘为椎体前缘，下缘为环状软骨下缘，前缘超过皮肤。采用仰卧位照射是比较理想的体位，放疗机的机头旋转90°做水平照射。声带前部肿瘤照射时，一般不用楔形板，后部病变则考虑用30°楔形板。

照射剂量：早期的声门癌与声门下区癌有所区别。

声门癌：T1N0：63~66Gy（2.25~2.0Gy/次）；T1~2：>66Gy，使用常规分割放疗（2.0Gy/次）。

声门上区癌：T1~2N0：≥66Gy，使用常规分割放疗（2.0Gy/次）。

≥T2的原发灶以及受侵淋巴结的声门癌与T2~3N0~1声门上区癌：

1）常规分割放疗。原发灶以及受侵淋巴结：≥70Gy（2Gy/次）。颈部，未受侵淋巴结区域44~64Gy（1.6~2Gy/次）。

2）非常规分割放疗。6次/周加速放疗。肉眼可见病变照射剂量为66~74Gy，亚临床病变照射剂量44~64Gy；同步推量加速放疗：72Gy/6周（大野1.8Gy/次；在治疗的最后12天，每天再加小野补充照射1.5Gy，作为1天中的第2次照射）；超分割放疗：81.6Gy/7周（1.2Gy/次，BID）。

3）颈部。未受侵淋巴结区域44~64Gy（1.6~2Gy/次）。以病变为中心，照射野上缘平下颌骨，后缘至颈椎横突，前界开放，下界平环状软骨。设6cm×8cm照射野。照射进度及方法同声门癌。照射至肿瘤量4500~5000cGy时可缩小照射野，追加原发灶照射剂量至7000~8000cGy。

（2）术后放疗。指征为原发肿瘤pT4、淋巴结N2或N3、神经周围受侵、血管内瘤栓。建议在手术后6周内进行术后放疗。原发灶：60~66Gy（2Gy/次）。颈部：受侵淋巴结区域60~66Gy（2Gy/次）；未受侵淋巴结区域44~64Gy（1.6~2Gy/次）。

（3）术后放化疗。指征为包膜外播散和（或）切缘阳性；其他不良预后因素也可考虑放化疗如：指征为原发肿瘤pT4、淋巴结N2或N3、神经周围受侵、血管内瘤栓。推荐同步单药顺铂 100mg/m², 每 3 周 1 次。70Gy/7 周, 常规放疗。

(4) 声门下区癌:其解剖部位位于声门区以下至第一气管环之间的气道,主要位于环状软骨内的黏膜区,其淋巴网较丰富,多引流至气管和上纵隔淋巴结。其放疗包括肿瘤的原发部位,下颈、锁骨上淋巴结,气管及上纵隔。采用小斗篷野照射,或者先单前野或前、后两野对穿,后改为双侧水平野照射。总剂量为 65~70Gy。

【疗效标准及预后】

1. 疗效标准见附录四。

2. 预后早期病例的 5 年生存率可达 80%~90%,晚期喉癌如能采取综合治疗,5 年生存率仍可达 50% 左右。

【随诊】

喉癌治疗后应长期随诊。治疗后的第 1、2 年应每 3 个月随诊一次,第 3~5 年,每 4~6 个月随诊一次,超过 5 年,每 6~12 个月随诊 1 次。包括喉镜检查及常规体检。若颈部接受过放疗,每 6~12 个月检测一次 TSH。

八、甲状腺癌

甲状腺癌(thyroid carcinomas)由多种不同生物学行为和病理类型的肿瘤组成。是内分泌系统最常见的肿瘤,在过去的几十年里,其发病率不断升高。发病率按国家和地区而异,国内统计约占全部恶性肿瘤的 0.85%。女性发病率高于男性,高发年龄为 30~40 岁,54 岁以后明显下降。

【病因】

1. 电离辐射:甲状腺癌目前唯一明确的环境危险因素是暴露于电离辐射。既往有放射线接触者,其暴露时年龄越小、剂量越大,发生癌的危险性越高。

2. 缺碘:缺碘区甲状腺癌发病率较高。

3. 内分泌因素:垂体后叶释放的促甲状腺素(TSH)是甲状腺癌发生的促进因子。

4. 其他:一些甲状腺增生性疾病、甲状腺瘤偶尔可发生癌变。

【病理】

甲状腺癌的病理诊断及分类尚存在分歧,但目前国内外多将原发性甲状腺癌分为4类。

1. 乳头状癌:是一种分化好的甲状腺癌,癌组织由乳头状结构组成。此型最多见,占甲状腺癌的 59.9%~89%。大约 80% 的甲状腺乳头状癌出现腺体内转移。局灶淋巴结转移是其第二常见特征。其发展缓慢、病程长、预后好。

2. 滤泡癌:以滤泡状结构为其病理组织学特征,目前将嗜酸性细胞癌也归于此类。此型占甲状腺癌的 11.6%~15%。以肿瘤的结构以及包膜侵犯作为诊断依据。其病程长、生长缓慢、预后较好。

3. 髓样癌:发生于甲状腺滤泡旁细胞,亦称 C 细胞的恶性肿瘤。较少见,占甲状腺癌的 3%~10%。

4. 未分化癌:主要包括大细胞癌、小细胞癌和其他类型癌,如鳞状细胞癌、巨细胞癌、腺样囊性癌、黏液腺癌以及分化不良的乳头状癌、滤泡癌等。此型占甲状腺癌的 5%~14%,发展快、预后极差。

【诊断】

(一)临床表现

1. 症状

(1)颈前肿物缓慢或迅速增大。

(2)音哑、呼吸困难、饮水呛咳等压迫症状。

(3)颈前肿物伴腹泻或阵发性高血压。

2. 体征

(1)甲状腺结节:多呈单发,质地偏硬,不光滑,活动受限或固定。

(2)颈淋巴结肿大:多为单侧,常为颈中、下部及锁骨上淋巴结肿大。

(二)特殊检查

1. 影像学检查

(1)X 线检查:①颈部正、侧位片,观察有无胸骨后扩展、气管受压或钙化等;②胸部及骨骼 X 线片,观察有无肺、骨转移。

(2) CT 或 MRI 检查:可以更详细了解肿瘤与周围组织、器官的关系,淋巴结有无转移。

(3) 超声检查:甲状腺 B 超检查有助诊断。甲状腺癌的超声图像呈实质性低回声结节,瘤体内常见钙化强回声光团,颈部有肿大淋巴结。

(4) 放射性核素检查。甲状腺静态成像根据甲状腺结节吸取核素的多少,将其分为 3 种或 4 种。①热结节:成像图上放射性明显高于正常甲状腺组织,多见于功能自主性腺瘤。但近年有报告热结节为恶性肿瘤者;②温结节:在成像图上,结节的放射性接近正常甲状腺组织,多为腺瘤,少数亦可为癌;③凉(冷)结节:成像图上,结节部位的放射性明显低于正常甲状腺组织,常见于甲状腺癌。但腺瘤、囊肿等良性病变亦有显示冷结节者。

2. 细胞学检查:细针穿刺细胞学检查对定性诊断有一定的参考价值。

3. 组织病理学检查:通过手术切除的甲状腺肿块做病理组织学检查。可切除的甲状腺肿块,通常不行术前活检,必要时可行术中冰冻切片检查。

(三) 实验室检查

甲状腺球蛋白(TGB)测定,有助于监测甲状腺癌术后有无复发或转移。

(四) 诊断与分期

1. 诊断要点:凡有上述症状和体征,放射性核素检查甲状腺结节为冷(凉)结节,细胞学或组织学证实为癌者可确诊为甲状腺癌。

2. 分期(AJCC/UICC,2007)

(1) TNM 分类(依据肿瘤的亚型与患者的年龄)

T 原发肿瘤

Tx 无法对原发肿瘤做出估计

T0 未发现原发肿瘤

T1　肿瘤直径≤2cm,局限于甲状腺内

T2　肿瘤直径>2cm,≤4cm,局限于甲状腺内

T3　肿瘤直径>4cm,局限于甲状腺内,或肿瘤任何大小侵犯至甲状腺外(如胸骨甲状肌或甲状腺周围软组织)

T4a　肿瘤任何大小,穿破甲状腺被膜并侵犯皮下软组织、喉、气管、食管或喉神经

T4b　肿瘤侵犯椎前筋膜、颈动脉或纵隔内结构

所有未分化癌均视为T4

T4a　甲状腺内未分化癌手术可切除

T4b　甲状腺外未分化癌手术不能切除

N　区域淋巴结

N1a　气管前、气管旁、喉前淋巴结转移

N1b　单、双侧,或对侧颈部或上纵隔淋巴结转移

M　远处转移

Mx　不能确定有无远处转移

M0　无远处转移

M1　有远处转移

(2)分期

乳头状或滤泡状癌(分化癌),年龄在45岁以下

Ⅰ期　任何T,任何N,M0

Ⅱ期　任何T,任何N,M1

乳头状或滤泡状癌(分化癌),年龄在45岁以上

Ⅰ期　T1,N0,M0

Ⅱ期　T2,N0,M0

Ⅲ期　T3,N0,M0

　　　T1~3,N1a,M0

Ⅳ$_A$期　T4a,任何N,M0

　　　T1~3,N1b,M0

Ⅳ$_B$期　T4b,任何N,M0

Ⅳ$_C$期　任何T,任何N,M1

髓样癌

Ⅰ期　T1,N0,M0

Ⅱ期　　T2,N0,M0
Ⅲ期　　T3,N0,M0
　　　　T1~3,N1a,M0
Ⅳ_A 期　T4a,任何 N,M0
　　　　T1~3,N1b,M0
Ⅳ_B 期　T4b,任何 N,M0
Ⅳ_C 期　任何 T,任何 N,M1
未分化癌
所有未分化癌都视为Ⅳ期
Ⅳ_A 期　T4a,任何 N,M0
Ⅳ_B 期　T4b,任何 N,M0
Ⅳ_C 期　任何 T,任何 N,M1

（五）鉴别诊断

1. 腺瘤：多为单发结节，偶然发现，生长缓慢。肿物边界清楚，表面光滑，可随吞咽上下活动。女性多见。

2. 亚急性甲状腺炎：一般认为由病毒引起，起病较急，常有上呼吸道感染史，伴轻度发热及全身症状。甲状腺可及单侧单发结节，肿物韧实，常较硬，结节不平，一般均有压痛。

3. 结节性甲状腺肿：多见于地方性甲状腺肿地区，病程较长。初为双侧甲状腺弥漫性肿大，逐渐出现结节，大小不一，常为多发，质韧或较软，表面光滑，随吞咽上下活动。

4. 淋巴性甲状腺肿：一般认为是自身免疫性疾病。多为中年女性。表现为慢性进行性双侧甲状腺对称性整体肿大，较硬韧，可触及稍隆起的结节，边界清楚，与周围组织无粘连。

【治疗】

（一）治疗原则

甲状腺癌的治疗以外科手术治疗为主，包括原发肿瘤和颈部淋巴结转移癌的手术切除，辅以内分泌治疗。对于手术切除不彻底或有骨等远处转移者，可采用内、外照射治疗，化学药物治疗。

对持续性、复发性和转移性分化甲状腺癌患者的治疗依赖于初始治疗的种类、疾病的部位与程度。手术切除病灶和放射性碘是首选的方法。

(二) 治疗方法

1. 手术治疗:如已确诊为甲状腺癌,且无手术禁忌证时,应及时对原发灶及颈转移灶切除,力求根治肿瘤。

(1) 原发癌的手术治疗。根据原发癌的侵犯部位和范围选用以下手术方式:①肿瘤局部切除术;②全或次全甲状腺切除术;③患侧腺叶合并峡部切除术。

(2) 颈淋巴结转移癌的手术治疗:①颈淋巴结阳性,可选择传统性颈淋巴结清除术或功能性颈淋巴结清除术;②颈淋巴结阴性,是否施行颈淋巴结清除术意见不一。

2. 放射治疗:分化型甲状腺癌对放射治疗不敏感,而且甲状腺的邻近组织,如甲状软骨、气管、脊髓等对放射耐受性低,一般不宜采用,亦不做术后的常规辅助治疗,仅对以下情况可考虑应用放疗。

(1) 术中肯定局部有残存癌。

(2) 未分化癌不能手术者。

(3) 局部骨转移引起的疼痛。

3. ^{131}I 治疗:目的是杀死残留的甲状腺组织和可能存在的显微残留病灶。主要用于甲状腺高危患者,以及不能证明是极低危(肿瘤分期 T1、大小<1cm、较好的组织类型、无甲状腺外侵犯、无淋巴结转移)患者。治疗前应先行甲状腺全或次全切除,以增强转移癌对碘的摄取。不同组织类型肿瘤吸碘不同,滤泡癌组织吸碘率较高,其次为乳头状癌和髓样癌,未分化癌几乎不吸碘。

用药量意见不一,对晚期广泛转移,身体状况欠佳者,多主张小剂量多次给药,每次 15~30mCi,每隔 4~5 天给药 1 次。总剂量视病情及个体情况而异,一般控制原发灶残留剂量为 100mCi,控制肺转移灶 200mCi 为宜。另有主张一次大剂量法,一次给予 75~150mCi 甚至 200mCi,半年后视病情可考虑重复给予。适用于转移较少,而且全身情况较好者。

4. 内分泌治疗:分化型甲状腺癌是内分泌依赖性肿瘤。甲状腺素可抑制垂体前叶促甲状腺素的分泌,从而对甲状腺组织的增生及癌组织的生长起抑制作用。服用甲状腺素是分化型甲状腺癌术后常规的辅助疗法及晚期患者的姑息性治疗手段。用法为甲状腺素片 40~60mg,每天 3 次,可长期服用。

5. 化疗:由于缺失有效的证据,细胞毒性化疗药不再被推荐用于治疗晚期、发生远处转移的甲状腺癌。

6. 分子靶向治疗:以酪氨酸激酶或者血管生成为靶标的药物,如莫替沙尼、阿昔替尼、索拉菲尼、舒尼替尼、凡德替尼、吉非替尼等,能否取代传统的化疗,仍然在探索研究阶段。

【疗效标准及预后】

1. 疗效标准见附录四。

2. 预后甲状腺癌的预后与病理类型、性别、年龄、临床分期及根治程度有关。

(1) 病理类型:乳头状癌、滤泡癌及髓样癌的 10 年生存率分别可达 95%、85% 及 41%。未分化癌极差,5 年生存率低于 5%。

(2) 性别与年龄:女性预后一般好于男性,年龄>40 岁者预后较差,年龄愈小,预后愈较好。

【随诊】

甲状腺癌治疗后应定期随诊,检查内容包括常规体检,胸部 X 线检查,甲状腺放射性核素检查以及 TGB 测定。

第六章 乳 腺 癌

乳腺癌(breast cancer)是指原发于乳腺的癌症,发病率位居女性恶性肿瘤的首位,严重危害妇女的身心健康,而且乳腺癌的发病率呈逐年上升趋势。

【病因】

病因尚未完全阐明,但与下列因素有关。①内源性或外源性雌激素的长期刺激。月经过早来潮(小于12岁)或绝经晚(迟于55岁),未生育,晚育(第一胎在35岁以后)或生育后不哺乳,乳癌的发生率较高。②遗传和家族史:具有乳腺癌家族史(一级直系亲属患乳腺癌)的女性,发生乳腺癌的危险性是一般人群的2~3倍。约10%的乳腺癌患者有基因家族突变,包括p53、BRCA1和BRCA2。其中BRCA突变携带者,发生乳腺癌风险为40%~85%。③乳腺非典型增生:有乳腺导管和小叶非典型增生者发生乳腺癌的危险性增加。④饮食(高脂、高糖)、放射线等均与乳腺癌发生有关。

【病理】

1. 非浸润性癌:①导管内癌,癌细胞局限于导管内,未突破管壁基底膜;②小叶原位癌,发生于小叶内,癌细胞未突破末梢乳管或腺泡基底膜。

2. 早期浸润癌:①导管癌早期浸润;②小叶癌早期浸润。

3. 浸润性特殊型癌:①乳头状癌;②髓样癌伴大量淋巴细胞浸润;③小管癌;④腺样囊性癌;⑤大汗腺癌;⑥黏液腺癌;⑦鳞状细胞癌;⑧乳头Paget's病。

4. 浸润性非特殊型癌:①浸润性小叶癌;②浸润性导管癌;③硬癌;④髓样癌;⑤单纯癌;⑥腺癌。

5. 其他罕见癌:①分泌型癌;②富脂质癌;③腺纤维瘤癌变;④乳头状瘤病癌变;⑤伴化生的癌。

【诊断】

（一）临床表现

早期乳腺癌不具备典型症状和体征，不易引起重视。以下为乳腺癌的典型体征，多在癌症中期和晚期出现。

1. 乳腺肿块：80%的乳腺癌患者以乳腺肿块首诊。患者常无意中发现肿块，多为单发，质硬，边缘不规则。大多数乳腺癌为无痛性肿块。

2. 乳头溢液：非妊娠期从乳头流出血液、浆液、乳汁、脓液，或停止哺乳半年以上仍有乳汁流出者，称为乳头溢液。单侧血性溢液应进一步检查，若伴有乳腺肿块更应重视。

3. 皮肤改变：乳腺癌引起皮肤改变可出现多种体征，最常见的是肿瘤侵犯 Cooper's 韧带与皮肤粘连，出现"酒窝征"。若癌细胞阻塞了淋巴管，则会出现"橘皮样改变"。乳腺癌晚期，癌细胞沿淋巴管、腺管或纤维组织浸润到皮内并生长，形成"皮肤卫星结节"。

4. 乳头、乳晕异常：肿瘤位于或接近乳头深部，可引起乳头回缩。肿瘤距乳头较远，乳腺内的大导管受到侵犯而短缩时，也可引起乳头回缩或抬高。乳头湿疹样癌，即乳头 Paget's 病，表现为乳头皮肤瘙痒、糜烂、破溃、结痂、脱屑、伴灼痛，至乳头回缩。

5. 腋窝淋巴结肿大：隐匿性乳腺癌乳腺体检摸不到肿块，常以腋窝淋巴结肿大为首发症状。初期可出现同侧腋窝淋巴结肿大，肿大的淋巴结质硬、散在、可推动。随着病情发展，淋巴结逐渐融合，并与皮肤和周围组织粘连、固定。晚期触诊可在锁骨上和对侧腋窝发现转移的淋巴结。

（二）特殊检查

1. 影像学检查

（1）乳腺钼靶 X 线摄片：可帮助早期发现乳腺癌。常见征象有肿块、微钙化、肿块伴钙化、结构扭曲。

（2）乳腺超声：用于所有疑诊乳腺病变的人群。可同时进行乳腺和腋窝淋巴结的检查，是年轻、妊娠、哺乳期妇女乳腺病变首选的影像学检查。

(3) 乳腺磁共振成像(MRI)检查:MRI不作为乳腺癌诊断的常规检查项目。可用于乳腺癌分期评估,确定同侧乳腺肿瘤范围,判断是否存在多灶或多中心性肿瘤,以及是否可以进行保乳治疗。

2. 细胞学检查

(1) 针吸细胞学检查:乳腺肿块或腋下肿大淋巴结和锁骨上肿大淋巴结针吸细胞学检查。对较小的肿块可在B超引导下穿刺。

(2) 乳头溢液细胞学检查。

(3) 乳头刮片细胞学检查。

3. 病理检查

(1) 乳腺肿块切除进行病理检查。免疫组化法检测类固醇激素受体(ER、PR)和HER-2蛋白,必要时进行荧光原位杂交法(FISH)检测Her-2基因扩增情况。

(2) 穿刺活检:可在B超引导下行穿刺活检术。

(三) 实验室检查

1. 肿瘤标志物检查

(1) 癌胚抗原(CEA):为非特异性抗原,20%~30%可手术的乳腺癌术前检查血CEA升高,而晚期及转移性癌中50%~70%出现CEA升高。

(2) 其他标志物如CA125、CA153诊断符合率为33.3%~57%,但在乳腺癌的初期敏感性较低。

(3) 血清铁蛋白(SF):血清铁蛋白反映体内铁的储存状态,对肿瘤的辅助性诊断有意义。在乳腺癌复发转移时,SF含量明显升高。

2. 激素受体检查:激素受体检查目前主要用于制定乳腺癌术后辅助治疗的方案及其预后的判断。目前用于临床的有:雌激素受体(ER)、孕激素受体(PR)检查。ER阳性意味着内分泌治疗有效率高,预后较好。如果ER和PR均为阳性,则治疗有效率更高。

3. 癌基因诊断检查

(1) Her-2基因:用于判断预后及是否接受分子靶向治疗。

在原发性乳腺癌中,Her-2 基因扩增率一般在 20%~30%。目前用于测定 Her-2 表达水平的方法主要包括免疫组化法(IHC)、荧光原位杂交(FISH)和显色原位杂交(CISH)等。阳性者预后较差,阴性者预后较好。

(2) 基因检测试剂盒:由 Agendia 公司开发的 MammaPrint 检测系统,可为淋巴结阴性的乳腺癌患者提供预后预测。另外一种名为 OncotypeDx 的试剂盒(乳腺癌 21 基因检测),由 Genomic Health 公司推出,用于检测激素受体阳性的淋巴结阴性乳腺癌患者,这个技术是在新鲜冰冻或石蜡包埋的肿瘤组织中进行基因检测。试剂盒的检测结果可以预测哪部分人需要联合应用化疗从而获益。

(3) 其他基因,包括 BRCA1 基因、CyclinD1、hMSH2 基因等,对判断肿瘤预后具有一定价值,但临床应用较少。

(四) 诊断与分期

1. 诊断要点:触及乳腺肿块,质硬,表面不光滑,应高度怀疑乳腺癌。如同时触及同侧腋下肿大淋巴结,则临床可诊断为乳腺癌。要确诊乳腺癌还必须进行细胞学检查或病理学检查,只有细胞学或病理学证实者才能确诊为乳腺癌。另外,完整的乳腺癌诊断必需标注 ER、PR 及 Her-2 的情况,这对指导治疗、判断预后有非常重要意义。

2. 分期

(1) 乳腺癌 TNM 分期标准(UICC/AJCC,2010 第 7 版)

T	原发肿瘤
Tx	原发肿瘤无法评估
T0	无原发肿瘤证据
Tis	原位癌
Tis(DCIS)	导管内癌
Tis(LCIS)	小叶原位癌
Tis(Paget)	不伴有肿块的乳头 Paget 病(Paget 病的分类依据其大小决定)
T1	肿瘤最大直径≤2cm
T1mic	肿瘤最大直径≤0.1cm

T1a 肿瘤最大直径>0.1cm但≤0.5cm

T1b 肿瘤最大直径>0.5cm,但≤1cm

T1c 肿瘤最大直径>1cm,但≤2cm

T2 肿瘤最大直径>2cm,但≤5cm

T3 肿瘤最大直径>5cm

T4 肿瘤无论大小直接侵犯胸壁或皮肤(见其后的描述)

T4a 侵犯胸壁,但不包括胸肌

T4b 水肿(包括橘皮样征)、皮肤溃疡或同侧乳房出现卫星结节

T4c (T4a和T4b)同时存在

T4d 炎性乳腺癌

区域淋巴结(N)临床分期

Nx 区域淋巴结无法评估(例如之前已经被摘除)

N0 未见淋巴结转移

N1 同侧Ⅰ、Ⅱ级腋窝淋巴结转移,可推动

N2 同侧Ⅰ、Ⅱ级腋窝淋巴结转移,固定或粘连,或临床上出现明显的同侧内乳淋巴结转移,但缺少腋窝淋巴结转移的证据

N2a 同侧Ⅰ、Ⅱ级腋窝淋巴结转移,与其他组织固定或粘连在一起

N2b 仅出现明显的同侧内乳淋巴结转移,缺少Ⅰ、Ⅱ级腋窝淋巴结转移的证据

N3 同侧锁骨下淋巴结转移;或出现同侧内乳淋巴结转移,且有腋窝淋巴结转移的证据;或同侧锁骨上淋巴结转移,有/无腋窝或内乳淋巴结受累

N3a 同侧锁骨下淋巴结转移及腋窝淋巴结转移

N3b 同侧内乳淋巴结转移,而且有腋窝淋巴结转移的证据

N3c 同侧锁骨上淋巴结转移,有/无腋窝或内乳淋巴结受累

区域淋巴结(pN)病理分期

pNX 区域淋巴结无法评估(例如之前已经被摘除或未切除病检)

pN0 组织学未见淋巴结转移,但未检查单个肿瘤细胞

pN0(i-) 组织学未见淋巴结转移,IHC 染色也为阴性

pN0(i+) 组织学或 IHC 染色确诊的孤立肿瘤细胞,但肿瘤细胞群直径要≤0.2mm

pN0(mol-) 组织学未见淋巴结转移,分子生物学检测也为阴性(RT-PCR)

pN0(mol+) 组织学未见淋巴结转移,但分子生物学检测为阳性(RT-PCR)

pN1 1~3 枚腋窝淋巴结转移,和(或)临床未检查出,而在前哨淋巴结活检中检查出的内乳淋巴结微浸润

pN1mi 微浸润(>0.2mm,但≤2mm)

pN1a 1~3 枚腋窝淋巴结转移

pN1b 临床未检查出,而在前哨淋巴结活检中检查出的内乳淋巴结微浸润

pN1c 1~3 枚腋窝淋巴结转移,并有临床未检查出,而在前哨淋巴结活检中检查出的内乳淋巴结微浸润

pN2 4~9 枚腋窝淋巴结转移,或单独出现临床可查出的内乳淋巴结转移

pN2a 4~9 枚腋窝淋巴结转移(至少有一个病灶>2.0mm)

pN2b 单独出现临床可查出的内乳淋巴结转移

pN3 10 枚及以上腋窝淋巴结转移,或锁骨下淋巴结转移,或临床可查出的内乳淋巴结转移并有 1 枚及以上腋窝淋巴结转移,或 3 枚以上腋窝淋巴结转移伴临床未检查出的内乳淋巴结微浸润,或同侧锁骨上淋巴结转移

pN3a 10 枚及以上腋窝淋巴结转移(至少有一个病灶>2.0mm),或锁骨下淋巴结转移

pN3b 临床可查出的内乳淋巴结转移并有 1 枚及以上腋窝淋巴结转移,或 3 枚以上腋窝淋巴结转移,并前哨淋巴结活检确认临床未检查出的内乳淋巴结微浸润

pN3c 同侧锁骨上淋巴结转移

远处转移(M)

Mx 远处转移无法评估

M0 无远处转移

cMO(i+) 无远处转移的临床或影像学证据,但通过分子学方案或显微镜检查在循环血液、骨髓、或其他非区域淋巴结组织中发现不超过 0.2mm 的肿瘤细胞,患者没有转移的症状和体征

M1 通过传统临床和影像学方法发现的远处转移和(或)组织学证实超过 0.2mm 的转移灶,包括对侧锁骨上淋巴结转移

(2)乳腺癌临床分期(UICC,AJCC 2010 年第 7 版)

0 期　　Tis,N0,M0
Ⅰ$_A$ 期　T1,N0,M0
Ⅰ$_B$ 期　T0,Nmi,M0;T1,Nmi,M0
Ⅱ$_A$ 期　T2,N0,M0;T0,N1,M0;T1,N1,M0
Ⅱ$_B$ 期　T2,N1,M0;T3,N0,M0
Ⅲ$_A$ 期　T0,N2,M0;T1,N2,M0;T2,N2,M0;T3,N1,M0;T3,N2,M0
Ⅲ$_B$ 期　T4,N0,M0;T4,N1,M0;T4,N2,M0
Ⅲ$_C$ 期　任何 T,N3,M0
Ⅳ 期　　任何 T,任何 N,M1

患者临床分期按 TNM 最高分类划分,例如患者 T1a,N2,M0,临床分期应归为Ⅲ$_A$ 期(因为 N2 的状况)。

(五)鉴别诊断

1. 乳腺增生:常伴有疼痛,与月经来潮有一定关系。触诊时往往肿块不清楚,捏时可有肿块感。

2. 乳腺纤维瘤:一般病程较长,肿块比较小,质硬,表面光滑,可多个。当诊断有困难时必须活检。

3. 乳腺炎症:往往发生在哺乳期,开始为炎性肿块,继而出现囊性病变。必须与炎性乳癌鉴别,必须活检确诊。

【治疗】

(一)治疗原则

乳腺癌应采用综合治疗的原则,根据肿瘤的生物学行为和患者的身体状况,联合运用多种治疗手段,兼顾局部治疗和全身治疗,以提高疗效和改善患者的生活质量。

目前提倡"乳腺癌全程管理"理念,包括从早期乳腺癌患者确诊后,医生对其制定长期系统的个体管理计划,包括手术选择、术前术后系统治疗、患者随访、依从性管理等,使得早期患者最大可能达到根治,同时应预测复发风险,评估可能的复发后处理等。

1. 非浸润性乳腺癌的治疗

(1) 小叶原位癌:绝经前他莫昔芬(三苯氧胺)治疗5年;绝经后口服他莫昔芬或雷洛昔芬降低风险;若不能排除多形性小叶原位癌可行全乳切除术。

(2) 导管原位癌:①局部扩大切除并全乳放射治疗。②全乳切除,视情况进行前哨淋巴结检查和乳房重建。

对于单纯原位癌患者,不建议行全腋窝淋巴结清扫。小部分临床诊断为单纯原位癌的患者在进行手术时被发现为浸润性癌,应按浸润癌处理。

2. 浸润性乳腺癌的治疗

(1) 保乳手术加放射治疗,必要时术前行新辅助治疗。

(2) 乳腺癌改良根治术,视情况进行乳房重建。

(3) 全乳切除并前哨淋巴结活检,视情况进行乳房重建。

(4) 老年人乳腺癌:局部扩大切除或全乳切除,受体阳性患者需进行内分泌治疗,视情况做前哨淋巴结活检。

(5) 术后根据淋巴结情况考虑行辅助放化疗。

2000年Perou等根据不同的分子特征(ER、PR、HER-2状态等)提出乳腺癌分子分型的概念,目前得到越来越多的重视,并作为临床治疗选择的重要参考依据,具体见表2-6-1。

表2-6-1 乳腺癌分子分型的定义和治疗推荐

(参照2011年st. Gallen共识)

分子亚型	定义	注释	治疗类型
Luminal(管腔或激素受体阳性)A型	ER和(或)PR阳性 HER-2阴性 Ki-67低表达(小于14%)	这一亚型几乎不需要化疗,但要结合淋巴结状况及其他危险因素综合而定	单纯内分泌治疗

续表

分子亚型	定义	注释	治疗类型
Luminal（管腔或激素受体阳性）B型	Luminal B（HER-2阴性） ER和（或）PR阳性 HER-2阴性 Ki-67高表达（≥14%）	多基因序列分析显示，增殖基因高表达提示患者预后较差 如果不能进行可靠的Ki-67评估，可以考虑一些替代性的肿瘤增殖评估指标，如分级。这些替代指标也可用于区分luminal A和luminal B（HER-2阴性）型 而对luminal B（HER-2阴性）型是否选用化疗及具体方案取决于内分泌受体水平表达、危险度及患者意愿。对于luminal B（HER-2阳性）型的治疗，目前并没有证据表明可以摒弃细胞毒性治疗	内分泌治疗±细胞毒性治疗
	Luminal B（HER-2阳性） ER和（或）PR阳性 HER-2过表达或增殖 Ki-67任何水平		细胞毒性治疗+抗HER-2治疗+内分泌治疗
Erb-B2（HER-2）过表达型	HER-2阳性（非luminal）ER和PR缺失 HER-2过表达或增殖		细胞毒性治疗+抗HER-2治疗
Basal-like（基底样）型	三阴性（导管）ER和PR缺失 HER-2阴性	"三阴性"患者和"基底样"患者有近80%的重合，但前者还包含一些特殊组织学类型，如低危（典型）髓样癌及腺样囊性癌。基底角蛋白染色有助于判定真正的"基底样"肿瘤	细胞毒性治疗

（二）手术治疗

1. 手术治疗原则：乳腺癌手术范围包括乳腺和腋窝淋巴结两部分。乳腺手术包括肿瘤扩大切除和全乳切除。腋窝淋巴结可行前哨淋巴结活检和腋窝淋巴结清扫，除原位癌外均需了解腋窝淋巴结状况。应根据肿瘤的临床分期和患者的身体状况选择手术方式。

2. 乳腺手术

（1）乳房切除手术：乳腺手术包括乳腺癌根治术及改良根治术。乳腺癌根治术的范围是将整个患病的乳腺连同癌瘤周围5cm宽的皮肤、乳腺周围脂肪组织、胸大小肌和其筋膜以及腋窝、锁骨下所有脂肪组织和淋巴结整块切除。乳腺癌改良根治术的要点是包括切除全部乳房和腋窝、锁骨下淋巴结，其与根治术的主要差别是不切除胸大肌，而使患者术后上肢功能明显改善。目前临床中主要采用改良根治术。

适应证：①TNM分期中0、Ⅰ、Ⅱ期及部分Ⅲ期，无手术禁忌的患者。②对于初诊Ⅳ期的患者，选择合适的时机进行原发灶的手术治疗，可明显延长生存期；对于原发灶切除术后局部复发的患者，可选择在内科治疗控制后给予局部干预（手术或放疗）。

（2）保留乳房手术：是指保留乳房的基本形状，仅切除病变的部分。其中包括：象限切除、区段切除、局部切除等。保乳术的适应证：①乳腺单发病灶，最大径不超过3cm。②与肿瘤相比，乳腺要有足够大小，以保证行肿瘤切除术后外形无明显畸形。③肿瘤位于乳晕区以外的部位。④腋窝淋巴结无肿大或单个可活动的肿大淋巴结。⑤无胶原血管病史。⑥患者愿意接受保乳手术治疗。

保乳手术的绝对禁忌证：①既往接受过乳腺或胸壁放射治疗。②妊娠期需放射治疗。③病变广泛，无法完整切除。④最终手术切缘阳性。相对禁忌证包括：①肿瘤直径大于5cm。②累及皮肤的活动性结缔组织病，尤其是硬皮病和红斑狼疮。

3. 腋窝淋巴结的外科手术

（1）乳腺癌前哨淋巴结活检：通过切除前哨淋巴结并行病

理检查,以了解腋窝淋巴结的状况,减少因不必要的腋窝淋巴结清扫而导致的上肢淋巴水肿。对于临床检查腋窝淋巴结无明确转移的患者,可做前哨淋巴结活检替代腋窝淋巴结清扫。若前哨淋巴结活检阳性,可进行腋窝淋巴结清扫;若前哨淋巴结阴性,则腋窝不需手术。

(2) 腋窝淋巴结清扫:应切除背阔肌前缘至胸小肌外侧缘(Level Ⅰ)、胸小肌外侧缘至胸小肌内侧缘(Level Ⅱ)的所有淋巴结。清扫腋窝淋巴结要求在10个以上,以保证能真实地反映腋窝淋巴结的状况。

4. 即刻(Ⅰ期)乳房修复与重建手术:若患者有乳房修复或重建的需求,可考虑乳腺癌根治性手术加即刻(Ⅰ期)乳房修复与重建或延迟(Ⅱ期)重建。

(三) 放射治疗

1. 保乳术后的放射治疗:原则上所有保乳手术后的患者均需要放射治疗,可选择常规放射治疗或适形调强放射治疗。70岁以上、TNM分期为Ⅰ期、激素受体阳性的患者可以考虑选择单纯内分泌治疗。

(1) 照射靶区

1) 腋窝淋巴结清扫或前哨淋巴结活检阴性,或腋窝淋巴结转移1~3个但腋窝清扫彻底(指腋窝淋巴结检出数大于10个),且不含有其他复发高危因素的患者,照射靶区为患侧乳腺。

2) 腋窝淋巴结转移4个及以上者,照射靶区需包括患侧乳腺、锁骨上/下淋巴引流区。

3) 腋窝淋巴结转移1~3个但含有其他高危复发因素,如年龄不足40岁,激素受体阴性,淋巴结清扫数目不完整或转移比例大于20%,HER-2过表达等,照射靶区需包括患侧乳腺,和(或)锁骨上/下淋巴引流区。

4) 腋窝未作解剖或前哨淋巴结阳性而未做腋窝淋巴结清扫者,照射靶区需包括患侧乳房,腋窝和锁骨上/下区域。

(2) 放射治疗靶区设计及计量

1) 常规放射治疗乳腺/胸壁野:采用内切野和外切野照射

全乳腺。上界:锁骨头下缘,即第一肋骨下缘;下界:乳腺皮肤皱褶下1~2cm;内界:体中线;外界:腋中线或腋后线。照射剂量:6MV-X线,全乳D_T 50Gy/5周/25次,不加填充物或组织补偿物,原发灶瘤床补量。

原发灶瘤床补量:在模拟机下根据术中银夹标记定位或手术瘢痕周围外放2~3cm,用合适能量的电子线或X线小切线野。补量总剂量:D_T 10~16Gy/1~1.5周/5~8次。也可采用高剂量率近距离治疗技术进行瘤床补量。

2) 常规放射治疗锁骨上/腋顶野:上界为环甲膜水平;下界与乳腺/胸壁野上界相接,即第一肋骨下缘水平;内界为体中线至胸骨切迹水平沿胸锁乳突肌的内缘;外界为肱骨头内缘。

照射剂量:D_T 50Gy/5周/25次,可应用电子线和X线混合线照射,以减少肺尖的照射剂量,并与乳腺切线野衔接。

3) 调强适形放射治疗:在CT图像上逐层勾画靶区和危及器官,以提高剂量均匀性,改善美容效果;降低正常组织如肺、心血管和对侧乳腺的照射剂量,降低近期和远期毒副作用。采用正向或逆向调强放射治疗计划设计(仍以内切野和外切野为主)。年轻、乳腺大的患者可能受益更大。CT扫描前要用铅丝标记全乳腺和手术瘢痕,以辅助CT确定全乳腺照射和瘤床补量的靶区。

2. 乳腺癌改良根治术后放射治疗

(1) 适应证:对术后全身治疗(包括化疗和(或)内分泌治疗)者,具有下列高危因素之一,需术后放射治疗:①原发肿瘤最大直径≥5cm,或肿瘤侵及乳腺皮肤、胸壁;②腋窝淋巴结转移≥4个;③T1、T2、淋巴结转移1~3个,包含某一项高危复发因素(年龄≤40岁,激素受体阴性,淋巴结清扫数目不完整或转移比例大于20%,Her-2过表达等)的患者,可以考虑术后放射治疗。

(2) 放射治疗靶区及剂量

1) 锁骨上/下野:D_T 50Gy/5周/25次,可应用电子线和X线混合线照射,以减少肺尖的照射剂量。

2) 胸壁野:可采用X线或电子线照射,全胸壁D_T 50Gy/5

周/25次。电子线照射时常规全胸壁垫补偿物 D_T 20Gy/2 周/10次,以提高胸壁表面剂量,减少对肺组织和心脏大血管的照射剂量,尽量避免放射性肺损伤。采用 X 线切线野照射时需给予胸壁补偿物以提高皮肤剂量。

3)腋窝照射野:未作腋窝淋巴结清扫,或腋窝淋巴结清扫不彻底者,需做腋窝照射。

锁骨上和腋窝联合野:照射野范围:锁骨上和腋窝区,与胸壁野衔接。照射剂量:6 MV-X 线,锁骨上区 D_T 50Gy/5 周/25次。锁骨上区深度以皮下 3cm 计算。腋窝深度根据实际测量结果计算,欠缺的剂量采用腋后野补量至 D_T 50Gy。

腋后野:上界为锁骨下缘,下界为腋窝下界。内界沿胸廓内侧缘。外界为肱骨头内缘。照射剂量:6 MV-X 线,补量至 D_T 50Gy。

尽管内乳淋巴结受侵率很高,但临床内乳淋巴结复发率为 0~7%,且内乳淋巴结照射会导致心血管病变和肺损伤,故是否应行内乳区淋巴结照射至今争议仍很大。对淋巴结的处理有几个可行方案:①不做内乳区照射;②改善照射技术,在不增加心肺并发症的前提下行内乳区照射;③缩小内乳区照射范围,只包括同侧第 1~3 肋间。常规定位的内乳野需包括第 1~3 肋间,上界与锁骨上野衔接,内界过体中线 0.5~1cm,宽度一般为 5cm,原则上 2/3 及以上剂量需采用电子线以减少心脏的照射剂量。目前,对于原发肿瘤位于内侧象限同时腋窝淋巴结有转移的患者可考虑内乳照射。

3. 乳腺癌根治术或改良根治术后局部区域复发的放射治疗。胸壁和锁骨上淋巴引流区是乳腺癌术后复发最常见的部位。

(1)胸壁单个复发原则上手术切除肿瘤后进行放射治疗;若手术无法切除,应先进行放射治疗。既往未做过放射治疗的患者,放射治疗范围应包括全部胸壁和锁骨上/下区域。

(2)锁骨上复发的患者如既往未进行术后放射治疗,照射靶区需包括患侧全胸壁。如腋窝或内乳淋巴结无复发,无需预防性照射腋窝和内乳区。

预防部位的放射治疗剂量为 D_T 50Gy/5 周/25 次,复发部位缩野补量至 D_T 60~66Gy/6~6.5 周/30~33 次。既往做过放射治疗的复发患者,必要时设小野局部照射。

4. 术前放射治疗

(1) 适应证:T3 病变,临床无腋下淋巴结转移者;临床 Ⅱ、Ⅲ 期,局部皮肤侵犯或腋下淋巴结有明显转移征象者。

(2) 照射范围及剂量:T3N0 病例行患侧全乳切线照射,肿瘤量 D_T 30~40Gy/3~4 周;皮肤有侵犯或腋下有转移的 Ⅱ、Ⅲ 期病例,术前行患侧全乳房切线照射,根据病情设或不设腋下照射野。

(3) 照射方法内乳区照射野范围:内界在体中线,上界与锁骨野下界相接,下界包括第五肋间,照射野宽 5~6cm,长为 5cm×14cm 或 5cm×12cm。锁骨上、下野范围:上界平环甲膜,内缘在中线,外界在肱骨头缘,下界在第 1 前肋骨端水平。胸壁切线野的照射范围:不做锁腋野照射时,应在第 1 前肋骨端水平;若做锁腋野照射,上界一般在第二前肋骨端水平,下界在乳房皱襞下 2cm,外切野在腋中线或腋后线,内切野视是否要包括同侧内乳淋巴结而定。胸壁野亦可用适当能量的电子线垂直照射,能量一般以 6MeV 为宜,可在皮肤上加用填充物来提高皮肤剂量。术后照射剂量一般为 D_T 5000cGy/5 周。

(四) 化疗

1. 晚期及转移性乳腺癌化疗:晚期乳腺癌的主要治疗目的是提高患者生活质量、延长患者生存时间。治疗手段以化疗和内分泌治疗为主,必要时考虑手术或放射治疗等其他治疗方式。

(1) 符合下列某一条件的患者首选化疗:①年龄小于 35 岁;②疾病进展迅速,需要迅速缓解症状;③ER/PR 阴性;④存在有症状的内脏转移。

(2) 化疗药物与方案

1) 多种药物对于治疗乳腺癌均有效,其中包括蒽环类、紫杉类、长春瑞滨、卡培他滨、吉西他滨、铂类药物等。

2) 应根据患者特点、治疗目的,制定个体化方案。

3) 序贯单药化疗适用于转移部位少、肿瘤进展较慢、无重要内脏器官转移的患者,注重考虑患者的耐受性和生活质量。

4) 联合化疗适用于病变广泛且有症状,需要迅速缩小肿瘤的患者。

5) 既往使用过的化疗药物应避免再次使用。患者首次化疗选择蒽环类药物为主的方案(包括蒽环类药物联合紫杉类药物),蒽环类药物治疗失败的患者一般首选含紫杉类药物的治疗方案。而蒽环类和紫杉类均失败时,可选择长春瑞滨、卡培他滨、吉西他滨、铂类等单药或联合化疗。

2. 术后辅助化疗

(1) 适应证

1) 腋窝淋巴结阳性。

2) 对淋巴结转移数目较少(1~3个)的绝经后患者,如果具有受体阳性、HER-2阴性、肿瘤较小、肿瘤分级Ⅰ级等其他多项预后较好的因素,或者患者无法耐受或不适合化疗,也可考虑单用内分泌治疗。

3) 对淋巴结阴性乳腺癌,术后辅助化疗只适用于哪些具有高危复发风险因素的患者(患者年龄<35岁、肿瘤直径≥2cm、分级Ⅱ~Ⅲ级、脉管瘤栓、HER2阳性、ER/PR阴性等)。

(2) 化疗方案选择与注意事项

1) 首选含蒽环类药物联合化疗方案,常用的有:CA(E)F、AC(C环磷酰胺、A阿霉素、E表阿霉素、F氟尿嘧啶)。

2) 蒽环类与紫杉类药物联合化疗方案,如TAC(T多西紫杉醇)。

3) 蒽环类与紫杉类序贯方案,如AC-T/P(P紫杉醇)或FEC-T;序贯紫杉醇时,目前推荐周疗(80mg/m^2)或2周疗(175mg/m^2)。

4) 老年、较低风险、蒽环类禁忌或不能耐受的患者可选用非蒽环类联合化疗方案,常用的有CMF(C环磷酰胺、M甲氨蝶呤、F氟尿嘧啶)或TC(T多西紫杉醇、C环磷酰胺)。

5) 不同化疗方案的周期数不同,一般为4~8周期。若无特殊情况,不建议减少周期数和剂量。70岁以上患者需个体化考虑辅助化疗。

6) 辅助化疗不与三苯氧胺或术后放射治疗同时进行。

7) 育龄妇女进行妊娠试验,确保不在妊娠期进行化疗。化疗期间避孕。

3. 新辅助化疗:是指为降低肿瘤临床分期,提高切除率和保乳率,在手术或手术加局部放射治疗前,首先进行的全身化疗。

(1) 适应证

1) 临床分期为 III_A(不含 T3,N1,M0)、III_B、III_C;

2) 临床分期为 II_A、II_B、III_A(仅 T3,N1,M0)期,除了肿瘤大小以外,符合保乳手术的其他适应证。

(2) 化疗方案选择:术后辅助化疗方案均可应用于新辅助化疗,推荐含蒽环类和(或)紫杉类药物的联合化疗方案,常用的化疗方案包括以下几种。

1) 蒽环类方案:CAF、FAC、AC、CEF、FEC(C 环磷酰胺、A 阿霉素、E 表阿霉素、F 氟尿嘧啶)。

2) 蒽环类与紫杉类联合方案:A(E)T、TAC(T 多西紫杉醇)。

3) 蒽环类与紫杉类序贯方案:AC-T/P(T 多西紫杉醇;P 紫杉醇)。

4) 其他可能对乳腺癌有效的化疗方案。

5) HER-2 阳性患者化疗时可考虑联合曲妥珠单克隆抗体治疗。

(3) 注意事项

1) 化疗前必须对乳腺原发灶行穿刺活检明确组织学诊断及免疫组化检查,区域淋巴结转移可以采用细胞学诊断;明确病理组织学诊断后实施新辅助化疗。

2) 不建议 I 期患者选择新辅助化疗。

3) 一般周期数为 4~8 周期。

4) 应从体检和影像学两个方面评价乳腺原发灶和腋窝淋巴结转移灶疗效,按照实体肿瘤疗效评估标准或 WHO 标准评价疗效。

5) 无效时暂停该化疗方案,改用手术、放射治疗或者其他全身治疗措施(更换化疗方案或改行新辅助内分泌治疗)。

6) 新辅助化疗后根据个体情况选择乳腺癌根治术、乳腺癌改良根治术或保留乳房手术。

7) 术后辅助化疗应根据术前新辅助化疗的周期、疗效及术后病理检查结果确定治疗方案。

4. 常用化疗方案

(1) 环磷酰胺、多柔比星和氟尿嘧啶(CAF方案):

环磷酰胺 100mg/m^2,口服,第 1~14 天;

多柔比星 30mg/m^2,静脉注射,第 1、8 天;

氟尿嘧啶 500mg/m^2,静脉注射,第 1、8 天。

每 4 周重复一周期。

(2) 多西紫杉醇和环磷酰胺(TC方案)

多西紫杉醇 75mg/m^2,通过静脉通道快速注射,第 1 天;

环磷酰胺 600mg/m^2,静脉注射,第 1 天;

每 3 周重复一周期。

(3) AC-T(密集方案)

多柔比星 60mg/m^2,通过静脉通道快速注射;

环磷酰胺 600mg/m^2,静脉注射;

在生长因子支持下每 2 周重复一周期;4 周期后转换为:

紫杉醇 175mg/m^2,静脉滴注 3h,每 2 周重复一次,连续 4 周期。

(4) FEC

氟尿嘧啶 500mg/m^2,静脉注射,第 1 天;

表柔比星 100mg/m^2,静脉注射,第 1 天;

环磷酰胺 500mg/m^2,静脉注射,第 1 天;

每 21 天重复一周期。

(5) TAC

多西紫杉醇 75mg/m^2,静脉注射,第 1 天;

多柔比星 50mg/m^2,静脉注射,第 1 天;

环磷酰胺 500mg/m^2,静脉注射,第 1 天;

每 21 天重复一周期。

(6) 紫杉醇:150~175mg/m^2,静脉注射,持续 3 小时以上,每3周1次；或80mg/m²，静脉注射，连续1小时以上，每周1次。

（7）多西紫杉醇：60~100mg/m²，静脉注射，持续1小时以上，每3周1次（预处理方法：肾上腺皮质激素如地塞米松8mg，每日2次，在用多西紫杉醇之前一天开始用药，连用3天。该治疗对于减少严重的水潴留及过敏反应的发生是必要的）。

（8）长春瑞滨：20~30mg/m²，静脉注射，持续6~10分钟以上，每周一次。

（9）卡培他滨：1250mg/m² 口服，每天2次，第1~14天用药，每3周重复1次。

（10）吉西他滨/紫杉醇（GT方案）
吉西他滨1000~1250mg/m²，静脉注射，第1、8天；
紫杉醇175mg/m²，静脉注射，第1天；
每3周重复一周期。

（11）白蛋白包裹紫杉醇：260mg/m²，静脉注射，持续30分钟以上，每3周重复1次；或100~130mg/m²，静脉注射，持续30分钟以上，每周重复1次。

（12）AC方案
多柔比星60mg/m²，静脉注射，第1天；
环磷酰胺600mg/m²，静脉注射，第1天；
每3周重复一周期。

（13）CMF方案
环磷酰胺100mg/m²，口服，第1~14天；
甲氨蝶呤40mg/m²，静脉注射，第1天；
5-FU 600mg/m²，静脉注射，第1、8天；
每4周重复一周期。

（14）AT方案
多柔比星50mg/m² 或表柔比星75mg/m²，静脉注射，第1天；
紫杉醇175mg/m² 或多西紫杉醇75mg/m²，静脉注射，第1天；
每3周重复一周期。

（15）XT方案（多西紫杉醇/卡培他滨）

多西紫杉醇 75mg/m², 静脉注射,第 1 天;
卡培他滨 950mg/m², 口服,每日 2 次,第 1~14 天用药;
每 3 周重复一周期。

(五) 内分泌治疗

1. 乳腺癌内分泌治疗适应证

(1) 辅助内分泌治疗:ER 和(或)PR 阳性的乳腺癌。

(2) 复发或转移性乳腺癌:对于 ER 和(或)PR 阳性、无症状的内脏转移或仅有骨和软组织转移、年龄>35 岁,无病生存期>2 年的患者,首选内分泌治疗。

2. 内分泌治疗药物分类

(1) 抗雌激素药:常用有他莫昔芬、托瑞米芬、屈洛昔芬、雷洛昔芬、氟维司群等。

(2) 芳香化酶抑制剂(AIs):通过抑制芳香化酶的活性,阻断卵巢以外的组织雄烯二酮及睾酮经芳香化作用转化成雌激素,达到抑制乳癌细胞生长,治疗肿瘤的目的。根据作用机制不同分为两类。①非甾体类药物,通过与亚铁血红素中的铁原子结合,和内源性底物竞争芳香化酶的活性位点,从而可逆性地抑制酶的活性。有第一代的氨鲁米特(AG)、第二代的 fadrozole、第三代的阿那曲唑和来曲唑;②甾体类药物,与芳香化酶内源性作用底物雄烯二酮和睾酮结构相似,可作为假底物竞争占领酶的活性位点,并以共价键形式与其不可逆结合,形成中间产物,引起永久性的酶灭活,从而抑制雌激素的合成,有第一代的 Testolactone、第二代的兰他隆(福美司坦)、第三代的依西美坦。目前临床中常用的均为第三代芳香化酶抑制剂。

(3) 性腺激素释放激素同类物(LHRH 类似物):人工合成的 LH-RH 类似物或拮抗剂,即促黄体生成素释放激素类似物(LH-Rha),竞争性结合腺垂体的 LH-RH 受体,减少垂体分泌促性腺激素(LH 和 FSH),达到选择性药物垂体切除作用,从而抑制卵巢功能,抑制 EH 的促肿瘤作用。此类代表药物主要有戈舍瑞林和亮丙瑞林两种。

(4) 孕激素:孕激素(甲孕酮 MPA 和甲地孕酮 MA)可通过

改变体内内分泌环境,通过负反馈作用抑制腺垂体催乳素和促性腺激素,影响雌激素或阻止 ER 在细胞核内的积蓄而发挥抗乳腺癌作用。常用药物有佳迪(醋酸甲地孕酮)。

3. 药物选择与注意事项

(1) 根据患者月经状态选择内分泌治疗药物。一般绝经前患者首选三苯氧胺,亦可联合药物或手术去势。绝经后患者首选第三代芳香化酶抑制剂,通过药物或手术达到绝经状态的患者也可以选择芳香化酶抑制剂。

(2) 三苯氧胺和芳香化酶抑制剂失败的患者,可以考虑换用化疗,或者换用其他内分泌药物,例如:孕激素或托瑞米芬等。

(3) ER 和 PR 阴性的患者,不推荐进行辅助内分泌治疗。

(4) 术后辅助内分泌治疗期限为 5 年;针对具有高复发危险因素的患者,可延长内分泌治疗时间(仅针对第三代芳香化酶抑制剂)。

(六) 靶向药物治疗

目前,针对乳腺的分子靶向药物治疗,主要包括针对 HER-2 的靶向治疗(代表药物是曲妥珠单克隆抗体和帕尼珠单抗),血管生成抑制剂(贝伐单抗)和酪氨酸激酶抑制剂(TKI,如拉帕替尼)。

1. HER-2 阳性的定义

(1) HER-2 免疫组化染色(3+)、FISH 阳性或者色素原位杂交法(CISH)阳性。

(2) HER-2 免疫组化染色(2+)的患者,需进一步行 FISH 或 CISH 检测 HER-2 基因是否扩增。

2. 靶向药物治疗注意事项

(1) 曲妥珠单克隆抗体一般不与蒽环类药物同期使用,但可以序贯使用;与非蒽环类化疗药物、内分泌治疗及放射治疗可同期应用。

(2) 曲妥珠单克隆抗体开始治疗前应检测左心室射血分数(LVEF),使用期间每 3 个月检测 1 次 LVEF。出现以下情况时,应停止曲妥珠单克隆抗体治疗至少 4 周,并每 4 周检测

1次LVEF：①LVEF较治疗前绝对数值下降≥16%；②LVEF低于正常值范围并且LVEF较治疗前绝对数值下降≥10%；③4~8周内LVEF回升至正常范围或LVEF较治疗前绝对数值下降≤15%，可恢复使用曲妥珠单克隆抗体；④LVEF持续下降超过8周，或者3次以上因心肌病而停止曲妥珠单克隆抗体治疗，应永久停止使用曲妥珠单克隆抗体。

（3）一线抗HER-2治疗可选用曲妥珠单抗+帕妥珠单抗+紫杉类化疗。即使一线采用含曲妥珠单抗（不含帕妥珠单抗）治疗失败的患者，可以继续考虑曲妥珠单抗+帕妥珠单抗±化疗药物（如长春瑞滨或紫杉醇）。

（4）含曲妥珠单抗方案治疗后疾病进展的HER-2阳性患者，也可选择卡培他滨+拉帕替尼，或曲妥珠单抗+拉帕替尼。

（5）在一线或二线化疗中，联合贝伐单抗可以使部分患者受益（提高有效率，但不改善总生存期），推荐与贝伐单抗联合的是单周紫杉醇方案。

3. 晚期HER-2阳性乳腺癌的靶向治疗

（1）曲妥珠单克隆抗体联合化疗方案：如紫杉醇（每周方案）、多西紫杉醇、长春瑞滨、卡培他滨、其他药物或联合方案也可以考虑。

（2）注意事项：①晚期患者建议使用曲妥珠单克隆抗体的联合化疗。②ER和（或）PR阳性的患者，曲妥珠单克隆抗体可以与内分泌治疗同期进行。③晚期乳腺癌抗HER-2治疗的持续时间尚不确定。

4. HER-2阳性乳腺癌术后辅助靶向治疗

（1）适应证：①浸润癌HER-2基因扩增或过表达。②浸润癌最长径大于1cm或腋窝淋巴结阳性。

（2）注意事项：①为避免加重心脏毒性，不与蒽环类药物同时使用，但可以与紫杉类药物同时使用。紫杉类辅助化疗期间或化疗后开始使用曲妥珠单克隆抗体。②曲妥珠单克隆抗体辅助治疗期限为1年。③曲妥珠单克隆抗体治疗期间可以进行辅助放射治疗和辅助内分泌治疗。

5. 常用靶向药物治疗方案

(1) 曲妥珠单抗+帕妥珠单抗+紫杉醇/多西紫杉醇

曲妥珠单克隆抗体 6mg/kg(首剂 8mg/kg),每 3 周方案,或 2mg/kg(首剂 4mg/kg),每周方案;首次治疗后应留院观察 4~8 个小时;

帕妥珠单抗:首剂 840 mg,之后 420 mg,每 3 周方案;

紫杉醇/白蛋白紫杉醇、多西紫杉醇,如前述使用。

(2) 贝伐单抗:贝伐单抗可以在一线也可以在二线使用,典型剂量为 15mg/kg,每 3 周重复一周期,或 10mg/kg,每 2 周重复一周期。

(3) 拉帕替尼:拉帕替尼 1250mg,口服,每天 1 次;联合卡培他滨 2000mg/m^2,分 2 次服用,第 1~14 天用药,每 21 天一个周期。用于既往蒽环类、紫杉类或曲妥珠单抗治疗失败的晚期或复发的 HER-2 阳性乳腺癌患者。拉帕替尼也可用于绝经期 HER-2 阳性激素受体阳性的乳腺癌患者,与来曲唑(2.5mg,每天口服)联用,剂量为每天 1500mg。

【疗效标准与预后】

1. 疗效标准见附录四。
2. 预后主要影响因素如下:

(1) 临床分期

临床分期	5 年生存率(%)	10 年生存率(%)
0	>90	90
I	80	65
II	60	45
III$_A$	50	40
III$_B$	35	20
IV 和炎性乳腺癌	10	5

(2) 腋窝淋巴结状况

腋窝淋巴结	5 年生存率(%)	10 年生存率(%)
阴性	80	65
1~3 个阳性	65	40
>3 个阳性	30	15

(3) 肿瘤大小

肿瘤大小(cm)	10 年生存率(%)
<1	80
3~4	55
5~7.5	45

(4) 组织学类型分化程度很低或高度恶性的肿瘤,如炎性乳腺癌预后较差,而乳腺 Paget's 病预后则较好。

(5) 激素受体状况 ER 阳性的患者的生存率明显高于 ER 阴性的患者。

(6) 年龄小于 35 岁的年轻患者预后明显低于老年患者。

(7) HER-2 阳性患者的生存率明显低于阴性患者。

(8) 其他特殊状况:治疗期间合并妊娠的患者,肿瘤侵袭性更强,复发可能性较大,预后更差。

(9) 21 基因检测(Oncotype DX):乳腺癌 21 基因检测的结果可以量化为复发风险评分,从 0~100 分数越高,复发可能性越大,也越能从化疗中获益。适用范围:雌激素受体阳性、淋巴结阴性的侵袭性乳腺癌患者;绝经后、淋巴结阳性、雌激素受体阳性的侵袭性乳腺癌患者;预测这部分患者对他莫昔芬,他莫昔芬联合化疗的疗效及其 10 年复发风险。

【随诊】

1. 定期复查:最初两年每 3~6 个月一次,其后 3 年每 6 个月 1 次,5 年后每年 1 次。

2. 复查内容

(1) 重视患者主诉,询问有关情况,如咳嗽、骨疼痛及头痛等,注意询问有无不明原因体重下降或消瘦,或一般情况明显下降(如乏力等)。

(2) 全面体检,包括双颈及双腋淋巴结,病侧胸壁病变,对侧乳房情况。

(3) 定期胸片、B 超,必要时骨扫描。

(4) 血常规、血生化(关注有无高钙血症、AKP、ALT、AST 或胆红素升高)、乳腺癌标志物的检测。

(5) 乳腺超声:每 6 个月 1 次。乳腺钼靶摄片:每年 1 次。

（6）胸片：每年1次。腹部超声：每6个月1次,3年后改为每年1次。

（7）存在腋窝淋巴结转移4个以上等高危因素的患者,全身骨扫描每年1次,5年后可改为每2年1次。

（8）应用三苯氧胺的患者每年进行1次盆腔检查,关注子宫内膜厚度。

(晁腾飞　熊慧华　陈　元)

第七章 胸部肿瘤

一、肺癌

肺癌是当今世界上最常见的恶性肿瘤,2010年我国卫生统计年鉴显示,2005年,肺癌死亡率占我国恶性肿瘤死亡率的第1位。早期肺癌患者往往缺乏明显的临床症状。近75%的患者首诊时病变已属晚期,失去根治性手术的机会。非小细胞肺癌(non-small cell lung cancer,NSCLC)约占肺癌的80%。小细胞肺癌每年新发患者数占肺癌的20%左右(15%~25%),是肺癌中分化最低、性质最恶的一型,其自然生存期短。

【病因】

肺癌的确切病因至今尚未了解。经过多年的大量调查研究,目前公认下列因素与肺癌的病因有密切关系。

1. 吸烟:根据各国的大量调查资料都说明肺癌的病因与吸烟关系极为密切。近20~30年,我国吸烟的情况非常严重,近3亿人口有吸烟习惯。城市中男性成年人吸烟率近50%,女性近5%,青少年中吸烟者亦为数不少,如不采取必要措施,控制、劝阻吸烟,则今后10~30年我国肺癌发病率必将进一步增长。

2. 大气污染:工业发达国家肺癌的发病率高,城市比农村高,厂矿区比居住区高,主要原因是由于工业和交通发达地区,石油、煤和内燃机等燃烧后和沥青公路尘埃产生的含有苯并芘致癌烃等有害物质污染大气有关。调查材料说明大气中苯并芘浓度高的地区,肺癌的发病率也增高。大气污染与吸烟对肺癌的发病率可能互相促进,起协同作用。

3. 职业因素:职业因素所造成的肺癌也有很多,而且据相关调查发现目前已公认长期接触铀、镭等放射性物质及其衍化物、致癌性碳氢化合物、砷、铬、镍、铜、锡、铁、煤焦油、沥青、石油、石棉、芥子气等物质,均可诱发肺癌,主要是鳞癌和未分化小细胞癌。

4. 肺部慢性疾病:如肺结核、硅沉着病、肺尘埃沉着病等可与肺癌并存。这些病例癌肿的发病率高于正常人。此外肺支气管慢性炎症以及肺纤维瘢痕病变,在愈合过程中可能引起鳞状上皮化生或增生,在此基础上,部分病例可发展成为癌肿。

5. 人体内在因素:如家族遗传,以及免疫功能降低,代谢活动、内分泌功能失调等也可能对肺癌的发病起一定的促进作用。

【病理】

(一)按解剖学部位分类

1. 中央型肺癌:发生在段支气管以上至主支气管的肺癌称为中央型肺癌,约占3/4,以鳞状上皮细胞癌和小细胞未分化癌较多见。

2. 周围型肺癌:发生在段支气管以下的肺癌称为周围型肺癌,约占1/4,以腺癌较为多见。

(二)按组织学分类

根据各型肺癌的分化程度和形态特征,目前将肺癌分为两大类,即小细胞肺癌和非小细胞肺癌,后者包括鳞癌、腺癌、大细胞癌等。

1. 小细胞未分化癌(简称小细胞癌):这是肺癌中恶性程度最高的一种,约占原发性肺癌的1/5。患者年龄较轻,多在40~50岁,有吸烟史。好发于肺门附近的大支气管,倾向于黏膜下生长,常侵犯支气管外肺实质,易与肺门、纵隔淋巴结融合成团块。癌细胞生长快,侵袭力强,远处转移早,常转移至脑、肝、骨、肾上腺等脏器。本型对放疗和化疗比较敏感。癌细胞有多种形态,如淋巴样、燕麦样、梭形等,又分燕麦细胞型、中间细胞型和复合型,免疫组化及特殊的肿瘤标志物,认为是属于神经内分泌源性肿瘤。

2. 鳞状上皮细胞癌(简称鳞癌):是最常见的类型,占原发性肺癌的40%~50%,多见于老年男性,与吸烟关系非常密切。以中央型肺癌多见,并有向管腔内生长的倾向,常早期引起支气管狭窄,导致肺不张或阻塞性肺炎。癌组织易变性、坏死,形成空洞或癌性肺脓肿。鳞癌生长缓慢,转移晚,手术切除的机会相对多,5年生存率较高,但放射治疗、化学药物治疗不如小细胞未分化癌敏感。

鳞癌细胞大,呈多形性,有角化倾向,细胞间桥多见,常呈鳞状上皮样排列。电镜见癌细胞间有桥粒连接,张力微丝附着。有时偶见鳞癌和腺癌混合存在称混合型肺癌(鳞腺癌),也有其他混合型。

3. 腺癌:女性多见,多生长在肺边缘小支气管的黏液腺,因此,在周围型肺癌中以腺癌为最常见。腺癌约占原发性肺癌的25%。近来腺癌的比例有增加的趋势,腺癌倾向于管外生长,但也可沿肺泡壁蔓延,常在肺边缘部形成直径2~4cm的肿块。腺癌富含血管,故局部浸润和血行转移较鳞癌早,易转移至肝、脑和骨,更易累及胸膜而引起胸腔积液。

典型的腺癌细胞,呈腺体样或乳头状结构,细胞大小比较一致,圆形或椭圆形,胞质丰富,常含有黏液、核大、染色深、常有核仁、核膜比较清楚。

根据非小细胞肺癌最新分类,不再使用细支气管肺泡癌(BAC)和混合型腺癌的名称,而代之以原位腺癌(AIS)和微浸润腺癌(MIA)的命名。

4. 大细胞未分化癌(大细胞癌):可发生在肺门附近或肺边缘的支气管,细胞较大,但大小不一,常呈多角形或不规则形,呈实性巢状排列,常见大片出血性坏死;癌细胞核大,核仁明显,核分裂象常见,胞质丰富,可分巨细胞型和透明细胞型。巨细胞型癌细胞团周围常有多核巨细胞和炎性细胞浸润。透明细胞型易误认为转移性肾腺癌。大细胞癌转移较小细胞未分化癌晚,手术切除机会较多。

除此以外,少数肺癌病例同时存在不同类型的癌肿组织,如腺癌内有鳞癌组织,鳞癌内有腺癌组织或鳞癌与小细胞癌并存。这一类癌肿称为混合型肺癌。

【诊断】

(一)临床表现

1. 症状:最常见的症状有咳嗽、痰中带血、咯血、胸痛及发热,也有以脑转移出现头痛及呕吐来第一次就诊的,也有以骨转移疼痛来就诊的,也有以颈部肿块就诊的。

2. 体征:当肿瘤较小,位于周边时,患者可能没有任何阳性体征。当肿瘤病变较大或为中央型时,听诊可闻及病侧呼吸音弱,呼吸音粗糙。如发生转移,根据转移的部位可能有相应的体征。

(二) 特殊检查

1. 影像学检查

(1) 胸部透视:能在不同位置观察肺部的病变。

(2) X线胸部平片:注意肿块有无分叶、毛刺、脐凹征等。以上表现是肺癌常见的。体层片能更清楚地看到肿块外形及支气管狭窄程度。

(3) CT检查:胸部CT除了解肺部肿块外,更主要是了解肺癌有无肺门、纵隔淋巴结肿大,了解有无心包、心脏、大血管和椎体的侵犯。

(4) MRI检查:主要用于头颅检查,了解有无肿瘤脑转移。

(5) 正电子断层扫描(PET/CT):可对肺原发病灶及纵隔肿大淋巴结做出诊断外,还可发现远处转移灶。

2. 纤维支气管镜检查:病变位于亚段支气管以上时,可用纤维支气管镜行活检。全身情况极度衰竭、严重心血管疾病、肺功能严重损害、呼吸困难、有严重出血性疾患不宜行此项检查。

3. CT引导下经皮肺穿刺活检和抽吸细胞

(1) 适应证:适用于肺周边肿块无法用内镜检查者。

(2) 禁忌证:肿块靠近大血管,广泛肺大泡,呼吸功能不全和急性感染期。

(3) 并发症:气胸占10%~25%,每次做完此检查时必须胸透有无游离气体,如多时应行封闭引流。咯血约占10%,一般量少,不需特殊处理。咳嗽,如剧烈时可用可待因止咳。

4. 纵隔镜检查:通过纵隔镜,可以观察到的范围包括:前方的无名动脉和主动脉;后方的气管、气管旁和隆突;右侧的右主支气管,右上叶支气管,右肺动脉,奇静脉和左侧喉返神经及部分食管。纵隔镜检查在国外开展得较为普遍,将其列为肺癌术前常规检查项目之一,国内此项检查开展不普遍。

(1) 适应证:可观察范围内病变性质及淋巴结转移情况不明者。

(2) 禁忌证:纵隔曾经手术或曾行纵隔镜检查者,或纵隔曾行放射治疗者;上腔静脉综合征者;主动脉瘤者;有出血倾向者;胸部脊柱后突者;颈及胸骨后甲状腺瘤者。

(3) 并发症:发生率为1%~3%,主要为出血、气胸、喉返神经损伤、感染和少见的食管气管损伤等。

5. 细胞学检查

(1) 痰细胞学检查:阳性率可达80%以上。阳性率高低与病变部位有关,中心型肺癌远比周围型肺癌阳性率高。

(2) 胸腔积液细胞学检查:肺部肿块并胸腔积液,胸腔积液细胞学检查有助于肺癌的诊断。

6. 病理学检查是确诊肺癌不可缺少的。

(三) 实验室检查

1. 在小细胞肺癌中,神经元标志物及神经内分泌多肽类肿瘤标志物常升高;在非小细胞肺癌中 CEA 可以升高,尤其是肺腺癌。

2. 肺癌的分子学诊断

(1) EGFR 和 K-ras:EGFR19 外显子缺失突变、21 外显子点突变(L858R)及 18 外显子点突变(GT19X)的 NSCLC 对酪氨酸激酶抑制剂(TKIs)的敏感性高。EGFR 和 K-ras 突变在肺癌患者中相互排斥,K-ras 突变和 EGFR 突变(如 T790M)与 TKI 耐药有关。

腺癌 EGFR 突变的发生率在西方国家为10%,亚洲人群达到30%~40%,在不吸烟者、女性以及非黏液性肿瘤中发生率更高。K-ras 突变在非亚洲人群、吸烟者以及黏液性腺癌中最常见。最常见的 EGFR 突变为第21 外显子(L858R)的第858个氨基酸由亮氨酸变为精氨酸,以及第19 外显子的框架缺失。

(2) EML4-ALK:EML4-ALK 型非小细胞肺癌患者是独特

的亚群患者,ALK抑制剂可能是这类患者的一种很有效的治疗策略。

到现在还没有标准的方法检出EML4-ALK型非小细胞肺癌。目前有几种方法正接受评估,包括聚合酶链反应(PCR)、免疫组化(IHC)、荧光原位杂交(FISH)。

(四) 诊断与分期

1. 诊断要点:出现咳嗽、咯血、胸背疼痛及发热,胸部影像学检查有肺肿块影,首先应考虑肺癌的可能性大。要确诊为肺癌还必须有细胞学、病理学诊断。

2. 分期:肺癌临床分期标准(AJCC 2010年第7版)。

T 原发肿瘤

Tx 原发肿瘤不能评估,或痰、支气管冲洗液找到癌细胞但影像学或支气管镜没有可见的肿瘤

T0 没有原发肿瘤的证据

Tis 原位癌

T1 肿瘤最大径≤3cm,周围被肺或脏层胸膜所包绕,支气管镜下肿瘤侵犯没有超出叶支气管近端(即没有累及主支气管);

T1a 肿瘤最大径≤2cm

T1b 肿瘤最大径>2cm但≤3cm

T2 肿瘤>3cm但≤7cm或者肿瘤具有以下任一特征:

累及主支气管,但距隆突≥2cm

侵犯脏层胸膜

伴有扩展到肺门的肺不张或阻塞性肺炎,但未累及全肺

T2a 肿瘤最大径>3cm但≤5cm

T2b 肿瘤最大径>5cm但≤7cm

T3 肿瘤>7cm或肿瘤已直接侵犯了下述结构之一者:胸壁(包括肺上沟瘤)、膈肌、膈神经、纵隔胸膜、心包壁层;或肿瘤位于距隆突2cm以内的主支气管,但尚未累及隆突;或伴有累及全肺的肺不张或阻塞性肺炎或原发肿瘤同一叶内出现分散的单个或多个瘤结节

T4 任何大小的肿瘤已直接侵犯了下述结构之一者:纵

隔、心脏、大血管、气管、喉返神经、食管、椎体、隆突；同侧非原发肿瘤所在叶的其他肺叶出现分散的单个或多个瘤结节

N 区域淋巴结

Nx 区域淋巴结不能评估

N0 无区域淋巴结转移

N1 转移至同侧支气管旁淋巴结和(或)同侧肺门淋巴结，和肺内淋巴结，包括直接侵犯

N2 转移至同侧纵隔和(或)隆突下淋巴结

N3 转移至对侧纵隔淋巴结、对侧肺门淋巴结、同侧或对侧斜角肌或锁骨上淋巴结

M 远处转移

Mx 远处转移不能评估

M0 无远处转移

M1 有远处转移

M1a 对侧肺叶出现分散的单个或多个瘤结节；胸膜结节或恶性胸腔(或心包)积液

M1b 远处转移

说明：任何大小的非常见的表浅播散的肿瘤，只要其浸润成分局限于支气管壁，即使临近主支气管，也定义为T1。肿瘤大小≤5cm或者大小无法确定的T2肿瘤定义为T2a，肿瘤>5cm但≤7cm的T2肿瘤定义为T2b。大多数肺癌患者的胸腔积液(以及心包积液)由肿瘤引起。但是有极少数患者的胸腔积液(心包积液)多次细胞学病理检查肿瘤细胞均呈阴性，且积液为非血性液，亦非渗出液。如综合考虑这些因素并结合临床确定积液与肿瘤无关时，积液将不作为分期依据，患者仍按T1、T2、T3或T4分期(表2-7-1)。

表2-7-1 肿瘤T和M分类以及分期分组

T/M	N0	N1	N2	N3
T1a	I_A	II_A	III_A	III_B
T1b	I_A	II_A	III_A	III_B
T2a	I_B	II_A	III_A	III_B

续表

T/M	N0	N1	N2	N3
T2b	ⅡA	ⅡB	ⅢA	ⅢB
T3	ⅡB	ⅢA	ⅢA	ⅢB
	ⅡB	ⅢA	ⅢA	ⅢB
	ⅡB	ⅢA	ⅢA	ⅢB
T4	ⅢA	ⅢA	ⅢB	ⅢB
	ⅢA	ⅢA	ⅢB	ⅢB
M1a	Ⅳ	Ⅳ	Ⅳ	Ⅳ
	Ⅳ	Ⅳ	Ⅳ	Ⅳ
M1b	Ⅳ	Ⅳ	Ⅳ	Ⅳ

目前临床上常用的 SCLC 的分期方法是美国退伍军人协会的局限期和广泛期分类法,但现在常常结合美国癌症联合会(American Joint Committee on Cancer, AJCC)的 TNM 分期标准进行分期。局限期定义为病变局限于一侧胸腔,包括对侧纵隔和同侧锁骨上淋巴结转移,病变能够被纳入一个放疗治疗野内的Ⅰ期和Ⅱ期 SCLC。广泛期定义为超出一侧胸腔,包括对侧肺门和锁骨上淋巴结转移、恶性胸腔、心包积液或血行转移的病变,还包括同一肺叶或不同肺叶多个病灶的Ⅲ期和Ⅳ期 SCLC。

(五)鉴别诊断

1. 结核球:结核球的 X 线表现为边界较清楚,密度较高,常有钙化,其周边多有卫星灶。小病灶周围型肺癌边界模糊,多有毛刺、分叶及胸膜凹陷等。胸部影像学动态观察更有利于两者的鉴别诊断。

2. 肺脓肿:X 线表现为有一液平的厚壁空洞,涂片及痰培养可找到致病菌。癌性空洞为偏心性空洞,痰细胞学检查或纤维支气管镜检查可协助明确诊断。

3. 胸膜间皮瘤:患者以胸痛为主,X 线检查可见胸膜增厚,肋骨破坏及胸腔积液,肺内未见实质性病变。如果 CEA 升高,则可排除胸膜间皮瘤。

4. 纵隔肿瘤:纵隔肿瘤与纵隔型肺癌有时难以鉴别,有时必须通过纵隔镜或开胸术后取得病理学诊断才能鉴别。

【治疗】

(一)治疗原则

应当采取综合治疗的原则,多学科综合治疗(MDT)模式,以期达到根治或最大程度控制肿瘤,提高治愈率,改善患者的生活质量,延长患者生存期的目的。目前肺癌的治疗仍以手术治疗、放射治疗和药物治疗为主。

1. 非小细胞肺癌治疗原则:早期手术治疗为主,可切除的局部晚期行辅助化疗+手术+术后辅助治疗(化疗±放疗),不可切除的局部晚期行化疗与放疗的联合治疗,远处转移的晚期以姑息治疗为主。

2. 小细胞性肺癌治疗原则:以全身化疗为主,辅以手术和(或)放疗。由于预防性全脑照射(preventive craniocerebral illuminate,PCI)能改善完全缓解患者的无疾病生存和总生存,对于术后辅助化疗后的完全缓解 SCLC 患者进行 PCI 是有积极意义的。

(二)治疗方法

1. 手术治疗:非小细胞肺癌:手术适应证为Ⅰ、Ⅱ期和部分Ⅲa期(T3N1~2M0;T1~2N2M0;T4N0~1M0 可完全性切除),部分Ⅲb 期非小细胞肺癌(T4N0~1M0)如能局部完全切除肿瘤者,部分Ⅳ期非小细胞肺癌,有单发对侧肺转移,单发脑或肾上腺转移者。非小细胞肺癌手术后的生存期:3 年生存率为 40%~60%,5 年生存率为 22%~47%。手术死亡率在 3% 以下。

小细胞肺癌,只应局限于Ⅰ期(T1/2a,N0,M0)患者,超出Ⅰ期病变的小细胞肺癌患者不能从手术治疗中获益。目前国内外统计显示,诊断为Ⅰ期的 SCLC 患者不足总体小细胞肺癌患者总数的 5%。

2. 放射治疗

(1)放疗的原则:应在包括肿瘤外科、肿瘤放疗科、肿瘤内科、呼吸内科、病理科和诊断放射科医生在内的多学科小组共同研究和(或)讨论后决定肺癌患者的放射治疗。放疗包括根治性放疗、姑息放疗、辅助放疗和预防性放疗等。

1)非小细胞肺癌的放射治疗原则:①放疗可以作为病灶可切除的可手术患者的辅助治疗手段,可以作为因医学原因不能手术或病灶不可切除患者的主要局部治疗方法,同时放疗也是无法治愈患者的重要的姑息治疗方式。②根治性放疗适用于 KPS 评分≥70 分的患者,包括不可切除的局部晚期非小细胞肺癌、因医源性和(或)个人因素不能手术的早期非小细胞肺癌,以及术后切缘阳性无法再次手术者。根治性放疗:照射剂量不应低于 TD(60~70)Gy/(30~35)次/(6~7)周。放疗通常联合化疗,联合方案可选择同步放化疗、序贯放化疗。建议同步放化疗方案为 EP 和含紫杉类方案。③术后辅助放疗,对于 pN2 和手术后分期 T_4 患者建议加用术后放疗,照射剂量 5~6 周照射 50Gy,或推荐加入临床试验。④建议采用三维适型放疗(3DCRT)与调强放疗技术(IMRT)等先进的放疗技术。⑤放疗设计和实施时,应当注意对肺、心脏、食管和脊髓的保护;治疗过程中应当尽可能避免因毒副反应处理不当导致的放疗非计划性中断。⑥对于存在广泛转移的Ⅳ期患者,如有指征,放疗可用于原发灶或远处转移灶的姑息治疗。

2)小细胞肺癌的放射治疗原则。局限期 SCLC 患者的放疗应采用 1.5Gy/2 次/d,中间间隔至少 6 小时以上的超分割放疗,总剂量 45Gy;或 2.0Gy/1 次/d 的常规分割放疗,总剂量 60~70Gy。推荐放疗与化疗同步进行,或者至少在化疗 1~2 个周期后立即介入放疗。放疗靶区必须基于放疗时 CT 扫描图像来勾画,放疗剂量必须经过非均一性校正来确定。三维适形放疗或 IMRT 技术应是推荐使用的选择,如果采用 IMRT 放疗,则用四维图像采集以保证肿瘤移位控制在合理的范围内。PCI 的剂量控制应 25Gy,10 次分割放疗;或 30Gy,15 次分割放疗。

(2)放疗的方式:根据治疗的目的,可分为根治性放疗、姑息性放疗、术前放疗、术后放疗、腔内放疗和 X 刀治疗。

1）根治性放疗：早期不能手术或局部晚期手术不能切除而又无远处播散的病例。

2）姑息性放疗：局部晚期或远处转移灶已出现或极可能出现临床症状的病例。

3）手术前放疗：估计手术切除有一定困难，术前放疗以缩小肿瘤，提高切除率。

4）手术后放疗：手术后肿瘤有残留，转移淋巴结较多，局部复发可能性大的病例。

5）腔内放疗：经常规外照射后，若支气管内肿瘤或支气管周围肿块仍未完全消退，此时可进行腔内放疗，每次800cGy，共2~3次。这样可给局部大大增加剂量，又比较好的保护了周围正常肺组织。

6）适形放射治疗：立体适形放射治疗，以多照射野从不同方向照射，能给肿瘤组织根治量，而使周围正常肺组织受到较好保护，目前主要用于孤立的肺肿瘤病变或经常规外照射后残留肿块，期望提高局部控制率和生存率。

7）适型调强放疗（Intensity-modulated radiation therapy, IMRT）：IMRT 是一种先进的高精度放射线治疗方法，它利用计算机控制的 X 光加速器去向恶性肿瘤或肿瘤内的特定区域发射精确的辐射剂量。IMRT 可根据肿瘤的 3D 形状通过调节（或控制）辐射的强度使辐射剂量更加准确。IMRT 也可对肿瘤内的区域通过聚焦施加更高的辐射剂量，而使周围的正常组织接收最小的辐射剂量。因为 IMRT 的这种放疗方法使肿瘤周围组织接收的剂量达到最小，所以它比传统的放疗更安全、不良反应更小。

3. 化学治疗：小细胞肺癌用联合化疗有根治可能；对非小细胞肺癌目前只能起辅助及姑息性治疗作用，顺铂/培美曲塞用于非鳞状细胞癌较顺铂/吉西他滨疗效更优且毒性更低。

非小细胞肺癌术后辅助化疗方案可采用顺铂联合长春瑞滨、依托泊苷或者长春花碱的两药含铂方案，其他可接受的方案还包括顺铂联合吉西他滨、多西他赛或者培美曲塞的两药方案，对于存在并发症或不能耐受顺铂的患者，也可以采用紫杉醇联合卡铂的方案。

非小细胞肺癌放疗同步治疗时,可选用顺铂联合依托泊苷或者长春花碱的两药含铂方案,其次也可以采用紫杉醇联合卡铂的方案。

晚期或转移性非小细胞肺癌的全身化疗,一线治疗可选方案很多,顺铂或卡铂与以下任何一种药物联合都是有效的:紫杉醇、多西他赛、吉西他滨、长春瑞滨、伊立替康、依托泊苷、长春花碱、培美曲塞。EGFR突变阳性的患者,厄洛替尼、吉非替尼或埃克替尼可作为一线治疗。贝伐珠单抗联合化疗,西妥昔单抗联合长春瑞滨/顺铂也是常用的一线化疗方案。

维持治疗可分为两种情况,即继续维持治疗和换药维持治疗。继续维持治疗是指在一线治疗4~6个周期之后,如果没有出现疾病进展,使用至少一种在一线治疗中使用过的药物进行治疗。换药维持治疗是指在一线治疗4~6个周期之后,如果没有出现疾病进展,开始使用另一种不包含在一线方案中的药物进行治疗。适用于继续维持治疗的情况有:①在4~6个周期含铂两药化疗联合贝伐珠单抗治疗之后可使用贝伐珠单抗继续维持治疗;②4~6个周期顺铂+长春瑞滨联合西妥昔单抗方案治疗之后可使用西妥昔单抗继续维持治疗;③对于非鳞状细胞癌患者,在4~6个周期顺铂联合培美曲塞方案化疗之后可使用培美曲塞继续维持治疗。适用于换药维持治疗的情况有:①对于非鳞状细胞癌患者,在含铂两药联合方案一线化疗4~6个周期之后开始培美曲塞维持治疗;②在含铂两药联合方案一线化疗4~6个周期之后开始厄洛替尼维持治疗;③在含铂两药联合方案一线化疗4~6个周期之后开始多西他赛维持治疗。当然,除了换药维持治疗之外,不予任何治疗并密切随访患者也是一个合理的选择。在一线治疗期间或之后疾病进展的患者,单药多西他赛、培美曲塞或厄洛替尼、吉非替尼可作为二线治疗。对于三线治疗,已证实就生存期而言,厄洛替尼优于最佳支持治疗,具有统计学意义,而对于未用过酪氨酸激酶抑制剂的患者,吉非替尼可作为三线治疗。

(1) 非小细胞肺癌常用化疗方案

1) EP方案

依托泊苷 100mg/m² 静脉滴注,第1~3天;

顺铂 75~100mg/m² 静脉滴注,第1天;

每3周为1周期。

2) GP方案

吉西他滨 1250mg/m² 静脉滴注,第1、8天;

顺铂 75mg/m² 静脉滴注,第1天;

每3周为1周期。

3) NP方案

去甲长春碱 25~30mg/m² 静脉注射,第1、8天;

顺铂 75~80mg/m² 静脉滴注,第1天;

每3周为1周期。

4) TP方案

紫杉醇 175~200mg/m² 静脉滴注,第1天;

卡铂 AUC=6 静脉滴注,第1天;

每4周为1周期。

5) DP方案

多西紫杉醇 75mg/m² 静脉注射,第1天;

顺铂 75mg/m² 静脉滴注,第1天;

每3周为1周期。

6) 培美曲塞+顺铂方案(腺癌)

培美曲塞 500mg/m² 静脉注射,第1天;

顺铂 75mg/m² 静脉滴注,第1天;

每3周为1周期。

(2) 小细胞肺癌常用化疗方案

1) EP方案

依托泊苷 100~120mg/m² 静脉滴注,第1~3天;

顺铂 60~80mg/m² 静脉滴注,第1天;

每3周为1周期。

2) EC方案

依托泊苷 100mg/m² 静脉滴注,第1~3天;

卡铂300mg/m² 或 AUC(药时曲线面积)=5~6 静脉滴注,第1天；

每3周为1周期。

3) IP方案

伊立替康65mg/m² 静脉注射,第1,8天；

顺铂30mg/m² 静脉注射,第1,8天；

每3周为1周期。

或者

伊立替康60mg/m² 静脉注射,第1,8,15天；

顺铂60mg/m² 静脉注射,第1天；

每4周为1周期。

4) IC方案

伊立替康50mg/m² 静脉注射,第1,8,15天；

卡铂AUC(药时曲线面积)=5 静脉注射,第1天；

每4周为1周期。

5) VIP方案

依托泊苷75mg/m² 静脉滴注,第1~4天；

异环磷酰胺1200mg/m² 静脉滴注,第1~4天；

(同时预防性用美司钠)

卡铂20mg/m² 静脉滴注,第1~4天；

每3周为1周期。

6) NP方案

去甲长春碱25~30mg/m² 静脉注射,第1、8天；

顺铂40mg/m² 静脉滴注,第1~3天；

每3周为1周期。

7) 单药方案。

A. 托泊替康(topotecan,和美新)

托泊替康15mg/m² 静脉滴注,第1~5天；

每3周为1周期。

B. 依托泊苷50mg/m² 口服,第1~21天；

每4周为1周期。

4. **分子靶向治疗**:酪氨酸激酶抑制剂厄洛替尼、吉非替尼或埃克替尼一线治疗适用于 EGFR19 或 21 外显子突变阳性的患者;或一线化疗失败后二线治疗。

贝伐珠单抗+化疗适用于 PS 0~1 的晚期或复发的非鳞癌 NSCLC 患者,贝伐珠单抗用药至疾病进展。西妥昔单抗+长春瑞滨/顺铂适用于 PS 0~2 晚期或复发 NSCLC 患者。

常用的靶向药物用法:

盐酸厄洛替尼 150mg/次口服每天 1 次;

吉非替尼 250mg/次口服每天 1 次;

盐酸埃克替尼 125mg/次口服每天 3 次。

【疗效标准与预后】

1. 疗效评价

(1) 方法:主要靠体检和胸部影像学。

(2) 疗效标准见附录四。

2. 预后总的 5 年生存率为 8%~15%。小细胞性肺癌,局限期中位生存 12~18 个月,广泛期则为 6~10 个月,非小细胞肺癌,根治术后 5 年生存率约 25%(Ⅰ期 40%~50%,Ⅱ期 30%)。根治性放疗后 5 年生存率为 10% 左右。

【随诊】

肺癌治疗后前两年应每 3 个月复查 1 次,要询问有无咳嗽、头痛、骨痛和腹胀等。应定期复查胸片、腹部 B 超,必要时应行头部 CT 及骨 ECT。

(梅 齐 夏 曙 陈 元)

二、食 管 癌

食管癌(cancer of the esophagus)是指原发于食管上皮的癌肿。我国是食管癌的高发国家,高发区主要位于河南、河北、山西三省交界地区。我国也是食管癌死亡率最高的国家,1980 年报道食管癌在我国恶性肿瘤死亡率中占 22.4%,仅次于胃癌。由于在食管癌高发区进行防癌普查,早期病例的检出率增加,使治疗效果有了明显的提高。

【病因】

食管癌的发病为综合因素引起,与下列因素有关:

1. 亚硝酸胺类化合物:它是一种很强的致癌物,用亚硝酸胺类化合物喂养老鼠,实验鼠食管癌的发生率很高。河南林县食管癌发病率高,可能与食用的酸菜内含亚硝酸胺类化合物高有关。

2. 真菌食物:食管癌高发区居民食用的酸菜中有白地霉菌等生长。

3. 饮食习惯:长期热饮食、粗饮食、饮酒和吸烟等。鳞癌的主要高危因素为吸烟、饮酒。戒烟后发生食管鳞癌的风险在降低。另外,食管鳞癌患者常常有呼吸消化道肿瘤,如头颈部和肺部肿瘤病史。吸烟是腺癌的主要高危因素而饮酒只是中等危险因素。

4. 胃食管反流性疾病和 Barrett 食管:至今腺癌的最大的高危因素是胃食管反流性疾病和 Barrett 食管,胃食管反流疾病是常见的发病因素,30% 西方人已受到影响。Barrett 食管是腺癌发生最大的高危因素,它是一种化生即食管正常鳞状上皮被柱状或腺上皮取代。大约 62% 的食管癌患者已证明为 Barrett 食管。

【病理】

1. 病理类型鳞状细胞癌占 90%,腺癌较少见,见于下段食管。还有未分化癌和肉瘤。

2. 临床病理类型

(1) 髓质型:食管造影常见较明显的对称性狭窄或偏心性狭窄和钡剂充盈缺损,或有中等度黏膜破坏或龛影。

大体标本可见肿瘤在食管壁内生长、浸润,使食管明显增厚。镜检见黏膜层有溃疡,癌组织成片成囊排列。

(2) 蕈伞型:造影剂通过较慢,病变上下缘呈弧形,边缘清晰锐利,病变中部有浅而宽的龛影。镜下见黏膜面肿瘤常有突起,癌细胞常呈较大的片、块状排列,浸润常较局限。

(3) 溃疡型:食管造影主要表现为边缘不规则、较深、较大的溃疡。镜检见黏膜面溃疡多为坏死的癌组织,出血和炎性细胞浸润较明显。

(4) 缩窄型:食管造影可见较短但显著的向心性狭窄,钡剂通过困难,镜检见典型硬癌,癌细胞多排列成较细小的条索,浸润食管壁并浸透肌层。

(5) 腔内型:食管造影可见病变上、下缘相当锐利清楚,有时可见清晰的弧形边缘,管腔明显增宽。镜下见食管鳞状细胞癌细胞分化多较差,角化及细胞间桥均不明显,细胞排列常较弥散。

【诊断】

(一) 临床表现

1. 症状:进行性吞咽困难,胸背部胀痛,病情进一步发展,可出现声嘶及颈部肿块。

2. 体征:当食管癌局限于食管时,体检往往无阳性体征。到晚期,有时可见声嘶及触及颈部肿大淋巴结。

(二) 特殊检查

1. 食管吞钡 X 线片可见食管狭窄,管壁不光滑,黏膜破坏。

2. CT 主要了解肿瘤外侵(纵隔)程度,确定纵隔是否有转移病变。

3. 纤维胃镜或食管镜检查可见到食管内黏膜破坏、溃疡、菜花状新生物。

4. 细胞学检查食管拉网法收集食管脱落细胞镜检,阳性率各家报道不一,可高达 90%。用于普查,大大提高食管癌的早期发现。如出现颈部淋巴结肿大,可行肿块穿刺细胞学检查。

5. 活检纤维胃镜检查取组织送病理检查,可得到明确的病理诊断。目前诊断食管癌常规进行此项检查。

6. 建议采用内镜超声(EUS)对食管、胃食管连接处癌行进一步分期。如果有条件,可用 PET-CT 联合 EUS 和 CT 评估食管和胃食管连接处肿瘤的浸润深度、范围和分期。

(三) 诊断与分期

1. 食管癌临床分期主要通过以下一系列检查来确定:食

管造影、食管镜检查、气管镜检、淋巴结穿刺细胞学检查或活检、超声内镜、超声内镜引导下细针穿刺(endosonography guided fine needle aspiration, EUS-FNA)、加强胸腹部 CT、PET、PET/CT、骨扫描、脑部磁共振及胸腔镜与腹腔镜检查等。目前食管癌分期主要依据加强颈、胸、腹部 CT, 食管 EUS, 骨扫描, 脑部磁共振及 PET/CT 等检查。

2. 食管的分段：以肿瘤上缘所在的食管位置决定，以上切牙到肿瘤上缘的距离来表示具体位置。

颈段食管：上接下咽，向下至胸骨切迹平面的胸廓入口，前邻气管、两侧与颈血管鞘毗邻，后面是颈椎，内镜检查距门齿 15～20cm。

胸上段食管：上自胸廓入口，下至奇静脉弓下缘水平，其前方由气管、主动脉弓及分支和大静脉包绕，后面为胸椎。内镜检查距门齿 20～25cm。

胸中段食管：上自奇静脉弓下缘，下至下肺静脉水平，前方是两个肺门之间结构，左邻胸降主动脉，右侧是胸膜，后方为胸椎。内镜检查距门齿 25～30cm。

胸下段食管及食管胃交界：上自下肺静脉水平，向下终于胃，由于这是食管的末节，故包括了食管胃交界(Esophagogastric Junction, EGJ)。其前邻心包，后邻脊椎，左为胸降主动脉，右为胸膜。该段食管穿越膈肌，在腹腔走行距离长短不一，在某些情况如食管裂孔疝时，腹段食管可消失，故腹段食管包括在胸下段食管中。

食管胃交界癌与贲门癌：EGJ 上 5cm 的食管远端与 EGJ 以下 5cm 的胃近端是一个有争议的部位。新版 TNM 分期协调统一了食管癌 TNM 分期与胃癌 TNM 分期内容，作出明确规定，凡肿瘤中心位于①食管下段；②EGJ；③胃近端 5cm 但已侵犯食管下段或 EGJ 者，均按食管腺癌 TNM 分期；而胃近端 5cm 内发生的腺癌未侵犯 EGJ 可称为贲门癌，连同胃其他部位发生的肿瘤，皆按胃癌的 TNM 标准分期。

3. 食管癌、肺癌的引流淋巴结分组及名称

1 锁骨上淋巴结：位于胸骨上切迹与锁骨上

2R 右上气管旁淋巴结:位于气管与无名动脉根部交角与肺尖之间

2L 左上气管旁淋巴结:位于主动脉弓顶与肺尖之间

3P 后纵隔淋巴结:位于气管分叉之上,也称上段食管旁淋巴结

4R 右下气管旁淋巴结:位于气管与无名动脉根部交角与奇静脉头端之间

4L 左下气管旁淋巴结:位于主动脉弓顶与隆凸之间

5 主肺动脉窗淋巴结:位于主动脉弓下、主动脉旁及动脉导管侧面

6 前纵隔淋巴结:位于升主动脉和无名动脉前方

7 隆突下淋巴结:位于气管分叉的根部

8M 中段食管旁淋巴结:位于气管隆凸至下肺静脉根部之间

8L 下段食管旁淋巴结:位于下肺静脉根部与食管胃交界之间

9 下肺韧带淋巴结:位于下肺韧带内

10R 右气管支气管淋巴结:位于奇静脉头端与右上叶支气管起始部之间。

10L 左气管支气管淋巴结:位于隆凸与左上叶支气管起始部之间。

11 肺叶间淋巴结

12 肺叶淋巴结

13 肺段淋巴结

14 肺次段淋巴结

15 横膈淋巴结:位于膈肌膨隆面与膈脚之间

16 贲门周围淋巴结:位于胃食管交界周围的淋巴结

17 胃左淋巴结:位于胃左动脉走行区

18 肝总淋巴结:位于肝总动脉走行区

19 脾淋巴结:位于脾动脉走行区

20 腹腔淋巴结:位于腹腔动脉周围

4. 分期,食管癌分期标准(AJCC,2010 年第 7 版)。见表

2-7-2、表2-7-3

T	原发肿瘤
Tx	原发肿瘤不能确定
T0	无原发肿瘤证据
Tis	重度不典型增生
T1	肿瘤侵犯黏膜固有层、黏膜肌层、或黏膜下层
T1a	侵犯黏膜固有层或黏膜肌层
T1b	侵犯黏膜下层
T2	肿瘤侵犯食管肌层
T3	肿瘤侵犯食管纤维膜
T4	肿瘤侵犯食管周围结构
T4a	侵犯胸膜、心包或膈肌
T4b	侵犯其他邻近结构如主动脉、椎体、气管等
N	区域性淋巴结
Nx	区域淋巴结转移不能确定
N0	无区域淋巴结转移
N1	1~2枚区域淋巴结转移
N2	3~6枚区域淋巴结转移
N3	≥7枚区域淋巴结转移

食管癌区域性淋巴结的定义：颈段食管癌包括颈部淋巴结和锁骨上淋巴结；胸段食管包括纵隔及胃周围淋巴结，不包括腹主动脉旁淋巴结。

必须将转移淋巴结数目与清扫淋巴结总数一并记录。

M	远处转移
M0	无远处转移
M1	有远处转移（区域以外的淋巴结或器官转移）
G	肿瘤分化程度
Gx	分化程度不能确定——按G1分期
G1	高分化癌
G2	中分化癌
G3	低分化癌
G4	未分化癌——按G3分期

表 2-7-2 食管鳞癌 TNM 分期（AJCC 第 7 版）

分期	T	N	M	病理分级	肿瘤部位
0	Tis	N0	M0	1, X	任何部位
I~A~	T1	N0	M0	1, X	任何部位
I~B~	T1	N0	M0	2~3	任何部位
	T2~3	N0	M0	1, X	下段, X
II~A~	T2~3	N0	M0	1, X	上段, 中段
	T2~3	N0	M0	2~3	下端, X
II~B~	T2~3	N0	M0	2~3	上段, 中段
	T1~2	N1	M0	任何	任何部位
III~A~	T1~2	N2	M0	任何	任何部位
	T3	N1	M0	任何	任何部位
	T4a	N0	M0	任何	任何部位
III~B~	T3	N2	M0	任何	任何部位
III~C~	T4a	N1~2	M0	任何	任何部位
	T4b	任何 N	M0	任何	任何部位
	任何 T	N3	M0	任何	任何部位
IV	任何 T	任何 N	M1	任何	任何部位

表 2-7-3 食管腺癌 TNM 分期（AJCC 第 7 版）

分期	T	N	M	病理分级
0	Tis	N0	M0	1, X
I~A~	T1	N0	M0	1~2, X
I~B~	T1	N0	M0	3
	T2	N0	M0	1~2, X
II~A~	T2	N0	M0	3
II~B~	T3	N0	M0	任何
	T1~2	N1	M0	任何
III~A~	T1~2	N2	M0	任何
	T3	N1	M0	任何
	T4a	N0	M0	任何

续表

分期	T	N	M	病理分级
ⅢB	T3	N2	M0	任何
ⅢC	T4a	N1~2	M0	任何
	T4b	任何 N	M0	任何
	任何 T	N3	M0	任何
Ⅳ	任何 T	任何 N	M1	任何

(四) 鉴别诊断

1. 食管良性肿瘤：以食管平滑肌瘤占多数，一般病程较长，吞咽困难多为间歇性。食管吞钡检查显示食管有圆形、卵圆形或分叶状充盈缺损，边缘整齐，周围黏膜纹理正常。内镜检查显示食管腔内有隆起肿物，黏膜完整无溃疡。

2. 食管良性狭窄：各种原因所致的瘢痕收缩。详细询问病史和吞钡检查或内镜检查可以鉴别。

3. 食管痉挛：可表现为吞咽困难和消瘦。食管吞钡检查可见食管狭窄，边缘光滑，黏膜完整。用解痉药治疗可收到良好效果。

4. 食管憩室或憩室炎：可因食物进入憩室内潴留与刺激而继发炎症、溃疡，甚至出血。食管憩室行 X 线检查和食管镜检查可明确诊断。

5. 食管受压病变：纵隔肿瘤、先天性纵隔血管畸形、主动脉瘤、纵隔肿大淋巴结有时压迫食管，引起吞咽困难。钡餐检查见食管为外来性压迫改变，边缘光滑，黏膜正常。

【治疗】

(一) 治疗原则

临床上应采取综合治疗的原则。Ⅰ、Ⅱ期食管癌可首选手术治疗，如患者心肺功能差或不愿手术者，可行根治性放化疗或放疗。对于完全性切除的 T1~2N1M0 患者，术后行辅助放疗可以降低局部复发率并可能提高 5 年生存率。

对于 T1~2N2M0、T3N1~2M0 和部分 T4aN0~2M0（侵及心包、膈肌和隔膜）患者，目前仍可选择以手术为主的综合治疗,对于Ⅲ$_B$或Ⅲ$_C$期可考虑先行术前新辅助放化疗(含铂方案的化疗联合放射治疗)后再手术,与单一手术相比,术前同期放化疗可能提高患者的总生存率。对于Ⅲ期患者,术后行辅助放疗或同步放化疗可提高局部控制率和5年生存率。对于不能手术的Ⅲ期患者,目前的标准治疗是放射治疗或同步放化疗。

Ⅳ期食管癌患者以化疗和姑息治疗为主。姑息治疗手段主要包括姑息性放疗、内镜治疗(如食管支架、食管扩张等)、营养支持和止痛等对症治疗。可以考虑靶向治疗。治疗目的为延长患者的生命,提高生活质量。

(二)治疗方法

1. 手术治疗:外科治疗仍是食管癌的主要方法。只要肿瘤没有明显外侵,一般均能切除。如果肿瘤已侵犯气管、支气管、肺门、肺下静脉、主动脉等,切除率则明显下降,手术难度及并发症将增加。

2. 放射治疗

(1)术前放疗

1)术前放疗目的:消灭或抑制活跃的肿瘤细胞,使原发肿瘤缩小,外侵减轻,减少吻合口瘘发生率和手术死亡率,降低淋巴结转移率和吻合口残端癌的发生率,从而提高手术切除率和远期生存率。此项综合治疗对于中晚期食管癌尤为适用。

2)照射方法:颈段和上颈段食管癌建议包括双锁骨上区和中上纵隔,下段食管癌则重点考虑下纵隔和胃左贲门旁淋巴结。每天照射180~200cGy,每周照射5次,总剂量4500~5040cGy,休息2~4周手术。

(2)术后放疗:完全切除术后部分Ⅱa期($T_3N_0M_0$),推荐术后预防性放疗;完全切除术后Ⅱb~Ⅲ期患者,推荐术后同步放化疗;切缘阳性患者,总剂量54~60Gy,保证脊髓剂量不超过45Gy。术后放疗可能提高患者远期生存率。

(3)根治性放射治疗

1)适应证:患者一般情况在中等以上,病变长度不超过8cm,没有穿孔或瘘管形成,可以进半流食或普食,无远处转移,病变部位应位于食管中、上段。

2）禁忌证:食管穿孔、恶病质或已有明显症状且有远处转移。

3）照射方法:照射长度应超过病变两端至少各3cm,宽度5~7cm,使用3野照射。上段食管癌采用:①两前斜野加楔形板;②"T"形野前后对穿照射,到3600cGy后分野。中下段食管癌等中心照射一般用一前二后斜野,非等中心照射则前后对穿加斜野,两者都要包括下纵隔和胃左贲门旁淋巴结。

目前应用适形调强放疗和CT模拟定位与传统外照射技术相比可明显提高放疗效果,减少放疗不良反应。因此,应进行随机分组研究以确定适形调强放疗在食管癌治疗中的地位。剂量:推荐进行同步放化疗,处方剂量60Gy,但也有文献报道剂量超过50Gy未能显著提高疗效。也可考虑后期行腔内放疗,每周1次,每次参考剂量500~600cGy,以2~3次为宜。腔内放疗可提高肿瘤局部剂量,提高肿瘤控制率,较好地保护周围正常组织。腔内放疗尚未达到我们所期望的治疗效果,有待于进一步研究。

3. 化学治疗

(1) 术后辅助化疗

适应证:①T1~2N0,但食管切除长度不足,伴有低分化或未分化,淋巴管或血管及神经浸润;②T3~4或淋巴结阳性者;③切缘阳性者。

禁忌证:①年老体衰或恶病质患者;②心、肺、肾功能严重障碍,有感染发热,食管出血或穿孔者;③白细胞低于3.0×10^9/L或血小板低于50×10^9/L。

(2) 晚期转移或复发患者姑息性化疗。

(3) 食管癌常用联合化疗方案

1）DF方案

顺铂75~100mg/m² 静脉滴注,第1天;

5-氟尿嘧啶750~1000mg/m² 持续静脉滴注,第1~4天;

每4周重复。

2）DCF方案

多西紫杉醇75mg/m² 静脉滴注,第1天;

顺铂 75mg/m² 静脉滴注,第 1 天;
5-氟尿嘧啶 750mg/m² 持续静脉滴注,第 1~5 天;
每 3~4 周重复。

3) TP 方案
紫杉醇 135~175mg/m² 静脉滴注,第 1 天;
顺铂 75mg/m² 静脉滴注,第 1 天;
每 3 周重复。

4) 紫杉醇+卡铂方案
紫杉醇 175~200mg/m² 静脉滴注,第 1 天;
卡铂 AUC=4-6 静脉滴注,第 1 天;
每 3 周重复。

5) ECF 方案
表柔比星 50mg/m² 静脉注射,第 1 天;
顺铂 60mg/m² 静脉滴注,第 1 天;
5-氟尿嘧啶 200mg/m² 持续静脉滴注,第 1~21 天;
每 3 周重复。

6) 奥沙利铂+氟尿嘧啶方案
奥沙利铂 85mg/m² 静脉滴注,第 1 天;
甲酰四氢叶酸 400mg/m² 静脉滴注,第 1 天;
5-氟尿嘧啶 400mg/m² 静脉滴注,第 1 天;
5-氟尿嘧啶 1200mg/m² 持续静脉滴注,第 1~2 天;
每 2 周重复。

7) 依立替康+氟尿嘧啶方案
依立替康 180mg/m² 静脉滴注,第 1 天;
甲酰四氢叶酸 400mg/m² 静脉滴注,第 1 天;
5-氟尿嘧啶 400mg/m² 静脉滴注,第 1 天;
5-氟尿嘧啶 1200mg/m² 持续静脉滴注,第 1~2 天;
每 2 周重复。

4. 分子靶向治疗:对不能手术的局部晚期、复发的或者远处转移的食管腺癌(以及食管胃结合部的腺癌),可考虑用免疫组化(immunohistochemistry,IHC)和荧光原位杂交(fluorescence in situ hybridization,FISH)进行 HER-2 状态检测,如果 HER-2

高表达,可以加用曲妥珠单抗治疗。

【疗效标准与预后】

1. 疗效标准

(1) 判断疗效方法:食管钡餐检查了解食管的变化,体检了解锁骨上或颈部淋巴结变化。

(2) 疗效标准见附录四。

2. 预后:食管癌的治疗仍以手术和放疗为主,如病期早,治疗效果是比较好的,我国曾报道一组病例,手术后5年生存率达90%以上。但由于大多数病例就诊时已处于中晚期,大大降低了治疗效果。根治性放疗后5年生存率在10%左右。

【随诊】

食管癌治疗后在前5年内要定期到医院复查,前2年每3个月复查1次为好,从第3年开始可每年复查1次。复查的主要内容包括患者主诉,如进食梗阻情况,有无咳嗽、胸背疼痛和声嘶等。要详细体检,特别要注意锁骨上及颈部淋巴结是否肿大。要定期食管钡餐检查及拍摄胸片,必要时行纵隔 CT 或 MRI。

(梅 齐 夏 曙 陈 元)

三、恶性间皮瘤

起源于胸膜或腹膜间皮的恶性肿瘤称恶性间皮瘤(malignant mesothelioma)。恶性胸膜间皮瘤和恶性腹膜间皮瘤相对较少见,其预后很差,且发病率有逐年上升趋势。恶性胸膜间皮瘤的发病高发年龄是40~60岁,中位年龄60岁,男性比女性多发,一般在3:1以上。

【病因】

石棉是恶性胸膜间皮瘤的首要致病因素,平均潜伏期是石棉暴露后20~40年。其他潜在致病因素或协同因素包括:接触其他自然纤维(如毛沸石、氟浅闪石)或是人造纤维(耐火陶瓷),以及电离辐射和猿猴空泡病毒40(SV40)。而烟草在间皮瘤的发生中无明显作用。

【病理】

恶性间皮瘤可能含胸膜或腹膜间皮和肉瘤样两种成分,按其主要成分进行分型。间皮型占50%,肉瘤样型占16%,混合型占34%。间皮型中位生存时间22个月,肉瘤样型和混合型的中位生存时间仅6个月。

【诊断】

(一) 临床表现

1. 症状:主要症状为胸痛、呼吸困难和咳嗽,其次为乏力、消瘦、软弱、贫血等。侵犯食管、肋骨、椎体、神经、上腔静脉还可能出现吞咽困难、疼痛、Horner综合征及上腔静脉压迫。

2. 体征:局限性良性间皮瘤可无明显体征,恶性间皮瘤体检时常可发现胸腔积液、胸膜增厚的体征。

(二) 特殊检查

1. 影像学检查CT比常规X线技术能较早地发现胸膜异常,少量胸腔积液和以胸膜为基底的小的肿瘤结节易于在CT片上显示。有条件的单位PET-CT可作为必要的术前评估。

2. 诊断性胸穿胸膜间皮瘤所致胸腔积液往往为血性,胸腔积液中LDH值达血中LDH60%以上或LDH大于200U。CEA阳性率不高。CEA增高常不支持间皮瘤的诊断。

3. 针吸胸膜活检或开放性活检诊断符合率达85%。但需避免诱发气胸。纵隔镜检查可明确临床分期。

4. 实验室检查约80%的患者可出现血小板计数增高,近半数患者可合并贫血,不少患者可伴有血清CA125明显增高。

(三) 诊断与分期

1. 诊断要点:胸痛、呼吸困难和咳嗽患者,体检时有胸腔积液和胸膜增厚体征。结合胸部CT,诊断性胸穿和胸膜活检可明确诊断。

2. 分期(AJCC,2010年第7版)

T 原发肿瘤

Tx 原发肿瘤无法评估

T0　无原发肿瘤的证据

T1　肿瘤限于同侧壁层(包括或不包括纵隔、横膈)胸膜和(或)脏层胸膜

T1a　未侵及脏层胸膜

T1b　侵及脏层胸膜

T2　肿瘤累及同侧胸膜,至少出现下列之一:侵犯膈肌,脏层胸膜,肿瘤侵犯肺实质

T3　肿瘤累及同侧胸膜,至少出现下列之一:侵犯胸内筋膜,侵犯纵隔脂肪,单一病灶侵犯胸壁软组织,非穿透性累及心包

T4　肿瘤累及同侧胸膜,至少出现下列之一:胸壁软组织播散或多病灶侵犯伴或不伴肋骨破坏,穿透膈肌达腹膜,侵犯对侧胸膜,侵犯脊柱,侵犯心包内表面伴或不伴心包积液,心肌受累

N　区域淋巴结

Nx　区域淋巴结无法评估

N0　无区域淋巴结转移

N1　同侧支气管周围和(或)同侧肺门淋巴结转移

N2　同侧纵隔和(或)隆凸下淋巴结转移,包括同侧内乳淋巴结及膈肌旁淋巴结

N3　对侧纵隔、内乳淋巴结,同侧或对侧锁骨上淋巴结转移

M　远处转移

M0　无远处转移

M1　远处转移

临床分期

Ⅰ期　　T1N0M

I$_A$期　　T1aN0M0

I$_B$期　　T1bN0M0

Ⅱ期　　T2N0M0

Ⅲ期　　T1~2N1~2M0,T3N0~2M0

Ⅳ期　　T4N 任何 M0,T 任何 N3M0,T 任何 N 任何 M1

(四) 鉴别诊断

1. 肺癌：周围型肺癌与胸膜间皮瘤可产生相类似的呼吸道症状，胸部 X 线平片难以区分肺周围结节与胸膜病变。CT 区分以上病变能有较大价值。

2. 胸膜转移性病变：胸膜转移性病变和胸膜间皮瘤均可产生胸腔积液。胸膜转移性病变主要来自肺癌、乳腺癌、淋巴瘤、肾癌、卵巢癌等。一般来讲，在出现胸腔积液前原发灶已表现清楚，鉴别诊断并不困难。当原发灶不清楚时，会给诊断带来一定困难，主要鉴别办法靠胸腔积液中的细胞学诊断，必要时需行胸膜活检才能鉴别。

3. 胸膜炎：胸膜炎所致胸腔积液只占整个胸腔积液的 8%。疑有恶性或感染性胸腔积液的患者应做胸腔穿刺，对抽出的胸腔积液做常规评价应包括：比重、pH、细菌及真菌染色和培养、细胞学检查等。通过以上检查，约 2/3 的患者可明确恶性胸腔积液的诊断。确定恶性胸腔积液的患者再确定是癌性胸腔积液或间皮瘤所致胸腔积液，除前面提到的细胞学和病理学鉴别外，查 CEA 鉴别诊断也有一定意义。

【治疗】

(一) 治疗原则

恶性胸膜间皮瘤治疗以综合治疗为主，单一治疗方法，如手术、放疗和化疗在改善生存方面获益有限，因此，恶性胸膜间皮瘤需要开展多学科治疗。在潜在可切除的病变中，根治性手术是指胸膜全肺 (EPP)。放射治疗可以改善部分恶性胸膜间皮瘤患者的疗效，对晚期患者也有姑息治疗的作用。晚期恶性胸膜间皮瘤的治疗以化疗为主。

(二) 治疗方法

1. 手术治疗：手术目的是通过去除脏层肿瘤组织以解除压迫所致肺不张或去除壁层肿瘤组织缓解限制性通气不足和胸壁痛。手术方式包括开胸手术及闭合式电视辅助胸腔镜手术 (VATS)，优先选择 VATS。胸膜部分切除术/剥离术 (P/D) 达不到治愈目的，但能缓解症状，特别是对于化学性胸膜固定术无效、且有肺不张综合征的患者。根治性手术是胸膜外肺切除术(EPP),EPP 是切除整个胸膜、肺、心包膜、隔膜,并进行系统淋巴结清扫。P/D 及 EPP 均难以达到 R0 切除。

2. 放射治疗:放疗可用于术前或术后辅助治疗,以及为缓解胸痛或有骨或脑转移患者的姑息治疗。三维适形放射治疗和 IMRT 的剂量学优势,可能对术后放射治疗带来一定程度的突破。放射治疗的靶区包括同侧胸壁、膈顶和纵隔胸膜。放射治疗必须考虑正常肺的耐受剂量(表 2-7-4)。

表 2-7-4 恶性间皮瘤放射治疗剂量

治疗目的	总剂量(Gy)	分次量(Gy)	治疗时间(周)
术前	45~50	1.8~2	4~5
术后			
切缘阴性	50~54	1.8~2	4~5
切缘阳性	54~60	1.8~2	5~6
姑息治疗			
肿瘤小结节所致胸痛	20~40	≥4	1~2
	或 30	3	2
多发骨或脑转移	30	3	2

3. 化学治疗:单纯化疗可用于Ⅰ~Ⅳ期不可手术或含肉瘤样成分的患者,也可用于Ⅰ~Ⅲ期可手术患者的术前术后治疗。一线治疗以培美曲塞+顺铂为金标准,二线治疗尚无明确标准,可选择培美曲塞(一线未使用)、长春瑞滨及吉西他滨单药。

(1) PP 方案(1 类证据)

PEM 500mg/m² 静脉注射,第 1 天;

DDP 75mg/m² 静脉注射,第 1 天;

每 3 周重复。

(2) PC 方案

PEM 500mg/m² 静脉注射,第 1 天;

CBP AUC=5 静脉注射,第1天;
每3周重复。
(3) GP方案
GEM 1000~1250mg/m² 静脉注射,第1、8、15天;
DDP 80~100mg/m² 静脉注射,第1天;
每3~4周重复。
(4) PEM单药
PEM 500mg/m² 静脉注射,第1天;
每3周重复。
(5) NVB单药
NVB 25~30mg/m² 静脉注射,每周重复。

【疗效标准】

1. 方法:主要靠胸部影像学检查。
2. 疗效标准
(1) 胸膜肿块的疗效标准:见附录四。
(2) 胸腔积液的疗效标准

1) 显效:给药治疗后,胸腔积液完全吸收,症状消失,X线胸片或超声波检查未见胸腔积液,并在有效后可维持30天以上者。

2) 有效:给药治疗后,胸腔积液减少1/2以上者或有较明显胸膜增厚(根据超声波、临床和X线胸腔检查估计),可维持疗效30天以上者。

3) 无效:给药治疗后,胸腔积液继续迅速产生,或减少不到1/2,给药30天内,必须再次抽液者。

【预后】

大部分恶性胸膜间皮瘤不能治愈,预后差。预后与病变范围、手术是否根治及组织学类型(见前述)有关,无论手术、放疗或化疗都只能缓解症状,延长生存期,中位生存期为1年左右,3年生存率<10%。

(汤 陵 夏 曙 陈元)

四、纵隔肿瘤

纵隔肿瘤是一组起源于纵隔的肿瘤,包括胸腺瘤、胸内甲状腺肿、支气管囊肿、皮样囊肿、畸胎瘤、淋巴肉瘤、恶性淋巴瘤、心包囊肿、脂肪瘤、神经源性肿瘤、食管囊肿等,以良性者居多。

上纵隔肿瘤最常见的是胸腺瘤和胸内甲状腺肿,其中胸腺瘤多位于前上纵隔或前中纵隔,约占原发性纵隔肿瘤的 1/4~1/5。生长在前纵隔的肿瘤以胸腺瘤、畸胎瘤较为常见。中纵隔肿瘤绝大多数是淋巴系统肿瘤。后纵隔肿瘤几乎皆是神经源性肿瘤。

胸 腺 瘤

原发于胸腺的肿瘤称胸腺瘤(thymoma)。胸腺瘤是成年人中最常见的纵隔肿瘤,特别是在前纵隔的肿瘤绝大部分为胸腺瘤。50~60 岁为好发年龄,儿童少见。临床最主要的症状有咳嗽、胸痛、气急及声嘶。大约 1/3 的患者可出现重症肌无力。

【病因】

病因不清楚。

【病理】

胸腺瘤多呈膨胀性生长,包膜完整,与周围组织无粘连易完整切除,这一类型称为非浸润型(良性)胸腺瘤。若肿瘤包膜有侵犯或肿瘤侵犯肺、心包或周围组织则称为浸润型(恶性)胸腺瘤。组织学上可分为上皮细胞型、淋巴细胞型、梭形细胞型、淋巴细胞与上皮细胞混合型。1999 年 WHO 公布胸腺瘤新的分类方案见表 2-7-5。

表 2-7-5 1999 年 WHO 胸腺瘤分类

A 型胸腺瘤	梭形细胞,无或很少见非肿瘤性淋巴细胞
AB 型胸腺瘤	肿瘤由具有 A 型特征的局限小灶和富含淋巴细胞的局部小灶混合而成

续表

B1 型胸腺瘤	淋巴细胞富有型,肿瘤表现为类似于正常功能的胸腺样组织
B2 型胸腺瘤	在较多的淋巴细胞背景中,散在分布肿瘤细胞成分
B3 型胸腺瘤	上皮细胞型,鳞状上皮性,高分化胸腺癌
C 型胸腺瘤	恶性胸腺癌,具有明显细胞异型性,肿瘤边缘可见淋巴细胞

【诊断】

(一)临床表现

1. 症状:最主要的症状有咳嗽、胸痛、气急及声嘶。少数患者出现重症肌无力(发生率为15%~25%),极少数患者可合并出现单纯红细胞再生障碍性贫血。

2. 体征:当肿瘤小时可没有任何体征。当病情发展后可出现上腔静脉压迫征、重症肌无力的表现及锁骨上淋巴结肿大,侵及胸膜或心包时,可出现胸腔积液、心包积液。

(二)特殊检查

1. 胸部影像学检查

(1)胸部 X 线表现:肿瘤多偏于纵隔一侧,偶尔可突向双侧。多呈长圆形、扁圆形或不规则形,密度均匀,边缘清楚。

(2)CT 表现:好发于前上纵隔之胸骨后,多为长圆形、扁圆形或不规则形,表面凹凸不平,少囊变,呈均匀或不均匀增强。

(3)MRI:T_1 加权像上为均匀的肌肉等信号或中等信号肿块,T_2 加权像上信号增高。恶性胸腺瘤表现为 T_1 加权像上肿瘤侵入纵隔脂肪。

2. 纵隔镜检查在纵隔镜下可直观胸腺病变,可取材送病理检查。

3. 细胞学检查如出现锁骨上淋巴结肿大,则可行穿刺细胞学检查。

4. 病理检查纵隔镜下取材送病理检查或切除标本送病理检查。

(三) 诊断与分期

1. 诊断要点:临床上出现咳嗽、胸痛、气急患者,胸片提示前上纵隔肿块,基本上可诊断为胸腺瘤。如有可能,尽量争取病理学诊断。

2. 分期(Masaoka 分期)

Ⅰ期　　肉眼所见,包膜完整,显微镜下包膜未受侵

Ⅱ$_A$期　　显微镜下见包膜侵犯

Ⅱ$_B$期　　肉眼所见周围脂肪组织受侵,或肉眼黏附但未侵犯纵隔胸膜或心包

Ⅲ期　　肉眼所见邻近器官受侵(如心包、大血管或肺)

Ⅳ$_A$期　　胸膜或心包受侵

Ⅳ$_B$期　　淋巴系统或血行转移

(四) 鉴别诊断

1. 纵隔恶性淋巴瘤:病程较短,症状进展快,常有上腔静脉压迫征。X 线片见肿块呈分叶状,向两侧纵隔扩展。

2. 纵隔神经源性肿瘤:CT 见肿瘤位于后纵隔,多呈圆形、椭圆形或纺锤形,附近骨质常受压缺损。

3. 纵隔畸胎瘤:好发于前、中纵隔,X 线显示肿块多呈圆形、边缘光滑,密度不均匀,可见骨化及钙化。

4. 纵隔转移性肿瘤:很多肿瘤都可发生纵隔转移,此类病例中多数原发灶是明确的,转移灶是多发的。

【治疗】

(一) 治疗原则

手术是胸腺瘤的首选治疗,进行广泛完整的手术切除时获得长期生存的决定性因素。术后诊断分期为非浸润性胸腺瘤(Ⅰ期),手术后不放疗;浸润性胸腺瘤或胸腺癌,手术后必须放疗和(或)化疗。

(二) 治疗方法

1. 手术治疗:胸腺瘤完全手术切除仍然是首选治疗。手术切除的完整性是最重要的预后预测因素。手术前所有的患者都应进行血清抗 Ach 受体抗体水平的检测,以明确有无合并重

症肌无力。浸润性胸腺瘤手术时应尽可能多的切除病变。

2. 放射治疗

(1) 非浸润性胸腺瘤术后复发率低,不主张常规术后治疗。但需严密观察,一旦复发,争取手术加术后治疗。

(2) 不可切除或未完整切除的浸润性胸腺瘤患者需行放疗,R0切除的Ⅰ期患者术后不推荐行辅助治疗。

1) 照射范围:瘤床边缘外1cm,对已有明确心包转移或心包积液的,应先给予全纵隔、全心包放疗。如有胸膜或肺转移结节的,可先给予半胸或全肺放疗。明显转移胸腔积液者,可采用同侧胸膜电子束旋转照射。

2) 照射方法:采用两前野加楔形板和一正中后野等中心照射,剂量分配为后野是两前野剂量的1/4或1/3。有条件单位,推荐应用适形照射技术或IMRT技术。

3) 照射剂量:淋巴细胞为主型给予肿瘤处方剂量50Gy/5周,上皮细胞为主型或混合型给予肿瘤处方剂量(60~70)Gy/(6~7)周。如全纵隔、全心包放疗,给予肿瘤处方剂量(30~35)Gy/(3~3.5)周后局部瘤床加量。如半胸或全肺放疗,给予肿瘤处方剂量(15~20)Gy/(2~3)周后,局部瘤床和转移结节加量。胸腺瘤合并重症肌无力时,放射治疗应慎重,可以先从1Gy的分次量开始。详见表2-7-6。

表2-7-6 胸腺瘤放射治疗剂量

	总剂量	分次量
不可切除	60~70Gy	1.8~2Gy
R0切除术后	45~50Gy	1.8~2Gy
R1切除术后	54Gy	1.8~2Gy
R2切除术后	≥60Gy	1.8~2Gy

3. 化学治疗:淋巴细胞为主型,以含ADM为主的联合化疗;上皮细胞为主型,以含DDP为主的联合化疗。ADM+DDP+CTX为推荐方案。对于不能耐受蒽环类药物的患者,DDP+VP-16(加或不加IFO),卡铂+紫杉类亦有用。二线化疗可选的药物

包括:异环磷酰胺、培美曲塞、奥曲肽(加或不加泼尼松)、氟尿嘧啶、吉西他滨、紫杉醇。常用的化疗方案如下。

(1) CAP 方案(胸腺瘤推荐)

CTX 500mg/m² 静脉注射,第 1 天;

ADM 50mg/m² 静脉注射,第 1 天;

DDP 50mg/m² 静脉注射,第 1 天;

每 3 周重复。

(2) CAPP 方案(胸腺瘤推荐)

CTX 500mg/m² 静脉注射,第 1 天;

ADM 20mg/m² 静脉注射(持续滴注),第 1~3 天;

DDP 30mg/m² 静脉注射,第 1~3 天;

PRD 100mg/d 口服,第 1~5 天;

每 3 周重复。

(3) ADOC 方案

ADM 40mg/m² 静脉注射,第 1 天;

DDP 50mg/m² 静脉注射,第 1 天;

VCR 0.6mg/m² 静脉注射,第 3 天;

CTX 700mg/m² 静脉注射,第 4 天;

每 4 周重复。

(4) PE 方案

DDP 60mg/m² 静脉注射,第 1 天;

VP-16 120mg/m² 静脉注射,第 1~3 天;

每 3 周重复。

(5) VIP 方案

VP-16 75mg/m² 静脉注射,第 1~4 天;

IFO 1.2mg/m² 静脉注射,第 1~4 天;

DDP 20mg/m²,静脉注射,第 1~4 天;

每 3 周重复。

(6) CBP+Taxol(胸腺癌推荐)

CBP AUC=5 静脉注射,第 1 天;

Taxol 225mg/m²,静脉注射,第 1 天;

每 3 周重复。

(7) IFO 单药

IFO 1.5mg/m² 静脉注射,第 1~5 天。

生殖细胞性胸腺癌化疗用以顺铂为基础的方案,例如 BEP 或 VIP 方案。

【疗效标准和预后】

1. 疗效评价

(1) 评价方法:主要根据胸部影像学检查了解肿瘤大小变化。

(2) 疗效标准见附录四。

2. 预后:胸腺瘤 5 年生存率为 78%,胸腺癌的 5 年生存率为 30%~50%。可切除的Ⅰ期和Ⅱ期患者,10 年生存率分别为 90% 和 70%。预后因素包括:①胸腺瘤的细胞类型,尤其浸润性上皮细胞型胸腺瘤对患者的预后是一个不利因素。②重症肌无力的存在不再是胸腺瘤患者的一种负面因素。从长期的角度来看,伴有重症肌无力的胸腺瘤的预后可能较没有伴发重症肌无力的相对要好。其原因可能是前者的早期发现起了主要作用。③肿瘤体积大,对长期存活率有负面作用。④肿瘤是否具有入侵性(即包膜是否被浸润),以及手术切除是否完全切除是影响预后的最主要因素。

(汤　陵　夏　曙　陈　元)

第八章 腹部肿瘤

一、胃 癌

胃癌(stomach carcinoma)是胃恶性肿瘤中最常见的一种,占胃原发恶性肿瘤的80%以上。其他胃恶性肿瘤有胃平滑肌肉瘤、胃淋巴瘤、胃纤维肉瘤、胃脂肪肉瘤、胃横纹肌肉瘤、胃血管肉瘤、胃类癌等。胃癌仍是全球发病率较高的癌症之一,2008年全球新诊断胃癌98.8万例,占所有肿瘤的7.8%;统计资料显示胃癌发病率存在明显地域差异,在一些亚洲国家、欧洲中部、美国中部和南非发病率较高,其中中国、日本胃癌发病率最高,约占全球胃癌发病例数的56%。目前发达国家的胃癌发病率逐步下降,而发展中国家仍呈上升趋势。

【病因】

胃癌发病原因仍不清楚,饮食及环境因素对胃癌发病起一定作用。近年研究表明幽门螺旋杆菌长期感染是较为明确的胃癌诱发因素,此外污染或含有过量硝酸盐及亚硝酸盐前体的饮食、慢性萎缩性胃炎、胃溃疡、胃息肉、吸烟、饮酒等可能也与胃癌发病相关。E-钙黏蛋白基因突变或缺失在家族遗传性及散发性弥漫型胃癌起病中有重要作用。

【病理】

胃癌病理大体分型为早期胃癌和进展期胃癌。早期胃癌是指癌组织限于黏膜层或黏膜下层,而不论其面积大小和有无淋巴结转移。进展期胃癌是指癌组织已超过黏膜下层而不论面积大小或有无淋巴结转移。胃癌病理类型包括乳头状腺癌、管状腺癌、黏液腺癌、印戒细胞癌、腺鳞癌、鳞状细胞癌、小细胞癌、未分化癌、类癌等。95%的胃癌为腺癌,通常按恶性度由低到高分为乳头状腺癌、管状腺癌、黏液腺癌、印戒细胞癌(黏液细胞癌)。

【诊断】

(一) 临床表现

1. 症状:早期胃癌可以毫无症状或仅有上腹不适、食欲缺乏,偶尔有呕吐、嗳气或食后饱胀。5%~10%的患者有类似胃溃疡的症状,中晚期患者可能合并有上腹痛、胃胀、恶心、呕吐、黑便、乏力、体重下降等,少数患者可能伴有呕血、食管或幽门梗阻以及胃穿孔等。

2. 体征:胃癌除非已至晚期,一般体检也无阳性所见。晚期患者可能可以触及上腹部肿块,锁骨上淋巴结肿大,有些女性患者可能可以触及下腹包块。

(二) 特殊检查

1. 内镜:是最重要的检查及诊断的手段,常用纤维胃镜及电子胃镜检查,并对可疑部位多点活检,诊断率达85%,若用荧光染色内镜检查诊断率可增至91%~95%。超声内镜检查可以显示癌组织侵犯胃壁的深度和范围,对于判断术前T分期有很大帮助,并可帮助鉴别是胃癌还是胃外肿瘤压迫。

2. 影像学

(1) X线:常规X线检查,很难发现胃黏膜细微病变,采用双重对比造影技术可以提高检查阳性率,常作为初步诊断依据。

(2) CT、MRI:可以清楚地显示淋巴结及腹腔脏器受侵或转移的情况,有助于判断术前的N分期状况,但是对早期胃癌的诊断价值尚需进一步临床证据证实。

(3) 超声波:主要用于判断转移的情况及与邻近脏器的关系,对早期胃癌诊断无价值。

(三) 实验室检查

大便潜血阳性是唯一可以观察到的并有可能导致做出早期诊断的征象,约30%胃癌患者粪便潜血阳性,而且可在临床症状出现前6~9个月检出。其他如CEA、CA199、CA724等肿瘤标志物可作为参考。

(四) 诊断与分期

1. 诊断要点

(1) 临床诊断:有上腹不适、食欲缺乏、呕吐、嗳气、粪便潜血阳性者,经 X 线双重对比造影有典型胃癌影像特征可确立临床诊断。

(2) 细胞学诊断:胃镜刷片或体表转移病灶取得细胞学标本,镜检符合胃癌细胞学标准者。

(3) 病理学诊断:胃癌手术切除标本或胃镜取组织活检经病理、组织学证实者。

2. 临床分期(AJCC,2010 年第 7 版)

(1) 胃癌的 TNM 分期

T　　原发肿瘤

Tx　　原发肿瘤无法评估

T0　　无原发肿瘤的证据

Tis　　原位癌:上皮内癌未浸润黏膜固有层

T1　　侵及黏膜固有层、黏膜肌层或黏膜下层

T1a　　肿瘤侵及黏膜固有层或黏膜肌层

T1b　　肿瘤侵及黏膜下层

T2　　肿瘤侵及固有肌层

T3　　肿瘤穿透浆膜下结缔组织,未侵及腹膜或邻近结构

T4　　侵及浆膜或邻近结构

T4a　　肿瘤浸透浆膜

T4b　　肿瘤侵及邻近器官

(注:①肿瘤穿透固有肌层,进入胃结肠或肝胃韧带,或进入大小网膜,但没有穿透覆盖这些结构的脏腹膜,这种情况应分为 T3,如果穿透覆盖这些结构的脏腹膜就应分为 T4;②胃的邻近结构包括脾、横结肠、肝、膈、胰腺、腹壁、肾上腺、肾、小肠、腹膜后;③肿瘤由壁内延伸至十二指肠或食管,由包括胃在内的浸润最深部位决定 T 分期。)

N　　区域淋巴结

Nx　　区域淋巴结无法评估

N0　无区域淋巴结转移
N1　1~2个淋巴结转移
N2　3~6个淋巴结转移
N3a　7~15个淋巴结转移
N3b　≥16个淋巴结转移
M　远处转移
M0　无远处转移
M1　远处转移

(2) 临床分期

0期　　TisN0M0
I_A期　　T1N0M0
I_B期　　T2N0M0
　　　　T1N1M0
II_A期　　T3N0M0
　　　　T2N1M0
　　　　T1N2M0
II_B期　　T4aN0M0
　　　　T3N1M0
　　　　T2N2M0
　　　　T1N3M0
III_A期　　T4aN1M0
　　　　T3N2M0
　　　　T2N3M0
III_B期　　T4bN0M0
　　　　T4bN1M0
　　　　T4aN2M0
　　　　T3N3M0
III_C期　　T4bN2M0
　　　　T4bN3M0
　　　　T4aN3M0
IV期　　任何T 任何NM1

(五) 鉴别诊断

1. 胃溃疡:青年人的胃癌常误诊为胃溃疡或慢性胃炎,胃溃疡 X 线表现龛影常突出于腔外,直径在 2cm 以内。而进展期溃疡型胃癌龛影常较大,且位于腔内,常伴有指压征,胃黏膜破坏,胃壁僵硬,胃腔扩张性差等,一般可以鉴别。但有疑问时则应通过胃镜活检予以鉴别。

2. 胃息肉:可发生于任何年龄,但以 60~70 岁多见。X 线表现为直径 1cm 左右、边界完整的圆形充盈缺损。但当直径>2cm,基底宽度大于高度,表面不光滑者应首先考虑为恶性病变,需经胃镜活检确诊。

3. 胃平滑肌瘤:可发生于任何年龄,多见于 50 岁以上。肿瘤多为单发,直径 2~4cm,呈圆形或椭圆形。胃镜检查常可与胃癌相区别,但不能与平滑肌肉瘤相区别。

4. 胃原发性淋巴瘤:多见于青壮年,好发于胃窦、幽门前区及胃小弯。由于病变起源于黏膜下层的淋巴组织,病灶部浆膜或黏膜常完整。当病变侵及黏膜时则可以发生溃疡。30%~50% 的患者可出现发热。X 线钡餐检查病灶发现率可达 93%~100%,但仅 10% 左右能确诊为淋巴瘤,常需胃镜取组织活检或手术切除后病检来确诊。

5. 胃平滑肌肉瘤:多见于中老年,好发于胃底、胃体。瘤体大,常在 10cm 以上,呈球形或半球形,多数患者可在腹部扪及肿块,伴有压痛。通过胃镜检查与胃癌不难鉴别。

【治疗】

(一) 治疗原则

目前胃癌的治疗强调根据肿瘤病理学类型及临床分期,结合患者一般状况和器官功能状态,采取多学科综合治疗(multidisciplinary team, MDT)模式,有计划、合理地应用手术、化疗、放疗和生物靶向等治疗手段,达到根治或最大幅度地控制肿瘤,延长患者生存期,改善生活质量的目的。其中早期胃癌且无淋巴结转移证据,可根据肿瘤侵犯深度考虑内镜下治疗或手术治疗,术后无需辅助放疗或化疗。局部进展期胃癌或伴有淋巴结转移的早期胃癌,应当采取以手术为主的综合治疗。根据肿瘤侵犯深度及是否伴有淋巴结转移,可考虑直接行根治性手术或术前先行新辅助化疗,再考虑根治性手术。成功实施根治性手术的局部进展期胃癌,需根据术后病理分期决定辅助治疗方案(辅助化疗,必要时考虑辅助化放疗)。复发/转移性胃癌应当采取以药物治疗为主的综合治疗手段,在恰当的时机给予姑息性手术、放射治疗、介入治疗、射频治疗等局部治疗,同时也应当积极给予止痛、支架置入、营养支持等最佳支持治疗。

(二)治疗方法

1. 手术治疗

(1)早期胃癌:外科手术或内镜下黏膜切除术(EMR)是身体状况良好的Tis或T1a期患者的主要治疗方法,EMR是身体状况差的早期(Tis和T1a期)胃癌患者的较佳治疗选择,但需要强调的是EMR必须在有足够治疗经验的中心进行。手术是身体状况良好、可切除的局限性胃癌(T1b期)患者主要的治疗方法。凡无淋巴结转移的早期胃癌,不论是局限于黏膜内或已侵及黏膜下,根治术后勿须任何针对肿瘤的辅助性治疗;如已有淋巴结转移则需辅以化疗。

(2)进展期胃癌:对于T2或以上分期的进展期胃癌患者,尽量争取做D2式根治性切除术,且为明确淋巴结转移情况需要送检淋巴结数目达到15个以上。根据术后病理分期状况决定是否做术后辅助化疗(T2N0M0且无淋巴管、血管及神经浸润的患者可以考虑不进行术后辅助化疗,给予密切观察)。一般不建议行姑息性胃切除术,除非为缓解出血及穿孔等并发症,且姑息性胃切除术不需要清扫淋巴结。连接近端胃的胃空肠吻合旁路手术对缓解梗阻症状可能有效,可考虑胃造口术和(或)放置空肠营养管。

2. 放射治疗

(1)术前化放疗:对于身体状况良好但肿瘤无法切除或身体状况差的局限性胃癌患者,推荐放疗(45~50.4Gy)同时给予氟尿嘧啶类(5-FU或卡培他滨)为基础的放疗增敏剂联合治疗,在初始治疗完成后应该进行再次分期。如果获得完全缓解,应该对患者进行密切监测或如果认为通过术前放化疗使肿瘤缩小能够适合手术者,应积极施行手术治疗。

(2) 术后化放疗:标准 D2 式切除术后是否需要做放疗尚有争议。但是对于未能实现标准 D2 根治术,且术后分期为所有切缘阴性的 T3、T4 或淋巴结阳性患者及所有切缘有镜下残余病灶(R1 切除)或肉眼残留病灶的患者都应考虑给予放疗(45~50.4Gy),同时予以氟尿嘧啶类(5-FU 或卡培他滨)为基础的放疗增敏剂。

3. 化疗

(1) 新辅助化疗:经过超声内镜、CT 等分期检查项目确定分期为 T3 及以上或 N 阳性的病人,可以考虑进行新辅助化疗。MRC-MAGIC 临床研究显示以 ECF 方案进行围手术期化疗可以显著改善可切除的胃癌的无进展生存和总生存。对于术前进行了 ECF 方案(或其改良方案)新辅助化疗的患者,术后推荐仍然进行 3 个周期 ECF(或其改良方案)辅助化疗。在其他研究方案中也有采用顺铂联合氟尿嘧啶的新辅助治疗方案。此外也可以在术前采用新辅助放化疗同步的治疗方案。在进行新辅助化疗时,应遵循高效低毒的原则,目前认为 2~3 个周期为宜,应尽快开始手术治疗。

(2) 术后辅助化疗:胃癌术后辅助化疗的争议由来已久。从欧美到亚洲国家进行了许多相关研究,早年的随机对照研究和荟萃分析对辅助化疗多趋向于否定,近年来的研究中,疗效渐趋向于肯定。辅助化疗的对象包括:术后病理分期为 I_B 期伴淋巴结转移者,术后病理分期为 II 期及以上者。目前尚无标准的术后辅助化疗方案,现有大样本临床证据支持的术后辅助化疗方案为 XELOX 方案(6 周期)及单药 S-1 治疗(治疗时间为 1 年)。辅助化疗始于患者术后体力状况基本恢复正常,一般在术后 3~4 周开始,联合化疗在 6 个月内完成,单药化疗不宜超过 1 年。辅助化疗方案推荐氟尿嘧啶类药物联合铂类的两药联合方案。对临床病理分期为 I_B 期、体力状况差、高龄、不耐受两药联合方案者,考虑采用口服氟尿嘧啶类药物的单药化疗。

(3) 姑息性化疗:目前就诊的大部分是进展期胃癌,单纯手术疗效甚差,化疗是胃癌综合治疗的重要手段之一。目的为缓解肿瘤导致的临床症状,改善生活质量及延长生存期。姑息性化疗适用于全身状况良好、主要脏器功能基本正常的无法切除、复发或姑息性切除术后的患者。常用的系统化疗药物包括氟尿嘧啶类(5-FU、卡培他滨、替吉奥)、顺铂、表阿霉素、多西紫杉醇、紫杉醇、奥沙利铂、伊立替康等。对体力状态差、高龄患者,考虑采用口服氟尿嘧啶类药物或紫杉类药物的单药化疗。

对 HER-2 表达呈阳性(免疫组化染色呈+++,或免疫组化染色呈++且 FISH 检测呈阳性)的晚期胃癌患者,可考虑在化疗的基础上,联合使用分子靶向治疗药物曲妥珠单抗。现有证据支持的联合化疗方案 DDP 联合氟尿嘧啶或希罗达。

常用方案:术前或术后化疗。

(1) ECF 方案

EPI 50mg/m^2 静脉注射,第 1 天;

DDP 60mg/m^2 静脉滴注,第 1 天;

5-FU 200mg/(m^2·d) 持续静脉滴注 24h,第 1 天。

每 3 周重复。

(2) ECF 改良方案

EPI 50mg/m^2 静脉注射,第 1 天;

OXA 130mg/m^2 静脉注射,第 1 天;

卡培他滨 625mg/m^2 口服 1 天 2 次,第 1~14 天;

每 3 周重复。

(3) XELOX 方案

OXA 130mg/m^2 静脉注射,第 1 天;

卡培他滨 1000mg/m^2 口服 1 天 2 次,第 1~14 天;

每 3 周重复(作为术后辅助化疗重复 6 周期)。

(4) 单药 S-1 方案

S-1 体表面积≤1.25m^2 80mg/天 分成 2 次;

1.25~1.5m^2 100mg/天 分成 2 次;

≥1.5m^2 120mg/天 分成 2 次;

口服 28 天,休息 14 天,维持 1 年。

(5) DCF 方案
多西他赛 75mg/m² 静脉注射,第 1 天;
DDP 75mg/m² 静脉注射,第 1 天;
5-FU 750mg/(m²·d) 静脉注射,第 1~5 天;
每 3 周重复。
(6) XP 方案
DDP 80mg/m² 静脉注射,第 1 天;
卡培他滨 1000mg/m² 口服,1 天 2 次,第 1~14 天;
每 3 周重复。
(7) DF 方案
DDP 100mg/m² 静脉注射,第 1 天;
5-FU 1000mg/(m²·d) 静脉注射,第 1~5 天;
每 4 周重复。
(8) FLO 方案
5-FU 2600mg/m² 持续 24 小时静脉注射,第 1 天;
CF 200mg/m² 静脉注射,第 1 天;
OXA 85mg/m² 静脉注射,第 1 天;
每 2 周重复。
(9) FOLFIRI 方案
FU 400mg/m²,静脉注射,第 1 天,第 2 天;
5-FU 600mg/m² 持续 22 小时静脉注射,第 1~2 天;
CF 200mg/m² 静脉注射,第 1 天,第 2 天;
伊立替康 180mg/m² 静脉注射,第 1 天;
每 2 周重复。
(10) S-1+顺铂
S-1 25mg/m² 口服 1 天 2 次,第 1~21 天;
DDP 75mg/m² 静脉注射,第 1 天;
每 4 周重复。
(11) XP/DP 方案+赫赛汀
XP 方案及 DP 方案同前;
赫赛汀 静脉注射,首剂 8mg/kg,后续 6mg/kg;
每 3 周重复。

【疗效标准与预后】

1. 疗效标准见附录四。

2. 预后：胃癌是威胁人类生命健康最严重的恶性肿瘤之一，如出现症状后不进行治疗，90%以上的患者均在1年内死亡。随着早期胃癌发现率的提高，手术方法的改进和综合治疗的应用，胃癌的治愈率有所提高。但因大约80%的患者在诊断时已有淋巴结受累，40%的患者已有腹腔扩散，30%的患者已有肝脏或肺转移，早期胃癌仅占10%以下。东西方学者报告的胃癌治疗效果存在明显差异，以日本、韩国、中国为代表的东方国家胃癌5年生存率可达40%~60%；而同期以美国、欧洲为代表的西方国家报告的胃癌术后5年生存率仅为20%左右。

【随诊】

胃癌术后1年内，每隔3个月复查1次，第2年每半年复查1次，以后每年1次。

(宋安萍　邱　红　袁响林)

二、大　肠　癌

大肠癌(colorectal carcinoma)是指原发于结肠和直肠的癌肿，低位大肠癌(直肠癌)占大肠癌的60%~75%。大肠癌发病率在西欧、北美占恶性肿瘤中的第1、2位。我国大肠癌发病率居第4位，中位发病年龄在45岁左右，男女性别比例为1.2：1。

【病因】

与饮食习惯及某些疾病有关。食谱中常食高脂肪、高蛋白、少纤维素者及长期饮酒、肥胖、精神压抑者发病率高，患有血吸虫病、慢性溃疡性结肠炎(Crohn病)者发生率明显增高。

【病理】

1. 大体分型

(1) 早期大肠癌分型

1) 息肉隆起型（Ⅰ型）。
2) 扁平隆起型（Ⅰ型）。
3) 扁平隆起伴溃疡型（重型）。
(2) 进展期大肠癌分型
1) 隆起型（Ⅰ型）。
2) 溃疡型（Ⅱ型）。
3) 浸润溃疡型（Ⅲ型）。
4) 浸润型（N型）。

2. 组织学分型：按恶性度由低到高可分为乳头状腺癌、管状腺癌、黏液腺癌、印戒细胞癌（黏液细胞癌）、未分化癌。其他类型有腺鳞状细胞癌、鳞状细胞癌、类癌。

【诊断】

(一) 临床表现

1. 症状

(1) 排便习惯改变或大便性状改变（变细、血便、黏液便等）。

(2) 贫血及消瘦，乏力，低热等全身症状：38%~59%的患者有贫血发生，右半结肠癌患者贫血较为显著。

(3) 腹痛或腹部不适：占20%~30%，其中左半结肠较右半结肠明显。直肠癌患者常有肛门坠胀感。

(4) 肠梗阻或穿孔：有时患者甚至突然腹痛且出现梗阻或穿孔，经急诊手术时方明确诊断。

2. 体征

(1) 腹部包块：大约40%的患者确诊时出现腹部包块。但有包块不一定是晚期的表现，应积极手术治疗，其中20%尚处于可根治性治疗阶段。

(2) 淋巴结肿大：晚期患者可出现腹股沟淋巴结或左锁骨上淋巴结肿大。

(3) 直肠指检：直肠癌70%发生在距肛门口8cm以内，肛门指诊可使约50%的大肠癌获得诊断。

(二) 特殊检查

1. 内镜检查：所有疑似结直肠癌患者均推荐行纤维结肠镜或电子结肠镜检查。乙状结肠镜可检查距肛缘25cm以内的全部直肠和部分乙状结肠,至少60%的大肠癌可由此做出诊断。距肛缘25cm以上的结肠,则应行纤维结肠镜检。通过直观检查及取组织活检,90%以上的大肠癌可获确诊,是最可靠、应用最广的检查方法,绝大部分早期及进展期大肠癌都是由纤维结肠镜发现的。

2. 粪便潜血:70%~90%的患者粪便潜血阳性,是大肠癌最早的表现。

3. 影像学检查:大肠气钡双重对比造影是结肠病变的重要检查方法之一,可以发现早期的癌和小的腺瘤。B超、CT及MRI则可以了解肿瘤内部情况,同周围脏器的关系、淋巴结有无转移及有无术后复发,对于估计分期和确定手术方式有重要意义。PET-CT不推荐常规使用,但对于常规检查无法明确的转移复发病灶可作为有效的辅助检查。推荐经直肠腔内超声或内镜超声检查为中低位直肠癌诊断及分期的常规检查。

4. 血清肿瘤标志物检查:结直肠癌患者在诊断、治疗前、评价疗效及随访时推荐检测CEA。现有证据表明术前CEA增高为不良预后因素,虽然CEA检查无特异性诊断价值,但在预后判断、疗效观察及复发监测方面有价值。

(三) 诊断与分期

1. 诊断要点

(1) 临床诊断:有腹痛、腹胀、排便困难、血便等症状,如果大肠X线双重造影有大肠癌影像特征者,可确立临床诊断。

(2) 细胞学诊断:大肠癌脱落细胞学检查符合大肠癌细胞学标准者。

(3) 病理学诊断:手术切除标本或经肠镜活检做病理、组织学检查证实者。

2. 临床分期(AJCC,2010年第7版)

(1) TNM分期:结直肠癌的分期通常是在外科医生进行腹部探查和病理医生对手术标本进行检查之后才进行。病理报告中应该包括的诊断标准如下:肿瘤分级;肿瘤浸润深度和邻近组织结构受累范围(T);区域淋巴结的评估数量;阳性区域淋巴结的数量(N);对是否存在其他器官、腹膜或区域外淋巴结的远处转移的评估(M);近端、远端和腹膜切缘的状况;血管淋巴浸润,神经周围浸润,以及结外肿瘤种植。在 TNM 分期中,前缀"p"和"yp"分别用于表示病理分期和接受过新辅助治疗后的病理分期。

T　原发肿瘤

Tx　原发肿瘤无法评价

T0　无原发肿瘤证据

Tis　原位癌:局限于上皮内或侵犯黏膜固有层

T1　肿瘤侵犯黏膜下层

T2　肿瘤侵犯固有肌层

T3　肿瘤穿透固有肌层到达浆膜下层,或侵犯无腹膜覆盖的结直肠旁组织

T4a　肿瘤穿透腹膜脏层

T4b　肿瘤直接侵犯或粘连于其他器官或结构

N　区域淋巴结

Nx　区域淋巴结无法评价

N0　无区域淋巴结转移

N1　有 1~3 枚区域淋巴结转移

N1a　有 1 枚区域淋巴结转移

N1b　有 2~3 枚区域淋巴结转移

N1c　浆膜下、肠系膜、无腹膜覆盖结肠/直肠周围组织内有肿瘤种植(TD, tumor deposit),无区域淋巴结转移

N2　有 4 枚以上区域淋巴结转移

N2a　4~6 枚区域淋巴结转移

N2b　7 枚及更多区域淋巴结转移

M　远处转移

Mx　远处转移无法评价

M0　无远处转移

M1　有远处转移

M1a　远处转移局限于单个器官或部位(如肝,肺,卵巢,非区域淋巴结)

M1b　远处转移至一个以上的器官/部位,或腹膜转移

(2) 临床分期

		Dukes 分期
0 期	T_{is}N0M0	-
Ⅰ 期	T1N0M0	A
	T2N0M0	A
Ⅱ_A 期	T3N0M0	B
Ⅱ_B 期	T4aN0M0	B
Ⅱ_C 期	T4bN0M0	C
Ⅲ_A 期	T1~T2N1/N1cM0	C
	T1N2aM0	C
Ⅲ_B 期	T3~T4aN1/N1cM0	C
	T2~T3N2aM0	C
	T1~T2N2bM0	C
Ⅲ_C 期	T4aN2aM0	C
	T3~T4aN2bM0	C
	T4bN1~N2M0	C
Ⅳ_A 期	任何 T 任何 NM1	

(四) 鉴别诊断

1. 阑尾周围脓肿:一般在急性阑尾炎症状出现3~4天后,右下腹部可扪及一个固定的、有触痛的包块,伴有发热及白细胞增多。

2. 增殖型肠结核:绝大多数发生在回盲部,粪便潜血多为阴性。内镜检查可与癌肿相鉴别,但有时也需通过手术探查才能做出最后的诊断。

3. 慢性痢疾:通过粪便常规化验,直肠指诊及内镜检查易与直肠癌鉴别。

4. 其他类型肠道肿瘤:如间质瘤、淋巴瘤、平滑肌瘤,具体需要通过病理检查进行鉴别诊断。

【治疗】

(一) 治疗原则

大肠癌目前强调以手术治疗为主的多学科综合治疗模式。术前结合超声内镜、CT 等影像学检查手术的分期检查非常重要,根据不同临床分期并结合有无梗阻等相关症状综合考虑安排治疗措施,对于临床分期为 T3 以上或 N 阳性的直肠癌患者,术前同步放化疗可改善患者总生存。术后需要根部具体病理报告合理安排辅助化疗。与结肠癌不同的是,术后病理分期为 T3 以上或 N 阳性的直肠癌患者如果没有接受过术前同步放化疗,需要接受术后同步放化疗。抗 EGFR 及抗血管生成的靶向治疗在晚期大肠癌治疗中占有重要地位。某些单纯肝转移或肺转移的大肠癌患者也应考虑积极的手术治疗,有些评估为潜在可切除的肝转移应积极行联合靶向治疗的转化性治疗积极争取手术切除转移灶的机会。

(二)治疗方法

1. 手术治疗:手术切除是大肠癌的主要治疗方法。无转移的结肠癌的推荐手术切除方式为局部结肠及区域淋巴结的整块切除。部分肝、肺转移患者根据多学科全面评估结果有可能达到 R0 切除的患者,亦需积极进行争取同期或分期手术切除。50% 的大肠癌患者可通过手术治愈。若原发灶能切除而转移灶不能切除时,可行全身治疗后再次评估病灶是否可切除,对于可切除病灶可行同期或分期切除原发灶及转移灶,仍不可切除病灶可行化疗。现有证据显示大肠癌腹腔镜手术的生存率和并发症发生率与开腹手术类似,但是对于中低位直肠癌、有明显梗阻或穿孔、术前分期明确显示累及周围器官组织的大肠癌不推荐腹腔镜下切除。需要指出的是,对于有遗传性非息肉病性结直肠癌家族史或有明显结肠癌家族史者,或同时多原发结肠癌家族史的患者建议行更广泛的结肠切除术。

2. 放射治疗

(1)术前放疗:直肠癌术前照射能使瘤体缩小,使已经转移的淋巴结缩小或消失,减轻癌性粘连,降低肿瘤细胞活力及闭合脉管。术前临床分期为可切除的 T3,N0 或者任何 T,N1 ~ 2 以及 T4 和(或)局部无法切除的直肠癌患者应该进行术前同期放化疗。放化疗后能切除者应考虑予以切除。接受术前放疗的患者应在新辅助治疗结束 5 ~ 10 周内施行经腹切除。

(2) 术后放疗:结肠癌 T4 肿瘤穿透至邻近器官,复发不能手术的肿瘤可以考虑放疗。放射野应包括肿瘤床,由术前放射影像检查和(或)术中标记确定,45~50Gy,分 25~28 次照射。对于肿瘤接近切缘或切缘阳性者考虑加量放疗。小肠的照射剂量应限制在 45Gy 之内。以 5-FU 为基础的化疗应与放疗同步。

术前分期为 T3,N0 或任何 T,N1~2 的直肠癌,直接行经腹手术切除术,术后病理证实为 pT3,N0,M0 或 pT1~3,N1~2,M0 的患者应进行同步 5-FU/放疗(5-FU 持续输注或推注+LV)或同期卡培他滨/放疗。盆腔剂量 45~50Gy/25~28 次。对于可切除的肿瘤,照射 45Gy 之后应考虑瘤床和边缘 2cm 范围予追加剂量,剂量为 5.4~9.0Gy/3~5 次。

(3) 术中放疗:直肠癌肿瘤切除后,尤其是 T4 或复发性肿瘤,若切缘距离肿瘤太近或切缘阳性,可考虑术中放疗(IORT)作为追加剂量。

3. 化疗

(1) 辅助及新辅助治疗:未转移结直肠癌及同时性转移灶可切除的转移性结直肠癌除手术治疗外,还应选择新辅助及辅助治疗。因为直肠与盆腔结构和脏器间的间隙太小、直肠无浆膜包裹以及手术切除时因技术难度而难以获得较宽的手术切缘,直肠癌局部复发危险较高,因此直肠癌的新辅助/辅助治疗通常包括局部区域治疗。与之相反,结肠癌的辅助治疗更多的是关注如何预防远处转移,因为结肠癌远处转移发生率较高而局部复发率很低。

结直肠癌的新辅助/辅助治疗的选择应根据术前临床分期及术后病理分期而定,表 2-8-1 和表 2-8-2 分别为不同分期结肠癌及直肠癌患者的辅助及新辅助治疗的选择。

(2) 晚期或转移性疾病的化疗:目前弥漫转移性的结直肠癌治疗中可使用多种有效药物,可以单用或联合应用,包括:5-FU/LV、卡培他滨;伊立替康、奥沙利铂、贝伐珠单抗、西妥昔单抗和帕尼单抗。对于适合接受高强度治疗的转移性患者(即对

表 2-8-1 结肠癌辅助及新辅助治疗方案

	TNM 分期	方案	备注
辅助化疗	Ⅰ期	观察	2A 类
	Ⅱ期,无高危因素	观察	1 类
		卡培他滨单药	2A 类
		5-FU/LV 或 sLV5-FU	2A 类
	Ⅱ期,有全身复发高危因素	XELOX	2A 类
		FLOX	2A 类
		FOLFOX	2A 类
	Ⅲ期	XELOX	1 类,首选
		FLOX	1 类
		FOLFOX	1 类,首选
		卡培他滨单药	2A 类
		5-FU/LV 或 sLV5-FU	2A 类
新辅助化疗	Ⅳ期(可切除或潜在可切除的肝转移及肺转移患者)	CapeOX/FOLFOX/FOLFIRI±贝伐单抗 FOLFOX/FOLFIRI±西妥昔单抗或帕尼单抗	2A 类

表 2-8-2 直肠癌辅助及新辅助治疗方案

TNM 分期（术前分期）	术前	术后
T1~2N0		pT1~2,N0,M0 观察
		pT3,N0,M0 或 pT1~3,N1~2,M0,化疗+同步放化疗+化疗[a] 或同步放化疗+化疗[b]
T3,N0 或任何 T,N1~2	卡培他滨/放疗（1类，首选）或术前 5-FU 输注/放疗（1类，首选）或 5-FU 推注+LV+放疗（2A类）	XELOX（2A类）或 5-FU±LV（2A类）或 FOLFOX（2A类）
	患者具有综合治疗的医学禁忌，应直接手术治疗	pT1~2,N0,M0 观察
		pT3,N0,M0 或 pT1~3,N1~2,M0,化疗+同步放化疗+化疗[a] 或同步放化疗+化疗[b]
T4 和（或）局部不可切除	同步放化疗[c]	（如有可能，手术切除）XELOX（2A类）或 5-FU±LV（2A类）或 FOLFOX（2A类）

续表

TNM 分期（术前分期）	术前		术后
	联合化疗（2～3个月）[d]		同步放化疗[c]
	联合化疗（2～3个月）[d]	同步化放疗[c]	随访
			pT1～2,N0,M1 XELOX（2A类，首选）或5-FU±LV（2A类）或FOLFOX（2A类，首选）
			pT3～4,任何N,M1或任何T,N1～2,M1化疗+同步放化疗+化疗[a]
任何T任何N,M1 同时转移灶可切除	同步放化疗[c]		晚期化疗方案

a. 为 XELOX+卡培他滨/放疗（首选）+XELOX（2A类）或 FOLFOX+5-FU 静脉滴注/放疗（首选）+FOLFOX（2A类）；b. 为卡培他滨/放疗（首选）（2A类）或 5-FU 静脉推注+LV/放疗（2A类）或 5-FU 静脉滴注/放疗（首选）（2A类），然后 XELOX（2A类）或 FOLFOX（2A类）或 5-FU±LV（2A类）；c. 为卡培他滨/放疗（2A类）或 5-FU 静脉滴注/放疗（2A类）或 5-FU 静脉注射+LV/放疗（2A类）；d. 为 XELOX/FOLFOX/FOLFIRI±贝伐单抗或 FOLFIRI/FOLFOX±帕尼单抗或西妥昔单抗（仅 KRAS 基因野生型）。

该方案能够良好耐受并且较高的肿瘤缓解率可能对患者有益),下面5个化疗方案作为初始治疗的选择:FOLFOX(如mFOLFOX6)、FOLFIRI、CapeOX、5-FU滴注/LV或卡培他滨或FOLFOXIRI。目前可在大肠癌中应用的靶向药物有西妥西单抗、贝伐单抗、帕尼单抗等,阿柏西普和瑞戈非尼现在也体现了对晚期大肠癌的治疗前景。西妥西单抗使用前需要进行K-RAS基因检测,它适用于K-RAS野生型患者。靶向药物联合化疗在晚期大肠癌中占有越来越重要的位置,现有研究表明靶向治疗的联合可以明显改善患者总生存。对于某些一般状况差,不能够耐受联合化疗的K-RAS野生型患者,可从单药爱必妥或帕尼单抗治疗中获益。对于某些考虑进行转化性治疗的晚期患者,强烈推荐靶向药物的联合治疗,以争取能够手术切除转移灶从而达到根治性目的。

(3)进展后的治疗:既往接受5-FU/LV或卡培他滨为基础化疗的结直肠癌患者第一次进展后的推荐治疗主要取决于初始治疗的方案:

1)对于初始治疗采用FOLFOX或CapeOX为基础的化疗方案的患者,推荐使用FOLFIRI±西妥昔单抗/帕尼单抗(仅限于KRAS野生型)、伊立替康联合西妥昔单抗(仅限于KRAS野生型)或伊立替康单药。

2)对于初始治疗采用FOLFIRI为基础的化疗方案的患者,推荐方案如下:FOLFOX或CapeOX、西妥昔单抗+伊立替康、西妥昔单抗或帕尼单抗单药(不适于与伊立替康联合的患者)。

3)对于初始治疗采用5-FU/LV或卡培他滨不加奥沙利铂、伊立替康的患者,第一次进展后的推荐方案包括FOLFOX、CapeOX、FOLFIRI、伊立替康单药、或伊立替康+奥沙利铂(IROX)。

4)对于初始治疗采用FOLFOXIRI方案的患者,推荐使用西妥昔单抗+伊立替康、或西妥昔单抗或帕尼替尼单药(仅KRAS基因野生型)。

辅助化疗方案:

A. mFOLFOX6

奥沙利铂85mg/m^{2}静脉滴注2小时,第1天;

LV* 400mg/m² 静脉滴注 2 小时,第 1 天;

5-FU 400mg/m² 静脉注射,第 1 天,然后 1200mg/(m²·d)×2 天持续静脉滴注

(总量 2400mg/m²,滴注 46~48 小时);

每 2 周重复。

B. FLOX

5-FU 500mg/m² 静脉注射,每周 1 次×6+ LV 500mg/m² 静脉滴注,每周 1 次×6;

每 8 周重复×3,奥沙利铂 85mg/m² 静脉滴注,第 1、3、5 周,每 8 周重复×3。

C. 卡培他滨

卡培他滨 1250mg/m² 每天 2 次口服,第 1~14 天,每 3 周重复,共 24 周。

D. CapeOX

奥沙利铂 130mg/m²,输注 2 小时,第 1 天;

卡培他滨 1000mg/m²,每天 2 次;

第 1~14 天,每 3 周重复,×24 周。

E. 5-FU/LV

LV 500mg/m² 静脉滴注 2 小时,每周 1 次×6;

5-FU 500mg/m² 在 LV 静脉滴注开始 1 小时后静脉注射,每周 1 次×6;

每 8 周重复,共 4 个周期;

F. 简化的双周 5-FU 输注/LV 方案(sLV5FU2)

LV 400mg/m² 静脉滴注 2 小时,第 1 天;

随后 5-FU 400mg/m² 静脉推注,然后 1200mg/(m²·d)×2 天持续静脉滴注(总量 2400mg/m²,滴注 46~48 小时);

每 2 周重复。

晚期或转移性化疗方案 FOLFOX:

A. mFOLFOX 6

奥沙利铂 85mg/m² 静脉滴注 2 小时,第 1 天;

LV* 400mg/m² 静脉滴注 2 小时,第 1 天;

5-FU 400mg/m² 静脉注射,第 1 天,然后 1200mg/(m²·d)×

2天持续静脉滴注(总量2400mg/m², 滴注46~48小时);

每2周重复。

B. CapeOX

奥沙利铂130mg/m², 第1天;

卡培他滨850~1000mg/m², 每天2次, 持续14天;

每3周重复。

C. FOLFIRI

伊立替康180mg/m² 静脉滴注30~90分钟, 第1天;

LV* 400mg/m² 与伊立替康同时静脉滴注, 第1天;

5-FU 400mg/m² 静脉注射, 第1天, 然后1200mg/(m²·d)×2天持续静脉滴注(总量2400mg/m², 静脉滴注46~48小时);

每2周重复。

D. 贝伐珠单抗+含5-FU的方案

贝伐珠单抗5mg/kg 静脉滴注, 每2周重复;

5-FU+LV

或FOLFOX

或FOLFIRI

贝伐珠单抗7.5mg/kg 静脉滴注, 每3周重复+CapeOX;

贝伐珠单抗可以0.5mg/kg/min(5mg/kg 的剂量静脉滴注10min, 7.5mg/kg 的剂量静脉滴注15min)的速率安全静脉滴注。

E. 卡培他滨

2000~2500mg/(m²·d)分2次口服, 第1~14天, 随后休息7天, 每3周重复;

静脉注射或静脉滴注5-FU/LV。

F. Roswell-Park方案

LV 500mg/m² 静脉滴注2小时, 第1、8、15、22、29和36天;

5-FU 500mg/m² 在LV静脉滴注开始1小时后静脉注射, 第1、8、15、22、29、36天;

每8周重复。

G. 简化的双周静脉用5-FU/LV方案(sLV5FU2)

LV 400mg/m² 静脉滴注2小时, 第1天;

序贯5-FU 400mg/m² 静脉注射, 然后1200mg/(m²·d)×2

持续静脉滴注(总量2400mg/m², 滴注46~48小时), 每2周重复。

H. 每周方案:

LV 20mg/m² 静脉滴注2小时, 第1天;

5-FU 500mg/m² 在LV静脉滴注开始1小时后静脉注射, 每周重复;

LV 500mg/m², 5-FU 2,600mg/m² 24小时静脉滴注, 每周重复。

I. IROX

奥沙利铂85mg/m² 静脉滴注2小时, 然后伊立替康200mg/m² 滴注30或90min, 每3周重复。

J. FOLFOXIRI

伊立替康165mg/m², 奥沙利铂85mg/m², LV 400mg/m² 静脉滴注

第1天5-FU 3200mg/m² 48小时持续静脉滴注, 第1天开始, 每2周重复。

K. 伊立替康

伊立替康125mg/m² 静脉滴注30~90min, 第1、8天;

每3周重复;

伊立替康300~350mg/m² 静脉滴注30~90min, 第1天;

每3周重复。

L. 西妥昔单抗(仅KRAS野生型)±伊立替康

西妥昔单抗首次剂量400mg/m² 静脉滴注, 然后每周250mg/m²;

或西妥昔单抗500mg/m² 静脉滴注, 每2周重复;

±伊立替康300~350mg/m² 静脉滴注, 每3周重复;

或伊立替康180mg/m² 静脉滴注, 每2周重复;

或伊立替康125mg/m² 静脉滴注, 第1、8天;

每3周重复。

M. 西妥昔单抗(仅KRAS野生型)

西妥昔单抗首次剂量400mg/m² 静脉滴注, 然后每周250mg/m² 静脉滴注。

N. 帕尼单抗(仅 KRAS 野生型)

帕尼单抗 6mg/kg 静脉滴注 60min,每 2 周重复。

O. 直肠癌同步放化疗方案

放疗+5-FU 持续静脉滴注:每天 225mg/m²,放疗期间每天 24 小时每周 5 或 7 天维持;

放疗+5-FU/LV:5-FU 400mg/(m²·d)静脉注射+ LV 20mg/(m²·d)静脉注射,×4 天,在放疗的第 1、5 周给予;

放疗+卡培他滨(2B 类):放疗 5 周,期间卡培他滨 825mg/m²,每天 2 次,每周 5 或 7 天。

【疗效标准及预后】

1. 疗效标准见附录四。

2. 预后:对大肠癌的治疗应尽可能手术切除,术后总的 5 年生存率在 50% 左右;如病变局限于黏膜下层,根治术后的 5 年生存率可达 90%。有研究显示肝转移患者可达到 R0 切除时,其 5 年生存率仍可达 50% 以上,应积极争取手术治疗机会。

【随诊】

大肠癌患者在治疗后应定期复查,包括胸腔和腹腔的 CT 及 MRI 检查,以便早期发现肺部、肝或腹腔转移。患者每 4~6 个月做 1 次 CEA 检查,坚持 5 年。一旦发现 CEA 再次升高,说明肿瘤可能复发。

(宋安萍 邱 红 袁响林)

三、胰腺癌(外分泌)

胰腺癌(pancreas carcinoma)是指原发于胰腺的癌瘤,位居美国癌症死亡患者病因的第四位,高发年龄为 70~80 岁。在过去的 20 年中,胰腺癌的发病率和病死率没有明显变化。据所起源的组织类型,可以分为外分泌肿瘤或内分泌肿瘤,两者治疗手段迥异,本章节着重介绍胰腺外分泌癌。

【病因】

胰腺癌的病因至今尚未完全清楚。吸烟是唯一已知的致病危险因素,可以增加2~3倍胰腺癌的发病机会。有报道称,BMI过高及接触环境中某些化学致癌物(如亚硝酸胺类)会增加罹患胰腺癌的风险。

【病理】

胰腺癌多表现为导管腺癌,占90%以上。其他类型有腺泡细胞癌、腺鳞状细胞癌、黏液囊腺癌、黏液性腺癌、多形性癌等等,但均较少见。

【诊断】

(一)临床表现

1. 症状:胰腺癌的症状主要取决于癌肿生长的部位,周围器官是否受累及有无并发症出现等。通常胰腺癌患者有消化不良、恶心呕吐、腹泻或便秘。80%~90%的患者在疾病初期即有消瘦、体重减轻。当患者出现腰背部疼痛为肿瘤侵犯腹膜后神经丛,为晚期表现。

2. 体征:患者可表现为黄疸及腹部肿块。黄疸为胰头癌患者常见体征,表现为全身皮肤黏膜黄染,大便颜色变白,小便发黄,皮肤瘙痒。胰腺癌患者触及腹部肿块多为晚期,极少能行根治性手术切除。

(二)实验室检查

胰头癌致梗阻性黄疸时,可发现血清胆红素明显升高,其中以直接胆红素升高为主。血清碱性磷酸酶升高亦显著。ALT常在正常范围或可稍升高。胰腺癌患者可以表现为多种肿瘤标志物的升高,如癌胚抗原(CEA)、糖链抗原125(CA125)和糖链抗原199(CA199),但均缺乏特异性。不过,CA199的升高水平可以用于鉴别胰腺癌和胰腺炎。胆道梗阻患者也会出现CA199升高,所以对于胰腺癌伴有胆道梗阻的患者,判断基线CA199水平时,应考虑到这一影响因素。

(三)特殊检查

1. 影像学

(1) B超:是胰腺癌诊断的首选方法,特点是操作简单、无损伤,可以较好的显示胆道有无梗阻及梗阻部位,但是有时难以观察胰腺,特别是胰尾部。

(2) CT:是目前检察胰腺最佳的无创性影像检查方法,主要用于胰腺癌的诊断和分期。术前检查需要三相 CT 薄层扫描,CT 三维重建可以显示胰腺肿瘤与周围血管和重要器官的关系,帮助外科医生判断肿瘤的可切除性。有研究显示,CT 对于肿瘤切除性的阳性预测值高达 70%~85%。

(3) MRI 及磁共振胰胆管造影(MRCP):当患者对 CT 增强造影剂过敏时,可采用 MR 代替 CT 扫描。MRCP 对于胆道有无梗阻及梗阻部位、原因的诊断具有明显优势。

2. 其他:若以上检查没有发现胰腺肿块或者转移性病变,可以考虑进行超声内镜(EUS)或者内镜逆行胰胆管造影(ERCP)。对于存在胆道梗阻的患者,推荐行 ERCP。诊断性腹腔镜可以观察到肝脏和腹膜表面的病灶,其中在腹腔镜阴性的病例中有 10% 需要腹腔灌洗液细胞学检查才能发现。

【鉴别诊断】

慢性胰腺炎可表现出与胰腺癌相似的症状,例如腹痛、恶心、呕吐、发热、体重下降等。但具有病史长、反复发作、极少出现黄疸症状,影像学检查常提示胰腺部位的钙化点等特点。临床上,胰腺癌还需要与十二指肠壶腹癌、胰腺囊腺瘤等鉴别。

【分期】

(1) TNM 分期(AJCC,2010 年第 7 版)

T　原发肿瘤

Tx　原发肿瘤无法评估

T0　没有原发肿瘤证据

Tis　原位癌

T1　肿瘤局限于胰腺内,最大直径≤2cm

T2　肿瘤局限于胰腺内,最大直径>2cm

T3　肿瘤侵犯至胰腺外,但未累及腹腔干或肠系膜上动脉

T4　肿瘤累及腹腔干或者肠系膜上动脉(原发肿瘤不可切除)

N　区域淋巴结

Nx　区域淋巴结无法评估
N0　无区域淋巴结转移
N1　有区域淋巴结转移
M　远处转移
Mx　远处转移无法评估
M0　无远处转移
M1　有远处转移

(2) 临床分期

分期	TNM
0 期	TisN0M0
ⅠA 期	T1N0M0
ⅠB 期	T2N0M0
ⅡA 期	T3N0M0
ⅡB 期	T1N1M0
	T2N1M0
	T3N1M0
Ⅲ 期	T4 任何 NM0
Ⅳ 期	任何 T 任何 NM1

【治疗】

(一) 治疗原则

手术治疗是胰腺癌的主要治疗手段,根据分期不同需要结合放射治疗、化学治疗以及介入治疗等的其他治疗手段。综合治疗中不同治疗措施的安排需要根据个体化处理的原则,即依据患者身体状况、肿瘤部位、侵及范围、黄疸以及肝肾功能水平,有计划、合理的应用现有的诊疗手段,以其最大幅度的根治、控制肿瘤,减少并发症和改善患者生活质量。

(二) 治疗方法

目前强调胰腺癌的诊疗为多学科合作的综合治疗方式,需进行完善的术前检查与评估,对患者给出包括手术、放疗及药物治疗在内的综合性建议。

1. **手术治疗**:超过 80% 的胰腺癌患者因病期较晚而失去手术机会,对这些患者进行手术并不能提高生存率。因此,在对患者进行治疗前,应完成必要的影像学检查及全身情况评估。不推荐对胰头癌患者行主动性姑息性切除,如术前影像学检查或术中探查提示难以做到 R0 切除,则应放弃切除手术。

根治性切除术包括远端胃的 1/2～1/3、胆总管下段和(或)胆囊、胰头切缘在肠系膜上静脉左侧/距肿瘤 3cm、十二指肠全部、近段 15cm 的空肠;充分切除胰腺前方的筋膜和胰腺后方的软组织。理想的组织学检查应包括至少 10 枚淋巴结。胰腺周围区域包括腹主动脉周围的淋巴结、腹主动脉旁淋巴结转移是术后复发的原因之一。

2. 放射治疗:放射治疗可推荐用于:①可切除病变的新辅助治疗;②对术前评估为"可能切除"的胰腺癌,尝试术前放化疗以增加阴性切缘的比例(R0 切除)进而改善预后,为目前的热点课题;③局部晚期及不可切除病变;④可切除病变的术后辅助治疗;⑤晚期病变的姑息性放疗。放射治疗的同时多推荐采用 5-FU。

3. 化学治疗:用于新辅助或辅助治疗,以及局部晚期不可切除和转移性胰腺癌的治疗。

单药方案:

(1) 吉西他滨 $1000mg/m^2$,30min 给药,每周 1 次,持续 3 周,每 28 天重复。

(2) 1 次吉西他滨固定剂量率给药方案[$10mg/(m^2·min)$]可替代标准吉西他滨 30min 给药方案。

(3) 卡培他滨方案。

联合方案化疗(用于 PS 较好的患者):

(1) 吉西他滨+厄洛替尼

(2) FOLFIRINOX(但此方案不良反应发生率较大,对于 KPS 评分较低患者需慎用,使用期间需密切注意化疗不良反应的预防及处理)。

(3) 吉西他滨+顺铂(尤其适用于可能为遗传性肿瘤的患者)。

(4) 固定剂量率的吉西他滨、多西他赛、卡培他滨方案。

(5) 吉西他滨+白蛋白结合型紫杉醇。

(6) 对于既往未接受吉西他滨治疗的患者,二线治疗可包含吉西他滨。其他的选择包括卡培他滨（1000mg/m², 口服，每日2次，第1~14天，21天为1个周期），或5-FU、亚叶酸钙、奥沙利铂，或CapeOX方案。

4. 梗阻性黄疸的处理：对于此类患者，应积极进行胆道支架放置或胆道造瘘等方式改善患者的黄疸症状，为后续抗肿瘤治疗争取机会。

【预后】

手术切除是唯一有望根治胰腺癌的治疗方式，但是80%以上的患者在诊断时已经无法通过手术切除治愈。即使在最佳条件下，接受切除术的患者中位生存期为15~19个月，5年生存率约为20%。是否R0切除、肿瘤体积小、分化程度、术中失血情况、分化程度、术后是否进行辅助放化疗是胰腺癌术后生存的重要预后影响因素。

【随诊】

术后每3~6个月1次、持续2年，之后每年1次的病史和体格检查。推荐术后持续2年、每3~6个月1次进行CA19~9监测和CT扫描。

（黄露露　邱红　袁响林）

四、小肠肿瘤

小肠肿瘤（tumor of small intestine）是指原发于小肠的肿瘤，较少见。原发于小肠的恶性肿瘤更罕见，发生率约为胃肠道肿瘤的1%。本节只讨论小肠恶性肿瘤。小肠肿瘤可发生在任何年龄，但好发于50~60岁，男性稍多于女性。

【病因】

小肠癌发生与腺瘤性息肉有关，息肉可以是单发或多发，或者是多发性息肉综合征。克罗恩病、吸烟可能增加小肠癌的发病风险。

【病理】

小肠原发性恶性肿瘤中腺癌最多见，占27%~58%，其次为类癌、恶性淋巴瘤、肉瘤和小肠恶性间质瘤等。

【诊断】

(一)临床表现

小肠肿瘤缺乏特异性症状,待患者出现腹痛、恶心、呕吐等肠梗阻或幽门梗阻症状、体重下降、贫血、腹部包块、消化道出血、乏力、腹泻、便秘等症状时,疾病可能已经进入进展期。有文献报告从症状发作至确诊的时间为 0.5~24 个月,平均 4 个月,29% 的患者确诊过程超过 6 个月。

(二)特殊检查

1. 影像学

(1) X 线检查:气钡双重对比造影是屈氏韧带以远的小肠黏膜及腔内异常病变的敏感检查手段。回肠末端肿瘤可使用结肠气钡逆行灌注回肠法进行检查。

(2) CT 及 MRI:主要用于诊断肝、腹腔淋巴结等处有无转移。女性患者可检查卵巢有无转移灶。

(3) 选择性肠系膜上动脉造影:是诊断小肠肿瘤的有效方法,对小肠恶性肿瘤的诊断准确率高,能确定病变的部位、大小、范围,并能显示其供血动脉,为手术提供有用的资料。

2. 内镜:十二指肠镜对十二指肠肿瘤可直接观察病灶并取活检。对梗阻性黄疸者更可通过逆行胰胆管造影,鉴别乳头周围癌、胆管癌或胰头癌。纤维结肠镜可通过回盲瓣观察回肠末端病变。

【分期】

(1) TNM 分期(AJCC,第 7 版 2010 年)

T　　原发肿瘤

Tis　原位癌

T1　　侵犯固有层和黏膜下层

T2　　侵犯固有肌层

T3　　侵犯超过固有肌层达到浆膜下层或达到无腹膜的肌肉周围组织的范围在 2cm 或以下

T4　　穿透了内脏腹膜或直接侵犯其他的器官或结构

N0　无淋巴结转移
N1　局部淋巴结转移
M　远处转移
M0　无远处转移
M1　有远处转移

（2）临床分期

0期　　Tis,N0,M0
Ⅰ期　　T1～2,N0,M0
Ⅱ期　　T3～4,N0,M0
Ⅲ期　　任何T,N1,M0
Ⅳ期　　任何T,任何N,M1

【鉴别诊断】

1. 小肠增殖性结核常可扪及腹块,患者常伴乏力、纳差、恶心、呕吐、贫血、发热,临床上难与小肠晚期肿瘤相鉴别,常需手术活检明确诊断。

2. Crohn病多发性小肠恶性淋巴瘤常误诊为Crohn病,切除肠段病灶病检后方能鉴别。

3. 小肠良性肿瘤与恶性肿瘤之间的鉴别有时十分困难,特别是对瘤体较大的交界性病变,如平滑肌瘤或绒毛状腺瘤是否已有恶变,临床上无法做出判断,有时甚至需经反复详细的病理检查后才能鉴别。

【治疗】

（一）治疗原则

主要治疗方法为手术切除。但肠道淋巴瘤患者术后应常规用化疗或放疗,其他小肠恶性肿瘤病期较晚者可行姑息性放疗或化疗。

（二）治疗方法

1. 手术治疗:小肠恶性肿瘤的主要治疗方法为手术切除。小肠癌手术时要做癌灶两端各10cm处的肠段及相应肠系膜的切除。小肠淋巴瘤切除的范围基本上同小肠癌,但应仔细检查有无多个病灶发生。小肠平滑肌肉瘤往往瘤体巨大常侵及邻近脏器,需行受累脏器联合切除。小肠类癌由于发展缓慢,即使晚期患者有时行姑息性切除后仍可获很好疗效。

2. 放射治疗:小肠癌对放疗不敏感,而且小肠对放射线的耐受性差,一般不用放疗。小肠肉瘤对放疗有一定的敏感性。巨大小肠平滑肌肉瘤于手术前放疗 20~30Gy 后能使瘤体缩小,增加手术切除机会。小肠淋巴瘤经手术证实有肠系膜淋巴结转移、多发性病灶、伴有肠穿孔、瘘管形成及切缘有肿瘤残留者可于术后补充放疗 40Gy/4 周。小肠类癌对放疗不敏感,但对肝内多发性转移的病例,放疗有缓解症状的作用。

3. 化疗:小肠腺癌对化疗不甚敏感,对不能切除的小肠癌患者,化疗可能使个别患者肿瘤缩小,症状改善。小肠腺癌常用药物有 5-FU、MMC、DDP、CCNU 等,联合化疗疗效优于单药化疗,目前尚无标准联合治疗方案,可参考结肠癌的联合治疗方案。小肠肉瘤对化疗有一定的敏感性,特别是 ADM 对各类转移灶的有效率超过 65%。对巨大小肠平滑肌肉瘤,术前应用 ADM、DDP、CTX、ACD、VCR 等药物的联合化疗,可使瘤体缩小,增加肿瘤的活动度,提高切除率。小肠淋巴瘤切除术后应行化疗,常用化疗方案有 COP、CHOP、BACOP 等。虽然淋巴瘤治疗以化疗为主,但是在做化疗前应充分对病变情况进行评估,对于有穿孔等风险的患者建议手术切除病变后再考虑全身治疗。

【预后】

影响预后的主要因素是 PS 评分、原发肿瘤部位、TNM 分期和手术治疗方式(根治性切除或姑息手术)。十二指肠是小肠腺癌最常见的发病部位,但十二指肠腺癌患者的生存率低于空肠或回肠腺癌者。

【随诊】

术后 1 年内,每 3 个月复查 1 次。第 2 年每半年复查 1 次,以后每年 1 次。

(黄露露　邱　红　袁响林)

五、胆道系统肿瘤

胆道系统肿瘤包括胆囊癌及胆管癌,这里所讲的胆管癌,是指肝外胆管癌。胆囊癌发病率在我国消化道肿瘤中居第五位,好发于老年女性。

【病因】

胆石症是胆囊癌的最常见危险因素,而慢性炎症是其相关的风险因素。由胆囊慢性炎症引起的胆囊息肉、胆囊钙化、陶瓷胆囊等可能会进展成胆囊癌。目前还没有哪个易感因素在大多数胆管癌患者被鉴定,这些危险因素像胆囊癌一样,都是与慢性炎症并存,包括慢性结石的胆管胆总管囊肿以及肝吸虫感染、丙型肝炎病毒感染等。但与胆囊癌不同,现有证据尚不支持胆石症是胆管癌密切相关的病因。

【病理】

胆囊癌约 80% 为腺癌。胆囊癌早期即通过淋巴和血液转移。超过 90% 的胆管癌为腺癌。胆管癌据大体分为 3 型:导管型、管周型和管内型。

【诊断】

(一)临床表现

由于胆囊癌扩散快,当胆囊癌被诊断时通常是晚期。另外,胆囊癌的临床表现和慢性胆囊炎或胆绞痛非常相似,也是容易误诊的原因。晚期患者可表现为右上腹疼痛、厌食、体重减轻。病情发展迅速,直接侵犯肝脏是胆囊癌的特点,且常常发生淋巴结及血道转移,此时可出现黄疸、腹水等症状。

胆管癌患者多表现为胆道梗阻后黄疸或梗阻后影像学异常。

(二)特殊检查

1. 影像学

(1)超声波:B 超发现胆囊内有肿块后,即应考虑有胆囊癌的可能,如肿块直径大于 1cm,胆囊癌的可能就更大。如果胆管有扩张,扩张胆管的远端可显示形态不规则的强回声光团,若扩张胆管的远端突然截断或狭窄,则有胆管癌的可能,应做进一步检查。

(2) CT:可了解胆囊内有无占位性病变及胆管有无阻塞。还可了解癌肿是否侵犯肝脏及腹腔淋巴结。

(3) 无创性磁共振胆道成像(MRCP)、经皮肝穿刺胆道造影(PTC)及逆行胰胆管造影(ERCP):对于有黄疸的患者,应行胆囊造影术以评估肝脏和胆囊的受累情况。除非是治疗的需要,MRCP应优于ERCP或PTC。同样的,对于怀疑有胆管癌的患者,除非是治疗需要,由于MRCP是无创的,所以它优于ERCP或PTC。

2. 细胞学经皮胆道穿刺可以获得细胞学标本,但需在CT或B超引导下进行。

【分期】

(一) 胆囊癌

(1) TNM分期(AJCC 2010年第7版)

T 原发肿瘤
Tx 原发肿瘤无法判断
T0 无原发肿瘤证据
Tis 原位癌
T1 肿瘤侵犯固有层或肌层
T1a 肿瘤侵犯固有层
T1b 肿瘤侵犯肌层
T2 肿瘤侵犯肌层周围结缔组织,未侵及浆膜层或肝脏
T3 肿瘤浸透浆膜层和(或)直接侵犯肝和(或)一个邻近器官或结构,如胃、十二指肠、结肠、胰腺、肠系膜、肝外胆管
T4 肿瘤侵犯门静脉主干、肝动脉或侵犯两个或以上的肝外器官或结构
N 区域淋巴结
Nx 区域淋巴结无法判断有无转移
N0 无区域淋巴结转移
N1 胆囊管、胆总管、肝动脉和(或)门静脉旁淋巴结转移
N2 腹主动脉、下腔静脉、肠系膜上动脉和(或)腹腔干

旁淋巴结转移

M 远处转移
M0 无远处转移
M1 远处转移

(2) 临床分期

0 期　Tis,N0,M0
Ⅰ期　T1,N0,M0
Ⅱ期　T2,N0,M0
Ⅲ$_A$期　T3,N0,M0
Ⅲ$_B$期　T1~3,N1,M0
Ⅳ$_A$期　T4,N0~1,M0
Ⅳ$_B$期　任何 T,N2,M0
　　　任何 T,任何 N,M1

(二) 胆管癌

(1) TNM 分期(AJCC 2010 年第 7 版)

T 原发肿瘤
Tis 原位癌
T1 肿瘤局限于胆管组织内
T2 肿瘤侵及胆管壁
T3 肿瘤侵及肝、胆囊、胰腺和(或)侵及侧门静脉(左或右)或动脉分支(左或右)
T4 肿瘤侵及任何以下结构:门静脉主干或双侧分支、肝总动脉,其他临近结构如结肠、十二指肠或腹壁

N 区域淋巴结
N0 无区域淋巴结转移
N1 伴区域淋巴结转移

M 远处转移
M0 无远处转移
M1 远处转移

(2) 临床分期

0 期　Tis,N0,M0
Ⅰ$_A$期　T1,N0,M0

Ⅰ$_B$期　T2,N0,M0
Ⅱ$_A$期　T3,N0,M0
Ⅱ$_B$期　T1~3,N1,M0
Ⅲ期　　T4,任何 N,M0
Ⅳ期　　任何 T,任何 N,M1

(三) 鉴别诊断

1. 胆囊癌患者大多数合并有胆囊结石,因此,在有胆石症、胆囊炎存在时要想到是否有肿瘤的可能。

2. 胆管癌的主要症状为阻塞性黄疸,应与黄疸型肝炎相区别。

【治疗】

以手术治疗为主的综合治疗方式是胆囊癌和胆管癌的主要治疗方法。虽然对已行胆囊切除术的胆囊癌患者的最佳治疗方案尚未确定,但可选择的方案包括氟尿嘧啶化学放射联合治疗以及氟尿嘧啶或吉西他滨化疗。对于不能切除病灶的患者在行术前评估后,应进行活检以明确诊断。对局部不能达到R0切除的患者,术后建议行局部放疗,同时辅以氟尿嘧啶类药物(如卡培他滨或 5-FU 等)的同步化疗。局部放射治疗对某些晚期病变亦有改善症状的效果。对于已有转移且合并黄疸的胆囊癌或胆管癌患者,在行化疗前,推荐积极进行胆道引流。化疗或放疗前的胆道引流可提高患者的生活质量。辅助化疗可以选择 5-FU、丝裂霉素 C。术后残留的患者,应行含氟尿嘧啶的放化疗。晚期胆囊癌和胆管癌患者可以选择以吉西他滨和氟尿嘧啶为基础的化疗方案:5-FU、卡培他滨、吉西他滨或吉西他滨/顺铂联合方案、吉西他滨/奥沙利铂、吉西他滨/卡培他滨、卡培他滨/顺铂、卡培他滨/奥沙利铂、5-FU/顺铂、5-FU/奥沙利铂。

【预后】

有研究显示胆囊癌患者的平均生存期为 10.3 个月,而ⅠA~Ⅲ期和Ⅳ期的胆囊癌患者的平均中位生存期分别为 12.0 个月和 5.8 个月。0~Ⅳ期的 5 年生存率分别为 60%、39%、15%、5% 和 1%。

据报道,经治疗的肝门胆管癌患者的5年生存率为20%~40%,而肝外胆管远端1/3胆管癌患者的5年生存率为37%。

【随诊】

能手术切除者,术后第1年内,每2个月复查1次。第2年每3个月复查1次。以后每半年复查1次。

(黄露露 邱 红 袁响林)

六、原发性肝癌

原发性肝癌(Primary liver cancer,PLC,以下简称肝癌)主要包括肝细胞癌(HCC)、肝内胆管细胞癌(ICC)和肝细胞癌-肝内胆管细胞癌混合型等不同病理类型,在其发病机制、生物学行为、组织学形态、临床表现、治疗方法以及预后等方面均有明显的不同。其中HCC占到90%以上。

【病因】

我国肝癌的病因因素,主要有肝炎病毒感染(以乙型及丙型肝炎感染为主)、食物黄曲霉毒素污染、长期酗酒以及农村饮水蓝绿藻类毒素污染等,其他肝脏代谢疾病、自身免疫性疾病以及隐源性肝病或隐源性肝硬化。

【病理】

肝癌主要有3种组织类型:肝细胞癌、胆管细胞癌、混合性癌。

1. 肝细胞癌占原发性肝癌的90%以上,是最常见的一种病理类型,对瘤体直径<1cm称为微小癌,1~3cm称为小肝癌,3~5cm称为中肝癌,5~10cm称为大肝癌,>10cm称为巨块型肝癌,而全肝散在分布小癌灶(类似肝硬化结节)称为弥漫型肝癌。目前,我国的小肝癌标准是:单个癌结节最大直径≤3cm;多个癌结节数目不超过2个,其最大直径总和≤3cm。小肝癌除了体积小,多以单结节性、膨胀性生长为主,与周围肝组织的分界清楚或有包膜形成,具有生长较慢、恶性程度较低、发生转移的可能性小以及预后较好等特点。

2. 胆管细胞癌约占原发性肝癌的5%,大体分型可分为结节型、管周浸润型、结节浸润型和管内生长型。组织学特点：以腺癌结构为主。

3. 混合型肝癌：比较少见，在一个肝肿瘤结节内，同时存在HCC和ICC两种成分，二者混杂分布，界限不清，分别表达各自的免疫组化标志物。

【诊断】

(一) 临床表现

早期多有上腹胀痛或肝区不适、疼痛，或有食欲减退、恶心、呕吐、腹泻等消化不良症状。晚期患者可出现消瘦、发热、出血倾向、肝脾肿大、黄疸、腹水及肝癌转移引起的淋巴结、肺、骨、胸腔、脑等相应部位的临床症状。

(二) 特殊检查

1. 影像学

(1) 超声波：操作简便、直观、无创性和价廉。可以确定肝内有无占位性病变，提示其性质，鉴别是液性或实质性占位，明确癌灶在肝内的具体位置及其与肝内重要血管的关系。应用彩色多普勒超声观察小肝癌肿瘤血管的特征及检测有关参数，以及引导行穿刺组织学检查，大大提高了小肝癌的诊断特异性，应作为首选检查方法。

(2) CT：目前是肝癌诊断和鉴别诊断最重要的影像检查方法，用来观察肝癌形态及血供状况及肝癌治疗后复查。CT的分辨率高，特别是多排螺旋CT，避免了呼吸运动伪影；显著提高了肝癌小病灶的检出率和定性准确性。常作为B超的补充检查方法。

(3) MRI：无放射性辐射，组织分辨率高，对肝癌病灶内部的组织结构变化如出血坏死、脂肪变性以及包膜的显示和分辨率均优于CT和US。对良、恶性肝内占位，尤其与血管瘤的鉴别，可能优于CT；同时，无需增强即能显示门静脉和肝静脉的分支；对于小肝癌MRI优于CT。

上述三种重要的影像学检查技术，各有特点，优势互补，应该强调综合检查，全面评估。

(4) 血管造影：目前多采用数字减影血管造影，可以明确显示肝部小病灶及其血供情况,同时可进行化疗和碘油栓塞等治疗。DSA 是一种侵入性创伤性检查,可用于其他检查后仍未能确诊的患者。

(5) 核素显像:在肝实质显像,原发性肝癌的典型表现为局限性放射性缺损或稀疏,90% 以上的患者肝影增大、形态失常。而应用 67Ga 或 ^{99m}Tc PMT 肝癌阳性显像,病灶区呈明显的放射性浓聚,可直观地显示肿瘤大小、数量和部位,为手术提供参考。此外,肝癌阳性显像对于肝癌肝外转移的寻找及治疗效果的评价均有价值。

2. 肝穿刺活检:在超声引导下经皮肝穿刺空芯针活检(Core biopsy)或细针穿刺(Fine needle aspiration,FNA),进行组织学或细胞学检查,可以获得肝癌的病理学诊断依据以及了解分子标志物等情况。应注意防止肝出血和针道癌细胞种植;禁忌证是有明显出血倾向及患有严重心肺、脑、肾疾患和全身衰竭的患者。

(三) 实验室检查

1. 血液生化检查:肝癌可以出现 AST、ALT、AKP、LDH 或胆红素的升高,而白蛋白降低等肝功能异常。乙肝标志物阳性常提示有原发肝癌的肝病基础,结合其他检查有利于肝癌的定性诊断。

2. 血清 AFP 及其异质体是诊断肝癌的重要指标和特异性最强的肿瘤标志物,国内常用于肝癌的普查、早期诊断、术后监测和随访。对于 AFP≥400μg/L 超过 1 个月,或 ≥200μg/L 持续 2 个月,排除妊娠、生殖腺胚胎癌和活动性肝病,应该高度怀疑肝癌;关键是同期进行影像学检查(CT/MRI)是否具有肝癌特征性占位。AFP 对肝癌诊断的阳性率一般为 60%~70%。

【诊断标准】

1. 病理学诊断标准:肝占位病灶或者肝外转移灶活检或手术切除组织标本,经病理组织学和(或)细胞学检查诊断为 HCC,此为金标准。

2. 临床诊断标准:在所有的实体瘤中,唯有 HCC 可采用临床诊断标准,国内、外都认可,非侵袭性、简易方便和可操作强,一般认为主要取决于三大因素,即慢性肝病背景,影像学检查结果以及血清 AFP 水平;但是学术界的认识和具体要求各有不同,常有变化,实际应用时也有误差,因此,结合我国的国情、既往的国内标准和临床实际,专家组提议宜从严掌握和联合分析,要求在同时满足以下条件中的(1)+(2)A 两项或者(1)+(2)B+(3)三项时,可以确立 HCC 的临床诊断。

(1) 具有肝硬化以及 HBV 和(或) HCV 感染 [HBV 和(或) HCV 抗原阳性]的证据。

(2) 典型的 HCC 影像学特征:同期多排 CT 扫描和(或)动态对比增强 MRI 检查显示肝脏占位在动脉期快速不均质血管强化(Arterial hypervascularity),而静脉期或延迟期快速洗脱(Venous or delayed phase washout)。

A. 如果肝占位直径≥2cm,CT 和 MRI 两项影像学检查中有一项显示肝占位具有上述肝癌的特征,即可诊断 HCC。

B. 如果肝占位直径为 1~2cm,则需要 CT 和 MRI 两项影像学检查都显示肝占位具有上述肝癌的特征,方可诊断 HCC,以加强诊断的特异性。

(3) 血清 AFP≥400μg/L 持续 1 个月或≥200μg/L 持续 2 个月,并能排除其他原因引起的 AFP 升高,包括妊娠、生殖系胚胎源性肿瘤、活动性肝病及继发性肝癌等。

3. 临床分期

(1) 我国 1977 年全国肝癌防治研究协作会议分期

Ⅰ期　无明确肝癌症状和体征

Ⅱ期　超过Ⅰ期标准而无Ⅲ期证据者

Ⅲ期　有明显恶病质、黄疸、腹腔积液或远处转移之一者

(2) 国际肝癌分期(AJCC,2010 年第 7 版)

T　原发肿瘤

Tx　原发肿瘤不能测定

T0　无原发肿瘤的证据

T1　孤立肿瘤没有血管受侵

T2　孤立肿瘤,有血管受侵或多发肿瘤直径≤5cm

T3a　多发肿瘤直径>5cm

T3b 孤立肿瘤或多发肿瘤侵及门静脉或肝静脉主要分支
T4 肿瘤直接侵及周围组织,或致胆囊或脏器穿孔
N 区域淋巴结
Nx 区域内淋巴结不能测定
N0 无淋巴结转移
N1 区域淋巴结转移
M 远处转移
Mx 远处转移不能测定
M0 无远处转移
M1 有远处转移

临床分期:

分期	TNM
Ⅰ期	T1,N0,M0
Ⅱ期	T2,N0,M0
Ⅲ$_A$期	T3a,N0,M0
Ⅲ$_B$期	T3b,N0,M0
Ⅲ$_C$期	T4,N0,M0
Ⅳ$_A$期	任何T,N1,M0
Ⅳ$_B$期	任何T,任何N,M1

【鉴别诊断】

1. AFP阳性患者的鉴别诊断

(1)慢性肝病:如肝炎、肝硬化,应对患者的血清AFP水平进行动态观察。肝病活动时AFP多与ALT同向活动,且多为一过性升高或呈反复波动性,一般不超过400μg/L,时间也较短暂。应结合肝功能检查,作全面观察分析,如果AFP与ALT两者的曲线分离,则应警惕HCC的可能。

(2)妊娠、生殖腺或胚胎型等肿瘤:鉴别主要通过病史、体检、腹盆腔B超和CT检查。

(3)消化系统肿瘤:某些发生于胃肠以及胰腺的腺癌也可引起血清AFP升高,称为肝样腺癌(hepatoid adenocarcinoma)。鉴别诊断时,除了详细了解病史、体检和影像学检查外,测定血清AFP异质体有助于鉴别肿瘤的来源。如胃肝样腺癌时,AFP以扁豆凝集素非结合型为主。

2. AFP 阴性患者的鉴别诊断

(1) 继发性肝癌:多见于消化道肿瘤转移,还常见于肺癌和乳腺癌。

(2) 肝海绵状血管瘤,从病史、体征、酶学检查可做出初步判断。超声显像、CT 及肝血管造影对诊断肝血管瘤均很有价值。

【治疗】

(一) 治疗原则

Ⅰ、Ⅱ期:尽可能手术切除+辅助化疗。

Ⅲ期:争取手术切除,不能切除者,用非切除手术疗法+药物、放疗等综合治疗。

Ⅳ期:靶向药物治疗、对症支持治疗、中医中药、免疫治疗。

(二) 治疗方法

1. 手术治疗

(1) 根治性切除:根治性肝切除的局部病变,必须满足下列条件。①单发肝癌,表面较光滑,周围界限较清楚或有假包膜形成,受肿瘤破坏的肝组织<30%;或受肿瘤破坏的肝组织>30%,但是无瘤侧肝明显代偿性增大,达到标准肝体积的50% 以上;②多发性肿瘤,结节<3 个,且局限在肝的一段或一叶内。

(2) 姑息性肝切除的局部病变,必须符合下列条件:①3~5 个多发性肿瘤,超越半肝范围者,行多处局限性切除;②肿瘤局限于相邻的 2~3 个肝段或半肝内,无瘤肝组织明显代偿性增大,达到标准肝体积的 50% 以上;③肝中央区(中叶或Ⅳ、Ⅴ、Ⅷ段)肝癌,无瘤肝组织明显代偿性增大,达到标准肝体积的 50% 以上;④肝门部有淋巴结转移者,切除肿瘤的同时行淋巴结清扫或术后治疗;⑤周围脏器受侵犯者一并切除。

(3) 肝移植术:在我国对于肝癌进行肝移植手术多是作为补充治疗,用于无法手术切除、不能进行或微波消融和 TACE 治疗以及肝功能不能耐受的患者。

2. 局部治疗:尽管外科手术是肝癌的首选治疗方法,但是在确诊时大部分患者已达中晚期,往往失去了手术机会,据统计仅约 20% 的患者适合手术。因此,需要积极采用非手术治疗，可能使相当一部分患者的症状减轻、生活质量改善和生存期延长。

(1) 局部消融治疗：主要包括射频消融、微波消融、冷冻治疗、高功率超声聚焦消融以及无水乙醇注射治疗。

(2) 肝动脉介入治疗：通常分为肝动脉灌注化疗、肝动脉栓塞、肝动脉栓塞化疗。

3. 放射治疗：三维适形放疗、调强适形放疗和立体定向放疗等放疗技术的日益成熟和广泛应用，为采用放疗手段治疗肝癌提供了新的机会。研究数据显示，对于经过选择的 HCC 患者，放疗后 3 年生存率可达 25%～30%。一般认为对于下述肝癌患者可考虑放疗：肿瘤局限，因肝功能不佳不能进行手术切除；或肿瘤位于重要解剖结构，在技术上无法切除；或患者拒绝手术。另外，对已发生远处转移的患者有时可行姑息治疗，以控制疼痛或缓解压迫等。

放疗剂量的分割：已有的临床经验表明，大分割照射，如每次 5Gy，每周照射 3 次，总剂量 50Gy，对肿瘤的杀灭效应强，但是对正常肝的放射损伤也大。常规分割照射，如 2Gy/次，每日 1 次，每周照射 5 次，总剂量 50～62Gy，正常肝的耐受性好，对肿瘤也有明显的抑制。

4. 全身治疗

(1) 分子靶向药物治疗：索拉非尼是一种口服的多靶点、多激酶抑制剂。已获得我国 SFDA 批准，用于治疗不能手术切除和远处转移的 HCC。用法为 400mg，口服，每天 2 次；需注意对肝功能的影响，要求患者肝功能为 Child-Pugh A 或相对较好的 B 级；肝功能情况良好、分期较早、及早用药者的获益更大。

(2) 全身化疗：目前肝癌全身化疗效果不满意，也缺乏标准的化疗方案，可以选择的药物有吉西他滨、奥沙利铂、氟尿嘧啶、多柔比星等。

(3) 中医药治疗：除了采用传统的辨证论治、服用汤药之外，多年来我国药监部门已批准了若干种现代中药制剂，包括消癌平、康莱特、华蟾素、榄香烯和得力生注射液及其口服剂型等用于治疗肝癌。

【预后】

预后据上海医科大学中山医院的资料,手术切除的病例5年生存率小肝癌为67.8%,大肝癌为20.2%;非切除的病例5年生存率小肝癌为12.2%,大肝癌为6.0%。可见手术切除治疗小肝癌的疗效明显优于大肝癌;非切除治疗小肝癌与大肝癌疗效相仿。故欲取得好的疗效,只有选择早期手术治疗。

【随诊】

对于肝癌患者,强调通过动态观察患者的症状、体征和辅助检查(主要是血清 AFP 和影像学检查)进行定期随访,应当监测疾病发展、复发或治疗相关不良反应。一般认为,随访频率在治疗后3年内应该每3~4个月一次;3~5年期间,每4~6个月一次;5年后,可以改为6~12个月一次。

(黄露露 邱 红 袁响林)

第九章 泌尿及男性生殖系统肿瘤

一、肾癌

肾癌(renal cell carcinoma)是泌尿系统常见肿瘤之一,约占所有恶性肿瘤的2%~3%,在瑞典及冰岛的发病率较高,在我国发病率较低,但近年来肾癌的发病率呈上升趋势,原因尚不清楚。肾癌高发年龄50~70岁,城市发病率高于农村,男女比例约为2∶1。

【病因】

病因至今尚不清楚,吸烟、肥胖为高危因素,与遗传(VHL病)、激素、病毒感染、接触放射性物质等有一定关系,另外与长期接触有害物质(如芳香族碳氢化合物、芳香胺、二氧化钍、黄曲霉毒素等)有关。

【病理】

病理学分为透明细胞癌,多房囊性肾细胞癌,乳头状肾细胞癌,嫌色细胞癌,Bellini集合管癌,肾髓质癌,XpⅡ.2易位 TFE3基因融合相关性肾癌,神经母细胞瘤相关性肾细胞癌,黏液样小管状和梭形细胞癌等,其中以透明细胞癌最为常见,约占肾细胞癌的85%。

【诊断】

(一)临床表现

1. 症状:典型表现为血尿、疼痛和腹部包块,称为"肾癌三联征",但临床出现率不到15%。

(1)血尿:为间断性无痛血尿,血尿的严重程度与肿瘤的大小和分期并不一致。

(2)疼痛:约一半患者有腰部疼痛,多为钝痛。

(3) 包块:10%～30%患者可能伴有腰部或上腹部肿块。

(4) 肾外症状:如发热、消瘦、贫血等,其中以发热较为常见。

(5) 转移灶症状:如肺转移可引起咯血,骨转移可引起骨痛、病理性骨折,肾静脉癌栓引起精索静脉曲张等。

另外有些患者症状不典型,甚至没有任何症状,主要见于早期小肿块肾癌。

2. 体征:主要有腰部或上腹部可能触及包块,有时可出现左侧精索静脉曲张或下肢水肿。

(二) 特殊检查

1. 影像学检查

(1) X线检查:①KUB平片:可见肾影不规则增大,腰大肌影像模糊,肿瘤内有时有钙化,局限或弥漫的絮状影等;②肾盂造影:分逆行肾盂造影和静脉肾盂造影,可表现为肾盂或肾盏受压、变形、拉长或扭转,肾盏间距离扩大,呈新月形或蜘蛛足样等改变;有时表现为肾盂和肾盏充盈不全,一个或一组肾盏缺如,甚至肾不显影。肾盂造影是诊断肾脏肿瘤的最基本方法,除了诊断肾肿瘤外还可以了解肾功能情况。③ 腹主动脉-肾动脉造影:可以显示新生血管、动静脉瘘、静脉病变等,是肾肿瘤早期诊断及定性诊断的一项重要手段。

(2) CT检查:是目前肾癌诊断的最重要方法之一,可发现0.5cm以上的病变,可表现为:①肾实质内密度不均匀肿块,肿瘤边缘不规则,呈圆形、椭圆形或分叶状,密度略高(颗粒细胞癌)或低于(透明细胞癌)正常肾实质;②增强扫描后,肿瘤可呈不同程度地增强,但仍低于周围正常肾组织,它们密度差增大,使肿瘤与正常组织的界线更清楚;③当肿瘤出现出血、液化、坏死时,肿瘤的中央或边缘处可见密度增强的钙化灶;④CT能精确了解肾脏肿瘤的大小、范围、有无周围浸润、周围淋巴情况等,对肾癌的临床分期提供依据。

(3) MRI检查:MRI可十分清晰地显示肾实质肿块,表现为肾癌信号强弱不均、边界不规则的肿块影,肾癌T1加权像表现为不均质的低信号或等信号,T2加权像则表现为高信号改变。MRI具有下列优点:①无辐射;②可获得三轴面的图像;

③在显示邻近器官有无受侵犯、肾静脉与下腔静脉内有无癌栓方面优于 CT,可用于肾脏肿瘤的术前分期和术后随访。

(4) 超声检查:为最简便无创伤的检查方法,发现肾癌的敏感性高,常表现为不均质的中低回声实性肿块,体积小的肾癌有时表现为高回声肿块,由于超声检查方便低廉、无创伤且对鉴别肾囊肿和肾实质性肿瘤十分准确,故得到广泛应用,为肾肿瘤的重要检查方法之一。

(5) 骨 ECT:不作为常规检查项目,但是当患者有碱性磷酸酶升高、骨痛等时应予以检查。

2. 病理检查:手术标本送病理检查,以获得组织学诊断。

(三) 实验室检查

实验室检查包括血常规、全套代谢指标(需包括肝功能、血清钙、LDH 及肾功能)、凝血功能,尿常规,尿细胞学检查等,但对肾癌的诊断价值不大。其中红细胞沉降率、尿乳酸脱氢酶、尿 β-葡萄糖醛酸糖苷酶,在肾癌病例中均明显升高。

(四) 诊断与分期

1. 诊断依据:根据无痛性血尿、腰部疼痛和肿块三联征,结合有关实验室检查加上影像学典型表现可做出临床诊断。对于不能手术的患者建议细针穿刺活检取得病理学诊断。

2. 分期

(1) TNM 分期 (AJCC,2010 年第 7 版)

T   原发肿瘤

Tx   原发肿瘤无法评估

T0   无原发肿瘤证据

T1   肿瘤局限于肾内且最长径≤7cm

T1a   肿瘤局限于肾内且最长径≤4cm

T1b   肿瘤局限于肾内且最长径>4cm 但≤7cm

T2   肿瘤局限于肾内且最长径>7cm

T2a   肿瘤局限于肾内且最长径>7cm 但≤10cm

T2b   肿瘤局限于肾内且最长径>10cm

T3   肿瘤侵及大静脉或肾周组织但未侵犯同侧肾上腺且未超出肾周(Gerota)筋膜

T3a 肿瘤大体侵犯肾静脉或其包含肌层的分支段,或者肿瘤侵犯肾周和(或)肾窦脂肪,但没超出 Gerota 筋膜

T3b 肿瘤大体侵犯横膈膜以下的腔静脉内

T3c 肿瘤大体侵犯至横膈膜以上的腔静脉或侵犯腔静脉壁

T4 肿瘤侵犯范围超过 Gerota 筋膜(包括直接侵犯同侧肾上腺)

N 区域淋巴结

Nx 区域淋巴结无法评估

N0 无区域淋巴结转移

N1 有区域淋巴结转移(单个或多个)

M 远处转移

Mx 不能评估是否有远处转移

M0 无远处转移

M1 有远处转移

(2)临床分期

Ⅰ期　T1,N0,M0

Ⅱ期　T2,N0,M0

Ⅲ期　T1 或 T2,N1,M0;
　　　T3,N0 或 N1,M0

Ⅳ期　T4,任何 N,M0;
　　　任何 T,任何 N,M1

(五)鉴别诊断

1. 肾囊肿:为良性肿瘤,病程长,无症状,常于体检时发现。超声检查、CT 及 MRI 易于鉴别诊断。

2. 错构瘤:病程长,可无症状,超声检查、CT 及 MRI 等影像学检查有助于确诊。

【治疗】

(一)治疗原则

肾癌的主要治疗方法为手术切除,放疗及化疗疗效不佳,分子靶向治疗有一定疗效。

Ⅰ期:T1a 患者首选肾部分切除术;T1b 期根治性肾切除术或肾部分切除术(可行时),术后一般不需要辅助治疗。

Ⅱ期、Ⅲ期：首选根治性肾切除，根治性肾切除术后行全身治疗及局部放疗并不能降低复发风险，故术后以随访观察为主，可采用美国加利福尼亚大学洛杉矶分校制定的多因素整合分期风险评分系统进行评分，制定合适的随访方案。

Ⅳ期：主要采用靶向治疗，生物治疗，对于可切除转移灶且原发灶可切除患者可行减瘤手术，对于有血尿或与原发肿瘤相关症状的患者可行姑息性肾切除术。远处转移灶也可做手术切除或姑息性放射治疗。

复发的病例：以靶向治疗为主，配合放射治疗。肾癌的孤立性转移灶可行手术治疗。

(二) 治疗方法

1. 外科治疗：手术切除仍是局限性肾癌的唯一有效治疗方式，手术方式有根治性肾切除术和保留肾单位手术。需注意的是可行保留肾单位手术时不应行根治性肾切除术。若患者全身情况差不易耐受手术或者因晚期肾癌为缓解症状者，也可行单纯性肾切除术。晚期肾癌患者如一般状况较好（ECOGPS<2）且无脑转移，全身治疗前可尽量切除转移灶以减瘤，尤其是肺部转移灶，可以改善预后。

2. 靶向治疗：已广泛应用于一线和二线治疗，目前为止FDA已批准索拉非尼、舒尼替尼、帕唑替尼、替西罗莫斯、依维莫司和贝伐单抗联合IFN-α六种靶向药物用于晚期透明细胞型肾癌。推荐的一线治疗靶向药物为索拉非尼、舒尼替尼、帕唑替尼、替西罗莫斯、贝伐单抗联合IFN-α，而依维莫司推荐为酪氨酸激酶抑制剂之后应用。索拉非尼、舒尼替尼可用于细胞因子治疗失败后的二线治疗。替西罗莫斯是唯一被推荐用于非透明细胞型肾癌的靶向药物。各种靶向药物用法见表2-9-1。

表2-9-1 肾癌靶向治疗药物及剂量

药物	用药方法
索拉非尼	400mg/次，口服，每天2次
舒尼替尼	50mg/次，口服，每天1次，服药4周，停药2周
帕唑替尼	800mg/次，口服，每天1次，服药10周，停药2周

续表

药物	用药方法
替西罗莫斯	25mg/次,静脉滴注,每周1次
依维莫司	5mg/次,口服,每天2次
贝伐单抗联合 IFN-α	贝伐单抗:10mg/kg,静脉滴注,每2周1次;IFN-α:900 MIU/次,皮下注射,每周2次

3. 生物治疗

(1) 干扰素:临床上常用的干扰素有 IFN-α2a、IFN-α2b、IFN-γ。尚未确定最佳的剂量及给药方案,用法较多,如 IFN-α2b 皮下注射或静脉注射剂量 3~30MIU/m²,方案有每周3次、每周5天或每天。在皮下注射,每周3次,每次 3~10MIU/m² 的剂量下,应答率最高。有效者可持续应用,直到肿瘤消退为止。

(2) 白细胞介素-2:推荐高剂量应用(600 000IU/kg 或 720 000IU/kg,静脉推注,每8小时1次,每周5次)。可选择部分复发或无法切除的Ⅳ期肾透明细胞癌患者作为一线治疗方案,但高剂量 IL-2 往往伴随较严重的不良反应,需结合患者一般情况、并发症、病理类型(透明细胞为主型)、生存风险评分及患者意愿进行评估。

干扰素可与白细胞介素-2 合用,客观缓解率 5%~27%,但尚未确定最佳剂量,有报道 IFN-α2b 皮下注射 6MIU/m²,1周3次取得最高总体应答率,治疗期间可按需要调整剂量。

4. 放射治疗:放射治疗对肾癌并无重要作用,但当术后有明确肿瘤残留时可能控制肿瘤生长,但对于生存获益不大,常用剂量为 50Gy/5 周。术前放疗很少采用,可在一定程度上提高手术切除率,但无生存获益,放射剂量 30~40Gy/3~4 周为宜。目前多用于骨转移患者的姑息性放疗以缓解疼痛及减少骨相关事件。

5. 化学治疗:肾癌是典型的具有多药耐药的肿瘤,所以化疗对肾癌的疗效很差。目前仅用于复发或不能手术切除的Ⅳ期非透明细胞型肾癌,推荐方案为吉西他滨联合多柔比星:吉西他滨 1500mg~2000mg/m² 第 1 天,多柔比星 50mg/m² 第 1 天,每 2~3 周重复,需 G-CSF 支持。

6. 激素治疗:由于正常肾组织及肾癌组织均含有孕激素受体及雄激素受体,所以应用激素治疗肾癌有一定意义。常用的药物有甲羟孕酮、甲地孕酮、丙酸睾酮、他莫昔芬、雌二醇氮芥等。甲羟孕酮 250mg,每天 2 次;或甲地孕酮 160mg,每天 1 次。它们对晚期肾癌患者减轻症状以及延长生存时间可能有一定意义。

【疗效标准及预后】

1. 疗效评价

(1) 评价方法:肾癌患者治疗后需定期行影像学检查,如腹部 B 超、CT、MRI 等。

(2) 疗效标准见附录四。

2. 预后:预后与肿瘤分期、病理类型、肿瘤侵及肾周围筋膜或邻近脏器及有无淋巴结转移有关。预后不良因素有 LDH>正常上限 1.5 倍,贫血,血钙>2.5mmol/L,KPS≤70,转移器官数目≥2 个,初始诊断到开始全身治疗的时间间隔<1 年。肾细胞癌患者 5 年生存率Ⅰ期为 96%,Ⅱ期为 82%,Ⅲ期为 64%,Ⅳ期为 23%。

【随诊】

根据国内肾癌 NCCN 指南,术后患者随访见表 2-9-2(根据 UISS 风险组划分制定的局限性和局部进展性肾癌患者的术后监测方案)。

表 2-9-2 根据 UISS 风险组划分制定的局限性和局部进展性肾癌患者的术后监测方案

	随访时间(月)										
	3	6	12	18	24	30	36	48	60	84	108
低危											
病史和体格检查		·		·			·		·		
实验室检查		·		·			·		·		
胸部 CT		·		·							

续表

	\多重标题 随访时间(月)										
	3	6	12	18	24	30	36	48	60	84	108
腹部CT								·			
中危											
病史和体格检查	·	·	·	·	·	·	·	·	·	·	·
实验室检查	·	·	·	·	·	·	·	·	·	·	·
胸部CT	·	·	·	·	·	·	·	·	·	·	·
腹部CT			·		·		·		·		·
高危											
病史和体格检查	·	·	·	·	·	·	·	·	·	·	·
实验室检查	·	·	·	·	·	·	·	·	·	·	·
胸部CT	·	·	·	·	·	·	·	·	·	·	·
腹部CT	·	·	·	·	·	·	·	·	·	·	·
淋巴结转移											
病史和体格检查	·	·	·	·	·	·	·	·	·	·	·
实验室检查	·	·	·	·	·	·	·	·	·	·	·
胸部CT	·	·	·	·	·	·	·	·	·	·	·
腹部CT	·	·	·	·	·	·	·	·	·	·	·

注:· 进行该项检查。

(李瑞超 席青松 袁响林)

二、肾上腺恶性肿瘤

恶性嗜铬细胞瘤

恶性嗜铬细胞瘤(malignant pheochromocytomas)占嗜铬细胞瘤的6%~10%,其特点是常侵犯肾上腺外的嗜铬组织,故WHO的诊断标准是在没有嗜铬组织的区域出现嗜铬细胞(转移灶)。男、女发病率相似,可发于任何年龄组,最好发于30~50

岁,有较高的家族发生倾向。

【病因】

病因不详。

【病理】

恶性嗜铬细胞瘤占嗜铬细胞瘤的 6%~10%。

【诊断】

(一) 临床表现

1. 症状:多呈持续性高血压、出汗、焦虑、头痛、心悸,常有消耗症状。

2. 体征:腹部肿块,此外,还可能存在甲状腺毒症。

3. 转移灶表现:常见转移部位依次为骨、肝、淋巴结、肺、脑等,可出现相应转移部位症状,如骨痛,腹胀、腹痛、咳嗽等。

(二) 实验室检查

血常规、血生化,血及尿中的钙,血及尿中儿茶酚胺及代谢产物等的测定,推荐 24 小时尿儿茶酚胺,血浆嗜铬蛋白 A,血浆游离甲氧基肾上腺素类物质(MNs),24 小时尿 MNs,可选查尿 VMA 等。

(三) 特殊检查

1. 影像学检查:超声检查简便易行,可作为筛查手段,影像学应首选腹部及盆腔 CT 平扫+增强,其表现以肿瘤内密度不均和显著强化为特点,能充分反映肿瘤形态特征及与周围组织的解剖关系。对于不宜接触射线者、需了解肿瘤周围血管情况者及碘过敏者建议 MRI 检查,其表现以血供丰富,T_1 加权低信号、T_2 加权高信号,反向序列信号无衰减为特点。另外常规行胸部及颈部检查。对于复发转移患者在有条件的医院可行奥曲肽扫描,间碘苄胍显像,或全身 PET。

2. 病理组织学检查:肿瘤>5cm、SDHB 基因突变及 Ki-67>3% 等情况多提示嗜铬细胞瘤为恶性,但由于该肿瘤在生物学行为与病理形态上的表现不完全一致,使形态上表现为良性的肿瘤可能发生转移,故必须结合临床上有转移的事实以及肿瘤细胞的侵袭行为来确立诊断。

(四) 诊断要点

对于临床有持续性、顽固性、或不稳定高血压并伴有头痛、心悸、大汗的患者进行筛查,结合患者体征、实验室检查、影像学检查及病理检查,容易确诊。

【治疗】

(一) 治疗原则

手术治疗为主要治疗手段,如果情况允许应尽可能手术切除。

(二) 治疗方法

1. 一般处理:控制血压,心律失常等,推荐应用 α-受体阻滞剂、钙离子拮抗剂、β1-受体阻滞剂。

2. 手术治疗:对原发肿瘤应行根治性切除,同时彻底清扫受累淋巴结,术中探查腹主动脉干及肠系膜上动脉等部位有无多发病变,如肿块累及肾必要时需行同侧肾切除。对于转移患者,如情况允许建议尽量一并切除转移灶。无法完全切除的患者行减瘤手术也有利于控制症状。肿瘤复发患者如果情况允许也应考虑手术治疗。

3. 放射治疗:外照射仅用于控制无法手术切除的肿瘤,以及控制骨转移的疼痛,但在照射肿瘤时可能引发高血压危象。放射性核素治疗用于无法手术或多发转移、MIBG 或奥曲肽显像阳性者,常用的药物有 ^{131}I-MIBG,^{90}Y-DOTATOC 等。

4. 化疗:用于无法切除、有远处转移、核素治疗失败的晚期患者,一般选用 CVD 方案:CTX 750mg/m^2,第 1 天;VCR 1.4mg/m^2,第 1 天;DTIC 600mg/m^2,第 1~2 天;3 周重复。

5. 靶向治疗:近年来的研究表明舒尼替尼对恶性嗜铬细胞瘤有一定作用,可作为晚期患者放化疗失败后的选择。

6. 其他治疗:晚期患者也可考虑栓塞化疗,常用药物有 MMC。

【疗效标准及预后】

1. 疗效评价

(1) 评价方法:可行血、尿生化检测及影像学检查。

(2) 疗效标准见附录四。

2. 预后：恶性嗜铬细胞瘤预后差，不可治愈，肝、肺转移者较骨转移预后更差，生存期多在 3 年以内。

【随诊】

按一般肿瘤复查方式来随诊。

(李瑞超　席青松　袁响林)

肾上腺皮质癌

肾上腺皮质癌（Adrenocortical Cancer，ACC）发生于肾上腺皮质腺上皮的恶性肿瘤，临床上罕见，但侵袭性强、恶性程度高、进展快、预后差。发病年龄呈双峰分布：<5 岁和 40~50 岁左右两个高峰。女性约占 59%，略多于男性。

【病因】

与特异的 TP53 基因的 10 号外显子 R377H 突变有关，发病机制不详。

【诊断】

(一) 临床表现

1. 症状

（1）内分泌功能表现，成人 ACC 中 50%~79% 有内分泌功能，以库欣综合征（Cushing syndrome，CS）伴男性化最为常见，其次分别为单纯 CS，单纯男性化，女性化等。儿童 ACC 约 90% 有内分泌功能，且多数分泌雄激素，约 30% 合并 CS，单纯 CS 少见。

（2）肿瘤浸润症状：表现为腹部胀痛、恶心、低热、纳差、消瘦等。

（3）转移灶症状：22%~50% 的非功能性 ACC 表现转移灶症状，如骨转移引起的疼痛等。

2. 体征：腹部可能触及肿块，局部的压痛等；另外有内分泌功能异常表现，如 CS 的表现，性征的改变等。

(二) 实验室检查

主要是内分泌激素的检查，如糖皮质激素，性激素及盐皮质激素等,另外需查24小时尿儿茶酚胺和(或)血浆游离甲氧基肾上腺素或甲氧基去甲肾上腺素以排除嗜铬细胞瘤。

(三) 影像学检查

首选腹部CT平扫-增强,也可行MRI检查,对于术前评估和了解肿瘤与周围血管关系MRI更有优势。有骨痛、ALP升高、血钙高患者应行骨ECT检查。怀疑远处转移者也可考虑全身PET检查。胸部X线片或CT平扫可了解肺部有无转移。上述检查对明确病变范围及诊断有意义。

(四) 诊断依据及分期

诊断依据:①内分泌功能异常的临床症状及体征;②局部症状及体征:腹部胀痛,肿块等;③实验室检查发现内分泌激素水平异常;④影像学发现肾上腺肿块。以上可临床诊断ACC,确诊需手术或穿刺活检病理检查。

(1) TNM分期(AJCC 2010年第7版)

T 原发肿瘤
T1 肿瘤局限,直径≤5cm
T2 肿瘤局限,直径>5cm
T3 任何大小肿瘤,局部侵犯,但不累及临近器官
T4 任何大小肿瘤,累及邻近器官
N 区域淋巴结
N0 无区域淋巴结转移
N1 区域淋巴结转移
M 远处转移
M0 无远处转移
M1 远处转移

(2) 临床分期

Ⅰ期　T_1, N_0, M_0
Ⅱ期　T_2, N_0, M_0
Ⅲ期　$T_{1\sim2}, N_1, M_0$
　　　T_3, N_0, M_0
Ⅳ期　T_3, N_1, M_0

$T_4, N_{0\sim1}, M_0$

任何 T,任何 N, M_1

【治疗】

(一) 治疗原则

手术治疗为主,晚期患者考虑药物治疗如密妥坦、化疗、靶向治疗等。

(二) 治疗方法

1. 手术:适用于 Ⅰ~Ⅲ期患者,但对于Ⅳ期能完全切除原发灶和转移灶的患者可以考虑手术,但疗效并不满意。术后局部复发或 R2 患者建议再次手术,可延长生存。手术时应尽量完整切除,包括肿瘤及周围脂肪组织,肿瘤局部浸润区域及周围淋巴结,邻近器官等,肾静脉及下腔静脉癌栓应一并切除。

2. 放疗:以往认为 ACC 对放疗抗拒,但是近年来的研究表明术后行辅助放疗可以降低局部复发率,建议术后 3 月内开始,剂量 45Gy~50Gy/5 周为宜。对于无法切除的患者行姑息性放疗也可以减轻局部疼痛等症状。有骨转移的患者针对转移灶的放疗可缓解疼痛,减少病理性骨折等骨相关事件。

3. 药物治疗

(1) 密妥坦:国外首选的治疗手段,可单用或与化疗联合应用。单用一般选择大剂量,≥4g/天,维持血药浓度 14~20mg/L。用药期间需注意糖皮质激素的替代治疗。

(2) 化疗:化疗可用 EP 方案,EDP/M 方案和 Sz/M 方案。

1) EDP/M 方案:

依托泊苷 $100mg/m^2$ 静脉滴注,第 2~4 天;

顺铂 $40mg/m^2$ 静脉滴注,第 3~4 天;

多柔比星 $40mg/m^2$ 静脉注射,第 1 天;

密妥坦口服,血药浓度维持在 14~20mg/L;

4 周重复。

2) Sz/M 方案:

链尿霉素 1g,第 1~5 天(第 2 周期起 2g,第 1~5 天);

密妥坦口服,血药浓度维持在 14~20mg/L;

3 周重复。

(3) 靶向治疗：目前临床应用的靶向药物中仅舒尼替尼和索拉非尼在 ACC 中显示有一定疗效，用于密妥坦失败后的二线治疗。

4. 其他治疗：对于无法切除的病灶行射频消融或栓塞化疗可以延缓肿瘤进展，缓解局部症状的作用。

【疗效标准及预后】

1. 疗效评价

(1) 评价方法：包括临床表现、内分泌激素变化及影像学检查。

(2) 疗效标准见附录四。

2. 预后：Ⅰ期和Ⅱ期患者预后相对较好，术后 5 年生存率 38%~50%，但是Ⅲ期和Ⅳ期患者大部分生存时间不到 1 年。预后不良因素有预后较差的因素有：核分裂指数高、静脉浸润、重量超过 50g、肿瘤直径超过 6.5cm、Ki-67/MIB1 阳性指数超过 4%、p53 阳性。

【随诊】

完全切除的Ⅰ~Ⅲ期患者 2 年内应每 3 个月复查，2 年后每 6 个月复查，其他患者应每 2 个月复查。需注意每次复查除影像学外应包括激素水平的检测。

(李瑞超　席青松　袁响林)

三、膀　胱　癌

膀胱癌(bladder cancer)是泌尿系统中最常见的恶性肿瘤，主要发病在中年以后，并且发病率随年龄增长而增加，65 岁以上发病者明显高于 65 岁以下者，男女比例为(3~4)∶1，近年来膀胱癌的发病率有增高趋势。

【病因】

膀胱癌发病原因复杂，既有内在的遗传因素，又有外界环境因素，比较明确的外界危险因素有吸烟和长期接触工业化学品，其他可能因素有慢性感染、应用化疗药物环磷酰胺(潜伏期

6～13年)、盆腔放疗史、咖啡、人造甜味剂及染发等。

【病理】

膀胱癌包括尿路上皮癌,鳞状细胞癌和腺细胞癌,其次还有少见的小细胞癌,混合型癌,癌肉瘤等。其中尿路上皮癌占90%以上,鳞癌占3%～7%,腺细胞癌<2%。

【诊断】

(一)临床表现

1. 症状

(1)血尿:是膀胱癌最常见的症状,尤其是间歇性全程无痛性血尿,可表现为肉眼血尿或镜下血尿,但血尿的严重程度和肿瘤恶性程度、分期、大小、数目、形态无相关性。

(2)局部刺激症状:部分患者以尿频、尿急、排尿困难和盆腔疼痛为首发症状,常与弥漫性原位癌或浸润性膀胱癌相关。当膀胱癌发生于膀胱颈部、肿瘤较大或血块形成时,可造成排尿困难或尿潴留。

(3)其他:有输尿管梗阻时可出现腰胁部疼痛,下肢水肿,晚期患者还可能有盆腔包块、体重减轻、肾功能损害、腹痛、骨痛等症状。

2. 体征:早期患者可无症状,局部进展患者可能触及盆腔包块,晚期可有发热、贫血、下腹部包块、恶病质等表现。

(二)实验室检查

尿常规可证实血尿,经济、方便,系膀胱癌诊断及随访的常规检查。

(三)影像学检查

1. B超:B超可经腹、直肠或尿道进行,可同时检查肾脏、输尿管、膀胱、前列腺及其他脏器,经直肠超声可清楚显示膀胱三角区、膀胱颈和前列腺,经尿道超声应用少,需麻醉,但显示影像清晰,分期准。超声不仅可以发现膀胱癌,还有助于膀胱癌分期,了解有无局部淋巴结转移及周围脏器有无侵犯。

2. X线检查:尿路平片及静脉肾盂造影由于能够提供的信息有限,故不作为常规推荐项目,但是在怀疑T1G3肿瘤、浸润性膀胱肿瘤,合并肾盂、输尿管肿瘤及有肾积水时仍有意义。

3. CT检查:CT平扫+增强扫描可发现较大的膀胱肿瘤,并可鉴别血块,但是不能发现较小的肿瘤,不能了解输尿管情况,分期准确性不高。近来多排螺旋CT的广泛应用提高了CT分辨率,可以发现1~5mm的肿瘤,但是原位癌仍不易发现,不能分辨肿大淋巴结性质。目前新的CT技术如三维成像,仿真膀胱镜等可以提供更多的图像信息,显示膀胱壁浸润深度、肿瘤向周围侵犯情况及与输尿管关系等,分期准确率较前明显提高。

4. MRI检查:常规MRI软组织分辨率较高,T_1加权像有助于检查扩散至邻近脂肪的肿瘤、淋巴结转移及骨转移情况,以及了解前列腺等邻近器官受侵情况,T_2加权像有助于了解肌层侵犯情况。增强MRI可以区分非肌层浸润性肿瘤与肌层浸润性肿瘤以及浸润深度,鉴别肿大淋巴结有无转移,甚至发现正常大小淋巴结有无转移征象,故在分期方面优于传统的CT检查。而弥散加权成像技术能更好地分辨肿瘤侵犯情况,更好地进行术前分期评估。

5. 胸部检查:常规应行胸部X线片了解肺部有无转移,由于X线片存在盲区及分辨率不高,胸部CT平扫能更早、更准确的发现肺部转移。

6. 骨ECT:不作为常规检查项目,但是对肌层浸润患者则根据需要选择,尤其是当患者有骨痛、ALP升高、血钙升高等情况时应予以检查。

7. PET:由于PET常用的示踪剂FDG经肾脏排泄进入膀胱,故影响膀胱肿瘤的诊断,且费用很高,一般不用于膀胱癌的诊断,但在了解远处转移方面有优势。新的示踪剂如^{11}C-胆碱等可能使PET在膀胱癌诊断上有用武之地。

(四)尿细胞学检查

尿细胞学检查是膀胱癌诊断和随访的重要方法,敏感度一般为13%~75%,特异性为85%~100%。敏感度与肿瘤恶性分级有关,分级低的膀胱癌敏感度低,分级高的膀胱癌及原位癌敏感度高。采用FISH法检测可明显提高敏感度。

(五) 膀胱镜检查

膀胱镜检查和活检是诊断膀胱癌最可靠的方法,通过膀胱镜检查可以明确膀胱肿瘤的数目、大小、形态、部位以及周围黏膜异常情况。同时还可以对肿瘤及可疑部位进行活检明确病理诊断。如尿脱落细胞学阳性、膀胱黏膜异常时应行选择性活检,而当尿脱落细胞学阳性、膀胱黏膜正常时应行随机活检。当膀胱肿瘤为原位癌、多发性癌、膀胱三角区或颈部肿瘤时应行前列腺尿道活检。

荧光膀胱镜检查通过向膀胱内灌注光敏剂,产生荧光物质高选择的积累在新生的膀胱黏膜组织,在激光的激发下病灶部位与正常膀胱黏膜发出不同颜色的荧光,形成鲜明对比,易于发现普通膀胱镜不易发现的小肿瘤或原位癌,从而提高了膀胱癌的检出率,但特异性不够高,炎症、近期膀胱电切术及灌注治疗可能出现假阳性。

(六) 诊断性经尿道电切术(TUR)

如影像学已发现有非肌层浸润性肿瘤性病变,可不行膀胱镜,直接行 TUR,一是切除病灶,而是明确病理诊断、分级、分期。需注意的是行 TUR 时应尽量避免烧灼以减少对标本组织的破坏。切除时如肿瘤小于 1cm,则将肿瘤及其基底的膀胱壁一起切除送检,如肿瘤大于 1cm 则分三步切除,先切除肿瘤突起部分,然后切除肿瘤基底部(应包括膀胱壁肌层),最后切除周边区域组织,分别送检。

(七) 诊断及分期

1. 诊断要点:膀胱癌的诊断可依据典型的临床表现,尿细胞学检查,影像学检查,特别是膀胱镜检查及取材活检来确诊。

2. 分期

(1) TNM 分期(AJCC,2010 年第 7 版)

T　　原发肿瘤

Tx　　原发肿瘤无法评估

T0　　无原发肿瘤证据

Ta　　非浸润性乳头状癌

Tis 原位癌("扁平癌")
T1 肿瘤侵犯上皮下结缔组织
T2 肿瘤侵犯肌层
T2a 肿瘤侵犯浅肌层
T2b 肿瘤侵犯深肌层
T3 肿瘤侵犯膀胱周围组织
T3a 显微镜下发现肿瘤侵犯膀胱周围组织
T3b 肉眼可见肿瘤侵犯膀胱周围组织(膀胱外肿块)
T4 肿瘤侵犯以下任一器官或组织:前列腺、子宫、阴道、盆壁和腹壁
T4a 肿瘤侵犯前列腺、子宫或阴道
T4b 肿瘤侵犯盆壁及腹壁
N 区域淋巴结
Nx 区域淋巴结无法评估
N0 无区域淋巴结转移
N1 真骨盆区(髂内、闭孔、髂外、或骶前)单个淋巴结转移
N2 真骨盆区(髂内、闭孔、髂外、或骶前)多个淋巴结转移
N3 髂总淋巴结转移
M 远处转移
Mx 远处转移无法评估
M0 无远处转移
M1 有远处转移

(2) 临床分期

0a 期 T_a, N_0, M_0
0is 期 Tis, N_0, M_0
Ⅰ 期 T_1, N_0, M_0
Ⅱ 期 $T_{2a,b}, N_0, M_0$
Ⅲ 期 $T_{3a,b}, N_0, M_0; T_{4a}, N_0, M_0$
Ⅳ 期 $T_{4b}, N_0, M_0;$ 任何 $T, N_{1\sim3}, M_0;$ 任何 $T,$ 任何 N, M_1

(3) 病理分级

1) WHO 1973 年分级

乳头状瘤

尿路上皮癌1级,分化良好
尿路上皮癌2级,中度分化
尿路上皮癌3级,分化不良
2) WHO/ISUP 1998,WHO2004 分级
乳头状瘤
低度恶性倾向性尿路上皮乳头状瘤
乳头状尿路上皮癌,低分级
乳头状尿路上皮癌,高分级

(八)鉴别诊断

1. 肾及输尿管肿瘤:特点也是全程无痛血尿,可单独或与膀胱癌同时发生,上尿路肿瘤引起的血尿有时呈条状或蚯蚓状血块,需影像学等检查明确病变部位来鉴别。

2. 泌尿系结石:多为镜下血尿,肾及输尿管结石可出现肾绞痛,膀胱结石可出现排尿中断,通过 KUB 平片、超声等检查很容易鉴别。

3. 前列腺增生:为老年性疾病,主要表现为进行性排尿困难及尿频,有时出现肉眼血尿,膀胱癌可以和前列腺增生同时存在,需要行尿脱落细胞学、B 超、CT、膀胱镜检查等鉴别。

4. 泌尿系结核:可有镜下或肉眼血尿,主要特点是伴有慢性膀胱刺激症状,并伴有低热、盗汗、消瘦、乏力等全身症状,通过尿找抗酸杆菌、IVP、膀胱镜检查等鉴别。

5. 腺性膀胱炎:特点是膀胱刺激症状明显,需膀胱镜并活检确诊,单纯膀胱镜检有时可能误诊。

6. 前列腺癌:可有镜下或肉眼血尿,直肠指诊可触及前列腺肿物,血 PSA 升高,超声、MRI 或多点穿刺活检可明确。

7. 放射性膀胱炎:有盆腔放疗史,可于放疗后 2 年内,亦可多年后出现无痛性血尿,膀胱镜检查及活检有助于鉴别诊断。

8. 宫颈癌:侵犯膀胱时可有血尿,病史中一般会先有阴道出血,妇科检查可鉴别。

【治疗】

(一)治疗原则

膀胱癌的治疗以手术治疗为主,化疗及放疗、免疫治疗主

要作为辅助治疗;全身化疗是晚期膀胱癌的标准治疗。

(二)治疗方法

1. 手术治疗

(1)经尿道膀胱肿瘤切除术(Trans Urethral Resection of Bladder Tumor, TUR-BT):TUR-BT 既是膀胱癌的重要诊断方法,也是主要治疗手段,需将肿瘤完全切除至露出正常膀胱壁肌层,并建议行基底部组织活检。对于局部复发的患者建议再次 TUR-BT 治疗。

(2)经尿道激光手术:疗效与 TUR-BT 相似,但是无法获得病理诊断,需术前活检,另外对分期无帮助,一般适用于乳头状低级别尿路上皮癌。

(3)光动力治疗(photodynamic therapy, PDT):膀胱原位癌,控制膀胱肿瘤出血及肿瘤多次复发、不能耐受手术的情况下可考虑 PDT。

(4)根治性膀胱切除术:一般同时行盆腔淋巴结清扫术,适用于 T2~T4a,N0~x,M0 浸润性膀胱癌。对膀胱灌注无效的非肌层浸润性膀胱尿路上皮癌患者(如肿瘤进展、多次复发、Tis 和 T1G3 肿瘤经 TUR-BT 及膀胱灌注无效),也建议行根治性膀胱切除术。

(5)膀胱部分切除术:一般用于肿瘤位于膀胱憩室内、输尿管开口周围或肿瘤位于经尿道手术操作盲区的患者,有尿道狭窄和无法承受截石位的患者。

2. 局部辅助治疗

(1)膀胱灌注化疗:单纯 TUR-BT 术后仍存在高复发问题,建议所有的非肌层浸润性膀胱癌患者均应接受术后辅助性膀胱灌注化疗。常用药物有 ADM、EPI、MMC、HCPT 等,新药有 GEM,一般 EPI 50~80mg,THP 30mg,MMC 20~60mg,HCPT 10~60mg,GEM 1000mg。灌注需注意药物浓度,故灌注前不宜大量饮水,以免尿液稀释药物,保留时间依药物不同有所不同,一般 0.5~2 小时。

低危患者(同时满足以下条件,单发、Ta、G1 且直径<3cm)在 TUR-BT 术后只需术后 24 小时内行灌注化疗 1 次。中高危

的患者(中危患者包括多发、Ta~T1、G1~G2,直径>3cm;高危患者为多发或高复发、T1、Tis、G3)除24小时内灌注化疗外,还需要早期灌注化疗及维持灌注化疗,早期灌注化疗每周1次,共4~8周,然后维持性灌注化疗,每月1次,共6~12月。

(2)膀胱灌注卡介苗免疫治疗:卡介苗(BCG)适用于高危非肌层浸润性膀胱癌的治疗,低危患者不建议应用。一般在术后2周开始,采用6周灌注诱导免疫应答,再加3周的灌注强化,并建议维持灌注1~3年,分别于3、6、12、18、24、36个月时应用。治疗剂量120~150mg,预防剂量60~75mg。

3. 全身化疗:对膀胱癌比较有效的药物有顺铂、吉西他滨、紫杉类药物等,另外甲氨蝶呤,阿霉素,丝裂霉素,长春花碱,5-FU,长春氟宁,培美曲塞二钠,异环磷酰胺等也有一定疗效,联合化疗多选择含顺铂的化疗方案。

(1)新辅助化疗:对可手术的T2~T4a患者,新辅助化疗有控制局部病变,使肿瘤降期,降低手术难度,消除亚临床病灶等作用。一般不少于2~3周期含顺铂方案的化疗。

(2)辅助化疗:辅助化疗可延迟疾病进展,预防复发,适用于T2或T3期,根治性膀胱切除术后淋巴结阳性或为pT3~4,术前未行新辅助化疗的患者,以及膀胱部分切除术后淋巴结阳性或切缘阳性或为pT3~4的患者。

(3)系统化疗:对于转移性膀胱癌患者应常规行全身系统化疗,尤其是无法切除、弥漫性转移的患者,身体状况不宜或不愿意接受手术的患者也可以行全身系统化疗±放疗。如化疗2~3周期后肿瘤缩小至可手术切除,则行手术后再化疗2周期。化疗疗程一般不超过6周期。

(4)常用化疗方案

一线方案:

1) GC方案

GEM1000mg/m^2 静脉滴注,第1、8、15天;

DDP70mg/m^2 静脉滴注,第2天;

每4周重复。

2) MVAC方案

MTX 30mg/m² 静脉注射,第1、15、22天;
VLB 3mg/m² 静脉注射,第2、15、22天;
ADM 30mg/m² 静脉注射,第2天;
DDP 70mg/m² 静脉滴注,第2天;
每4周重复。

如果患者不能使用顺铂,可使用含卡铂或紫杉类药物的方案(如TC方案),但如肾功能正常,卡铂不能替代顺铂。

二线方案:

1) TC方案
Taxol 200mg/m² 静脉滴注,第1天;
CBP AUC=5 静脉滴注,第1天;
每3周重复。

2) CAP方案
CTX 650mg/m² 静脉注射,第1天;
ADM 50mg/m² 静脉注射,第2天;
DDP 70mg/m² 静脉滴注,第1天(加水化);
每4周重复。

3) TP方案
Taxol 175mg/m² 静脉滴注,第1天;
DDP 75mg/m² 静脉滴注,第1天;
每3周重复。

4) ICP方案
Taxol 200mg/m² 静脉滴注,第1天;
DDP 70mg/m² 静脉滴注,第1天;
IFO 1500mg/m² 静脉注射,第1~3天;
(美斯纳解救)
每4周重复。

另外还有GD(吉西他滨+多西他赛)、DC(多西他赛+顺铂)、GT(吉西他滨+紫杉醇)、GCT(吉西他滨+顺铂+紫杉醇)、CMV(甲氨蝶呤+长春碱+顺铂)、CGD(顺铂+吉西他滨+多西他赛)等方案。

4. 放射治疗:放疗适用于膀胱癌各期病变。对于肌层浸润性膀胱癌患者,为保留膀胱不愿意或患者全身条件不允许行根治性膀胱切除术,或根治术不能完全切除肿瘤时,可选择放疗或化疗+放疗。但是对于肌层浸润性膀胱癌患者,单纯放疗的生存期短于根治性膀胱切除术。

照射方式:最常用的为4野"盒"式治疗,上界腰5骶1椎体间隙,下界闭孔下缘,前后野的侧界真骨盆外1.5cm,下外方保护股骨头,上外方保护部分髂骨,侧野前界包括造影或CT所见膀胱最前端外放1.5~2cm,前上方保护位于髂外淋巴结前的小肠,前下方保护耻骨联合外的软组织,侧野后界包括造影或CT所见膀胱最后端外放2~2.5cm,后上方应包括髂内外淋巴结,后下方保护部分直肠后壁和肛管。近年来发展起来的适形放疗和调强适形放疗是将来的趋势,但是由于膀胱体积和形状随充盈程度不同而变化,所以在采取适形放疗或调强放疗的时候,应保持治疗过程中膀胱充盈程度的一致性并使用体位固定装置,定期验证体位,已保证靶区的准确照射。

(1)根治性放疗:单纯放疗靶区剂量$(60~66)Gy/(6~7)$周,分次量1.8~2Gy。另外欧洲有报道,对T_1/T_2期小肿瘤患者可通过膀胱切开后植入放射性碘、铱、钽或铯行近距离照射,联合外照射和保留膀胱的手术,达到治疗目的。

(2)新辅助放疗:新辅助放疗可以使肿瘤降期,提高局部控制率,但是对延长生存尚无定论,故不推荐。

术后放疗适用于未能切净的病变者。全盆腔照射D_T:$(40~50)Gy/(4~5)$周后缩野至膀胱局部,总量D_T:$(60~65)Gy/(6~7)$周。

(3)辅助放疗:辅助放疗能降低局部高复发风险患者的复发风险,一般局部病变较晚(T4b),膀胱全切或部分切除术后R1或R2,姑息性手术患者需行辅助放疗。辅助放疗剂量以50Gy/5周为宜。有残留者应局部缩野推量至根治剂量,如大野照射D_T45~50Gy后缩野局部追加D_T15~20Gy。

(4)姑息放疗:姑息性放疗多采用大分割剂量照射,如30Gy/10F、21Gy/3F等,可减轻因膀胱巨大肿瘤造成的无法控制的症状如血尿、尿急、尿痛等,但同时增加了急性肠道反应,如腹泻和腹部痉挛疼痛。有骨转移患者行姑息性放疗可有效缓解骨痛,预防病理性骨折等。

【疗效标准及预后】

1. 疗效标准

(1) 评价方法:疗效评价有可评估病灶者以影像学检查为主。膀胱癌治疗后需定期复查尿常规及尿细胞学检查。若有复发可能时,应及时行膀胱镜检查及有关影像学检查。

(2) 疗效标准见附录四。

2. 预后:预后与肿瘤的临床分期、分级、肿瘤大小、肿瘤复发时间及频率、肿瘤数目以及是否存在原位癌等因素密切相关,其中分期及肿瘤病理分级为最重要的预后因素。由于治疗的进展,膀胱癌的 5 年生存率较前上升,现各期 5 年生存率分别为 0 期 98%;Ⅰ期 88%;Ⅱ期 63%;Ⅲ期 46%;Ⅳ期 15%。

【随诊】

非肌层浸润性膀胱癌患者治疗后者应以膀胱镜为主要随访手段,低危患者第一次膀胱镜检阴性,则 9 个月后行第 2 次随访,以后每年 1 次直至 5 年;高危患者需前 2 年每 3 个月随访 1 次,第 3 年起每 6 个月随访 1 次,第 5 年起每年随访 1 次直至终身;中危患者视患者预后因素决定。肌层浸润性膀胱癌患者根治性切除术后应终身随访,pT1 期每年 1 次,pT2 期每 6 个月 1 次,pT3 期每 3 个月 1 次,随访内容包括体检、实验室检查,胸部及腹部影像学检查,pT3 期可每半年做 1 次盆腔 CT。

(李瑞超 席青松 袁响林)

四、尿 道 癌

尿道癌(urethral carcinoma)是一种发生率较低的恶性肿瘤。

【病因】

病因不清,可能与尿道慢性刺激(如感染、性病及尿道狭窄等)有关。

【病理】

男性尿道癌约 80% 为鳞状细胞癌,移行细胞癌约占 15%,腺癌为 5%,未分化癌为 1%。女性尿道癌中鳞状细胞癌约占 70%,移行细胞癌占 20% ~ 25%,腺癌占 4% ~ 8%。

【诊断】

(一) 临床表现

1. 症状:临床上常表现为阻塞症状,小便不畅,排尿困难,尿道不适。

2. 体征:早期可见无明显体征,晚期可触及盆腔及腹部肿块。

(二) 影像学检查

尿道镜检查,尿道造影对诊断很有价值;CT 检查对于明确盆腔及腹部淋巴结是否有转移较有意义。

(三) 实验室检查

可行尿常规及尿细胞学检查。

(四) 诊断与分期

1. 诊断要点:尿道癌的诊断可依据临床表现,对排尿困难且治疗无效者,应行尿道镜、尿道造影及 CT 检查,以便尽早确诊。

2. 分期

(1) TNM 分期(AJCC 2010 年第 7 版)

T　原发肿瘤

Tx　不能评估原发肿瘤

T0　无原发肿瘤证据

Ta　非浸润性乳头状癌、息肉样癌及疣样癌

Tis　原位癌

T1　肿瘤侵犯黏膜下结缔组织

T2　肿瘤侵犯任何以下部位:尿道海绵体、前列腺、尿道周围肌肉

T3　肿瘤侵犯任何以下部位:阴茎海绵体、超出前列腺包膜、阴道前壁、膀胱颈

T4　肿瘤侵犯其他附属器官

前列腺移行细胞癌(前列腺部尿道)

Tis pu 原位癌,累及前列腺部尿道

Tis pd 原位癌,累及前列腺导管

T1 肿瘤侵犯黏膜下结缔组织

T2 肿瘤侵犯任何以下部位:前列腺间充质、尿道海绵体、尿道周围肌肉

T3 肿瘤侵犯任何以下部位:阴茎海绵体、超出前列腺包膜、膀胱颈(前列腺外浸润)

T4 肿瘤侵犯其他附属器官(肿瘤侵犯膀胱)

N 区域淋巴结

Nx 不能评估区域淋巴结转移

N0 无区域淋巴结转移

N1 单个的转移淋巴结直径≤2cm

N2 单个的转移淋巴结直径>2cm,或者有多个淋巴结转移

N3 髂总淋巴结转移

M 远处转移

Mx 不能评估远处淋巴结情况

M0 无远处转移

M1 有远处转移

(2)临床分期

0a Ta,N0,M0

0is Tis,N0,M0

　　　Tis pu,N0,M0

　　　Tis pd,N0,M0

Ⅰ期 T1,N0,M0

Ⅱ期 T2,N0,M0

Ⅲ期 T1~2,N1,M0;T3,N0~1,M0

Ⅳ期 T4,N0~1,M0;任何T,N2,M0;任何T,任何N,M1

1)男性尿道癌临床分期(Ray 分期)

0 肿瘤局限于黏膜内

A 肿瘤累及黏膜下层,但不超过黏膜固有层

B 肿瘤累及深层,但不超过海绵体及前列腺

C 肿瘤超出海绵体,直接侵及肌肉、韧带、脂肪、皮肤及直接的骨浸润,或肿瘤已超出前列腺的薄膜

D1 局部转移,包括腹股沟和(或)盆腔淋巴结转移

D2 远处转移

2) 女性尿道癌临床分期(Pointon 分期)

Ⅰ期肿瘤局限于尿道远端

Ⅱ期肿瘤累及全尿道,可扩展到尿道周围组织,但未累及外阴或膀胱颈

Ⅲ$_A$ 肿瘤侵及尿道口及外阴

Ⅲ$_B$ 肿瘤累及阴道黏膜

Ⅲ$_C$ 肿瘤侵犯尿道及膀胱颈

Ⅳ$_A$ 肿瘤累及宫旁组织及阴道旁组织

Ⅳ$_B$ 转移

Ⅳ$_{B1}$ 腹股沟淋巴结转移

Ⅳ$_{B2}$ 盆腔淋巴结转移

Ⅳ$_{B3}$ 腹主动脉旁淋巴结转移

Ⅳ$_{B4}$ 远处转移

【治疗】

(一) 治疗原则

尿道癌主要有手术治疗及放射治疗,由于病例较少,故目前尚缺乏较一致的治疗原则。

(二) 治疗方法

1. 手术治疗:临床上依据病变部位、病灶大小及浸润深浅决定手术范围。

2. 放射治疗:女性尿道癌可行组织间插植放疗。组织间插植放疗常采用^{192}Ir 放射源,对于较局限的肿瘤可采用 5~7 根针,对侵犯尿道后壁的肿瘤,操作时需要十分小心。有时也可采用双排小针插植放疗。对于侵犯阴唇、阴道及膀胱基底部的较大肿瘤还需要行体外放疗,依不同部位选择相应能量的放射线。体外放疗 D$_T$ 为(40~50)Gy/(4~5)周,组织间插植

D_T 为 30～35Gy。对侵及尿道后壁的肿瘤,外照射剂量应达到 (40～50)Gy/(5～6)周,组织间插植放疗剂量为 20～30Gy。男性尿道癌中局限在前尿道的肿瘤,手术切除或放射治疗,疗效相当。而后尿道的肿瘤由于往往期别较晚,根治手术及放疗均有较高的局部复发率,故可在术前放疗后行扩大根治术,或者术后补充放疗。

【疗效标准及预后】

1. 疗效评价

1) 评价方法:包括尿细胞学检查、尿道镜检查及有关影响学检查。

2) 疗效标准见附录四。

2. 预后:无淋巴结转移者,有 85%～90% 的生存率,腹股沟淋巴结有转移者其生存率为 40%～50%,盆腔淋巴结有转移者其生存率不足 20%。

【随诊】

按一般肿瘤随诊方式随诊。

(严　鹏　席青松　袁响林)

五、前列腺癌

前列腺癌(prostatic cancer)是威胁男性健康的常见肿瘤之一,位列男性肿瘤的第 2 名。在发达国家前列腺癌占肿瘤新发病例的 19%,而在发展中国家仅占 5.3%。虽然与发达国家相比,中国是前列腺癌的低发国家,但近年来其发病率却稳步升高。

【病因】

迄今为止前列腺癌的病因不够明确。前列腺淋病、病毒感染、衣原体感染、性活动强度以及激素的影响可能与发病有关。此外,与高脂肪饮食及职业因素也有一定关系。

【病理】

前列腺癌中约 97% 为腺癌,而鳞状细胞癌仅占 3%。前列腺癌多发生于后叶,但两侧叶亦偶有发病。

Gleason分级:Gleason分级采用5级10分制。根据腺体的分化程度和肿瘤在前列腺间质中的生长类型两方面评价肿瘤的恶性程度,提出以腺体组织结构为主要依据的分级系统。将肿瘤的生长类型分成主要类型和次要类型,每个类型分五级计分,Gleason分级的评分为两者之和,全部组织学计分范围为2~10分。2~4分表示分化好的腺癌,5~6分为中分化腺癌,7分为中低分化腺癌,8~10分为低分化腺癌。

【诊断】

(一)临床表现

1. 症状:前列腺癌在早期阶段可完全没有症状,当肿瘤增大到一定体积时,可有尿频、尿急、排尿困难甚至发生尿潴留,少数可有血尿。当肿瘤压迫或侵犯周围淋巴结或血管时,可有下肢水肿,晚期有骨转移者可发生骨痛。

2. 直肠指检:前列腺直肠指检是诊断前列腺癌的主要方法,80%的前列腺癌通过指检可确诊。前列腺癌的指检表现为腺体增大、坚硬结节、高低不平、中央沟消失、腺体固定,有时侵及肠壁。

(二)实验室检查

1. 显微镜检查

(1)尿液涂片找前列腺癌细胞,此法有助于前列腺癌诊断,但由于存在假阳性及假阴性细胞,故此法仅作为辅助方法。

(2)前列腺液涂片细胞学检查,此方法准确率较高,特别是通过导管法采取的前列腺液,其检查结果更为理想,可提供前列腺癌细胞学诊断。

2. 生化检查前列腺特异抗原(PSA)、酸性磷酸酶(PAP)测定、血清肌酸激酶(CK-BB)测定、γ-精浆蛋白(γ-sm)测定对前列腺癌的早期诊断、监测前列腺癌的病情变化以及对鉴别诊断具有重要价值。碱性磷酸酶测定、癌胚抗原检测、激素受体测定也有一定意义。

PSA对前列腺癌的诊断、鉴别诊断、病情监测、随诊等均很有意义。男性PSA正常值为0~4ng/ml;在PSA为4~10ng/ml

男性中,25%的患者经活检证实为前列腺癌;当 PSA≥10ng/ml 时,有44%的患者为前列腺癌。PSA 增高见于良性前列腺增生、前列腺炎和前列腺癌等。前列腺炎、活检、射精和经尿道操作都可导致暂时性的 PSA 增高。因 PSA 半衰期为 22~32 天,故前列腺炎或前列腺活检后,需等待 4~8 周以后才能做血清 PSA 的检查。

3. 穿刺活检前列腺穿刺活检能获得细胞学证据,对于早期前列腺癌的诊断具有重要意义。

(三)影像学检查

1. 超声检查其声像图早期呈形态不齐的小山型或不整型,左右两侧不对称,包膜回声杂乱、断裂等;晚期可见内部回声不均一,呈块状光团。

2. 放射性核素扫描检查由于前列腺癌易于发生骨转移,所以常需行此检查了解病变范围。此方法灵敏度很高。

3. CT 与 MRI 检查:此方法对早期发现及是否有包膜外浸润有意义,但对鉴别诊断意义不大。

4. X 线检查包括前列腺造影、精囊造影、淋巴造影、静脉肾盂造影以及骨骼 X 线摄片,对于前列腺癌诊断及了解是否有骨转移具有一定意义。

(四)诊断与分期

1. 诊断要点 PSA 检测及直肠指检均较重要。直肠指检经济、方便,对前列腺癌的早期发现有意义。PSA 检测对前列腺癌的早期诊断十分重要。依据上述结果以及影像学表现多能明确诊断。

2. TNM 分期(AJCC,2010 年第 7 版)

T 原发肿瘤

Tx 不能评估原发肿瘤

T0 无原发肿瘤的证据

T1 通过触诊或影像学检查临床上无明显前列腺癌的证据

T1a 病理检查时,前列腺癌体积≤所切除组织的 5%

T1b 病理检查时,前列腺癌体积>所切除组织的 5%

T1c 由于 PSA 升高,通过穿刺证实前列腺癌的存在

T2　肿瘤局限于前列腺内
T2a　肿瘤侵犯范围≤1/2叶
T2b　肿瘤侵犯范围>1/2叶,但未及双叶
T2c　肿瘤侵犯双叶
T3　肿瘤超出前列腺包膜
T3a　包膜外侵犯
T3b　肿瘤侵犯精囊
T4　肿瘤固定或侵犯到精囊以外的其他临近结构,如膀胱颈、外括约肌、直肠、肛提肌,和(或)盆壁

病理分级(pT)
pT2　仅限前列腺
pT2a　单侧,肿瘤侵犯范围≤1/2叶
pT2b　单侧,肿瘤侵犯范围>1/2叶,但未及双叶
pT2c　肿瘤侵犯双叶
pT3　肿瘤超出前列腺包膜
pT3a　包膜外侵犯或是显微镜下侵犯膀胱颈
pT3b　肿瘤侵犯精囊
pT4　侵犯膀胱、直肠
N　区域淋巴结
Nx　无法评估淋巴结情况
N0　无区域淋巴结转移
N1　有区域淋巴结转移
M　远处转移
Mx　不能评估远处转移情况
M0　无远处转移
M1　有远处转移
M1a　非局部淋巴结转移
M1b　骨转移
M1c　其他部位转移,伴或不伴骨转移

组织学分级
Gleason x　　　Gleason评分未评估
Gleason≤6　　分化良好(轻度间变)

Gleason 7　　　　中度分化(中度间变)
Gleason 8~10　　分化差/未分化(显著间变)

临床分期

	T	N	M	PSA	Gleason
Ⅰ期	T1a~c	N0	M0	PSA<10	Gleason≤6
	T2a	N0	M0	PSA<10	Gleason≤6
	T1~2a	N0	M0	PSA x	Gleason x
ⅡA期	T1a~c	N0	M0	PSA<20	Gleason 7
	T1a~c	N0	M0	PSA≥10<20	Gleason≤6
	T2a	N0	M0	PSA<20	Gleason≤7
	T2b	N0	M0	PSA<20	Gleason≤7
	T2b	N0	M0	PSA x	Gleason x
ⅡB期	T2c	N0	M0	任何PSA	任何Gleason
	T1~2	N0	M0	PSA≥20	任何Gleason
	T1~2	N0	M0	任何PSA	Gleason≥8
Ⅲ期	T3a~b	N0	M0	任何PSA	任何Gleason
Ⅳ期	T4	N0	M0	任何PSA	任何Gleason
	任何T	N1	M0	任何PSA	任何Gleason
	任何T	任何N	M1	任何PSA	任何Gleason

(五) 鉴别诊断

1. 前列腺结核有结核病史,胸片、OT试验、血生化检查前列腺细胞学检查等均有助于鉴别诊断。

2. 良性前列腺增生症血生化检查、超声检查、前列腺穿刺活检,均有助于鉴别诊断。

【治疗】

(一) 治疗原则

前列腺癌主要有手术治疗、内分泌治疗、放疗、化学药物治疗及免疫治疗。具体选用何种方法,应依临床分期、细胞分化、患者年龄、全身情况、家庭经济状况和个人心理状态而定。

表 2-9-3 前列腺癌危险因素分析

	低危	中危	高危
血清 PSA(Mg/L)	<10	10~20	>20
Gleason 评分	2~6 分	7 分	8~10 分
临床分期	T1~T2a	T2b~T2c	≥T3c

根据上表(表 2-9-3)的前列腺癌危险因素选择以下治疗。

1) 低危患者的治疗包括:观察等待;外照射治疗;近距离治疗;根治性前列腺切除术,常同时行盆腔淋巴结清扫术。

2) 中危患者的治疗包括:观察等待;外照射治疗,加或不加近距离治疗;根治性前列腺癌切除术,同时行盆腔淋巴结清扫术。

3) 高危患者的治疗包括:内分泌去势治疗(至少 2~3 年)加外照射治疗;外照射治疗,加或不加新辅助治疗,序贯短期(4~6 个月)内分泌去势治疗;根治性前列腺癌切除术,同时行盆腔淋巴结清扫术。

4) 局部晚期患者的治疗包括:外照射治疗加内分泌去势治疗;内分泌去势治疗;根治性前列腺癌切除术,同时行盆腔淋巴结清扫术。

5) 远处转移患者的治疗包括:内分泌去势治疗;外照射治疗加内分泌去势治疗。

(二)治疗方法

1. 手术治疗 前列腺癌手术切除的指征有:高度恶性的前列腺癌;直肠指检前列腺肿块局限于前列腺内,肿瘤未侵犯直肠黏膜并能推动者;无转移症状者;患者一般情况良好承受手术者。

2. 内分泌治疗

(1) 去除雄激素来源:睾丸切除术是内分泌治疗的首选方法,切除睾丸可直接降低内分泌雄激素睾酮的产生。必要时行肾上腺切除术及脑下垂体切除或破坏术。

(2) 抑制垂体释放黄体生成素:促性腺释放激素类似物可阻断脑垂体的生理性黄体素的周期性释放,从而使血清睾酮下降至去势后水平。常用药物:给药方案既可以是皮下注射每日1次,也可以是缓释剂每月1次。现在常用的方案见下:亮丙瑞林(Leuprolide)缓释剂:7.5mg 肌内注射,每月1次;或是22.5mg,肌内注射,每3个月1次;或是30mg,肌内注射,每4个月1次。戈舍瑞林(Goserelin)缓释剂:3.6mg 皮下注射,每月1次;或10.8mg 皮下注射,每3个月1次。曲普瑞林 3.75mg 皮下注射每4周1次。

(3) 抗雄激素药物:①非类固醇类抗雄激素药,康士得(比卡鲁胺) 50mg 每日1次。氟他胺 750mg/d,分3次饭后服用。不良反应有男子乳房发育长大、面部发热等。此外,还有尼鲁米特、酮康唑。②类固醇抗雄激素类,这类主要为孕激素。乙酸环丙氯地孕酮,剂量为 100mg/次,每天2次口服,不良反应有男子乳房肥大。乙酸氯羟甲烯孕酮,剂量为每天 250mg 口服,并发症较少。乙酸甲羟孕酮,剂量为 4mg/次,每日2次。此外,还有甲羟孕酮、乙酸氯地孕酮、双甲羟孕酮等。

(4) 雌激素类药物:常用药物为己烯雌酚,用量:每天口服 3~5mg 以上,7~21 天后可达到去势水平。维持量为 1~3mg/d。不良反应为恶心、呕吐、阳痿及血栓性静脉炎等。艾去适(雌莫司汀磷酸钠)140mg,2~3 粒/次,2 次/天。聚磷酸雌二醇,用量:每次 80~160mg,每月肌内注射1次,不良反应同上。此外,还有炔雌醇、三对甲氧苯基氯乙烯等。

(5) 抗肾上腺药物:氨鲁米特,用量为 500~1000mg,每日分3次口服,不良反应为低血压和胃肠道反应。

3. 化学治疗疗效不十分肯定,仅用于肿瘤转移及内分泌治疗失败的患者。可试用如下方案。

(1) FAM 方案:

ADM 50mg/m² 静脉注射,第1天;

MMC 5mg/m² 静脉注射,第1、2天;

5~FU 750mg/m² 静脉滴注,第1、2天;

每3~4周重复。

(2) VAM 方案:

ADM 50mg/m² 静脉注射,第1天;

MMC 10mg/m² 静脉注射,第1天;
VLB 1.5mg/m² 静脉注射,第1~5天;
每3~4周重复。
(3) DP 方案:
DOC 75mg/m² 静脉注射,第1天;
PDN 5mg,口服,Bid,第1~21天;
每3~4周重复。
(4) NP 方案:
NVT 12mg/m² 静脉注射,第1天;
PDN 5mg,口服,Bid,第1~21天;
每3~4周重复。

4. 放射治疗:放射治疗是局限早期前列腺癌的根治性治疗手段之一;放疗及内分泌综合治疗可提高局部晚期前列腺癌的局部控制率和生存率;放射治疗是晚期或转移性前列腺癌的姑息治疗的重要手段。三维适形放疗及适形调强放疗在不增加周围正常组织不良反应的情况下,使肿瘤局部控制率进一步提高。根治性前列腺切除术后的放疗适应证为:手术切缘阳性;前列腺包膜受侵或病理 T3 或 T4;术后 PSA 持续增高;Gleason 8~10 分。对于根治性放疗,可采用单纯性体外根治疗(运用缩野技术)、体外放疗+组织间插植放疗、体外放疗+适形放疗(或适形调强放疗)等。

(1) 体外放疗:常采用四野等中心照射,采用 15MV 光子照射,每日 PTV 剂量为 1.8~2.0Gy,每周 5 次,每天照射四野。总剂量(65~70)Gy/(7~8)周。如果做全盆腔照射,(45~50)Gy/5 周,然后,前列腺 PTV 补充 20~25Gy。盆腔照射野设野:采用前后野和两侧野照射法,射野上界位于骶1上缘,下界至坐骨结节下缘,前后野侧界位于真骨盆缘外 1.5~2.0cm,但射野上下方可挡铅以尽量保护部分骨髓。侧界前界位于耻骨联合前缘,后界上方在 S2/S3 之间,后界下方则至直肠中部。前列腺照射野:采用前后野和两侧野四野照射法,为定位前列腺的 PTV,通常在膀胱和直肠内插入 Foley 导管并注入造影剂,射野上界位于膀胱 Foley 球囊上 2cm,下界位于坐骨结节下缘。侧野前界位于耻骨骨皮质后缘,后界包括直肠前壁后6~10mm,但需避开直肠后壁。前后野两侧界常为射野中心各旁开3.5~4.0cm。

(2) 组织间插植放疗:患者选择在全麻状态下,由直肠超声引导,经会阴区行组织间插植,依超声呈像图确定插植针的位置及肿瘤的范围,经后装计划系统优化后,行组织间插植放疗。优点是可取得较好的剂量分布。

(3) 三维适形放疗及适形调强放疗:适形调强放疗比三维适形放疗优势更加突出,它采用了精确的体位固定和立体定位技术,提高了放疗的精度;而且采用逆向计算法由计算机直接实现治疗计划的最佳优化;并且可以优化配置射野内各线束的权重,使高剂量区的分布在三维方向上与靶区一致,同时可以实现同步推量照射。从而明显提高肿瘤的局控率,并减少正常组织的放射损伤。

(4) 组织内放疗:用放射性核素^{198}Au、^{125}I,经耻骨后会阴或直肠等途径用手术方法或组织间插植技术将其直接植入前列腺癌部位,从而达到治疗效果。此方法缺点是对包膜外有肿瘤浸润者效果欠佳,故其常与前列腺癌根治术或盆腔淋巴结清除术结合进行。亦可配合体外放疗。

5. 冷冻治疗:此方法适用于前列腺肿瘤体积较大,全身情况较差的患者。需通过会阴部切口,显露前列腺、膀胱底部及精囊后面,而不必将前列腺游离。用冷冻探头接触肿瘤及精囊后面使用液氮局部降温至-196~-180℃,以使肿瘤组织发生破坏。

6. 前列腺癌是唯一最先发生骨转移,而非内脏转移的实体肿瘤,超过90%的患者会发生骨转移。处理方法是酌情选择内分泌治疗、化疗、放疗或是双膦酸盐以及Denosumab等药物治疗,辅以镇痛药物治疗。内分泌治疗包括完全雄激素阻断疗法(MAB)和间歇性雄激素阻断疗法(IHT),但其总生存期仅能延长3~6个月。局部放疗常用3Gy/F,10次,止痛率为70%~80%,持续时间较长。唑来膦酸的推荐剂量:4mg,静脉滴注,每4周重复,一般连用6次以上,可以连续使用2年。

【疗效标准及预后】

1. 疗效评价

（1）评价方法：直肠指检及影像学检查可作为评价前列腺癌的疗效的手段。

（2）疗效标准见附录四。

2. 预后 前列腺癌预后影响因素为临床分期及病理分级（Gleason 分级）。Ⅰ、Ⅱ期 5 年生存率为 70%；Ⅲ期 5 年生存率为 50%；Ⅳ期 5 年生存率为 25%。

【随诊】

按一般肿瘤随诊方式随诊复查。

（王建华　席青松　袁响林）

六、睾丸肿瘤

睾丸肿瘤（testicular cancer）为常见的恶性肿瘤，主要有三个发病高峰：儿童、25～40 岁和>60 岁，是 25～35 岁男性最常见的恶性肿瘤。德国及瑞士发病率最高，亚洲及非洲发病率最低。

【病因】

病因不清楚，可能与睾丸创伤、内分泌障碍、遗传、隐睾及感染等因素有关。

【病理】

分为生殖细胞肿瘤和非生殖细胞肿瘤两大类，前者占 95%，后者占不到 5%。生殖细胞肿瘤分为精原细胞瘤、胚胎瘤、畸胎瘤和绒毛膜细胞瘤。非生殖细胞肿瘤种类繁杂，主要包括支持细胞、间质细胞和支持细胞-间质细胞等功能性肿瘤，间皮瘤、腺癌、横纹肌肉瘤、黏液性囊腺癌、纤维上皮、淋巴瘤等附属组织肿瘤。睾丸肿瘤中精原细胞瘤所占比例最多，为 50%~60%。

【诊断】

（一）临床表现

1. 症状：临床上常表现为阴囊肿块不断增大，有时可伴疼痛,碰撞或挤压时,可使疼痛加剧。原有隐睾的患者,可表现为突然出现腹部或腹股沟肿块,且逐渐增大。

2. 体征:双手触诊,先检查正常一侧睾丸,再检查患侧睾丸,对照睾丸的质地、大小、形状,可发现增大的肿块,有隐睾者,可发于腹部或腹股沟区触及肿块;睾丸肿瘤偶可引起内分泌失调的症状,表现为男性乳房肥大、性早熟或女性化;睾丸肿瘤透光试验阴性,但并发鞘膜积液或肿瘤出血而形成血肿时可为假阳性。需要进一步鉴别诊断。

(二) 实验室检查

睾丸肿瘤患者应做血生化及肿瘤标志物测定(如 LDH、AFP、β-HCG、FSH、LH 等)。其中 AFP 半衰期为 5~7 天,精原细胞瘤的 AFP 为阴性,而非精原细胞瘤的 AFP 有不同比例为阳性。HCG 的半衰期为 18~36 小时,精原细胞瘤和非精原细胞瘤的 HCG 均有不同比例的为阳性。

(三) 特殊检查

1. 影像学检查:胸部与骨骼 X 线摄片、CT、全身骨扫描、B 超、肾盂造影。

2. 病理学诊断:睾丸肿瘤切除是首要的诊断和治疗手段。无论术前诊断如何,所有原发睾丸肿瘤都必须从腹股沟进行手术。未切除睾丸肿瘤之前,手术中不应解剖肿瘤进行观察。禁止经阴囊行睾丸肿瘤切除术或经阴囊肿物穿刺。

(四) 诊断与分期

1. 诊断要点:典型临床表现、较为特异性的生化免疫测定、有关影像学检查及病理组织学检查可明确诊断。

2. 分期

(1) TNM 分期(AJCC,2010 年第 7 版)

T 原发肿瘤

pTx 不能评估原发肿瘤

pT0 无原发肿瘤证据(如睾丸组织学检查为瘢痕)

pTis 管内生殖细胞肿瘤(原位癌)

pT1 肿瘤局限于睾丸和附睾,无血管和淋巴管浸润,肿瘤

可侵犯白膜,但未侵及睾丸鞘膜

pT2 肿瘤局限于睾丸和附睾,合并血管和淋巴管浸润,或肿瘤穿透白膜,并侵及睾丸鞘膜

pT3 肿瘤侵及精索,有或无血管和淋巴管浸润

pT4 肿瘤侵及阴囊,有或无血管和淋巴管浸润

N 区域淋巴结

Nx 不能评估区域淋巴结转移

N0 无区域淋巴结转移

N1 单个区域淋巴结转移,最大直径≤2cm;有≤5个淋巴结转移,且最大直径均≤2cm

N2 单个区域淋巴结转移,最大直径>2cm、且≤5cm,或有>5个区域淋巴结转移,且最大直径均≤5cm;或肿瘤侵犯已超出淋巴结包膜

N3 淋巴结转移最大直径大于5cm

M 远处转移

Mx 不能评估远处淋巴结情况

M0 无远处转移

M1 有远处转移

M1a 区域淋巴结之外的淋巴结转移或肺转移

M1b 其他部位的远处转移

S 血清肿瘤标志物

Sx 不能提供或未做血清学肿瘤标志物

S0 血清学肿瘤标志物在正常范围内

	LDH	HCG(U/L)	AFP(μg/L)
S1	$<1.5\times N^*$	且<5000	且<1000
S2	$(1.5\sim10)\times N$	或5000~50000	或1000~10000
S3	$>10\times N$	或>50000	或>10000

* N 指 LDH 检测正常值的上限

临床分期

0 期　pTis,N0,M0,S0

Ⅰ期　pT1~4,N0,M0,Sx

Ⅰ$_A$　pT1,N0,M0,S0

Ⅰ_B　pT2~4,N0,M0,S0

Ⅰs　任何 pT/Tx,N0,M0,S1~3

Ⅱ期　任何 pT/Tx,N1~3,M0,Sx

Ⅱ_A　任何 pT/Tx,N1,M0,S0~1

Ⅱ_B　任何 pT/Tx,N2,M0,S0~1

Ⅱ_C　任何 pT/Tx,N3,M0,S0~1

Ⅲ期　任何 pT/Tx,任何 N,任何 M;M1,Sx

Ⅲ_A　任何 pT/Tx,任何 N,M1a,S0~1

Ⅲ_B　任何 pT/Tx,N1~3,M0;S2

　　任何 pT/Tx,任何 N,M1a;M1a,S2

Ⅲ_C　任何 pT/Tx,N1~3,M0;S3

　　任何 pT/Tx,任何 N,M1a,S3

　　任何 pT/Tx,任何 N,M1b,任何 S

(2) 睾丸肿瘤的常用分期方法(Royal Marsden 医院)

Ⅰ期　肿瘤局限于睾丸,无腹膜后淋巴结转移的情况

Ⅱ期　有腹膜后淋巴结转移

Ⅱ_A　转移性淋巴结直径<2cm

Ⅱ_B　转移性淋巴结直径 2~5cm

Ⅱ_C　转移性淋巴结直径>5cm

Ⅲ期　有膈上淋巴结转移

Ⅲ₀　无腹腔病变

Ⅲ_A　转移性淋巴结直径<2cm

Ⅲ_B　转移性淋巴结直径 2~5cm

Ⅲ_C　转移性淋巴结直径>5cm

Ⅳ期　远处转移

　　L1≤3 个肺转移灶

　　L2>3 个肺转移灶,所有病变直径<2cm

　　L3>3 个肺转移灶,1 个或多个病变直径>2cm

　　H+肝转移

(五) 鉴别诊断

1. 睾丸结核:睾丸结核常发生于附睾尾部,并常有输精管串珠状结节或伴有肺内结核病史,PPD 试验、胸部摄片等有助

于确诊。

2. 鞘膜积液或精液囊肿:通过透光试验,特别是 B 超检查,完全可以鉴别囊性或实质性肿块。

3. 睾丸炎或附睾炎:发病较急,多有发热及明显的压痛,抑或剧烈疼痛,积极抗感染治疗后,短期内明显缓解。

【治疗】

(一) 治疗原则(表 2-9-4)

睾丸肿瘤无论哪种类型都要先做高位睾丸切除术及精索结扎。因为可能存在多种成分,故手术标本应进行连续切片。睾丸精原细胞瘤的治疗主要为手术及术后的放化疗,放疗是 I 期和 $II_{A \sim B}$ 期的标准治疗,腹腔大肿块 II 期(II_C 期)和 III 期以化疗为主要治疗手段。睾丸非精原细胞瘤对放疗抗拒,早期主要为手术或化疗,晚期以化疗为主。

表 2-9-4 睾丸肿瘤的治疗原则

肿瘤细胞类型及期别	治疗原则
精原细胞瘤	
I_A / I_B	腹主动脉旁野照射(20~25Gy);卡铂单药化疗;观察:对于 T1 和 T2 的病例
I_S	腹主动脉旁野±同侧髂淋巴结照射(25Gy)
II_A / II_B	犬腿野照射(30~35Gy)
	部分 II_B 患者可考虑化疗 3 周期 BEP 方案或 4 周期 EP 方案
II_C / III	低危组化疗 3 周期 BEP 方案或 4 周期 EP 方案;中危组化疗 4 周期 BEP 方案
非精原细胞瘤	
生殖细胞瘤	
I_A	观察或神经保留性 RPLND
I_B	观察仅针对于 T2 患者或神经保留性 RPLND 或 1~2 周期化疗 BEP 方案后有残留行神经保留性 RPLND
I_S	化疗 3 周期 BEP 方案或 4 周期 EP 方案

续表

肿瘤细胞类型及期别	治疗原则
ⅡA 标志物阴性	神经保留性 RPLND 或化疗 3 周期 BEP 方案或 4 周期 EP 方案后有残留行神经保留性 RPLND
标志物增高	化疗 3 周期 BEP 方案或 4 周期 EP 方案后有残留行神经保留性 RPLND
ⅡB 标志物阴性	神经保留性 RPLND 或化疗 3 周期 BEP 方案或 4 周期 EP 方案后有残留行神经保留性 RPLND
标志物增高	化疗 3 周期 BEP 方案或 4 周期 EP 方案后有残留行神经保留性 RPLND
ⅡC	化疗 3 周期 BEP 方案或 4 周期 EP 方案后有残留做 RPLND
Ⅲ	化疗 4 周期 BEP 方案或 4 周期 VIP 方案

注:RPLND 为腹膜后淋巴结清扫术。

(二)治疗方法

1. 放射治疗

(1)照射野定位:"犬腿野"包括腹主动脉旁和盆腔淋巴结,上界位于 T10 下缘,两侧在体中线各旁开 4～5cm,健侧在 L5 下缘至闭孔内缘垂线与耻骨联合上 2cm 交点之连线,患侧向下延伸至 L4 下缘与髋臼外缘连线。然后,双侧沿闭孔内缘或髋臼外缘垂直向下,下界至闭孔下缘。对于Ⅰ期精原细胞瘤采用单纯腹主动脉旁照射可取得和"犬腿野"照射同样的效果,但毒副作用较低,腹主动脉旁照射野的上界位于 T10 下缘,两侧在体中线各旁开 4～5cm,下界至 L5 下缘。单纯腹主动脉旁照射不适合Ⅰ期原发盆腔隐睾精原细胞瘤及既往有睾丸下降不全、盆腔手术史、腹股沟区和阴囊手术史的患者。

(2)注意事项:犬腿野照射过程中应用挡铅保护对侧正常睾丸,挡铅后可减少对侧健康睾丸的照射剂量。应注意及时缩野,以保护小肠和肾,切忌过量照射。腹股沟淋巴结不是照射靶区。只有在阴囊皮肤有明显受侵,才考虑照射同侧阴囊。纵隔淋巴结不做预防照射。

(3) 照射技术：应用 4～8MV 直线加速器或 ^{60}Co 放射治疗，采用前后对野照射。Ⅰ期 D_T20～25Gy，分次量 2Gy/次，每周 5 次。Ⅱ$_A$、Ⅱ$_B$ 期精原细胞瘤 D_T30Gy，分次量 2Gy/次，每周 5 次；然后缩野至肿瘤区补充 DT6Gy。

2. 化疗：在睾丸生殖细胞肿瘤治疗中十分重要。常用化疗方案有 EP、BEP、VIP，其中对于Ⅰ期精原细胞瘤可用单药卡铂化疗。

(1) EP 方案：

VP-16 100mg/m^2 静脉滴注，第 1～5 天；

DDP 20mg/m^2 静脉滴注，第 1～5 天；

每 3 周重复。

(2) BEP 方案：

BLM 30U/d 静脉注射，第 2、9、16 天；

VP-16 100mg/m^2 静脉滴注，第 1～5 天；

DDP 20mg/m^2 静脉滴注，第 1～5 天；

每 3 周重复。

(3) VIP 方案：

VP-16 75mg/m^2 静脉滴注，第 1～5 天；

或用

VLB 0.11mg/kg 静脉注射，第 1、2 天；

IFO 1.2g 静脉注射，第 1～5 天；

DDP 20mg/m^2 静脉滴注，第 1～5 天；

每 4 周重复。

(4) 单药卡铂方案

卡铂 AUC=7；

每 3 周重复。

【疗效标准及预后】

1. 疗效评价

(1) 评价方法：主要包括血清标志物、胸片（或胸部 CT）及腹部 CT 等。

(2) 疗效标准见附录四。

2. 预后:睾丸精原细胞瘤 5 年生存率达 90%~95%;Ⅰ、Ⅱ、Ⅲ期的 5 年生存率分别为 90%~100%、75%~90%、15%~25%。睾丸非精原细胞瘤的 3 年、5 年生存率分别为 85%、76.5%。

【随诊】

1. 精原细胞瘤随访

Ⅰ期随访:定期复查血常规和标志物 AFP、β-HCG、LDH,第 1~2 年中每 3~4 月复查一次,第 3~4 年每 6~12 月复查一次,后每年复查一次。腹部盆腔 CT 检查,第 1~3 年每 6~12 月复查一次,第 4~5 年每年复查一次。胸部 X 片检查每年一次。

Ⅱ$_A$/Ⅱ$_B$ 期随访:接受放疗的患者复查血常规和标志物 AFP、β-HCG、LDH,第 1 年每 3 月一次,第 2~5 年每 6 月一次,第 6~10 年每年一次。胸部 X 片每 6 月一次持续两年。腹部盆腔 CT 第 1~2 年每 6~12 月一次,之后一年一次。接受化疗的患者复查血常规和标志物 AFP、β-HCG、LDH 和胸部 X 线片,第 1 年每 2 个月一次,第 2 年每 3 个月一次,第 3~4 年每 6 个月一次,之后每年一次。腹部盆腔 CT 在腹膜后淋巴结清扫术后 3~6 月复查一次,之后有临床症状再复查。当有临床症状后 PET 检查也可考虑。

Ⅱ$_C$/Ⅲ期随访:复查血常规和标志物 AFP、β-HCG、LDH 和胸部 X 片,第 1 年每 2 个月一次,第 2 年每 3 个月一次,第 3~4 年每 6 个月一次,之后每年一次。腹部盆腔 CT 在腹膜后淋巴结清扫术后 3~6 月复查一次,之后有临床症状后再复查。当有临床症状后 PET 检查也可考虑。

2. 非精原细胞瘤随访

(1) Ⅰ$_A$ 和 Ⅰ$_B$ 期观察组随访:复查血常规,标志物及胸部 X 片,第 1 年每 1~2 月复查一次,第 2 年每 2 月复查一次,第 3 年每 3 月一次,第 4 年每 4 月一次,第 5 年每 6 月一次,之后每年复查一次。复查腹部 CT,第 1 年每 3~4 月一次,第 2 年每 4~6 月复查一次,第 3、4 年每 6~12 月复查一次,第 5 年复查一次,之后 1~2 年复查一次。

(2) 仅接受 RPLND 手术的患者随访:复查血常规,标志物及胸部 X 片,第 1、2 年每 2~3 月复查一次,第 3 年每 3~6

月复查一次,第4年每6月复查一次,第5年每6~12月复查一次,之后每年复查一次。复查腹部CT第1年行基线检查,之后待有临床症状再行复查。(胸部X线片检查频率为2B类证据)

(3) 接受化疗及RPLND手术的患者随访:复查血常规,标志物及胸部X线片,第1、2年每2~3月复查一次,第3年每3~6月复查一次,第4年每6月复查一次,第5年每6~12月复查一次,之后每年复查一次。复查腹部CT,第1年每6月复查一次,第2年每6~12月复查一次,之后每年复查一次。(胸部X线片检查频率为2B类证据)

(严 鹏 席青松 袁响林)

七、阴 茎 癌

阴茎癌(penile cancer)高发年龄在50岁以上,欧美地区的发病率约为1/10万,中国的发病率与欧美相仿。其恶性程度低。

【病因】

阴茎癌与包茎、包皮过长及包皮垢的刺激有密切关系。此外,与疱疹病毒或人乳头状瘤病毒感染有关。

【病理】

阴茎癌癌前病变包括黏膜白斑、增生性红斑、角质增生、乳头状瘤和巨大湿疣等,这些疾病常需局部切除治疗,部分癌前病变可发展为癌。

多数恶性阴茎肿瘤为分化良好的鳞状细胞癌,在中国占92%,其次为乳头状癌,占3.3%,腺癌、基底细胞癌或未分化癌极少见,其他有鲍温病(原位癌)、淋巴瘤和肉瘤。转移性肿瘤或白血病都可侵犯阴茎。

【诊断】

(一) 临床表现

1. 症状:阴茎癌多数伴有包茎,早期症状可不明显。初期表现,可为丘疹、疣、湿疹样病变,继而形成小结或溃疡,好发部位依次为阴茎头部、包皮内板、系带附近、冠状沟等,极少发生于阴茎干或包皮外面。

2. 体征:阴茎出现长期不愈合伤口、溃疡或结节,肿瘤增大时可触及,肿瘤大多数集中于阴茎龟头、包皮和冠状沟处。晚期有淋巴结肿大、疼痛、血尿、恶臭等。因为阴茎癌多伴有感染,所以腹股沟淋巴结常有肿大,但真正属肿瘤转移者并不多见。

(二) 外科活检

可获取直接证据,达到及时确诊。

(三) 影像学检查

X线、B超对于了解患者是否有肺、肝转移有意义。CT或MRI对明确晚期患者腹股沟及盆腔淋巴结是否有转移较为有效。

(四) 诊断与分期

1. 诊断要点:依据临床表现、细胞学检查,特别是活检易于确诊。

2. 分期

(1) TNM分期(AJCC,2010年第7版)

T　　原发肿瘤

Tx　　不能评估原发肿瘤

T0　　无原发肿瘤证据

Ta　　非侵袭性疣状肿瘤

Tis　　原位癌

T1a　肿瘤侵犯上皮下结缔组织,但无淋巴结血管侵犯且非低分化性

T1b　肿瘤侵犯上皮下结缔组织,伴淋巴结血管侵犯或低分化

T2　　肿瘤侵犯阴茎尿道海绵体或尿道海绵体

T3　　肿瘤侵犯尿道

T4　　肿瘤侵犯其他邻近结构

N　区域淋巴结
Nx　不能评估区域淋巴结转移
N0　无区域淋巴结转移
N1　单个腹股沟淋巴结转移
N2　多个或双侧的腹股沟转移
N3　腹股沟淋巴结结外侵犯或盆腔淋巴转移
M　远处转移
Mx　不能评估远处淋巴结情况
M0　无远处转移
M1　有远处转移

（2）临床分期

0 期　　Tis,N0,M0
　　　　Ta,N0,M0
Ⅰ期　　T1a,N0,M0
Ⅱ期　　T1b,N0,M0;T2,N0,M0;T3,N0,M0
Ⅲ$_A$期　T1~3,N1,M0
Ⅲ$_B$期　T1~3,N2,M0
Ⅳ期　　T4,任何 N,M0;任何 T,N3,M0;任何 T,任何 N,M1

（3）Jackson 分期

Ⅰ期　肿瘤局限于阴茎头或包皮部位,最大直径小于 2cm,无转移

Ⅱ期　肿瘤浸润阴茎体或阴茎干,无淋巴结或远处转移

Ⅲ期　肿瘤累及腹股沟淋巴结,但淋巴结可手术切除

Ⅳ期　原发肿瘤浸润至阴茎体外,或腹股沟淋巴结已不能切除,或已有远处转移

（五）鉴别诊断

1. 阴茎乳头状瘤：多为青年患者。发生在阴茎的包皮、龟头及冠状沟等处,呈淡红色或红色,肿瘤质软,表面可有溃疡或出血,生长较慢。活检易于确诊。

2. 阴茎白斑病：发生于包皮、龟头及尿道外口等处。病变边界清楚,呈灰白色,大小不等,表面可有糜烂等。此病常有癌

变。活检易于确诊。

3. 阴茎增殖性红斑症：常发生于龟头，生长较慢，呈淡红色圆形斑状，边界清楚，可单发或多发，斑块中常呈乳头状，有鳞屑，也可发生溃疡。易发展成鳞状细胞癌。活检易于确诊。

4. 阴茎尖锐湿疣：有性病接触史，病变呈菜花状、乳头状、颗粒状或结节状，紫红色，大小数目不定，可有蒂，表面可有糜烂，常发生于龟头、冠状沟及包皮内板处。活检可确诊。

【治疗】

(一) 治疗原则

主要治疗方法有手术、放疗、激光治疗、冷冻治疗及化疗等。依据分期，对于早期的阴茎癌可行保留阴茎治疗；较晚期的肿瘤需要采用阴茎部分或全部切除；对腹股沟淋巴结有转移的患者需行腹股沟淋巴结清扫术。化疗仅为姑息性或辅助性治疗。

(二) 治疗方法

1. 手术治疗：阴茎癌局限于阴茎，无淋巴结转移者，一般需行阴茎部分切除；若侵犯全部阴茎或切除后残留部分阴茎不能站立排尿和进行性生活时，应行阴茎全切和尿道会阴部移植术；有淋巴结转移者，应在原发灶切除术后 2 周在控制感染后行双侧淋巴结清扫术。

2. 放射治疗：放疗不但可以保留阴茎，而且可取得良好的疗效。对于一般情况良好，无淋巴结和远处转移，病变较早，肿瘤直径<4cm 者，放疗可联合或者不联合化疗，可行近距离放疗或者行外照射 $D_T 65 \sim 70$Gy。但是病灶直径≥4cm，或有腹股沟淋巴结或远处转移者，应放疗联合化疗，可先大野照射到 $45 \sim 50.4$Gy 后，缩野推量至 $60 \sim 70$Gy。放疗前常规做包皮环切术，并控制感染；放疗中应保护睾丸及做好局部清洁。放疗主要不良反应为尿道狭窄。

3. 其他治疗：早期浅表的阴茎癌激光治疗可取得较好效果。此外，电灼法及冷冻法治疗早期阴茎癌也有一定疗效。化疗疗效大多不理想，可试用如下方案：DDP 100mg/m² 静脉滴注,第1天;5-FU 1000mg/m² 静脉滴注,第1~5天,每3周重复。

【疗效标准及预后】

1. 疗效评价

(1) 评价方法:体检及影像学检查可作为疗效评价手段。

(2) 疗效标准见附录四。

2. 预后:与淋巴结转移情况有关,无淋巴结转移者总生存率为85%~90%;有腹股沟淋巴结转移者5年生存率则为50%以下。Ⅰ、Ⅱ期5年生存率为85%~90%,Ⅲ、Ⅳ期为20%~30%,总体5年生存率为50%。

【随诊】

按一般肿瘤随诊方式随诊。

(严 鹏 席青松 袁响林)

第十章 女性生殖系统肿瘤

一、宫颈癌

宫颈癌(cervical cancer)是一种常见的妇科恶性肿瘤,在全球范围内,其发病率居妇女恶性肿瘤第三位,多见于发展中国家,是发展中国家位列第二的妇女恶性肿瘤致死原因。

【病因】

通过流行病学调查和实验研究,已证实下列因素与宫颈癌发病明显相关,多因素综合作用对宫颈癌发病有重要意义。

(一)感染因素

1. 人类乳头状瘤病毒(human papilloma virus,HPV):目前认为持续的 HPV 感染是导致宫颈癌发生的最重要的致病因素,在宫颈癌高发国家,HPV 感染率为 10%~20%,而在低发病率国家,HPV 感染率仅为 5%~10%。HPV 有 100 余种亚型,约 20 种与肿瘤有关,分为低危型和高危型,低危型如 6、11 等与外生殖器湿疣等良性病变有关,而高危型如 16、18 等与宫颈上皮内瘤变(cervical intraepithelial neoplasia,CIN)和宫颈癌的发生有关。HPV 疫苗可以预防某些特定类型的 HPV 感染,有望降低宫颈癌发病率。

2. 其他:有研究发现如单纯疱疹Ⅱ型病毒(HSV-Ⅱ)、人巨细胞病毒等与宫颈癌发生有关,但尚待流行病学证实。

(二)其他因素

其他宫颈癌有关的流行病学因素还包括吸烟、避孕药使用、性生活过早、性同伴过多、性传播疾病史、慢性免疫抑制等。

【病理】

宫颈浸润癌一般由宫颈上皮内瘤变发展而来。少数患者因宫颈上皮层细胞分化较成熟,基底部癌变的细胞可能直接向间质浸润,不经过原位癌阶段。

(一)病理类型

1. 宫颈上皮内瘤变:宫颈上皮内瘤变是宫颈不典型增生和原位癌等一组疾病的总称。宫颈上皮内瘤变是宫颈浸润癌的癌前病变,病变多始于宫颈的复层扁平上皮-柱状上皮交界处。

(1)宫颈不典型增生:病理特征是宫颈复层扁平上皮细胞分化不良,细胞形态异常,细胞核增大、不规则多核、核分裂象异常、核染色深,细胞排列紊乱,但仍保持极性。不典型增生细胞开始于基底膜上,逐渐向上延伸。根据异常上皮侵犯上皮的程度,宫颈不典型增生分为轻、中、重三种程度。

轻度不典型增生,指上述异型细胞局限于宫颈上皮层的下1/3。中度不典型增生,指上述异型细胞占据宫颈上皮层的下2/3,细胞异常变化程度更明显。重度不典型增生,指异型细胞超过全层的2/3,甚至几乎侵及整个上皮层,仅剩表面1~2层正常复层扁平上皮细胞,细胞异形变非常明显。

(2)原位癌:宫颈原位癌又称为上皮内癌。表现为宫颈上皮全层为癌细胞代替,上皮分层结构消失,细胞极向消失,但基底膜完整,无间质浸润。原位癌在基底膜上,沿柱状上皮向间质内腺体周围生长累及腺体,称为原位癌累及腺体。

2. 宫颈浸润癌:宫颈浸润癌是指癌组织突破宫颈上皮的基底膜,侵犯宫颈间质。宫颈浸润癌的最常见类型是复层扁平上皮细胞癌,其次是腺癌、腺鳞癌、透明细胞癌等。

(1)宫颈鳞状细胞癌:占约80%。根据浸润间质程度可分为微灶浸润癌和浸润癌。根据细胞分化程度,鳞状细胞癌又分为高分化、中分化和低分化鳞癌。

(2)宫颈腺癌:镜下根据细胞形态可分为乳头状腺癌、子宫内膜样腺癌、透明细胞腺癌、肠型腺癌、浆液性乳头状癌。宫颈腺癌对放射线不敏感,易转移,预后相对较差。

(3)其他少见类型:包括小细胞未分化癌、腺样基底细胞癌等。

(二) 转移扩散

宫颈浸润癌一旦形成,即为不可逆病变,癌细胞将继续浸润扩散。宫颈浸润癌的主要转移途径:

1. 直接蔓延:宫颈局部浸润可累及阴道、子宫体及主韧带、子宫骶骨韧带等宫旁组织。宫旁组织扩散可达骨盆壁或压迫输尿管引起输尿管阻塞。晚期病变可侵犯直肠和膀胱,或向腹腔内扩散。

2. 淋巴转移:淋巴转移是宫颈癌常见的转移途径。宫颈癌早期即可能发生淋巴转移,晚期癌症淋巴转移率明显增加。宫颈淋巴转移途径可分为两组:一级组包括宫旁、宫颈旁、闭孔、髂内、髂外淋巴结;二级组包括髂总、腹股沟深、腹股沟浅、腹主动脉旁淋巴结。晚期宫颈癌患者可转移到锁骨上及全身其他淋巴结。

3. 血行转移:血行转移比较少见,主要发生于晚期病人,可扩散至肺、肝、骨、脑等部位。

【诊断】

(一) 临床表现

1. 症状:早期宫颈癌患者常无症状,也无明显体征,与慢性宫颈炎无明显区别。I_A期宫颈癌患者一般无自觉症状,多经普查或妇科检查时发现。而I_B期和其后各期宫颈癌患者常可出现阴道出血、阴道排液等症状。

(1) 阴道出血:80%~85%宫颈癌患者有不规则阴道出血,可表现为接触性阴道出血、非月经期出血、绝经后阴道出血等。

(2) 阴道排液:80%~90%的宫颈癌病人有不同程度的阴道排液增多症状。白带增多的性状与一般炎症相似,随着肿瘤进展坏死脱落及继发感染,可出现带有恶臭的脓血性白带。

(3) 其他症状:晚期患者还可出现下腹疼痛、腰骶部疼痛、尿频、体重减轻等症状。

2. 体征:早期宫颈癌宫颈局部可无明显病变,宫颈表面光滑或呈轻度糜烂状,较难与一般子宫颈炎相鉴别。随着肿瘤进展可出现明显新生物,局部肿瘤肉眼观可表现为糜烂、菜花状、溃疡状、结节状新生物,宫颈原形消失。妇科检查除了解宫颈肿瘤肉眼观类型及大小外,还应该检查肿瘤侵犯阴道及宫旁组织的范围,以明确临床分期。此外,还需了解阴道扩张度、子宫、附件、直肠情况等。妇科检查时注意避免窥阴器及手指触诊碰伤肿瘤组织而引起的大出血。查体时还应注意腹股沟及锁骨上淋巴结有无肿大,晚期患者注意检查肾区有无叩痛,下肢有无水肿。

(二)特殊检查

1. 内镜

(1)阴道镜:用阴道镜观察宫颈上皮及血管,可发现肉眼看不到的早期病变,帮助定位取材活检,提高活检的阳性率。癌前病变可表现为宫颈上皮不典型转变区或移行区白色病变、点状结构、镶嵌、白斑。原位癌及早期浸润癌可出现血管大小、管径、形状、走行方向、血管间距改变等异型血管。浸润癌常表现出病变区明显高低不平、云雾状、脑回状、结节状或猪油状图像。

(2)其他:膀胱镜和直肠镜主要用于检查膀胱直肠黏膜是否受癌肿侵犯,以明确分期。

2. 影像学:宫颈癌患者行影像学检查的主要目的是了解病变范围及并发症。常规检查包括 X 线胸片,肝、肾的超声波检查,CT 或 PET-CT 扫描,盆腔 MRI 检查对于分辨肿瘤对软组织的侵犯及肿大淋巴结有重要价值。

3. 脱落细胞学:检查宫颈脱落细胞涂片的巴氏染色检查是筛查及早期发现宫颈癌的有效方法。巴氏染色结果分为五级:Ⅰ级,正常细胞;Ⅱ级,良性改变,多为炎症;Ⅲ级,可疑癌,多见于不典型增生;Ⅳ级,高度可疑癌,可能为原位癌;Ⅴ级,癌症,多为浸润癌。

宫颈外口及宫颈管同时取样可提高细胞学诊断的准确率。取材不当或合并溃疡、感染、出血等病变可能影响检查结果。细胞学阳性或临床检查有可疑病变的患者应进一步行宫颈活检以明确诊断。

4. 组织病理学:钳取宫颈活体组织、宫颈管诊刮术、宫颈锥形切除术取得标本送病理组织学检查,是确诊宫颈癌最可靠的方法。活检部位出血可用棉球压迫止血,对于少量渗血可涂硝酸银或次硫酸铁溶液。

5. 其他

(1) 碘试验:将碘溶液涂于宫颈和阴道,用于识别宫颈病变可疑区,协助确定活检部位。

(2) 荧光检查法:肿瘤组织对荧光素具有亲和作用。口服或静脉注射荧光素后,肿瘤病变区荧光强度高于正常组织,该检查可以帮助早期发现癌肿及定位活检。

(三) 诊断与分期

1. 诊断要点

(1) 不规则阴道出血,尤其是接触性出血或绝经后阴道出血,检查发现宫颈新生物,可能伴有阴道和(或)宫旁侵犯。

(2) 宫颈脱落细胞发现癌细胞。

(3) 活检及阴道镜下取材,组织病理学检查证实为宫颈癌,是确诊宫颈癌最可靠的方法。

2. 临床分期

诊断宫颈癌除病理学检查确定病变性质外,还应该进行临床分期。

国际妇产联盟(FIGO)宫颈癌临床分期标准:

Ⅰ期　　癌局限于宫颈(向子宫体的扩展在分期中不予考虑)

Ⅰ$_A$期　　镜下诊断的浸润性宫颈癌。肿瘤浸润深度不超过5.0mm,水平浸润不超过7.0mm

Ⅰ$_{A1}$期　　浸润深度≤3mm,宽度≤7mm

Ⅰ$_{A2}$期　　浸润深度超过3mm,但是≤5mm,宽度≤7mm

Ⅰ$_B$期　　肿瘤肉眼可见,或镜下诊断时肿瘤范围超过Ⅰ$_{A2}$

Ⅰ$_{B1}$期　　肿瘤最大径≤4cm

Ⅰ$_{B2}$期　　肿瘤最大径>4cm

Ⅱ期　　癌灶超过宫颈,但阴道浸润未达下1/3,宫旁浸润未达盆壁

Ⅱ$_A$期　　肿瘤未侵犯宫旁组织

Ⅱ$_{A1}$期　　肿瘤最大径≤4cm

Ⅱ$_{A2}$期　　肿瘤最大径>4cm

Ⅱ$_B$期　　肿瘤侵犯宫旁组织

Ⅲ期　　肿瘤达到骨盆壁和(或)阴道下1/3,和(或)引起肾积水或无功能肾

Ⅲ$_A$期　　肿瘤侵犯阴道下1/3,但未达骨盆壁

Ⅲ$_B$期　　肿瘤侵犯已达骨盆壁,或引起肾积水或肾脏无功能

Ⅳ期　　肿瘤播散超出真骨盆或浸润(活检证实)膀胱黏膜或直肠黏膜,出现泡状水肿不是Ⅳ期的依据

Ⅳ$_A$期　　肿瘤浸润膀胱黏膜和(或)直肠黏膜

Ⅳ$_B$期　　肿瘤浸润超出真骨盆,有远处转移

淋巴血管腔隙浸润、血管或淋巴管癌栓、淋巴结状态不影响分期,但应注明,以便将来判断是否影响治疗效果。

(四)鉴别诊断

晚期宫颈癌患者,因宫颈局部肿瘤及宫旁受累明显,活检取材大多不难,容易确诊。早期宫颈癌因局部病变不典型,容易误诊。早期宫颈癌应注意与感染性阴道炎、老年性阴道炎、宫颈糜烂、宫颈息肉、宫腔黏膜下肌瘤、宫颈结核等良性病变相鉴别。这些病变都可表现为不规则阴道出血及宫颈糜烂或新生物,初步筛查的主要方法是宫颈刮片细胞学检查。而鉴别诊断的可靠方法是宫颈新生物组织病理学检查。阴道镜等辅助检查方法可提高活检取材部位的准确性。

【治疗】

(一)治疗原则

手术治疗原则上限于Ⅰ~Ⅱ$_A$期的患者,不宜手术者则采用放疗。放疗可用于各期宫颈癌治疗,Ⅱ$_B$~Ⅳ$_A$期宫颈癌以放疗为主。应根据患者的具体情况来选择恰当的治疗措施,不规范的治疗可能会增加患者的痛苦,甚至影响疗效。

(二)治疗方法

1. 手术治疗

(1)手术治疗只适用于早期病变,与放疗疗效相似,但手术对Ⅰ$_{B2}$和Ⅱ$_{A2}$期的治疗还存在争议。

① I_{A1} 期:无淋巴脉管间隙浸润者,无生育要求者行筋膜外子宫切除术,有生育要求或无法手术者,可行锥切,切缘阴性者术后随访观察;有淋巴脉管间隙浸润者,无生育要求行次广泛子宫切除+盆腔淋巴结切除术(淋巴结切除术的证据等级为2B),有生育要求者行宫颈广泛切除术+盆腔淋巴结切除术。

② I_{A2} 期如果选择手术治疗,可选广泛子宫切除+盆腔淋巴结切除±腹主动脉旁淋巴取样,有生育要求者行宫颈广泛切除术+盆腔淋巴结切除±腹主动脉旁淋巴取样。

③ I_{B1} 和 II_{A1} 期如果选择手术治疗,可选广泛子宫切除+盆腔淋巴结切除±腹主动脉旁淋巴取样(1级证据),有生育要求并肿瘤直径≤2cm者可行宫颈广泛切除术+盆腔淋巴结切除±腹主动脉旁淋巴取样(仅限于 I_{B1} 期),<45岁的未绝经早期鳞癌患者可保留卵巢。

④ I_{B2} 和 II_{A2} 期如果选择手术治疗,可行广泛子宫切除+盆腔淋巴结切除+腹主动脉旁淋巴取样(2B级证据)。

(2)手术方式及选择

1)宫颈锥形切除术:以宫颈管为中心环锥形切除宫颈表面及宫颈管组织。适于早期宫颈癌的诊断及确定病变范围,也可作为需保留生育功能的宫颈不典型增生患者的治疗方法。

2)筋膜外子宫全切术:适用于诊断明确的原位癌和 I_{A1} 期宫颈癌患者。

3)次广泛全子宫切除术:即切除全子宫、游离输尿管、宫旁切除2~3cm、阴道切除2~3cm。

4)广泛性全子宫切除术:该手术是宫颈癌手术治疗的基本术式。手术切除范围通常包括:全子宫、部分阴道(穹窿下或癌灶下3cm)、双侧附件,分别切除宫骶韧带和主韧带至少3cm以上,必要时需靠近盆壁处切断上述韧带。全部切除膀胱宫颈韧带及阴道旁组织。还应清除髂总下部及以下的盆腔淋巴结及周围脂肪组织。

5)超广泛性全子宫切除术,即扩大根治术或盆腔脏器切除术。该手术切除范围广,并发症及死亡率较高,因此需由经验非常丰富的医生操作。

手术可能出现的并发症包括出血、感染、膀胱及输尿管损伤、淋巴囊肿等。

2. 放射治疗:放疗是宫颈癌的主要治疗手段。放疗可用于各期宫颈浸润性癌的治疗。早期宫颈癌放疗的效果与手术治疗相当,部分Ⅳ期及术后复发的宫颈癌接受放疗仍可取得一定的治疗效果。I_{A2}期可选择近距离放疗±盆腔放疗(A点剂量为75~80Gy),I_{B1}和$Ⅱ_{A1}$期可选择盆腔放疗+近距离放疗(A点剂量80~85Gy),I_{B2}和$Ⅱ_{A2}$期可选择盆腔放疗+顺铂同期化疗+近距离放疗[A点剂量≥85Gy(1级证据)],$Ⅱ_B$~$Ⅳ_A$期首选盆腔放疗+顺铂同期化疗+近距离放疗(化疗为1级证据)。临床随机对照研究结果显示,以铂类为基础的化疗与放疗同时进行,可明显提高宫颈癌的5年生存率和无病生存率,因此,同步放化疗技术已成为$Ⅱ_B$~$Ⅳ_A$期及高危早期宫颈癌治疗的标准治疗方法。

(1) 放疗原则

1) 外照射靶区:宫颈癌放疗的靶区包括宫颈癌局部肿瘤及受肿瘤侵犯或高危区域,即子宫体、阴道、宫旁组织及盆腔各组淋巴结,部分患者的靶区甚至需要包括腹主动脉旁淋巴结。

2) 腔内照射与体外照射(External-Beam Radiation Therapy, EBRT)结合:宫颈癌患者除极早期(I_A期)可能单用腔内放疗达到根治目的外,其他各期浸润癌都需要采用腔内照射与体外照射相结合的治疗方法。

3) 有效控制癌肿,保护正常组织:宫颈癌为中度放射敏感性肿瘤,因此必须给予较高剂量照射,放疗时,应注意保护直肠、膀胱、乙状结肠、小肠、骨(股骨头、股骨颈)等正常组织,以避免出现严重的放射性并发症。

4) 个体化治疗:不同个体宫颈癌患者之间存在着较大的个体差异。要根据每例患者的具体情况,精心设计个体化治疗方案。是否精心处理每一例宫颈癌患者是放疗成败的关键。

(2) 放疗技术

1) 体外照射:体外照射是宫颈癌放疗的重要组成部分,体外照射使用高能射线治疗机,如^{60}Co治疗机或加速器。体外照射的靶区是盆腔,包括宫颈、子宫、宫旁、阴道上段及盆腔淋巴区。

①盆腔射野的范围:上界位于第4腰椎与第5腰椎的间隙水平;外界位于真骨盆骨缘外2cm处,相当于股骨头中线部位;阴道未受侵犯者的下界在骨盆闭孔下缘水平,约相当于耻骨联合上缘下4~5cm处,阴道受侵犯者的下界视病变范围而下移。

②体外照射方式:包括全盆腔照射、盆腔四野照射法、多野等中心照射。近年来,适形放射治疗和强调适形放射治疗的应用逐渐增多,以CT为基础的放疗计划辅以适形挡板已成为进行EBRT的标准方案。外照射靶区包括宫颈、子宫、一定范围正常阴道组织(至少在病灶外3cm),还需要包括宫旁组织和宫骶韧带、骶前淋巴结及其他可能发生转移的淋巴结。如果手术未发现淋巴结转移或影像学检查未发现肿大淋巴结,放疗野体积需要包括髂外淋巴结、髂内淋巴结和闭孔淋巴结。如果患者发生淋巴结转移的风险较大(如肿瘤体积较大、可疑或发现真骨盆下段有异常淋巴结),放疗野还需要覆盖髂总淋巴结区。如果发生髂总或腹主动脉旁淋巴结转移,则需要进行延伸野放疗,放疗野需包括腹主动脉旁,上界达到肾血管水平(放疗野可能需要进一步向头侧延伸,以包括受累淋巴结)。

治疗镜下微小淋巴结转移灶时,放疗剂量约为45Gy(分割放疗时,常规每天1.8~2.0Gy),如果存在大块局限性病灶,则需要追加高度适形放疗,剂量为10~15Gy。多数接受EBRT的宫颈癌患者,在放疗期间会接受同期含铂方案化疗(单药使用顺铂或顺铂+5-FU)。

对于接受子宫切除的患者以及需要接受腹主动脉旁淋巴结放疗的患者,调强放疗和其他高度适形放疗技术有助于减少肠管及其他重要器官接受的放疗剂量。对于因局部淋巴结肿大而需要接受大剂量放疗的患者,这些技术同样有效。但是,对于宫颈未切除且伴有中心性病变的患者,不应将调强放疗等适形技术作为首选,仍应选择近距离照射作为主要治疗方式。在使用调强放疗等适形放疗技术时,应尤其重视放疗计划的设计,注重细节、保证计划具有重复性。准确界定靶区和正常组织、考虑患者接受放疗时内脏器官的运动、软组织的形变、定期进行物理质量控制是成功应用适形技术的重要保证。

2）腔内照射：对于未接受任何治疗的宫颈癌患者，如果选择放疗，放疗方案中必须包括近距离照射。如果患者还需要接受 EBRT，多数情况下可在放疗后期进行近距离放射治疗，这时肿瘤体积已明显缩小，近距离放疗器械容易到达合适的位置。部分极早期患者（如 I_{A2} 期），只需要接受近距离放疗即可达到治愈。

宫颈癌腔内照射的靶区是宫颈、子宫体、阴道及邻近的宫颈及子宫旁浸润癌灶。腔内照射方式如下：

A. 传统腔内放疗：传统腔内放疗技术有 3 种基本类型：斯德哥尔摩系统、巴黎系统和曼彻斯特系统。我国过去常用北京排管法进行腔内治疗。这些方法所采用的放射源主要是 ^{226}Ra 或 ^{137}Cs。由于手工操作放射防护困难，剂量分布计算困难等方面缺点，目前该方法已由后装治疗技术所取代。

B. 腔内后装治疗：腔内后装治疗是指将不带放射源的宫腔管施源器及阴道施源器先放入宫腔和阴道，固定后用放射源输送管将施源器导管与放射源储存库相连接，然后工作人员在治疗室外遥控操作后装治疗机器，使放射源自动进入宫腔管或阴道施源器。下面以 MSH 型（Micro-Selectron HDR ^{192}Ir）后装机为例，介绍宫颈癌腔内后装治疗的操作步骤。

Ⅰ．治疗前准备：详细检查了解肿瘤情况、子宫位置、阴道宽度等。治疗前及治疗期每日用 1/2000 的苯扎溴铵液或 1/5000 高锰酸钾液冲洗阴道。保持大便畅通，治疗前一日服缓泻剂，治疗当日晨排空大便，必要时灌肠，使直肠在治疗时保持空虚状。

Ⅱ．外阴阴道清洁：患者取膀胱截石位。用肥皂水清洗外阴，用 1/2000 苯扎溴铵液冲洗阴道。

Ⅲ．置放直肠标示物：直肠内插入带有 X 线标尺的肛管，插入深度距肛口 10~15cm。

Ⅳ．消毒和铺巾：用 0.5% 活力碘消毒外阴及尿道口，铺无菌巾。

Ⅴ. 置放膀胱标示物：尿道口严格消毒后，置入涂有润滑止痛胶的 Foleys 导尿管，排空膀胱后，于气囊内注入 30% 的泛影葡胺造影剂 7ml，将尿管下拉，使气囊贴于尿道内口，以标示膀胱三角区。

Ⅵ. 置放施源器：用 0.5% 活力碘消毒阴道和宫颈黏膜表面后，局部涂擦润滑止痛胶。宫颈暴露满意后，探查宫腔，测量其深度和方向。选择置放适当尺寸的宫腔管施源器和阴道施源器，填塞固定施源器之间，使放射源与膀胱和直肠保持一定的距离。

Ⅶ. 投影定位：在宫腔和阴道施源器内置入 X 线标示尺后，于模拟定位机下透视定位。用正交投影坐标重建法拍盆腔正侧位 X 线胶片。摄片上界应包括第 4 腰椎，以便计算淋巴结受照射剂量。

Ⅷ. 制定治疗计划：根据患者的实际情况，在盆腔正侧位 X 光胶片标示出放射源布置范围（一般宫腔管治疗长度为宫腔顶端至宫颈外口水平（5～7cm），阴道卵圆球治疗长度即球体纵长（约 2cm），同时标记出系列特殊参考点的位置，即 A 点、宫口、宫底、膀胱、直肠、双侧盆壁及淋巴系统梯形。X 线片上标示参考点时，应考虑拍胶片时的实际放大比例。

重要参考点如下：

a. A 点：即处方剂量点。在 X 线胶片上的位置：沿宫颈管纵轴方向，阴道侧穹隆黏膜顶端（卵圆球的顶部）向宫底方向 2cm 处，并从中轴左右各旁开 2cm 的两侧点。

b. 宫颈口参考点：沿宫颈管施源器纵轴方向，于治疗管顶端上 1cm 处为宫底参考点。

c. 膀胱参考点：在 X 线侧片上是气囊造影剂沉积的最下缘，其参考点在正位片位于气囊球体的中心。

d. 直肠参考点：如果阴道内填塞有可显示阴道后壁的标示物（如 X 线下可显影的网纱），直肠参考点在侧位片上的位置位于宫腔管源的宫口水平或在阴道源的中心处向直肠方向垂直划一条直线，阴道后壁与该线的交点，沿该线向直肠方向 0.5cm 处即为直肠剂量参考点。正位片上直肠参考点位于宫口阴道放射源的中心。如果直肠内插有带金属标志物的肛管，而阴道内未填塞 X 线下可显影的标示物时，侧位片与直肠的参考点即为宫口或阴道源的中点向直肠方向垂直延伸与直肠内标志物的交点，该直肠参考点向肛口及乙状结肠方向两端还可取若干个直肠参考点，两点间距 1.5cm，分别标为 R1、R2、R3。乙状结肠非固定状，用肛管很难准确标示乙状结肠的部位，故不作为常规剂量参考点。

e. 盆壁参考点：在正位片上，左右髋臼最高点分别划一水平及垂直切线，其交点即为左右盆壁参考点，在侧位片上，该点即为左右髋臼向躯体头部方向最高点。盆壁参考点代表宫旁组织远端及闭孔区淋巴结区域。

f. 淋巴系统梯形：正位片上从第 1 骶骨和第 2 骶骨交界处与骶骨联合上缘的中点连一条线，该线的中点向两侧各旁开 6cm，上方在第 4 腰椎椎体中点，向两侧各旁开 2cm。四点相连形成梯形，梯形上方两点代表腹主动脉下段淋巴结，下方两点代表左右髂外淋巴结，梯形的两侧斜边的中点代表左右髂总淋巴结。

IX. 将 X 线胶片上述投影点及参考点，通过数字化仪输入计算机治疗计划系统。由计算机进行描迹重建，并输入处方剂量，一般分次量给予 5~8Gy，计算机计算出放射源三维空间的布源方式、靶区剂量分布、各参考点剂量分布及体积剂量率。

X. 优选和确认治疗方案：按个体化原则对治疗计划进行分析和修正，如调整放射源驻留部位、时间和权重，使肿瘤靶区剂量分布理想，减少膀胱和直肠受照射剂量。膀胱和直肠参考点一般控制在 A 点剂量的 70% 和 60% 以下。

XI. 治疗实施：最佳治疗方案确认后，将治疗计划输入治疗机的控制台并进行校对。治疗前排空膀胱，拔出导尿管及肛管，用导管将施源器与治疗机头转换器依次连接。检查各步骤准确无误后方可进行治疗。如果未定位拍片和制定个体化治疗计划时，则必须通过剂量监测仪直接测定直肠受量，以免直肠受过量照射。每次治疗应记录打印治疗的实际时间、剂量、时间剂量率、体积剂量率，并绘制等剂量曲线图。

3) 其他放疗技术

A. 组织间插植：经行阴道组织间插植照射用于部分盆腔内残留或复发肿瘤的治疗。如果患者肿瘤形态较为特殊，如体积较大的偏心性肿瘤，也最好进行间质插植放疗。但是这种治疗方式最好在有相关治疗经验的医院进行，并由专家完成。治疗应避免损伤正常组织。

B. 术中放疗：指在开腹手术时，对存在风险的瘤床区域或无法切除的孤立性残留病灶进行单次大剂量放疗。如果患者既往曾接受放疗，发生复发时，她们尤其适合接受这种治疗方式。进行 IORT 时，可直接将正常组织（如肠管和其他脏器）从放疗危险区中排开。常使用电子完成 IORT，放射源的形态可提前设计（与手术确定的危险区域相匹配），这一方法进一步限制了放疗的面积和深度，避免了周围正常组织接受不必要的照射。

C. 三维近距离治疗：近几年以三维影像（CT/MRI）为基础的近距离治疗计划系统已经在宫颈癌中应用。三维（3D）近距离治疗的特点是以 3D 影像基础的确定靶体积，进行 3D 治疗计划设计和 3D 空间剂量优化。应用可用于 CT/MRI 的施源器，在施源器每次置入后进行断层影像扫描，在三维影像上描绘靶体积和危及器官（OAR）的位置，以三维影像为基础设计治疗计划，可进行靶体积和 OAR 的剂量优化，用体积直方图（DVH）分析判断。虽然整个过程复杂费时，但能精确显示靶区和 OAR 剂量，进行剂量评估。

(3) 治疗方案：如果宫颈癌患者未接受其他治疗（如未接受手术），EBRT 的总放疗剂量多数为 45~50Gy，对于明显增大且未切除的淋巴结，需要使用高度适形 EBRT 追加放疗，额外给予 10~15Gy。联合使用近距离放疗时，原发宫颈病灶接受到得剂量将增加，增加的剂量为 A 点 30~40Gy（通过 LDR 等剂量技术），这时 A 点接受的总剂量可达到 80Gy（宫颈病灶体积较小）或 ≥85Gy（宫颈病灶体积巨大）。当放疗剂量较大，尤其使用 EBRT 时，需要特别注意正常组织接受的放疗剂量，应严格控制位于高剂量区内正常脏器接受的剂量，避免过量照射。进行近距离放疗时,A 点接受的剂量是通过低剂量率放疗计算的,如果使用高剂量率(HDR)技术进行近距离放疗,则需要通过线性二次方模型等式将 HDR 额定 A 点剂量转换为 A 点的 LDR 生物学等效剂量。

(4) 放疗的特殊问题

1) 阴道狭窄:阴道狭窄常见于老年患者。阴道狭窄使腔内治疗的有效体积缩小,从而影响宫旁癌肿控制率,此外直肠、膀胱受照射量相对较大,易发生放射性损伤。放疗时可适当增加全盆腔照射剂量,相应减少腔内照射的剂量。

2) 宫颈残端癌:放疗原则同宫颈癌常规放疗。宫颈残端癌的腔内放疗的体积较小,宫旁及盆腔组织的腔内照射受量减低。此外,患者因常合并膀胱及肠道粘连于宫颈残端,容易出现放射性损伤。宫颈残端癌放疗时,可以适当增加体外照射的剂量,并根据残存宫颈管的长度和阴道扩张度决定腔内治疗方法和剂量。当有残存宫颈管时,应尽量置入相应长度的宫腔管,完全不能置放宫腔管者,可以适当增加阴道穹隆的放射剂量。

3) 合并子宫脱垂:宫颈癌合并子宫脱垂少见,在放疗时应注意使子宫恢复到正常位置,并进行填塞和固定。盆腔放疗可以导致宫旁组织纤维化,尤其是子宫主韧带缩短及阴道挛缩,使部分患者脱垂的子宫恢复到正常的位置。

4) 合并妊娠:患者将面临是推迟治疗宫颈癌继续妊娠直到胎儿成熟或者是立即治疗宫颈癌的困难选择。已有选择推迟治疗宫颈癌继续妊娠直到胎儿成熟的报道。推迟治疗宫颈癌者胎儿成熟时推荐剖宫产终止妊娠。早期患者更宜选择在剖宫产同时行广泛子宫切除术+淋巴结切除术,以避免放疗引起纤维化并保留卵巢功能。

5) 腹主动脉旁淋巴结转移:腹主动脉旁淋巴结转移预后差。放疗可考虑将常规体外照射的上界沿腹主动脉走向,向上扩展至第 12 胸椎水平,照射野宽 8~10cm。照射总剂量一般给予 30~45Gy,每天 9Gy,照射时应注意保护肾和脊髓。也可考虑行术中照射。

6）宫颈腺癌：多认为宫颈腺癌的放射敏感性较鳞状细胞癌差。适当增加追加宫腔管内放疗剂量，或于放疗后行保守性子宫切除术，可能减少中心性复发率。

7）桶状肿瘤（"barrel-shaped"lesions）：桶状肿瘤患者最好采用放疗加手术的综合性疗法。放疗时适当增加腔内照射剂量，放疗结束后6周行保守性子宫切除。

8）宫颈局部巨大肿瘤：宫颈局部巨大外生型肿瘤者，中心性复发率高，预后差。体外照射野的下界应适当下移，并适量增加腔内照射宫颈局部的剂量。华中科技大学同济医学院附属同济医院对宫颈局部巨大外生型肿瘤患者采用"夹攻法"腔内治疗。具体方法：在宫颈肿瘤与阴道前后壁间隙之间，沿其纵轴各插入一块带有铅防护板的放射源，放射源面紧贴宫颈局部肿瘤，铅防护板面向阴道壁，以保护直肠、膀胱和尿道等重要器官。肿瘤中心剂量给予8～10Gy。"夹攻法"腔内治疗，可以使宫颈局部肿瘤迅速消退，有利于提高局部肿瘤控制率，而且治疗较安全。夹攻治疗的照射剂量不计入治疗的A点总剂量之内。

9）止血：对宫颈局部肿瘤明显活动性出血者，应尽快止血。方法可采用腔内照射，放射源置入阴道紧贴肿瘤表面，一般于剂量参考点位于1cm深处，腔内照射剂量给予8～10Gy/次。宫颈巨大肿瘤大出血时，用"夹攻法"可取得理想的止血作用。还可用体外照射方法止血，剂量为4～5Gy/d，2～3天，经该方法治疗一般能止血。

10）肥胖：肥胖患者的盆腔前后径明显增大。用^{60}Co治疗机行体外盆腔对野照射时，其皮下组织受量明显高于正常体型患者。对于患者盆腔野前后外径≥24cm的肥胖患者，最好用高能射线进行体外照射，如18～25MeV直线加速器治疗机。肥胖患者也可采用加双侧野的盆腔四野体外照射技术。

11）子宫倾斜：子宫倾斜使宫内照射剂量分布不均，倾斜使对侧的宫旁组织受量减低，而倾斜同侧的受量增加。对子宫倾斜明显者，腔内治疗时尽可能纠正子宫位置，还可适当追加子宫倾斜对侧宫旁组织体外照射剂量。

12)阴道浸润:当宫颈癌患者的阴道受癌肿浸润超过阴道穹隆水平时,应根据病变范围扩展体外照射野的下界。同时额外追加阴道腔内照射剂量。阴道腔内照射可采用阴道柱状施源器或定制特殊模型的阴道施源器。

13)合并盆腔感染:积极行阴道局部清洁用药和抗生素全身用药抗感染治疗,待盆腔急性炎症基本控制后才开始放疗。放疗最好先行体外照射,体外照射结束后再进行腔内治疗。合并附件炎性肿块或囊肿的患者,可考虑在放疗前行手术治疗。

14)合并肾积水:宫颈癌宫旁组织侵犯,压迫输尿管下段,特别是输尿管与子宫动脉交叉处,可能引起肾积水。长期的肾积水会影响肾功能,部分宫颈癌患者甚至可能首诊是因为双肾积水,导致急性肾功能衰竭而就诊。宫颈癌患者就诊时,应常规进行双肾彩超检查,注意了解肾的大小,肾皮质的厚度,排除有无泌尿系结石等情况。对考虑宫颈癌引起肾积水的患者可以进一步行肾核素扫描,了解肾吸收、分泌、排泄功能。对于仅仅排泄障碍的患者,应该考虑膀胱镜下置入双J管,以缓解肾积水,防止肾功能进一步受损,如果双J管置入失败,并且肾积水严重,可以考虑行肾造瘘。对于肌酐清除率正常的患者,如果需要进行同步化疗,应该注意尽量避免选用肾毒性药物(如顺铂),选用肾毒性小的药物,如吉西他滨。放疗期间,应注意动态监测肾功能及肾积水情况。治疗后如果宫颈肿瘤得到有效控制,肾积水情况缓解,可以考虑拔除双J管,并定期复查肾情况。

15)单纯子宫切除术时意外发现浸润性宫颈癌的处理:I_{A1}期无淋巴血管腔隙浸润可随访。I_{A1}期有淋巴血管腔隙浸润或I_{A2}期患者需要先进行全身评估,若切缘阴性且影像学检查未发现病灶,可选择:①盆腔放疗+近距离放疗±顺铂同期化疗;②宫旁广泛切除+阴道上段切除+盆腔淋巴结切除±主动脉旁淋巴结取样,术后淋巴结阴性者,可观察;当盆腔淋巴结阴性但原发肿瘤较大、发现深层间质浸润和(或)淋巴血管腔隙侵犯时,则需要补充盆腔放疗±阴道近距离放疗;术后盆腔淋巴结阳性和(或)切缘受累和(或)宫旁阳性时,术后补充盆腔放疗(若主动脉旁淋巴结阳性,还需行主动脉旁放疗)+顺铂同期化疗。如果阴道切缘阳性,则还需行个体化经阴道近距离放疗。如果单纯子宫切除术后发现切缘阳性或有大块病灶残留或影像学检查发现病灶时,可选择:①影像学检查未发现淋巴结肿大者补充盆腔放疗(若主动脉旁淋巴结阳性,还需行主动脉旁放疗)+顺铂同期化疗,若阴道切缘阳性,行个体化经阴道近距离放疗;②影像学检查发现淋巴结肿大者可先切除肿大淋巴结,然后行盆腔放疗(若主动脉旁淋巴结阳性,还需行主动脉旁放疗)+顺铂同期化疗,阴道切缘阳性者还需根据个体情况行经阴道近距离放疗。

16)术后放疗:补充手术不足,适用于:①盆腔淋巴结或腹主动脉旁淋巴结转移;②血管或淋巴管癌栓;③手术不彻底或阴道残端阳性或宫旁组织残端阳性。④深间质浸润。⑤肿瘤巨大。根治性手术加放射治疗可能提高肿瘤控制率,但也可能增加发生严重并发症的风险。因此,应该严格掌握宫颈癌根治性手术治疗的适应证,切忌将放射治疗作为手术治疗不当的补救措施。

17)局部复发的治疗:如果患者既往无放疗史或复发灶位于既往放疗野外,可手术切除病灶,再行体外照射+含铂方案化疗±近距离放疗。治疗后再复发者,可化疗、支持治疗和参加临床试验。如果患者既往有放疗史或病灶位于既往放疗野内,中心性复发可选择:①盆腔脏器去除术±术中放疗;②病灶<2cm并经仔细评估的病例,行广泛子宫切除术或近距离放疗。治疗后再复发者可采用化疗、支持治疗和参加临床试验。非中心性复发可选择:①切除肿瘤并对切缘临近肿瘤或切缘阳性者给予术中放疗;②针对肿瘤局部的放疗±化疗;③化疗;④支持治疗;⑤参加临床试验。

18)远处复发的治疗:复发灶为多病灶或无法切除者,可选择化疗和支持治疗。病灶可切除者,可选择:①病灶切除,依术中情况进行放疗;②盆腔放疗±同期化疗;③化疗。

(5)放疗并发症及处理:宫颈癌放疗并发症的发生率除与总剂量相关外,还与剂量率、分次剂量、照射体积、局部解剖条件等诸多因素密切相关。某些放疗并发症可能被临床误认为癌肿复发或转移,如将放射性直肠炎或放射性膀胱炎误诊为癌症转移至直肠或膀胱。

1) 放射性阴道炎:早期表现为黏膜潮红分泌物明显增多,合并局部感染的机会增加,放疗结束后 1~3 个月出现阴道部分粘连及闭锁。继后逐渐出现阴道黏膜苍白、萎缩,阴道狭小。阴道冲洗是减轻放射性阴道炎的好方法。放疗期间及放疗后 1~3 月应每天坚持进行阴道冲洗,可明显减轻阴道炎,减轻阴道粘连及闭锁。放疗后仍坚持一段时间进行阴道冲洗,对于中青年患者尤为重要。

2) 放射性肠炎:放射性肠炎的常见病变部位是直肠和乙状结肠。放射性肠炎可分为轻、中、重三度:轻度反应为肠黏膜轻度变化,症状较轻,可表现为大便次数增多,稀便,粪便带血或黏液,里急后重感;中度反应为肠黏膜出现溃疡、坏死,或肠道轻、中度狭窄,患者的症状较前加重,便血量增加,可能出现粪便排便困难及腹痛;重度反应为肠道出现严重狭窄,瘘管形成,病人可表现为肠梗阻或肠瘘。轻度放射性肠炎可出现于放疗期及放疗后,中、重度肠炎多出现于放疗后 3 个月至 2 年内。轻、中度放射性肠炎用解痉药、抗炎及肠黏膜保护药可减轻患者的症状,口服用药效果不佳的放射性直肠炎可用放射性直肠炎灌肠合剂保留灌肠。同济医院使用的放射性直肠炎灌肠合剂配方:阿片酊 6ml,颠茄合剂 6ml,小檗碱 1g,泼尼松 60mg,西黄浆胶加至 200ml。如便血明显,可酌情加入肾上腺素于灌肠合剂中。

3) 放射性膀胱炎:常于放疗结束后 2 年,晚者甚至放疗后 30 年发病。放射性膀胱炎分为轻、中、重三度:轻度放射性膀胱炎,黏膜轻度变化,症状也较轻,可表现为尿频、尿急、尿痛等尿路刺激征,镜下可见血尿;中度放射性膀胱炎,黏膜溃疡、出血及坏死,患者可表现为肉眼血尿,尿路刺激征加重,下腹坠胀疼痛,有时可伴有排尿困难;重度放射性膀胱炎,瘘管形成。中度病变用止血、抗感染等治疗仍不能控制出血时,可考虑用膀胱内甲醛灌注法治疗。同济医院使用的膀胱内甲醛灌注方法:首先,用带气囊的 Foley 尿管导尿,排空膀胱,然后于气囊内注入约 20ml 空气或液体,下拉导尿管使气囊紧贴于膀胱内口,以避免药物外溢;第二步是膀胱内注入 2% 利多卡因溶液约 50ml,保留 5 分钟后放出;第三步是膀胱内注入 4% 甲醛溶液约 200ml,保留 15 分钟后放出(注意避免甲醛溶液溢入尿道)。第四步是用 10% 的乙醇溶液 200ml 分两次冲洗膀胱,继后再用生理盐水冲洗膀胱 4~5 次,随后拔除导尿管。治疗前应首先了解膀胱容量,如放射性膀胱萎缩容量不足 200ml 时,应酌情减少上述用药剂量。

(三)化疗

宫颈癌化疗主要用于进行放疗增敏和治疗复发及转移。

1. 放疗增敏:妇科肿瘤协作组(Gynecologic Oncology Group,GOG)、肿瘤放射治疗协作组(Radiation Therapy Oncology Group,RTOG)和西南肿瘤协作组(South West Oncology Group,SWOG)组织 5 项多中心大样本Ⅲ期随机临床试验。试验对象包括进行接受放射治疗的子宫颈癌 I_{B2} 至 $Ⅳ_A$ 期(FIGO)及手术时发现有预后不良因素(盆腔淋巴结转移,宫旁组织侵犯或手术边缘阳性)的 Ⅰ 期至 $Ⅱ_A$ 期(FIGO)的子宫颈癌患者。结果表明,以顺铂为基础的化疗与放射治疗同时进行,可以显著提高宫颈癌总的生存率 13%~19%,而且使死亡率降低 30%~50%。以顺铂为基础的化疗与放射治疗同时治疗的疗效优于以羟基脲为基础的化疗。基于这些研究结果,美国国立癌症中心提出在需要行放射治疗的子宫颈癌患者中,应同时进行以顺铂为基础药物的化疗。常用的 DDP 同步增敏方案为:DDP40mg/m^2,静脉滴注,每周给药一次,与放疗同期进行,共用 6 周。

2. 对于复发和转移性宫颈癌患者,化疗无法有效改善预后和生活质量,只推荐有盆腔外转移和无法接受放疗或手术的复发性患者接受化疗。如果患者既往已接受顺铂进行放疗增敏,再次需要化疗时,建议使用含铂方案进行联合化疗,已有Ⅲ期临床试验证据证明多药联合化疗的效果优于顺铂单药。

对于转移性宫颈癌,顺铂仍是最有效的单药,但是如果患者在出现复发或转移前已接受顺铂进行放疗增敏,那么再使用顺铂的效果不佳,肿瘤多数对顺铂耐药。一线联合方案包括卡铂+紫杉醇、顺铂+紫杉醇、顺铂+托泊替康、顺铂+吉西他滨(2B级证据);可供选择的一线单药有顺铂(首选)、卡铂、紫杉醇。推荐的二线治疗药物有贝伐单抗、多烯紫杉醇、5-FU、吉西他滨、异环磷酰胺、伊立替康、丝裂霉素、拓扑替康、培美曲塞、长春瑞滨(支持使用培美曲赛和长春瑞滨的证据等级为3级,支持使用其他药物的证据等级均为2B级)。

【预后】

影响宫颈癌预后的因素如下:

1. 临床分期:FIGO 2006 年报道全球 105 家单位 1999~2001 年治疗的 11 775 例宫颈癌患者的治疗结果,总体 5 年生存率 69.6%,不同临床期别的治疗效果有明显差异,各期别 5 年总生存率分别为 I_{A1} 97.5%,I_{A2} 94.8%,I_{B1} 89.1%,I_{B2} 75.7%,II_A 73.4%,II_B 65.8%,III_A 39.7%,III_B 41.5%,IV_A 22.0%,IV_B 9.3%。单纯放疗各期宫颈癌的 5 年生存率为:I_{A1} 72.9%,I_{A2} 期 53.8%,I_{B1} 76.5%,I_{B2} 68.3%,II_A 66.9%,II_B 63.4%,III_A 36.3%,III_B 42.8%,IV_A 19.2%,IV_B 12.5%。

2. 组织学类型及间质反应:不同组织学类型的生存率存在差异,FIGO 报道宫颈癌总体 5 年生存率:鳞癌 70.5%,腺癌 68.7%,腺鳞癌 63.8%,透明细胞癌 56.3%。华中科技大学同济医学院附属同济医院对 448 例宫颈鳞状细胞癌患者的细胞类型、癌组织生长方式、癌周纤维反应和癌周免疫细胞反应进行分析。结果发现,在这些病理因素中,癌周细胞反应程度对患者预后的影响程度最大,其他依次为癌周纤维反应、癌细胞类型。癌周细胞反应(+)的 5 年生存率为 53.1%,反应(++)为 79.8%,反应(+++)的生存率达 95.3%,三者间有显著性差异。

3. 年龄:年龄低于 30 岁的宫颈癌患者容易发生淋巴道转移,预后差。年龄大于 70 岁的老年患者生存率也较差,其主要原因这些老年患者随着年龄的增加死于心脑血管疾病的危险性增加。

4. 肿瘤体积及生长类型:宫颈局部肿瘤体积大、桶状形肿瘤、宫旁双侧受累等因素均会影响患者的预后。宫颈局部肿瘤肉眼观呈结节状及溃疡坏死状患者,放射敏感性差,预后差。肿瘤的大小对$I_B \sim II_A$期宫颈癌的影响,宫颈部肿瘤直径<2cm 的 5 年生存率为 90%,>4cm 者的 5 年生存率仅 40%。

5. 淋巴结转移:淋巴结转移是影响宫颈癌预后最显著的预后因素。盆腔淋巴结转移患者的生存率明显下降,腹主动脉旁淋巴结转移者的预后更差。FIGO 报道淋巴结阴性者 5 年生存率 92.1%,淋巴结阳性者 5 年生存率 64.1%。淋巴结转移对预后的影响程度与受累淋巴结的数目及大小有关。盆腔淋巴结转移者易发生远处转移,而且也容易发生中心性复发。盆腔淋巴结转移率与宫颈局部肿瘤大小、血管和淋巴管浸润、局部肿瘤浸润深度、宫旁浸润程度及肿瘤组织学类型等密切相关。

6. 肿瘤浸润深度:当宫颈癌组织浸润间质时,患者的生存率将会受影响。浸润深度<1.5cm 时 5 年生存率达 90%,相反如果浸润深度>1.5cm 时,患者的 5 年生存率则为 63%~78%。

7. 淋巴血管间隙受累(lymphovascular space involvement,LVI):FIGO 统计,I~II 期患者,LVI 阴性,5 年生存率 91.3%;LVI 阳性,5 年生存率 79.5%。

8. 癌细胞 DNA 含量及细胞周期:病理组织切片检查发现癌细胞浸润淋巴管及血管的患者预后不良。分析宫颈癌细胞 DNA 含量发现,DNA 指数>1.5 组患者的复发率显著高于 DNA 指数≤1.5 组。DNA 指数及细胞周期分布是反映癌细胞生物学特性的重要指标,DNA 指数与放射敏感性相关,DNA 指数高的癌细胞对射线敏感性差。

9. 血清蛋白:华中科技大学同济医学院附属同济医院曾对宫颈癌患者治疗前、中、后的血清蛋白电泳进行分析,结果发现,$\alpha_2/\beta \geq 1$ 的患者癌复发率高,预后不良。II_B 期宫颈癌血清蛋白 $\alpha_2/\beta \geq 1$ 组患者的死亡率为 60%,$\alpha_2/\beta < 1$ 组的死亡率为 18.4%,III 期患者 $\alpha_2/\beta \geq 1$ 的死亡率为 72.7%,$\alpha_2/\beta < 1$ 组为 38.9%。上述差异有显著性意义。

10. 并发症:宫颈癌患者治疗前有大出血病史,并引起贫血并发症的生存率明显下降。部分患者的贫血在治疗期尽管可能得到不同程度的纠正,但其生存率仍较低。合并妊娠也会影响患者的预后。产褥期、流产及产后1年内患宫颈癌的患者预后差,总生存率仅36.8%。合并盆腔炎、盆腔肿瘤、原发性高血压、心脏病等疾病,也可能在不同程度上影响患者的生存率。

【随诊】

随诊时间每月1次,每两个月1次,每3个月1次,各连续3次;继后每半年1次,连续7次;再继后每年1次,应长期随诊。如在随诊间隔期出现任何不适,应及时就诊。随诊时必须进行妇科检查及直肠指检。疑为放射性直肠炎或放射性膀胱炎时,慎行直肠活检和膀胱活检,以避免发生直肠阴道瘘和膀胱阴道瘘。

附 患者及家属易提问题及回答

问题1:宫颈癌放疗后为什么需要随诊?

答:宫颈癌治疗后随诊的主要目的:一是及时诊治残留癌灶或复发癌灶,争取根治肿瘤;二是及时诊断和治疗并发症,避免将放射性直肠炎、放射性膀胱炎等并发症误诊为癌复发而放弃积极治疗;三是有利于医生不断总结治疗经验。

问题2:宫颈癌治疗后是否需要长期禁房事?

答:宫颈癌治疗达根治效果后,完全可以恢复正常性生活,不需长期禁房事。放疗后患者卵巢功能丧失、阴道炎、阴道黏膜萎缩、阴道狭窄等因素可能在一定程度上影响性生活。放疗后坚持阴道冲洗3个月,早期恢复性生活,注意性生活卫生等有利于性生活的恢复。

(韩 娜 于世英)

二、子宫体恶性肿瘤

子宫内膜癌

子宫内膜癌(carcinoma of endometrium)是指发生于子宫内膜的恶性肿瘤,是最常见的妇科恶性肿瘤,占女性恶性肿瘤的6%。80%的子宫内膜癌发生于绝经后的妇女,中位发病年龄为60岁。

【病因】

子宫内膜癌的病因尚未完全明了。流行病学及研究发现下列因素与子宫内膜癌发病有关。

1. 内分泌因素:总体而言,雌激素暴露较多的人群子宫内膜癌发病率高。多囊卵巢综合征、卵巢粒层-卵泡膜瘤或肝硬化性肝功能不良等疾病的患者,体内雌激素水平过高者,易发生子宫内膜癌。初潮早,绝经晚等月经因素也可使患子宫内膜癌的危险性增加。绝经晚的妇女发生子宫内膜癌的危险性可能增加 1～2.5 倍。与之对应的是,口服雌孕激素复合药物的治疗方法能降低雌激素治疗所带来的风险。

2. 子宫内膜增生过长:子宫内膜增生过长,尤其是腺瘤样增生过长及不典型增生过长,可能进一步发展成为子宫内膜癌。

3. 外源性雌激素:接受外源性雌激素替代治疗者的危险性增加 3～4 倍,用大剂量雌激素治疗连续 10 年以上的妇女中子宫内膜癌的危险性增加约 10 倍。雌激素拮抗药(尤其是他莫昔芬)因其本身具有弱雌激素作用,可能使患子宫内膜癌的危险性增加 2 倍。

4. 不孕、未孕、未产:无排卵性不孕症、未婚、未孕、未产的妇女发生子宫内膜癌的危险性高。

5. 饮食及并发症:摄入肉、蛋、奶、脂肪、蛋白等能量高的食物都会增加子宫内膜癌发病的危险性。肥胖及缺乏锻炼可能增加其危险性。绿色蔬菜和新鲜水果则可能是其保护因素。合并糖尿病、高血压、肥胖的妇女发生子宫内膜癌的发病危险性增加。关节炎和甲状腺等疾病也与子宫内膜癌发病有关。

6. 遗传因素:约 20% 的子宫内膜癌患者有肿瘤家族史,5% 有基因突变(如 Lynch 综合征)。

7. 其他:盆腔放射治疗史,子宫内膜息肉,子宫肌瘤,乳腺癌等病史,可能是子宫内膜癌发病的相关危险因素。

【病理】

1. 病理类型:子宫内膜癌组织学类型分为子宫内膜样腺癌、腺棘癌、腺鳞状细胞癌、透明细胞癌、乳头状浆液腺癌、鳞状细胞癌、未分化癌。子宫内膜样腺癌是子宫内膜癌常见的组织学类型,约占84%。子宫内膜鳞状细胞癌罕见,应与子宫颈鳞状细胞癌宫腔内侵犯相鉴别。组织细胞分化程度分三级:G1,高度分化型癌;G2,中度分化型癌;G3,未分化型癌。细胞分化程度与肿瘤转移扩散程度密切相关。

2. 转移扩散途径

(1) 直接扩散:经子宫腔直接扩散到宫颈,或沿输卵管转移到卵巢及腹膜腔内。癌肿浸润子宫体肌层组织,可穿透子宫浆膜层扩散累及子宫旁组织。癌肿浸润子宫肌层往往提示发生淋巴道转移或血行转移几率增加。

(2) 淋巴道转移:经盆腔淋巴结扩散到腹主动脉旁淋巴结,或直接转移至腹主动脉旁淋巴结。

(3) 血行转移:血行转移不常见,血行转移的常见部位是肺、骨、肝、脑等器官。

【诊断】

(一) 临床表现

1. 症状

(1) 阴道出血:阴道出血是子宫内膜癌最常见的症状。就诊时约75%的病人有绝经后阴道出血的病史,早期病变也可能出现绝经后阴道出血的症状。对于绝经后阴道出血和围绝经期月经紊乱的患者均应注意排除子宫内膜癌。

(2) 其他:白带增多是子宫内膜癌的常见症状。晚期患者可能出现下腹疼痛、腰骶部疼痛、贫血、体重减轻、恶病质等。

2. 体征:妇科检查发现子宫体增大是子宫内膜癌患者的主要体征。早期患者妇科检查可能无明显异常体征。中晚期患者子宫体增大常见,晚期患者还可能有子宫旁受累的体征。

(二) 特殊检查

1. 影像学检查

(1) 超声波:超声波检查常用于子宫内膜癌的筛查,经阴道超声检查可了解子宫大小、宫腔形态、宫腔内有无赘生物、子宫内膜厚度、肌层有无浸润及深度,为临床诊断及处理提供参考。一般绝经前女性子宫内膜厚度>12mm,绝经后女性子宫内膜厚度>5mm要引起重视。

(2) CT和MRI检查：行CT或MRI扫描检查可发现子宫内膜占位性病变。该类检查还能检查子宫肌层、子宫旁等部位受累情况，以便更确切反映病变的部位及范围。目前认为MRI是判断宫颈受侵和肌层浸润深度的最可靠技术。MRI还可以判断腹膜后淋巴结的转移状态，为欲保留生育功能的患者提供重要的参考指标。

2. 宫腔镜检查：宫腔镜检查能直视观察子宫腔的形态，宫颈管及子宫内膜的生理与病理改变，能够准确定位病变的部位、范围，并且可以进行组织定位取材，但宫腔镜检查时需要适当的灌流介质和膨宫压力以提供清晰的手术视野和一定的操作空间，这可能使部分内膜碎片及其他宫腔内容物经开放的输卵管进入腹腔，目前多数临床研究都倾向于宫腔镜检查有引起癌细胞腹腔播散的潜在风险，但这种风险并不会提高淋巴结转移率，也不影响内膜癌患者的预后。因此，FIGO和NCCN两个权威指南都没有把宫腔镜检查列为禁忌。

3. 组织病理学检查：分段诊刮是目前最常用最有价值的诊断方法。分段诊刮能获得子宫内膜的组织标本进行病理诊断，同时还能鉴别子宫内膜癌和宫颈管腺癌；也可明确子宫内膜癌是否累及宫颈管，为制订治疗方案提供依据。但是诊刮是一种盲视操作，全凭操作者的经验，操作者不仅无法了解内膜病变的范围、程度及宫腔形态有无改变，而且不能准确定位内膜病变，容易遗漏宫腔微小或局灶样病变。

(三) 实验室检查

血清CA125水平对部分子宫内膜癌患者的诊断有一定帮助。需注意的是，血清CA125水平可能在患有盆腔炎和放疗损伤的正常人群中升高，只有CA125水平升高也不能作为复发的依据。

(四) 诊断与分期

1. 诊断要点：阴道出血，尤其是绝经后不规则阴道出血，妇科检查发现子宫增大应疑为子宫内膜癌。分段诊断性刮宫取材及组织病理学检查是确诊子宫内膜癌的可靠方法。

2. 临床分期

FIGO 2009 年子宫内膜癌分期:

Ⅰ期	肿瘤局限在子宫体
Ⅰ_A 期	肿瘤局限在子宫内膜组织或侵犯子宫肌层<1/2
Ⅰ_B 期	肿瘤侵犯子宫肌层≥1/2
Ⅱ期	累及宫颈间质,但未超出子宫
Ⅲ期	肿瘤局部和(或)区域扩散
Ⅲ_A 期	肿瘤累及子宫体浆膜和(或)附件
Ⅲ_B 期	阴道和(或)宫旁组织受累
Ⅲ_C 期	盆腔淋巴结和(或)腹主动脉旁淋巴结转移
Ⅲ_{C1} 期	盆腔淋巴结阳性
Ⅲ_{C2} 期	腹主动脉旁淋巴结阳性伴(不伴)盆腔淋巴结阳性
Ⅳ期	肿瘤累及膀胱和(或)直肠黏膜,和(或)远处转移
Ⅳ_A 期	肿瘤累及膀胱和(或)直肠黏膜
Ⅳ_B 期	远处转移,包括腹腔内转移和(或)腹股沟淋巴结转移

Gx 分化程度不详;G1 高度分化型癌;G2 中度分化型癌;G3 未分化型癌

(注:①宫颈内腺体受侵犯被分为Ⅰ期;②应行盆腔冲洗液细胞学检查,但不影响分期。)

(五)鉴别诊断

子宫内膜癌无明显特异性临床表现,如阴道出血是多种女性生殖器病变的常见症状。因此,诊断子宫内膜癌应与下列病变鉴别:

1. 月经失调:尤其应注意与更年期功能紊乱性阴道出血相鉴别。诊断性刮宫组织病理学检查是鉴别该病的主要方法。

2. 子宫肌瘤:子宫肌瘤可表现为阴道出血及子宫增大。其阴道出血多表现为月经期出血量多或经期延长。超声波检查是鉴别检查的主要方法,必要时行诊断性刮宫检查。

3. 老年性阴道炎:该病发生于绝经后的妇女,可表现为阴道分泌物增多,不规则阴道出血等症状。鉴别要点妇科检查发现阴道黏膜萎缩、充血或散在点状渗血,子宫正常大小或缩小,诊断性刮宫结果阴性。

4. 宫颈癌:宫颈癌侵犯宫腔容易与子宫内膜癌侵犯宫颈

相混淆。鉴别要点：一是详细了解发病过程；二是分段诊断性刮宫；三是组织病理学检查。例如，患者的首发症状为接触性阴道出血，组织病理学检查为鳞状细胞癌，诊断首先考虑为宫颈癌。宫颈癌诊断详见宫颈癌章节。

【治疗】

(一) 治疗原则

子宫内膜癌治疗以手术治疗为主，辅助放射治疗和内分泌及化疗。

各临床分期治疗方案选择：

Ⅰ期患者的术后治疗需结合患者有无高危因素（高危因素包括：年龄、淋巴脉管间隙浸润、肿瘤大小、子宫下段或宫颈腺体浸润）。I_A期G1级且无高危因素者，术后可观察；G2和G3级或存在高危因素者可观察或加用阴道近距离放疗。I_B期G1~2级无高危因素者，可观察或阴道近距离放疗；I_B期G1~2级有高危因素或G3级，可阴道近距离放疗和（或）盆腔放疗。

Ⅱ期：全面手术分期后，肿瘤为G1时，术后可行阴道近距离放疗和（或）盆腔放疗。G2级阴道近距离放疗加盆腔放疗。G3级则加盆腔放疗+阴道近距离放疗±化疗。

Ⅲ期：手术+盆腔放疗+阴道近距离放疗。

Ⅳ期：姑息性治疗，根据病情选择姑息性手术、放射治疗、内分泌治疗及化疗。

(二) 治疗方法

1. 手术治疗：手术是子宫内膜癌的主要治疗手段。对于病变局限于子宫体的患者，筋膜外全子宫及双附件切除+盆腔及腹主动脉旁淋巴结切除是推荐的手术方式，对于怀疑有宫颈侵犯的患者则需施行根治性子宫及双附件切除+盆腔及腹主动脉旁淋巴结切除。此外，虽然腹水细胞学已不再作为分期的依据，腹水和腹腔冲洗液找到癌细胞是否隐含着复发的风险却尚无定论，目前仍然要求对所有患者进行腹水和腹腔冲洗液细胞学检查。对于病灶侵犯子宫邻近组织或器官（主韧带、阴道、膀胱或肠管）的患者，应首先通过放疗获得良好的局部控制，然后将手术作为补充治疗。目前，腹腔镜手术可考虑代替常规剖腹手术,但其对患者的长期生存较后者有无优势尚需进一步探明。

2. 放射治疗:由于子宫内膜癌采用的是手术病理分期,在通常情况下,手术是初始治疗的第一选择,放疗更多作为手术的辅助治疗,但放疗的作用近年来也逐渐受到重视。在初始治疗中,当肿瘤局限于子宫体时(Ⅰ期),放疗可用于不能耐受手术的患者;当宫颈活检或 MRI 提示宫颈间质侵犯时(Ⅱ期),根治性子宫切除是首选治疗,也可考虑先进行 A 点 75~80Gy 的放疗,然后再进行筋膜外全子宫切除加盆腔和(或)腹主动脉旁淋巴结切除术(2B 类证据);当子宫旁组织受到侵犯时($Ⅲ_B$期),则应首先通过盆腔外照射加阴道后装放疗控制局部肿瘤情况,然后寻求手术机会。广泛的盆腹腔放疗已不再推荐。

盆腔的外照射应该包括大体病灶、髂总下段、髂外区、髂内区、宫旁区、阴道上段、骶前区(宫颈侵犯时)。延伸野的放疗应包括整个髂总淋巴结链和腹主动脉旁淋巴结区域,其上界至少应达到肾血管水平。对病理证实有微转移的病灶区域,外照射的剂量应为 45~50Gy。而近距离放疗的剂量和范围较为个体化,根据是否联合外照射调整具体剂量和范围。当联合外照射时,推荐的后装近距离放疗方案为(5~6)Gy×2 次。单独近距离放疗时,采用 7Gy×3 次或 6Gy×5 次。

3. 内分泌治疗:子宫内膜样腺癌大多为是激素依赖性肿瘤,内分泌治疗主要用于复发或转移性子宫内膜样腺癌,但并不适用于其他病理类型,如浆液性乳头状癌、透明细胞癌或癌肉瘤。可选药物有孕激素、三苯氧胺和芳香酶抑制剂。

(1) 孕激素:子宫内膜癌内分泌治疗主要用孕激素类药物,子宫内膜癌复发或和转移接受内分泌治疗的总有效率为 15%~25%。孕激素治疗选择甲羟孕酮或甲地孕酮口服用药。用药剂量:甲羟孕酮 200~400mg/d 口服,或甲地孕酮 160mg/d 口服。研究显示,超过此剂量用药,不能提高治疗疗效。孕激素可以抑制子宫内膜癌细胞增殖。

(2) 他莫昔芬:他莫昔芬等雌激素拮抗药对雌激素受体阳性的患者有效。他莫昔芬用药剂量为 20~40mg/d 口服。他莫昔芬用于孕激素治疗失败的患者有效率约20%。

(3) 芳香化酶抑制剂:阿那曲唑、来曲唑也可用于内分泌治疗。

4. 化疗:对子宫内膜样腺癌,化疗主要用于晚期和复发患者的辅助治疗。据报道,内膜样腺癌使用单药化疗的有效率在21%~36%,而多药联合化疗的有效率31%~81%,可选的联合方案包括顺铂+阿霉素、顺铂+阿霉素+紫杉醇、卡铂+紫杉醇等。

子宫内膜癌的常用联合化疗方案:

(1) AP方案:

ADM　60mg/m^2 静脉注射,第1天;

DDP　50~60mg/m^2 静脉注射,第1天;

每3周重复。

(2) PC方案:

紫杉醇　175mg/m^2 静脉注射(3小时),第1天;

卡铂　AUC 5~7 静脉注射(30分钟),第1天;

每3~4周重复;

或行每周疗法,

紫杉醇　80mg/m^2 静脉注射(3小时),第1,8,15天;

卡铂　AUC2 静脉注射(30分钟),第1,8,15天;

每4周重复。

必要时可用多西他赛代替紫杉醇。

(3) TAP方案:

ADM　45mg/m^2 静脉注射,第1天;

紫杉醇　160mg/m^2 静脉注射(3小时),第2天;

顺铂　50mg/m^2 静脉注射(1小时),第1天;

每3周重复。

【疗效标准与预后】

1. 疗效标准:评估子宫内膜癌的疗效需要行妇科检查、超声波或CT或MRI检查。

2. 预后:2006年FIGO报道子宫内膜癌总体的5年生存率为80.0%。影响子宫内膜癌的预后因素包括以下几种因素。

(1) 临床分期:2006年,FIGO报道子宫内膜癌5年生存率各临床分期分别为：I_A 期 90.8%，I_B 期 91.1%，I_C 期 87.2%，II 期 78.3%，III_A 期 66.2%，III_B 期 49.9%，III_C 期 57.3%，IV_A 期 25.5%，IV_B 期 20.1%。

（2）组织学类型：总体 5 年生存率子宫内膜样腺癌 83.2%，腺鳞癌 80.6%，黏液癌 77%，鳞癌 68.9%，透明细胞癌 62.5%，乳头状癌 52.6%。

（3）组织学分级：核异质明显分化程度低，易发生淋巴道转移，预后差，复发率是分化程度好的患者的 5 倍。血管侵犯患者的复发率高。血管受累常出现于组织分化程度低的患者。

（4）淋巴血管间隙受累：淋巴血管间隙受累者的 5 年生存率仅约 64.2%，显著低于未受累者的生存率(88.4%)。

（5）肌层浸润深度：肌层侵犯超过 50% 的预后差。

（6）激素受体：雌激素受体及孕激素受体阴性或弱阳性的患者，预后不良。雌孕激素受体的阳性程度与组织学类型、肌层浸润深度等因素相关。病变晚期、低分化、深肌层受累、透明细胞癌、浆液乳头状癌等患者，雌孕激素受体多为阴性。

【随诊】

子宫内膜癌治疗后需长期定时随诊。随诊检查内容包括妇科检查、超声波及影像学检查、CA125、CEA 等肿瘤相关性标志物检测。复诊时间：治疗后 2 年内，每 3 个月复诊 1 次，继后每年复查 1 次。

子宫肉瘤

子宫肉瘤(sarcoma of uterus)是指发生于子宫肌肉及间质组织的恶性肿瘤。子宫肉瘤罕见，常见发病年龄在 50 岁左右。

【病因】

子宫肉瘤的发病原因不明。

【病理】

子宫肉瘤组织病理学可分为三类：平滑肌肉瘤、子宫内膜间质肉瘤、未分化肉瘤，其中平滑肌肉瘤最多见，占子宫肉瘤的 30% 左右。

【检查与诊断】

（一）临床表现

1. 症状：子宫肉瘤无特异性临床表现。主要症状有阴道出血，阴道分泌物增多，下腹疼痛坠胀感，下腹肿块及压迫症状。

2. 体征：妇科检查发现子宫增大，常呈不规则结节状改变。晚期病例可发现宫旁及盆壁受累。

（二）特殊检查

1. 影像学检查：超声波、CT 或 MRI 等影像学检查可发现子宫体部占位性病变，检查还可以了解病变侵犯部位及范围。

2. 组织病理学检查：子宫肉瘤常在手术及手术后组织病理学检查确诊。子宫肉瘤手术标本肉眼观多表现为鱼肉状新生物。

（三）诊断与分期

1. 诊断要点：子宫肉瘤发病率低，无特异性临床表现，不少患者是在手术，包括子宫肌瘤切除术及术后病理学检查时才发现的。子宫增大，尤其是子宫突然增大，伴阴道出血，应怀疑子宫肉瘤可能。组织病理学是确诊子宫肉瘤的可靠方法。

2. 临床分期。

（1）FIGO 2009 年子宫平滑肌肉瘤分期：

Ⅰ期	肿瘤局限于子宫
Ⅰ$_A$ 期	肿瘤最大径≤5cm
Ⅰ$_B$ 期	肿瘤最大径>5cm
Ⅱ期	肿瘤超过子宫，局限于盆腔
Ⅱ$_A$ 期	肿瘤累及附件
Ⅱ$_B$ 期	肿瘤累及其他盆腔器官
Ⅲ期	肿瘤扩散到腹腔（而不是仅突向腹腔）
Ⅲ$_A$ 期	单个部位
Ⅲ$_B$ 期	多于 1 个部位
Ⅲ$_C$ 期	盆腔和（或）腹主动脉旁淋巴结转移
Ⅳ期	
Ⅳ$_A$ 期	肿瘤侵犯膀胱和（或）直肠

Ⅳ_B期　远处转移

（2）FIGO 2009 年子宫内膜间质肉瘤（ESS）和子宫腺肉瘤分期：

Ⅰ期　肿瘤局限于子宫

Ⅰ_A期　肿瘤局限于子宫内膜或子宫颈内膜，未侵犯子宫肌层

Ⅰ_B期　肿瘤侵犯子宫肌层≤1/2

Ⅰ_C期　肿瘤侵犯子宫肌层>1/2

Ⅱ期　肿瘤超过子宫，局限于盆腔

Ⅱ_A期　肿瘤累及附件

Ⅱ_B期　肿瘤累及其他盆腔器官

Ⅲ期　肿瘤浸润到腹腔（而不是仅突向腹腔）

Ⅲ_A期　1 个部位

Ⅲ_B期　多于 1 个部位

Ⅲ_C期　盆腔和（或）腹主动脉旁淋巴结转移

Ⅳ期

Ⅳ_A期　肿瘤侵犯膀胱和（或）直肠

Ⅳ_B期　远处转移

（四）鉴别诊断

诊断子宫肉瘤时，需要与子宫肌瘤、子宫内膜癌及引起阴道出血或子宫增大的其他妇科疾病相鉴别。疑为子宫肌瘤患者，如果子宫在短期内明显增大，尤其伴有阴道出血时，应考虑患子宫肉瘤的可能。

【治疗】

（一）治疗原则

以手术为主的综合治疗。

（二）治疗方法

1. 手术治疗：手术切除范围以全子宫及双侧附件为主，必要时行广泛性子宫切除术及盆腔淋巴结清扫术。局部复发患者可再次行手术切除肿块。

2. 放射治疗:子宫肉瘤对放射线敏感性欠佳,仅部分患者手术配合放射治疗可提高肿瘤控制率,但不改善总生存期。Ⅰ期平滑肌肉瘤患者术后不常规推荐放疗。局部复发患者可考虑局部放疗。

3. 化疗:子宫肉瘤对化疗药物的敏感性也不太理想,但由于该肿瘤易发生远处转移,因此多主张手术配合化疗。对子宫肉瘤有效的化疗药物包括:多柔比星、吉西他滨、多西紫杉醇、达卡巴嗪、异环磷酰胺、脂质体阿霉素、紫杉醇、替莫唑胺等。常用联合化疗方案有:GD 方案、CyVADic 方案、VAC 方案、ADI 方案。

(1) ADM 单药:

60~70mg/m² 静脉注射,第 1 天,每 3 周重复。

(2) GD 方案:

一线治疗

吉西他滨 900mg/m² 静脉注射(90min),第 1、8 天;

多西他赛 100mg/m² 静脉注射,第 8 天;

每 3 周重复。

辅助治疗:

吉西他滨 900mg/m² 静脉注射(90min),第 1、8 天;

多西他赛 75mg/m² 静脉注射,第 8 天;

每 3 周重复。

(3) CyVADic 方案:

CTX   500mg/m² 静脉注射,第 1 天;

VCR   1mg/m² 静脉注射,第 1、5 天;

ADM   50mg/m² 静脉注射,第 1 天;

DTIC   250mg/m² 静脉注射,第 1~5 天;

每 3 周重复。

(4) VAC 方案:

VCR   1mg/m² 静脉注射,第 1 天;

ACD   400μg 静脉注射,第 1~5 天;

CTX   600~800mg/m² 静脉注射,第 1 天;

每 3~4 周重复。

（5）ADI方案：

ADM　60mg/m² 静脉滴注96小时；

DTIC　1g/m² 静脉滴注96小时；

IFO　6～7.5g/m² 静脉滴注72小时；

美司钠　10g/m² 静脉滴注96小时；

每3周重复。

4. 内分泌治疗：仅适用于子宫内膜间质肉瘤。首选醋酸甲地孕酮,甲羟孕酮。其次包括他莫昔芬,GnRH类似物,芳香化酶抑制剂。

【疗效标准与预后】

1. 疗效标准见附录四。

2. 预后：子宫肉瘤的预后较差。影响预后的主要因素包括临床分期、组织学类型、组织学分级等。

【随诊】

子宫肉瘤治疗后应长期随诊。随诊时,除行妇科及盆腔检查外,还应定期行肝、肺、骨等部位的影像学检查,以排除肿瘤转移。

（程　熠　韩　娜　于世英）

三、外　阴　癌

发生于女性外阴（包括阴阜、阴唇、阴蒂、前庭大腺和会阴）的恶性肿瘤称为外阴癌（carcinoma of vulva）。外阴癌占女性生殖道恶性肿瘤的3%～5%,主要发生于绝经后妇女,大多数发生于大阴唇,也可发生于小阴唇、阴蒂和会阴。

【病因】

外阴癌的病因至今尚未完全弄清,发病相关因素如下。

1. 人乳头瘤病毒（human papillomavirus,HPV）感染：约40.4%的外阴癌患者可检测出HPV-DNA,其中以HPV16、33、18型多见。

2. 外阴的慢性营养障碍,如外阴硬化性苔癣、外阴增生性营养障碍等被认为是外阴癌的高危因素。

3. 性传播疾病:国外报道有 50% 以上的外阴癌患者曾患有梅毒和淋巴肉芽肿。

4. 生殖道其他部位的癌前病变、恶性肿瘤及外阴的上皮内瘤变(vulvar intraepithelial neoplasia, VIN)同外阴癌发生有关。

5. 吸烟、酗酒、性生活早也可能与外阴癌的发生有一定关系,但不是外阴癌发生的独立危险因子。

6. 肥胖、高血压、糖尿病也可能与外阴癌有相关联。

【病理】

90%为鳞状细胞癌,其余为恶性黑色素瘤、Peget 病、基底细胞癌、疣状癌、肉瘤及巴氏腺癌等。此外,尚有为数不少的转移癌。

【转移途径】

直接浸润、淋巴转移、血行转移。其中以直接浸润及淋巴道转移为主。直接浸润包括有阴道、尿道和肛门。淋巴转移途径依次为腹股沟浅淋巴结、腹股沟深淋巴结、髂外淋巴结、髂总淋巴结、腹主动脉旁淋巴结。约有 30% 的可手术的外阴癌患者有淋巴结转移。

【诊断】

(一)临床表现

1. 症状:外阴瘙痒、外阴结节及肿块、外阴溃疡等症状是外阴癌的常见症状。

2. 妇科检查:外阴可见新生物。病变可发生于外阴的任何部位,多位于阴唇部。

(二)特殊检查

1. 细胞学检查:脱落细胞学刮片及印片是检查筛查外阴癌的简易方法。

2. 组织病理学检查:活体组织病理学检查是确诊外阴癌的可靠方法。阴道镜检查指导下活检取材,可提高取材的准确性。

3. 必要时行膀胱镜,直肠镜,肺部 X 片检查及静脉尿路造影术判断有无膀胱直肠累及以及肺部转移。可疑的膀胱或直肠病变需行活检明确病理性质。

(三) 诊断与分期

1. 诊断要点

(1) 外阴肿块,可伴有瘙痒症状。

(2) 妇科检查发现外阴新生物。

(3) 细胞学检查找到癌细胞。

(4) 外阴新生物活体组织病理学检查证实为外阴癌。外阴癌的诊断必须根据活体组织病理切片检查。

2. 临床分期

FIGO 2009 年外阴癌分期(不适用于外阴黑色素瘤)

Ⅰ期　　肿瘤局限于外阴,无淋巴结转移

Ⅰ$_A$期　　直径≤2cm,间质浸润≤1mm

Ⅰ$_B$期　　直径>2cm 或间质浸润>1mm

Ⅱ期　　肿瘤任意大小,侵犯到会阴旁组织(下 1/3 尿道,下 1/3 阴道,肛门),淋巴结无转移

Ⅲ期　　腹股沟-股淋巴结阳性,不管肿瘤大小或是否侵犯到会阴旁组织(下 1/3 尿道,下 1/3 阴道,肛门)

Ⅲ$_A$期　　(i)1 个淋巴结(≥5mm)或(ii)1~2 个淋巴结(<5mm)

Ⅲ$_B$期　　(i)≥2 个淋巴结(≥5mm)或(ii)≥3 个淋巴结(<5mm)

Ⅲ$_C$期　　淋巴结包膜外侵犯

Ⅳ期　　肿瘤侵犯其他区域(上 2/3 尿道,上 2/3 阴道),或远处转移

Ⅳ$_A$期　　肿瘤侵犯:(i)上尿道和(或)阴道黏膜,膀胱黏膜,直肠黏膜,或固定于骨盆骨,或(ii)腹股沟-股淋巴结固定或溃疡形成

Ⅳ$_B$期　　远处转移(包括盆腔淋巴结)

G:Gx 未能分级;G1 高分化;G2 中分化;G3 低分化;G4 未分化

注:间质浸润深度是指肿瘤附近最浅表的真皮乳头的上

皮-基质交界处到肿瘤浸润最深处两点间的距离。

(四) 鉴别诊断

外阴癌应与外阴营养不良、感染及某些性传播性疾病相鉴别。

外阴癌可能与宫颈癌、阴道癌等恶性肿瘤合并存在,即多中心性原发癌。诊断时应注意癌转移与多中心性原发癌的鉴别。

【治疗】

(一) 治疗原则

手术治疗为主,必要时配合放射治疗;不能手术者可单行放射治疗。

(二) 治疗方法

1. 手术治疗:外阴癌的治疗以手术为主,Taussig(1940)和Way(1948)提出的外阴根治性切除+腹股沟淋巴结切除术一直成为外阴癌的标准术式。采用这种术式的 5 年生存率约为 70%,但皮损大,缝合张力高,切口易感染,术后易并发下肢水肿、性功能下降、大小便失禁等,患者术后的生活质量明显下降。近 20 年随着对外阴癌及淋巴结转移规律的不断研究,传统术式几经演变,已形成广泛局部切除(widely local excision)、局部外阴根治术(radical local excision)、半外阴根治术(hemivulvectomy)等多种新术式。目前的趋势:一是,在不降低生存率的前提下,对早期病例缩小手术范围,最大限度地保留外阴的生理结构;二是,对晚期患者重视手术与放化疗的结合,减少手术创伤,提高患者生活质量。

2. 放射治疗:下列高危因素是术后辅助性放疗指征:手术切缘距肿瘤边缘<8mm,淋巴脉管受累,肿瘤浸润深度>5mm,术后病理证实腹股沟淋巴结转移(具备下列条件之一:1 处转移直径>10mm;淋巴包膜外侵;2 处或以上微转移)。一般腹股沟淋巴结转移者,放疗剂量 50Gy。有多个淋巴结阳性或者有膜外扩散者,剂量为 60Gy。有大块残余病灶,剂量需要 60~70Gy。对于肿瘤范围大且无法手术切除或合并严重并发症无法耐受手术的晚期患者,根治性放疗也可以取得一定的疗效。同步放化疗可能取得更好疗效。针对大病灶的新辅助放疗或放化疗可能会增加手术机会。需注意,对于早期患者而言,腹股沟及盆腔淋巴结放射治疗是否能达到与手术切除相同的疗效目前尚未得到肯定。

3. 化疗:外阴癌化疗选择用于部分预后不良或复发的患者。外阴鳞状细胞癌的化疗可参考选择宫颈鳞状细胞癌的化疗方案。目前常用的化疗药物包括 5-FU,顺铂,丝裂霉素和博来霉素。术前新辅助放化疗疗效未受到肯定。

【疗效标准与预后】

1. 疗效评价:RECIST 标准。
2. 预后:外阴癌的预后与临床分期、组织学类型(腺癌最差)、淋巴结转移、是否累积临近器官等因素密切相关,与之相比,肿瘤大小并不是决定因素。国际妇产科联盟 2006 年报道,外阴鳞状上皮细胞癌 5 年总生存率为 54.8%,外阴前庭大腺癌的 5 年总生存率为 65.4%,外阴腺癌的 5 年总生存率为 32.5%。外阴鳞状细胞癌各临床分期的 5 年生存率分别为:Ⅰ期 78.5%,Ⅱ期 58.8%,Ⅲ期 43.2%,Ⅳ期 13.0%。

【随诊】

外阴癌患者治疗后需长期定时随诊。随诊时,应注意检查外阴部、阴道、尿道口、肛门、直肠、双侧腹股沟区及盆腔。

(程 熠 韩 娜 于世英)

四、阴 道 癌

阴道癌(carcinoma of vagina)是指原发于阴道的恶性肿瘤。原发性阴道癌仅占妇科恶性肿瘤的 2%,诊断阴道癌应首先排除来源于生殖器官或生殖道外的阴道继发性肿瘤,肿瘤生长或扩散到宫颈外口应属宫颈癌,累及外阴属外阴癌。

【病因】

阴道癌的发病原因不明。人乳头瘤病毒感染可能与阴道癌发病相关,其他可能的相关因素还包括长期阴道异物对黏膜的刺激或损伤,如使用子宫托;年轻女性患阴道腺癌,可能与母亲在妊娠期服用雌激素有关;既往生殖道肿瘤病史,以宫颈癌病史最多见,FIGO 指南指出,近 30% 的阴道癌患者至少 5 年前有宫颈原位癌或浸润癌治疗史;免疫抑制治疗、吸烟、多个性伴侣、性生活开始早及宫颈放射治疗史,可能与阴道癌的发生有一定关系。

【病理】

阴道癌的常见病理类型是鳞状上皮细胞癌,占 85%～95%,其次为腺癌,阴道黑色素瘤和肉瘤等更为少见。

【转移途径】

阴道癌转移途径包括直接浸润、淋巴道转移及血行转移。其中鳞状细胞癌的主要转移途径是淋巴道转移。阴道上段鳞状细胞癌淋巴转移途径类似宫颈癌,阴道下段鳞状细胞癌淋巴转移类似外阴癌。阴道肉瘤及恶性黑色素瘤,易发生血行转移。

【诊断】

(一)临床表现

1. 症状:阴道出血及阴道分泌物增多是阴道恶性肿瘤最常见的症状。阴道出血可表现为不规则阴道出血、接触性阴道出血、绝经后阴道出血等。肿瘤向邻近器官组织扩散可引起相应的症状,如压迫直肠引起排便困难、里急后重、便血,压迫尿道及膀胱引起尿路刺激症状。晚期病例可能出现体重减轻、恶病质等症状。

2. 体征:妇科检查阴道视诊及触诊可发现阴道新生物。中晚期病例可发现肿瘤侵犯邻近组织及盆壁。

(二)特殊检查

1. 阴道细胞学:阴道脱落细胞刮片检查可找到癌细胞。

2. 组织病理学:活体组织病理学检查是确诊阴道癌及组

织细胞学类型的可靠方法。

【鉴别诊断】

原发性阴道癌发病率低,在确诊本病时应首先应仔细检查,排除原发性宫颈癌、子宫内膜癌、外阴癌等恶性肿瘤阴道转移。阴道癌还需要与性传播性感染性疾病、子宫内膜异位、阴道腺病等非肿瘤性疾病相鉴别。

【临床分期】

国际妇产联盟(FIGO)阴道癌的分期标准如下:

0 期　　　原位癌、上皮内瘤变 3 级

Ⅰ 期　　　肿瘤局限于阴道壁

Ⅱ 期　　　肿瘤侵犯阴道壁下组织,但未达盆壁

Ⅲ 期　　　肿瘤扩散达盆壁

Ⅳ 期　　　肿瘤扩散超出真骨盆或侵犯膀胱或直肠黏膜,黏膜泡状水肿除外

Ⅳ$_A$ 期　　肿瘤侵犯膀胱和(或)直肠黏膜和(或)超出真骨盆

Ⅳ$_B$ 期　　远处转移

【治疗】

由于解剖上的原因,阴道膀胱间隔及阴道直肠间隔不过 5mm,使手术及放疗均有一定困难。本病发病率低,治疗经验有限,患者应集中在有经验的肿瘤中心治疗。阴道癌的治疗强调个体化,根据患者的年龄、病变的分期和阴道受累部位确定治疗方案。阴道上段癌可参照宫颈癌的治疗原则,阴道下段癌可参照外阴癌的治疗原则。

1. 阴道上皮内瘤变(VAIN)的治疗

(1) 对阴道 HPV 感染或 VAIN 1 级的患者一般不需给予特殊治疗,此类病变多能自行消退。

(2) 局部药物治疗:用 5-FU 软膏涂于阴道病灶表面,连续 5~6 次为一疗程,副作用小。对病变范围大者,为避免广泛手术切除,尤应首先考虑应用局部药物治疗。

(3) 激光治疗对 VAIN 有较好的疗效,也适用于局部药物治疗失败的病例。

(4) 放射治疗:对年老、体弱、无性生活要求的 VAIN 3 级患者,可采用腔内放射治疗。

(5) 电切或手术切除治疗:对单个病灶可采用局部或部分阴道切除术,尤其是位于穹窿部的病灶;病灶广泛或多发者,可采用全阴道切除术,并行人工阴道重建。

2. 阴道浸润癌的治疗:应根据病变的范围、部位和患者的情况实行个体化的治疗。放射治疗或手术切除时,要考虑到阴道与尿道、膀胱、直肠的毗邻关系,这些结构的损伤可能形成瘘管,特别是对以前有放疗史的患者。

(1) 放射治疗:放射治疗适用于Ⅰ~Ⅳ期所有的病例,对大多数患者放疗是首选的治疗方法,应用范围广,掌握得好并发症较少,还能保全脏器功能。早期患者可行单纯放疗,晚期患者可行放疗加化疗。

1) 病灶表浅的Ⅰ期患者可单用腔内放疗。

2) 对大病灶及Ⅲ期患者,可以先行盆腔外照射 50Gy,然后加腔内放疗,总剂量不少于 70Gy。有条件者推荐用适形调强放疗。

3) 病灶累及阴道下 1/3 者,还应行腹股沟淋巴结区放疗或手术。

4) 手术治疗后,若病理提示手术切缘阳性、盆腔淋巴结或腹主动脉旁淋巴结阳性,或脉管内有癌栓者,应补充术后放疗,根据具体情况选择外照射和(或)腔内放疗。

5) 放化疗联合对阴道癌的作用还不明了。加顺铂或 5-FU 的同期放化疗可能有一定益处。

(2) 手术治疗:由于阴道浸润癌与周围器官的间隙小,如保留其周围的器官(膀胱、尿道和直肠),切除肿瘤周围组织的安全范围很小,很难达到根治性切除的目的。因此,阴道浸润癌的手术治疗的应用受到限制。以下情况可考虑选择手术:

1) 对病灶位于阴道上段的Ⅰ期患者,可行根治性全子宫和阴道上段切除术,阴道切缘距病灶至少 1cm,也可行盆腔淋巴结切除术。如果以前已切除子宫,行根治性阴道上段切除术和盆腔淋巴结切除术。

2)对年轻患者在根治性放疗前,可行腹腔镜下双侧卵巢移位,同时全面探查盆腹腔,切除肿大、可疑的淋巴结。

3)对IV_A期患者,尤其是出现直肠阴道瘘或膀胱阴道瘘者,可行盆腔脏器去除术,以及盆腔和(或)腹股沟淋巴结清扫术。

4)放疗后中央型复发者,多数需要行盆腔脏器去除术。

3. 特殊类型的阴道肿瘤

(1)阴道腺癌:约9%的原发阴道癌为腺癌,发病年龄较轻。一般来说,腺癌治疗与鳞癌相似。对于年轻患者,应该尽力保护阴道和卵巢功能。因此也许需要重建阴道或者放疗前卵巢移位。透明细胞癌的预后较好,而非透明细胞腺癌的生存率明显低于鳞状细胞癌。

(2)阴道黑色素瘤:阴道黑色素瘤非常少见,大多数发生在阴道远端的前壁,多为深部浸润,易发生远处转移,预后极差,5年生存率仅为5%~21%。根治性手术切除是主要的治疗方法,也可行较为保守的肿瘤局部广泛切除术,生存率似无差别。放疗对某些病例有效。化疗的作用十分有限。术后应用大剂量干扰素可能有助于改善预后。

(3)阴道葡萄状肉瘤:阴道葡萄状肉瘤是来源于横纹肌母细胞的高度恶性肿瘤,常见于婴幼儿。临床表现为阴道排液、出血或阴道口肿物。对病变较小能完整切除、并能保留器官者,首选手术治疗;若肿瘤较大,应在术前给予放疗或化疗,化疗可选用VAC方案(长春新碱、放线菌素、环磷酰胺)。放疗范围不宜扩大,因为放疗会严重影响骨盆的发育。

【预后和随访】

FIGO 2006年年报统计阴道癌总体5年生存率约53.6%,其中I期77.6%,Ⅱ期52.2%,Ⅲ期42.5%,IV_A期20.5,IV_B期12.9%。随访第1年,每1~3个月1次;第2、3年,每3~6个月1次;3年后,每年1次。

(李闻涛 韩 娜 于世英)

五、卵巢恶性肿瘤

卵巢癌(ovarian cancer)是指发生于卵巢的恶性肿瘤。卵巢癌可发生于女性的任何年龄时期,发病率随年龄增加而上升,诊断时中位年龄为63岁。卵巢癌的发病率不高,占妇女常见恶性肿瘤的第7位。然而,卵巢癌的死亡率高,居女性生殖器恶性肿瘤死亡率的首位,占女性恶性肿瘤死亡率的第4位。

【病因】

卵巢癌的发病原因不明。流行病学调查结果显示下列因素与卵巢癌的发病有关:

1. 内分泌因素:初潮年龄早、未婚、不孕症、未育、分娩次数少等妇女,都较自然对照组发生卵巢癌的危险增加。怀孕及初产年龄轻(25岁及以下)、使用口服避孕药、和(或)母乳喂养可使患卵巢癌风险下降30%~60%。未产妇或初产年龄较大者(超过35岁)患病风险增加。

2. 遗传和家族因素:家族史(原发肿瘤患者一级亲属中有两人或两人以上患卵巢癌),包括携带BRCA1和BRCA2基因型或遗传性非息肉病性结直肠癌(HNPCC)家族史的人群往往与早发性卵巢癌有关,占卵巢癌的5%。

3. 其他因素:环境因素如放射线、化学致癌物、病毒感染(尤其是腮腺炎病毒感染)可能与卵巢癌发病有关。经济发达国家、经济收入高及动物脂肪摄入量高的妇女,较其他人群易患卵巢癌。

【病理】

原发性卵巢肿瘤可起源于卵巢的各种细胞,包括上皮细胞、生殖细胞和间质细胞。卵巢肿瘤分为良性、交界性和恶性三大类。卵巢肿瘤在进行组织学分型时,需反映细胞学来源、良恶性及分级等因素。卵巢肿瘤的组织学分级是根据细胞学和组织学中最恶性部分而判断。

卵巢肿瘤分类

(一) 上皮细胞来源

1. 浆液性肿瘤:腺癌;表面乳头状腺癌;恶性腺纤维瘤。
2. 黏液性肿瘤:腺癌;恶性腺纤维瘤。
3. 宫内膜样肿瘤(包括鳞状细胞变异性):腺癌,非特殊型;恶性腺纤维瘤;癌肉瘤;肉瘤;子宫内膜样间质肉瘤;未分化肉瘤。
4. 透明细胞性肿瘤:腺癌;恶性腺纤维瘤。
5. 移行细胞肿瘤:移行细胞癌(非勃勒纳瘤);勃勒纳瘤。
6. 鳞状细胞肿瘤:鳞状细胞癌;表皮样囊肿。
7. 混合性上皮细胞性肿瘤。
8. 未分类上皮细胞性肿瘤。

(二) 性索间质肿瘤

颗粒细胞-间质细胞肿瘤;纤维肉瘤。

(三) 生殖细胞肿瘤

无性细胞瘤;卵黄囊瘤;胚胎癌;多胚瘤;绒毛膜癌;混合性生殖细胞瘤。

(四) 卵巢转移性肿瘤

可来自消化道、乳腺及其他生殖器肿瘤。其中来自消化道的转移性癌最为常见。大约10%的卵巢癌是转移性癌。卵巢转移性癌大多为双侧性受累。

【诊断】

(一) 临床表现

卵巢肿瘤早期大多无任何症状和体征,即使出现有关症状和体征也因缺乏特异性,而易被忽视或误诊。

1. 症状:卵巢癌的常见症状有下腹坠胀、疼痛、不适感,腹围增加,月经紊乱,病变晚期可能出现体重减轻、乏力、贫血、大小便排便困难等转移扩散及全身衰竭的症状。
2. 体征:妇科检查发现附件肿块,应该进一步检查。对于绝经后的老年妇女,即使妇科检查发现卵巢与绝经前卵巢大小相仿时,也需进一步检查。当卵巢肿瘤体积增大超出盆腔时,可能在下腹部触及肿块,膀胱充盈时易触及。出现癌性腹腔积液的卵巢癌患者,尤其是晚期肿瘤,腹水征检查阳性。

(二) 实验室检查

肿瘤标志物检查是人们长期探求早期诊断卵巢癌的方法。已发现某些肿瘤相关性标志物可用于监测卵巢癌的病情变化及评估治疗效果,然而,其特异性和敏感性还不能满足卵巢癌的诊断,尤其是早期诊断的需要。常用于卵巢癌辅助诊断的肿瘤相关性标志物:癌抗原125(CA125)、癌胚抗原(CEA)、甲胎蛋白(AFP)、人绒毛膜促性腺激素(HCG)等。不同的肿瘤标记物对不同组织学类型的卵巢恶性肿瘤有监测意义。

(三) 特殊检查

1. 影像学检查:在卵巢癌诊断、分期及治疗后疗效评估中,影像学检查具有重要价值。常用的方法是超声波、CT或MRI检查。超声波检查是卵巢癌影像学检查的首选方法。该方法常作为卵巢癌的筛选诊断手段,判断盆腔有无肿块、肿块部位、大小、质地、与邻近器官的关系、肝脏及盆腹腔内有无转移、有无腹腔积液等。超声波检查准确性较高,且简便经济。CT或MRI检查在影像成像好,图像清晰,能够准确显示盆腔的正常和异常解剖结构。

2. 腹腔镜检查:通过腹腔镜检查能直接观察盆腔肿块,鉴别肿块性质,并可活检,还可观察盆腔及腹腔内有无转移。因此,腹腔内镜可用于可疑卵巢癌的进一步检查诊断及分期,或选择性用于卵巢癌治疗后再次盆腹腔内探查及疗效评估。

3. 细胞学检查:对于有腹水的患者,脱落细胞学检查可明确部分患者的诊断。术中腹腔积液及腹腔灌洗液查找癌细胞,对卵巢癌的分期有价值。在影像学或内镜检查介导下,细针穿刺吸取细胞学检查可使部分患者确诊。穿刺细胞学检查常用于浅表淋巴结转移性病灶的确诊。

4. 剖腹探查及病理学:是确诊卵巢癌及分期的最可靠方法。剖腹探查包括探查原发肿瘤部位是否为双侧卵巢受累、肿瘤包膜是否完整、有无粘连,探查其他生殖器官、肠、膀胱、肝脏、大网膜、膈肌、腹膜、盆腔及腹主动脉旁淋巴结等有无侵犯,腹腔积液冲洗液是否阳性。

5. 其他:放射免疫显像检查、流式细胞仪检查、细胞染色体及基因分析等检查对于鉴别诊断及预后分析有帮助。

(四) 诊断与分期

1. 诊断要点

(1) 卵巢肿块,尤其是实质性肿块,可能伴有腹腔积液等症状。

(2) 影像学或腹腔内镜检查发现卵巢肿块。

(3) 肿瘤标志物如 CA125 阳性。

(4) 剖腹探查及组织病理学检查证实卵巢恶性肿瘤。

卵巢癌诊断除确定肿瘤性质外,应进一步做全面检查,并进行手术分期。

2. 分期

手术分期是卵巢癌的标准分期方法。

美国癌症联合委员会(AJCC)卵巢癌 TNM 和 FIGO 分期系统:

原发肿瘤

TNM		FIGO
Tx	原发肿瘤不能评估	
T0	无原发肿瘤证据	
Tis	原位癌(局限于输卵管黏膜层)	
T1	肿瘤局限于卵巢(单侧或双侧)	I
T1a	肿瘤局限于单侧卵巢,包膜完整,卵巢表面无肿瘤;腹水或腹腔冲洗液未找到恶性细胞	I_A
T1b	肿瘤局限于双侧卵巢,包膜完整,卵巢表面无肿瘤;腹水或腹腔冲洗液未找到恶性细胞	I_B
T1c	肿瘤局限于单或双侧卵巢,并伴有如下任何一项:包膜破裂;卵巢表面有肿瘤;腹水或腹腔冲洗液找到恶性细胞	I_C
T2	肿瘤累及单侧或双侧卵巢,并伴有盆腔播散	II

T2a	蔓延和(或)转移到子宫和(或)输卵管;腹水或腹腔冲洗液未找到恶性细胞	Ⅱ$_A$
T2b	病变扩展到其他盆腔组织;腹水或腹腔冲洗液无恶性细胞	Ⅱ$_B$
T2c	肿瘤盆腔扩散(Ⅱ$_A$或Ⅱ$_B$期肿瘤),腹水或腹腔冲洗液找到恶性细胞	Ⅱ$_C$
T3	肿瘤侵犯单侧或双侧卵巢,并有镜下证实的盆腔外腹膜微转移	Ⅲ
T3a	盆腔外腹膜内镜下微转移	Ⅲ$_A$
T3b	盆腔外腹膜内肉眼可见转移,但转移灶最大径线不超过2cm	Ⅲ$_B$
T3c	盆腔外腹膜内肉眼可见转移,但转移灶最大径线超过2cm,和(或)区域淋巴结转移	Ⅲ$_C$
N1	区域淋巴结转移	Ⅲ$_C$
M1	腹膜腔外的远处转移(腹膜转移除外)	Ⅳ
N	区域淋巴结	
Nx	区域淋巴结不能评估	
N0	区域淋巴结没有转移	
N1	区域淋巴结有转移	
M	远处转移	
Mx	远处转移不能评估	
M0	没有远处转移	
M1	有腹膜腔外的远处转移	

肝包膜转移为T3/Ⅲ期;肝实质转移为M1或Ⅳ期。出现胸膜渗出液必须有阳性细胞才能分为M1或Ⅳ期。

【鉴别诊断】

卵巢恶性肿瘤出现盆腔占位性病变,无明显特异性病变,需与盆腔其他器官组织的良性肿瘤和炎性病变相鉴别。

1. 卵巢囊肿及良性肿瘤:卵巢功能性囊肿、卵巢宫内膜样囊肿、卵巢良性肿瘤也可表现为卵巢肿块。卵巢良性肿瘤多发生在生育年龄期,肿瘤多为单侧、表面光滑、生长缓慢,B 超检查多为囊性,血清 CA125 阴性或低水平升高。

2. 子宫病变:子宫肌瘤、子宫腺肌瘤、子宫内膜异位、子宫内膜癌等子宫病变都可引起子宫增大,表面不规则及盆腔肿块。

3. 输卵管病变:包括输卵管炎性肿块、输卵管妊娠、原发性输卵管癌等。

4. 非生殖器病变:包括盆腔炎性肿块、肠及肠系膜肿瘤、腹膜后肿瘤、肝硬化腹腔积液等。

【治疗】

(一) 治疗原则

卵巢癌上皮癌治疗的原则是采用以手术治疗为主的综合治疗。

对怀疑为卵巢癌的患者的初始治疗包括合理的手术分期、肿瘤减灭术以及术后化疗(大部分患者)。初次手术必须是经腹的全面分期手术。对于年轻的希望保留生育功能的患者,如果是 I 期和(或)低危的肿瘤(即早期浸润癌或低度恶性肿瘤),可能仅需行单侧附件切除术(保留子宫和对侧附件)。对一些有选择的 I 期病例,可以考虑由有经验的妇科肿瘤医生采用微创技术进行手术治疗。Ⅱ、Ⅲ、Ⅳ期的卵巢癌,初始治疗仍推荐细胞减灭术,在合适情况下最大程度的减灭肿瘤细胞,使残存肿瘤最大径小于 1cm。大多数上皮性卵巢癌患者均接受术后全身化疗,但对 I_A 或 I_B 期、G1 的卵巢癌患者建议在术后仅予观察随访,对 I_A 或 I_B 期、G2 的卵巢癌患者术后如考虑仅给予观察随访,则推荐先进行全面的手术分期。

(二) 治疗方法

1. 手术:手术治疗是卵巢癌治疗手段中最有效的方法。卵巢癌手术也是实现组织病理学确诊,准确分期的主要方法。对早期和中期卵巢癌患者,应强调首次手术的彻底性。卵巢癌常规手术切除范围包括全子宫、双侧附件、大网膜切除术、腹膜多点活检、盆腔淋巴结及腹膜后淋巴结清扫术。有保留生育功能要求者,在经选择的患者中可考虑仅行患侧附件切除术。对于晚期患者也应考虑行手术或减瘤手术,并尽可能切除原发病灶和转移病灶,如不能完全切除最好使残留灶的直径减小到<2cm。二次探查手术是用卵巢癌诊治的一种特殊方法。二次探查手术的目的是确定治疗效果和评估预后。当根治性综合治疗后一段时间,临床无症状,就应考虑行二次探查手术。二次探查手术多采用剖腹探查术方法。腹腔内镜探查及或单行影像学检查尚不能完全取代剖腹探查的二次探查术。二次探查术发现残留瘤灶应尽可能手术清除。

2. 化疗:化疗是卵巢癌常规综合治疗中的重要治疗方法。化疗及其方案的选择取决于肿瘤的临床期别、分化程度等因素。大多数上皮性卵巢癌均需接受术后化疗,新辅助化疗目前仍存在争议,对于肿瘤较大的,无法手术的Ⅱ~Ⅳ期患者可考虑新辅助化疗,但是化疗之前必须取得病理依据。化疗方式包括静脉化疗或腹腔化疗。不同分期的患者推荐给予的化疗周期数不同,早期患者推荐给予3~6周期,晚期患者(Ⅱ~Ⅳ期)推荐给予6~8周期。

(1) 上皮性癌常用的化疗方案

1) TC方案:

TAX　175mg/m^2 静脉滴注(3小时),第1天;

CBP　AUC 5~7.5 静脉滴注(1小时),第1天;

每3周重复,共6周期。

2) DC方案:

DTX　60~75mg/m^2 静脉滴注(1小时),第1天;

CBP　AUC 5~6 静脉滴注(1小时),第1天;

每3周重复,共6周期。

3) 剂量密集型化疗:

TAX　80mg/m^2 静脉滴注(1小时),第1,8,15天;

CBP　AUC 6 静脉滴注(1小时),第1天;

每3周重复,共6周期。

4) 腹腔化疗方案：

TAX　135mg/m² 持续静脉滴注 24 小时,第 1 天；

DDP　75～100mg/m² 腹腔化疗,第 2 天；

TAX　60mg/m² 腹腔化疗,第 8 天；

每 3 周重复,共 6 周期。

(2) 卵巢上皮性恶性肿瘤复发病例化疗：①铂类敏感型,如果用铂类化疗后疗效明确,停用化疗 6 个月以上复发,其无病间隔越长,再次铂类化疗有效率越高,可考虑再次用含铂类药物的化疗方案治,如卡铂/紫杉醇,卡铂/多西他赛,吉西他滨/卡铂,顺铂/吉西他滨、奥沙利铂/多西他赛。②铂类耐药型(初始化疗有效,但完成化疗后 6 月内复发)和难治型(经过连续两种化疗方案,没有持续性临床获益),预后很差,可参加临床试验或采用非铂方案,可选择的化疗药物包括多西他赛、口服依托泊苷、吉西他滨、多柔比星脂质体、紫杉醇周疗、培美曲塞、拓扑替康等。

(3) 生殖细胞恶性肿瘤化疗方案

1) BEP 方案：

BLM　30mg/m² 静脉注射或肌内注射,第 1、8、15 天；

VP-16　100mg/m² 静脉滴注(1 小时),第 1～5 天；

DDP　20mg/m² 静脉滴注(1 小时),第 1～5 天；

每 3 周重复,3～4 周期。

2) EC 方案(用于无性细胞瘤)：

VP-16　120mg/m² 静脉滴注,第 1～3 天；

CBP　400mg/m²(AUC 5～6) 静脉滴注,第 1 天；

每 4 周重复,3 周期。

3. 放射治疗：对于低肿瘤负荷的Ⅲ期卵巢癌患者,全腹腔放疗已经不再作为初次治疗或巩固治疗的治疗选择。对于复发患者,仍可将姑息性局部放疗作为一种控制症状的手段。性索-间质肿瘤对放疗较敏感,对于Ⅱ～Ⅳ期的局限性病灶可以考虑放疗。

4. 其他：抗血管生成药物贝伐单抗(bevacizumab),与化疗联合治疗晚期上皮性卵巢癌可能延长疾病进展时间。

【预后】

卵巢癌是妇科常见恶性肿瘤中疗效较差者,5 年生存率交界性肿瘤 87.3%,恶性 49.7%。影响卵巢癌预后的因素如下。

(1) 分期:分期是影响卵巢癌预后的重要因素。各期卵巢癌的 5 年生存率有显著性差异:I_A 期 89.6%,I_B 期 86.1%,I_C 期 83.4%,II_A 期 70.7%,II_B 期 65.5%,II_C 期 71.4%,III_A 期 46.7%,III_B 期 41.5%,III_C 期 32.5%,IV 期 18.6%。尽管早期卵巢癌的治疗效果好,但因初次诊治的卵巢癌患者大多为晚期病例,因此卵巢癌总的治疗效果不佳。

(2) 组织病理学类型及分级:组织学类型是影响卵巢癌预后的另一重要因素。5 年生存率浆液性癌 15%~30%,黏液性囊腺癌 40%~50%,子宫内膜样癌 40%~55%,胚胎性癌 13%,未成熟畸胎瘤 63%。

(3) 其他:包括手术残留瘤灶大小,术后化疗疗程数,年龄等。

【随诊】

卵巢癌治疗后应长期定时随诊,前 5 年每 3~6 个月 1 次,以后则每年 1 次。随访内容包括体格检查、盆腔 B 超等。如果初治时 CA125 升高,则以后每次随访都应监测 CA125。

(李闻涛　韩　娜　于世英)

六、恶性滋养细胞肿瘤

恶性滋养细胞肿瘤(gestational trophoblastic tumours)是指发生于胚胎滋养细胞的恶性肿瘤,主要包括侵蚀性葡萄胎和绒毛膜癌,而胎盘部位的滋养细胞肿瘤非常少见。恶性滋养细胞肿瘤的恶性程度高,但联合化疗效果好,95% 以上的早期病变能获得根治。晚期及耐药患者的疗效尚不满意。

【病因】

恶性滋养细胞肿瘤的发病原因不明,大多数绒毛膜癌继发于葡萄胎、自发流产或异位妊娠,但是仍有 1/4 的绒毛膜癌发生于正常足月产后。恶性滋养细胞肿瘤的发病与卵巢功能紊乱、病毒感染、遗传因素、营养不良等因素有关。

【病理】

恶性滋养细胞肿瘤组织病理学类型分为两大类。

1. 侵蚀性葡萄胎:特点表现为葡萄胎样组织侵入子宫肌层及其他组织,或远处转移。

2. 绒毛膜癌:特点表现为增生的滋养细胞大量侵入子宫肌层、血管及远处转移。

【转移途径】

恶性滋养细胞肿瘤具有较强的侵袭性和远处转移习性。该肿瘤容易在早期发生浸润扩散,并发生远处转移。远处转移的主要途径是血道转移,有时也发生淋巴道转移。血行转移最容易受累的器官是肺,其次脑、肝、盆腔、阴道、脾、肠道、肾等。

【诊断】

(一)临床表现

1. 症状:阴道出血是恶性滋养细胞肿瘤最常见的症状。患者表现为葡萄胎流产后、流产后、足月产后等孕产史后阴道出血。

2. 体征:卵巢黄素囊肿、子宫不规则增大、质软是恶性滋养细胞肿瘤的常见体征。

3. 区域浸润及转移征:恶性滋养细胞肿瘤容易发生区域浸润及远处转移,因此在询问病史及体检时应注意全面考虑。肿瘤浸润子宫旁组织,破溃出血时,可出现腹痛等症状。少数病例就诊时症状以转移灶病变为主,如阴道转移表现为阴道结节及出血;肺转移表现为咯血、胸痛、呼吸困难;脑转移可表现为头痛、呕吐、偏瘫等症状体征。

(二)实验室检查

绒毛膜促性腺激素(HCG)测定:检测 HCG 的水平是诊断恶性滋养细胞肿瘤的有效方法,也是判断治疗效果的可靠指标。HCG 的 β 亚单位即 β-HCG,检测的灵敏度和特异性较高。

足月产一般在1月内,葡萄胎清宫术后一般在2个月内β-HCG会恢复正常,如果持续升高,或降低后又升高应警惕恶性滋养细胞肿瘤。

(三) 特殊检查

1. 影像学检查:胸部X线片、腹腔及盆腔超声波、头颅CT/MRI扫描等影像学检查可了解病变范围及有无远处转移。

2. 组织病理学检查:诊断性刮宫取材,或阴道等转移结节活检取材送病理学检查可确诊恶性滋养细胞肿瘤。

(四) 诊断与分期

1. 诊断要点

(1) 根据组织病理学检查结果,诊断恶性滋养细胞肿瘤。

(2) 无病理学诊断时,如在葡萄胎、流产、宫外孕、足月产等孕产史后,HCG持续升高,或HCG降至正常水平后,又再次升高或出现肺转移等病变时,可考虑诊断为恶性滋养细胞肿瘤。侵蚀性葡萄胎发生在葡萄胎后半年内,病理学有绒毛结构,绒毛膜癌发病时间更晚,可以发生在葡萄胎、流产、异位妊娠或足月产后,病理学无绒毛结构。

2. 临床分期

(1) FIGO分期:

Ⅰ期　肿瘤局限于子宫体

Ⅱ期　肿瘤超出子宫体,但局限于生殖器官(附件、阴道、阔韧带)

Ⅲ期　转移至肺,有或无生殖道受累

Ⅳ期　转移到远处其他部位

(2) FIGO(WHO)高危因素评分及分期(WHO,2002):

FIGO(WHO)高危因素评分及分期	0	1	2	4
年龄(岁)	<40	≥40		
早期妊娠	葡萄胎	流产	足月产	
与前次妊娠间隔(月)	<4	4~6	7~12	>12

FIGO(WHO)高危因素评分及分期	0	1	2	4
治疗前 HCG 水平(IU/L)	$<10^3$	$10^3 \sim 10^4$	$>10^4 \sim 10^5$	$>10^5$
最大病灶大小(包括子宫)	<3cm	$3 \sim 4$cm	≥5cm	
转移部位	肺	脾、肾	胃肠道	脑、肝
转移灶数目(个)		$1 \sim 4$	$5 \sim 8$	>8
既往化疗失败			单药	≥两药

低危组 $0 \sim 6$ 分,高危组 ≥7 分,可以将分期与危险因素评分结合表示患者的情况,如 stageI:3(表示临床分期Ⅰ期,危险因素评分 3 分)。

(五) 鉴别诊断

恶性滋养细胞肿瘤应与良性葡萄胎、流产、前置胎盘等妊娠相关性阴道出血相鉴别。鉴别的要点是详细了解孕产史、动态监测 HCG 水平及活组织病理学检查。

【治疗】

(一) 治疗原则

恶性滋养细胞肿瘤治疗原则:以全身化疗为主,配合手术、放疗及免疫等综合性治疗。早期患者单纯全身化疗;晚期及化疗耐药的患者,全身化疗配合放疗或手术等局部治疗。

(二) 治疗方法

1. 化疗:恶性滋养细胞肿瘤可以通过单纯全身化疗达到根治,这是人类对实体性肿瘤化疗取得突破性进展的第一种实体性肿瘤。恶性滋养细胞肿瘤细胞增殖活跃,对细胞毒性化疗药敏感性好,增殖周期短,因此对该类肿瘤使用强效细胞毒性药物、短间隔周期及多周期化疗,一般可达到根治的目的。

抗代谢类细胞毒化疗药是恶性滋养细胞肿瘤的最常用的化疗药物,如甲氨蝶呤、氟尿嘧啶,其他化疗药物包括抗生素类、烷化剂类、生物碱类及铂类化疗药。一般按肿瘤患者的预后评估选择化疗方案。通常低危组单药化疗即可,高危组需联合化疗。常用化疗方案如下。

(1) 低度危险性

1) MTX 方案:

MTX 0.4~0.6mg/kg 肌内注射或静脉注射,第 1~5 天;

每 12 天重复。

2) MTX-CF 方案(charing cross regimen):MTX 1mg/kg 肌内注射,第 1、3、5、7 天;

CF 0.1mg/kg 肌内注射,第 2、4、6、8 天(用 MTX 后 24 小时开始);

每 2 周重复。

3) 单用 ACD 方案:

ACD 10~12μg/kg 静脉注射,第 1~5 天;

每 2 周重复。

(2) 高度危险性

EMA/CO 方案:

VP-16 100mg/m^2 静脉滴注,第 1、2 天;

ACD 0.5mg 静脉注射,第 1、2 天;

MTX 300mg/m^2 静脉注射,持续 12 小时,第 1 天;

CF 15mg 口服或肌内注射,每 12 小时,共 4 次(用 MTX 后 24 小时开始);

CTX 600mg/m^2 静脉注射,第 8 天;

VCR 0.8~1.0mg/m^2(最大剂量 2mg) 静脉注射,第 8 天;

每 2 周重复,直到转移灶消失,血清 β-HCG 恢复正常,再维持 3~4 周期。

(3) 解救治疗:方案中可能包括的药物有:DDP、VP-16、博来霉素、异环磷酰胺、紫杉醇等。

2. 放射治疗:放疗配合用于控制恶性滋养细胞肿瘤的某些急症及局部病变。例如,外阴、阴道、宫颈转移灶大出血;脑转移;盆腔转移灶;化疗后残留瘤灶。脑转移患者行全脑放疗(DT 30Gy)可获得较好的疗效。

3. 手术治疗:由于恶性滋养细胞肿瘤易发生浸润及血行

转移,因此,单纯手术治疗效果差。手术治疗仅选择性用于部分患者配合化疗,手术范围主要是切除原发灶及子宫。手术主要用于:子宫明显增大,病灶大出血,单个转移病灶,化疗耐药的局限性病灶。对于希望保留生育能力的患者,应考虑先行化疗,争取保留其生育功能。

【疗效标准与预后】

1. 疗效评价:恶性滋养细胞肿瘤疗效评定,除根据肿瘤大小外,另一个更重要的指标是血和尿液中 β-HCG 水平的测定。

2. 预后:恶性滋养细胞肿瘤总体 5 年生存率约 92.7%,其中Ⅰ期 97.3%,Ⅱ期 85.7%,Ⅲ期 82.8%,Ⅳ期 61.9%。低危患者总体 5 年生存率 97.3%,高危患者 79.5%。

【随诊】

恶性滋养细胞肿瘤治疗后,应长期随诊,停止治疗后 1 年内需至少每月随诊 1 次。随诊检查项目除肿瘤随诊常规检查外,特别应强调定期检测 β-HCG 及胸片。1 年后可每 3 个月随访 1 次,3 年后每年随诊 1 次。肿瘤完全缓解及保留子宫成功的患者,应至少在 2 年后才开始考虑妊娠问题。

(李闻涛　韩　娜　于世英)

第十一章 血液系统肿瘤

一、恶性淋巴瘤

恶性淋巴瘤(malignant lymphoma)是指淋巴结和(或)结外部位淋巴组织中的淋巴细胞或组织细胞发生的恶性肿瘤。恶性淋巴瘤分为非霍奇金淋巴瘤(non-Hodgkin's lymphoma, NHL)和霍奇金淋巴瘤(Hodgkin's lymphoma, HL)。比较两类淋巴瘤的细胞学来源、病变部位、全身症状、染色体易位、治愈的可能性等,提示 NHL 和 HL 是两类不同的肿瘤(表2-11-1)。NHL 发病率逐年上升,目前 NHL 占新发肿瘤的第 7 位,这部分与 HIV 流行有关,称为 AIDS 相关淋巴瘤。NHL 不是一种病,而是一类异质性很大的疾病,不同的病理类型具有独特的病理和临床表现,治疗和预后也存在很大差异。

表 2-11-1 恶性淋巴瘤分类

	NHL	HL
细胞来源	90% B 细胞	不详
	10% T 细胞	
	罕见单核细胞	
病变部位		
局限性	少见	常见
淋巴结播散	非连续性	连续、相邻
淋巴结外	常见	少见
纵隔	少见	常见
腹部	常见	少见

续表

	NHL	HL
骨髓	常见	少见
B 症状*	少见	常见
染色体易位	常见	可见
根治率	<25%	>75%

*：A 症状：无全身症状。B 症状：有以下一个以上症状,不能解释的发热>38℃;盗汗;体重减轻>10%。

【病因】

恶性淋巴瘤发病的相关因素。

1. 肿瘤家族史：直系亲属中已患过 NHL 的人发生 NHL 的几率高于健康人群的两倍,有其他肿瘤家族史的人发生恶性淋巴瘤的几率增高。

2. 感染：病毒或其他病原体感染是恶性淋巴瘤的致病因素。人类免疫缺陷病毒(HIV)与侵袭性淋巴瘤发病相关。非洲伯基特淋巴瘤与 EB 病毒感染关系密切。人类嗜 T 淋巴细胞病毒Ⅰ型(HTLV-1)与成人的 T 细胞淋巴瘤及 T 淋巴细胞白血病的发病密切相关。

3. 免疫功能低下：恶性淋巴瘤容易发生于免疫功能低下的人群,包括如下几方面。

(1) 遗传性免疫缺陷病：如遗传性毛细血管扩张-共济失调症。

(2) 非遗传性免疫缺陷病：如器官移植后长期接受免疫抑制剂治疗的患者,获得性免疫缺陷综合征(AIDS),获得性低 γ 球蛋白血症。

(3) 自身免疫性疾病：如风湿性关节炎、系统性红斑狼疮。

(4) 接触某些化学药品及放射线：如细胞毒性化疗药、放疗等。

4. 环境因素 环境污染是恶性淋巴瘤发病率增加的危险因素。

【病理】

病理学将恶性淋巴瘤分为 NHL 和 HL 两大类。根据病变的细胞来源、组织学形态、预后等因素,可将这两类恶性淋巴瘤再分为系列亚类。免疫组织化学和流式细胞仪检查肿瘤细胞表面标志物,有利于深入认识恶性淋巴瘤的细胞来源及病理组织学分类。

(一) NHL

NHL 根据细胞来源分为 B 细胞淋巴瘤和 T/NK 细胞淋巴瘤两大类。T 细胞和 B 细胞淋巴瘤再分为前体细胞(或淋巴母细胞)淋巴瘤和成熟(外周)细胞淋巴瘤。在 WHO 分类中,B 细胞淋巴瘤有 13 种,T/NK 细胞淋巴瘤有 14 种(表 2-11-2):

表 2-11-2 修订欧美淋巴瘤(REAL)分类和 WHO 非霍奇金淋巴瘤分类

REAL 分类	WHO 分类
B 细胞淋巴瘤	
Ⅰ前体 B 细胞肿瘤	
◆B 淋巴母细胞白血病/淋巴瘤	◆B 淋巴母细胞白血病/淋巴瘤
Ⅱ外周 B 细胞肿瘤	
◆B 细胞慢性淋巴细胞性白血病/小淋巴细胞淋巴瘤/幼淋巴细胞性白血病	◆B 细胞慢性淋巴细胞性白血病/小淋巴细胞淋巴瘤/
	◆幼淋巴细胞性白血病
◆淋巴浆细胞淋巴瘤(免疫母细胞瘤)	◆淋巴浆细胞淋巴瘤
◆套细胞淋巴瘤	◆套细胞淋巴瘤
◆滤泡中心淋巴瘤	◆滤泡淋巴瘤
◆边缘带 B 细胞淋巴瘤	
结外黏膜相关淋巴组织淋巴瘤	◆结外黏膜相关边缘带 B 细胞淋巴瘤
结内边缘带 B 细胞淋巴瘤	◆结内边缘带 B 细胞淋巴瘤

续表

REAL 分类	WHO 分类
◆脾边缘带 B 细胞淋巴瘤	◆脾边缘带 B 细胞淋巴瘤
◆弥漫大 B 细胞淋巴瘤	◆弥漫大 B 细胞淋巴瘤
◆伯基特淋巴瘤	◆伯基特淋巴瘤(包括伯基特样淋巴瘤)
◆高恶 B 细胞淋巴瘤,伯基特样	
◆毛细胞白血病	◆毛细胞白血病
◆浆细胞瘤/浆细胞骨髓瘤	◆浆细胞瘤/浆细胞骨髓瘤
T 细胞和 NK 细胞肿瘤	
Ⅰ前体 T 细胞肿瘤	
◆T 淋巴母细胞白血病/淋巴瘤	◆T 淋巴母细胞白血病/淋巴瘤
Ⅱ外周 T 细胞和 NK 细胞肿瘤	
◆T 细胞慢性淋巴细胞性白血病/幼淋巴细胞性白血病	◆T 细胞幼淋巴细胞性白血病
◆大颗粒淋巴细胞白血病(LGL)(T 或 NK 细胞)	◆T 细胞颗粒淋巴细胞白血病
	◆侵袭性 NK 细胞白血病
◆蕈样霉菌病/塞利(Sézary)综合征	◆蕈样霉菌病/塞利(Sézary)综合征
◆外周 T 细胞淋巴瘤,非特指	◆外周 T 细胞淋巴瘤,非特指
◆血管免疫母 T 细胞淋巴瘤	◆血管免疫母 T 细胞淋巴瘤
◆血管中心性淋巴瘤	◆结外 NK/T 细胞淋巴瘤,鼻腔和鼻型
◆肠 T 细胞淋巴瘤	◆肠病型 T 细胞淋巴瘤
◆肝脾 α/δT 细胞淋巴瘤	◆肝脾 α/δT 细胞淋巴瘤
◆皮下脂膜炎样 T 细胞淋巴瘤	◆皮下脂膜炎样 T 细胞淋巴瘤
◆间变性大细胞淋巴瘤[T 细胞/裸细胞(null)]	◆间变性大细胞淋巴瘤,原发系统型
◆成人 T 细胞淋巴瘤/白血病	◆间变性大细胞淋巴瘤,原发皮肤型
	◆成人 T 细胞淋巴瘤/白血病

非霍奇金淋巴瘤分类与免疫组织化学检测结果(表2-11-3)。

表2-11-3　NHL的抗原特征和免疫表型

淋巴瘤类型	CD抗原特征
B细胞抗原	CD19,CD20,CD22⁻
T细胞抗原	CU2,CD3,CD4,CD7,CD8
间变性大细胞淋巴瘤	CD30⁺(Ki-Ⅰ抗原)
鼻腔和鼻型NK/T细胞淋巴瘤	CD2⁺,CD56⁺,表面CD3⁻,CD3⁺
小淋巴细胞淋巴瘤 (B细胞慢性淋巴细胞白血病)	CDS⁺,CD10⁻,CD23⁺,B细胞抗原+
滤泡淋巴瘤	CD5⁻,CD10⁺,CD23±,CD43⁻,B细胞抗原+
边缘带细胞淋巴瘤	CD5⁻,CD10⁻,CD23⁻,B细胞抗原+
套细胞淋巴瘤	CD5⁻,CD10±,CD23⁻,CD43⁺,B细胞抗原+

(二) HL

WHO和REAL标准对HL分类如表2-11-4所示:

表2-11-4　修订欧美淋巴瘤(REAL)分类和WHO霍奇金淋巴瘤分类

REAL分类	WHO分类
霍奇金淋巴瘤(霍奇金病)	霍奇金淋巴瘤(霍奇金病)
Ⅰ结节性淋巴细胞为主型霍奇金淋巴瘤	Ⅰ结节性淋巴细胞为主型霍奇金淋巴瘤
Ⅱ经典型霍奇金淋巴瘤	Ⅱ经典型霍奇金淋巴瘤
◆结节硬化型	◆结节硬化型
◆混合细胞型	◆混合细胞型
◆淋巴细胞衰减型	◆淋巴细胞衰减型
◆富于淋巴细胞经典型霍奇金淋巴瘤	◆富于淋巴细胞经典型霍奇金淋巴瘤

【诊断】

(一) 临床表现

1. 淋巴结肿大

(1) 表浅淋巴结:约 2/3 的病人出现表浅淋巴结无痛性肿大。约 1/2 患者的淋巴结病变位于颈部及锁骨上区域淋巴结。病变淋巴结多为中等硬度,无触痛,一般与皮肤无粘连,可能同时出现多处及多个淋巴结肿大。随着病情进展,多个淋巴结肿大可融合成团,侵犯皮肤,并可能破溃。当表浅淋巴结肿大>1cm,持续存在 4~6 周,且无感染征象时,就应该进一步检查,如淋巴结活检。当淋巴结肿大出现于咽淋巴环,滑车上淋巴结和肠系膜淋巴结等部位时,常提示为 NHL。

(2) 纵隔:纵隔淋巴结肿大早期一般无症状。肿大淋巴结多位于前纵隔和中纵隔,病灶可能是单个,也可能是多个。X 线片或 CT 扫描检查可发现纵隔分叶状肿块。随着病情的进展,纵隔肿大淋巴结可融合成巨大肿块,并出现上腔静脉压迫综合征,或气管、食管、膈神经压迫的表现。50%~60% 的 NHL 患者,约 20% 的 HL 患者可能出现纵隔淋巴结肿大。NHL 出现纵隔淋巴结病变主要见于 T 细胞性淋巴瘤,其次是 B 细胞性弥漫性大细胞型淋巴瘤。NHL 的纵隔淋巴结肿大常呈离心性分布,而 HL 的纵隔病变则多为向心性分布。

(3) 腹腔及盆腔:部分恶性淋巴瘤患者可能出现腹腔及盆腔淋巴结肿大。腹膜后、肠系膜及盆腔淋巴结受累常见于 NHL。当肿大淋巴结未形成明显肿块及压迫梗阻性病变时,患者可能无相应症状,病变多在超声波及影像学检查时发现。

2. 结外器官病变:原发于肝、脾、咽淋巴环、消化道、皮肤、骨、脑等部位的恶性淋巴瘤较少见。恶性淋巴瘤累及肝常为弥漫性病变,少数也可出现局限性占位性病变,临床表现为肝大,肝功能大多无明显异常。脾受累也常为弥漫性病变,少数也可出现局限性占位病变,临床表现为脾大,部分患者可能出现脾功能亢进症状。原发于胃肠道的恶性淋巴瘤,临床表现可能与出其他原因所引起的胃肠占位性病变相似,可能出现腹痛、腹胀、肠梗阻,甚至可能出现肠穿孔或胃肠出血。原发于中枢神经系统的 NHL 罕见,但随着艾滋病发病率的增高及使用大剂量免疫抑制的增加,淋巴瘤逐渐成为较常见的原发性脑瘤之一。

3. 全身性症状:10%~15% 的 NHL 患者及 25%~40% 的 HL 患者可能出现全身性症状。最常见的全身症状是低热伴夜间盗汗。恶性淋巴瘤患者出现发热、盗汗或体重减轻>10% 等全身症状,称为 B 症状。其他全身症状包括贫血、全身不适、乏力、皮肤瘙痒、皮疹、体重减轻、免疫功能低下等。10%~20% 患者在就诊时即出现贫血,晚期患者常表现为进行性贫血及免疫指标极度低下。少数患者可能出现肿瘤相关性神经系统病变,如坏死性脊髓病、急性脱髓鞘神经炎、感染性多发性神经炎、多发性肌炎等。

(二)特殊检查

1. 影像学检查:影像学检查是恶性淋巴瘤诊断及分期检查的重要手段。影像学方法包括 X 线检查、CT、MRI、超声波等检查。X 线胸片可观察肺门、纵隔、肺内受累情况。CT、MRI 扫描对检查纵隔、腹膜后、肝、脾等深部器官组织的病变有较大的优点。超声波检查是了解肝、脾、腹膜后等部位病变的经济实用方法。

2. 细胞学检查:针吸细胞学检查对恶性淋巴瘤诊断有参考价值,对某些活检取材困难者有重要的参考价值。然而,该方法因取材量有限,难以做出全面的诊断。

3. 组织病理学检查:组织病理学检查是恶性淋巴瘤确诊及分型的可靠方法。淋巴结活检时应注意:多个淋巴结肿大时,选择增大快的、质地坚韧丰满的淋巴结;多个区域淋巴结肿大时,多选颈部、腋下及滑车上区淋巴结,或多区取材活检;尽可能取完整的淋巴结,而不是部分淋巴结送检。组织病理学检查还应进行分型检查。

(三)诊断与分期

1. 诊断要点

(1)表浅淋巴结肿大。

(2) 影像学检查发现纵隔、腹膜后、盆腔淋巴结肿大或淋巴结外占位性病变。

(3) 穿刺细胞检查发现恶性淋巴瘤细胞。

(4) 活检及组织病理学检查证实为恶性淋巴瘤。

恶性淋巴瘤的诊断主要根据上述临床表现、影像学检查、病理学的检查结果做出判断。组织病理学检查是确诊恶性淋巴瘤及分型必不可少的方法,推荐行淋巴结活检,空心针穿刺活检并不推荐,除非它是临床情况下唯一安全获取诊断组织的方式。针吸细胞学检查有重要参考价值,最近研究表明,细针穿刺联合免疫组化和流式细胞术能显著提高诊断的准确性,但诊断滤泡性淋巴瘤或套细胞淋巴瘤,仍只有活检病理才能明确组织亚型,因此应尽可能进行组织病理学检查。恶性淋巴瘤诊断时除确定肿瘤性质外,还应进行临床分期及病理学分型。NHL 尤其应注意进行病理学分型检查。

2. 临床分期

(1) 分期检查:由于淋巴系统分布于全身各部位,恶性淋巴瘤可能发生于全身各淋巴结及结外器官,因此在分期检查时应强调进行全面的检查。常规分期检查的重点是了解肿瘤的部位(淋巴结及结外组织器官)、范围、数目、有无全身症状。由于 HL 和 NHL 的生物学行为及病变范围存在差别,因此,分期检查强调的内容及项目有所不同(表 2-11-5)。

表 2-11-5 恶性淋巴瘤的分期检查

检查	NHL	HL
必须检查的项目	+	+
病理学检查	+	+
体格检查,详查淋巴结病变部位	+	+
病史,B 症状	+	+
实验室检查	+	+

续表

检查	NHL	HL
血常规	+	+
肝功能,肾功能	+	+
乳酸脱氢酶(LDH)	+	+
血清抗体(抗HIV、抗EBV)	+	+
胸部CT	+	+
腹部和盆腔CT或超声	+	+
骨髓穿刺检查	+	−
某些情况下有必要的检查项目		
经下肢行双侧淋巴管造影	−	+
双侧骨髓活检	−	+
头颈部CT(原发灶位于头颈部时)	+	+
剖腹探查	−	+
肝活检	+	+
某些情况下有意义的检查项目		
经下肢行双侧淋巴管造影	+	−
剖腹探查	+	−
腹部超声波检查	+	−
放射性核素扫描(骨、肝、脾)	+	+
头颈部CT	+	−
MRI	+	+
基因重组	+	−
染色体分析	+	−
PET和PET/CT检查	+	+

(2)临床分期:Ann Arbor 分期系统(表 2-11-6)是目前 HL 的标准临床分期法。该分期系统也用于 NHL 临床分期。然而,由于 NHL 病变多为非局限性病变,该分期只对少数患者的预后及治疗有指导意义,因此 Ann Arbor 分期系统用于 NHL 的实际意义不大。

表 2-11-6 Ann Arbor 分期

分期	病变
Ⅰ期	病变局限于单一淋巴结区(Ⅰ),或单一淋巴组织(如脾、胸腺、咽淋巴环),或淋巴结外的单一器官或部位(ⅠE)
Ⅱ期	病变位于膈肌一侧的两个或更多的淋巴结区(Ⅱ)(如纵隔是一个部位,肺门淋巴结如果双侧受侵是两个部位),或伴局限侵犯淋巴结外单个器官或部位(ⅡE);涉及的解剖部位数目应探明(如Ⅱ2)
Ⅲ期	病变涉及膈肌两侧的淋巴结区(Ⅲ),或同时侵犯淋巴结外的单个器官或部位
Ⅲ1期	有或无脾门、腹腔或门脉区淋巴结受侵
Ⅲ2期	有主动脉旁、髂部、肠系膜淋巴结受侵
Ⅳ期	淋巴结外的器官或部位的弥漫性病变,伴或不伴淋巴结受侵

(3)病理学分型:多数学者认为 NHL 除进行临床分期外,更重要的是应进行组织病理学分型,即按国际工作分类(1981年)或修订的欧美分类法(1994年)进行分病理学分型(表2-11-2)。国际工作分类按肿瘤细胞分化程度分为高、中、低度三类。修订的欧美分类法则按细胞的 T、B 细胞来源分类,并再分别分为惰性、侵袭性及高度侵袭性。HL 的病理学分型按 REAL 及 WHO 分类法,分为结节性淋巴细胞为主型霍奇金淋巴瘤及经典型霍奇金淋巴瘤两大类,经典型霍奇金淋巴瘤又分为结节硬化型、混合细胞型、淋巴细胞消减型、富于淋巴细胞经典型霍奇金淋巴瘤四种类型。

(四)预后因素

1. NHL 国际预后指数 IPI：NHL 患者的预后不仅与 Ann Arbor 分期有关，更重要的是取决于 IPI。尤其是对于 DLBCL，IPI 决定着患者的 CR 率和 5 年 DFS(表 2-11-7)。对于 60 岁以下的患者，采用年龄校正的 IPI 系统(表 2-11-8)。

表 2-11-7　NHL 的国际预后指数 IPI

危险因素	定义	分组	危险因素个数
年龄	>60 岁	低危	0~1
LDH 水平	升高	低中危	2
ECOG	>1	高中危	3
分期	Ⅲ~Ⅳ期	高危	4~5
结外受累部位	>1		

表 2-11-8　DLBCL 患者根据年龄调整的国际预后指数(年龄<60 岁)

	0 分	1 分
分期	Ⅰ~Ⅱ期	Ⅲ~Ⅳ期
PS 评分	0~1	≥2
LDH 水平	正常	升高

危险分组：低危 0 分；低中危 1 分；高中危 2 分；高危 3 分

2. HL 预后因素

(1) HL 早期危险因子。包括：大病灶(>7.5~10cm，≥1/3 胸腔截面)，≥50 岁，结外病变(脾累及，Ⅳ期)，B 症状，ESR>50mm/h 或>30mm/h 伴 B 症状，≥3 个病变部位。

(2) HL进展期霍奇金淋巴瘤的预后评分(IPS)。1998年,Hasenclever和Diehl创建了一种基于患者多变量分析的霍奇金淋巴瘤预后模型。7个因素被强调具有预后价值:血清清蛋白<4mg/dl,血红蛋白<10.5gm/dl,男性,Ⅳ期,>45岁,白细胞计数≥15000/μl,并且淋巴细胞计数<600/μl或者<8%的白细胞计数。预后好:积分0~3分;预后差:积分≥4分。

(五) 鉴别诊断

1. 感染性淋巴结炎及其他恶性肿瘤淋巴结转移:表浅淋巴结肿大应注意鉴别感染或其他恶性肿瘤淋巴结转移所致。颈淋巴结肿大时,应注意排除细菌性咽炎、病毒性咽炎、传染性单核细胞增多症、经弓形虫病等感染性淋巴结炎,排除鼻咽癌、甲状腺癌等恶性肿瘤颈淋巴结转移。锁骨上区淋巴结肿大应排除原发于胸腔及腹腔的感染或恶性肿瘤性病变。左锁骨上淋巴结肿大主要与腹腔病变有关,右锁骨上淋巴结肿大则主要与胸部病变有关。腹股沟淋巴结肿大应注意排除足真菌感染性淋巴结炎,排除外生殖器及外阴部恶性肿瘤。

2. 其他:恶性淋巴瘤出现淋巴结外病变及全身性症状无明显特异性体征,应注意排除感染及其他恶性肿瘤。例如,原发于胃肠的恶性淋巴瘤出现胃肠病变,常常是在手术后病理学检查时才能确诊。

【治疗】

(一) 治疗原则

化疗和放疗是恶性淋巴瘤治疗的主要手段,合理制定综合性治疗方案可能提高治疗效果。为制定恰当的治疗方案,治疗前应明确肿瘤的组织学分型及分期,并根据病情初步分析治疗的目的是根治肿瘤还是缓解症状。选择治疗方案时,还应考虑患者对抗肿瘤治疗的耐受性及可能出现的不良反应。恶性淋巴瘤的化疗多采用联合化疗方案(表2-11-9)。

表 2-11-9 常见恶性肿瘤的治疗原则和结果

病理类型	临床分期	治疗原则	5年生存率(%)
霍奇金淋巴瘤	Ⅰ～Ⅱ期	综合治疗	>80
	Ⅲ～Ⅳ期	化疗	50～60
弥漫性大B细胞淋巴瘤	Ⅰ～Ⅱ期	综合治疗	70～80
	Ⅲ～Ⅳ期	化疗为主	40～50
Ⅰ～Ⅱ级滤泡性淋巴瘤	Ⅰ～Ⅱ期	放疗为主	50～83(10年)
	Ⅲ～Ⅳ期	观察、化疗、免疫治疗	50
结外黏膜相关淋巴瘤	Ⅰ～Ⅱ期	单纯放疗	>90
	Ⅲ～Ⅳ期	观察或化疗	8～10年(中位生存)
小淋巴细胞淋巴瘤	Ⅰ～Ⅱ期	放疗为主	50
	Ⅲ～Ⅳ期	化疗+免疫治疗	8～10年(中位生存)
间变性大细胞淋巴瘤	Ⅰ～Ⅱ期	综合治疗	65～90
	Ⅲ～Ⅳ期	化疗为主	

续表

病理类型	临床分期	治疗原则	5年生存率(%)
套细胞淋巴瘤	Ⅰ~Ⅱ期	放疗为主	71
	Ⅲ~Ⅳ期	化疗+免疫治疗	2~4年(中位生存)
T/B淋巴母细胞淋巴瘤	任何期别	化疗为主	28
原发纵隔B细胞淋巴瘤	Ⅰ~Ⅱ期	综合治疗	60~80
	Ⅲ~Ⅳ期	化疗为主	50
鼻腔NK/T细胞淋巴瘤	Ⅰ~Ⅱ期	放疗为主	35~92
	Ⅲ~Ⅳ期	化疗为主	<20
胃黏膜相关淋巴瘤	Ⅰ(Hp阳性)Ⅰ~Ⅱ期	抗Hp治疗	>90
		放疗	>90

(二)治疗方法

1. NHL 治疗:化疗、放疗及分子靶向治疗(抗 CD20 的单克隆抗体,Rituximab,利妥昔单抗,美罗华)是 NHL 的主要治疗方法。放疗主要用于真正早期的局限性病变及分化程度较好的病变,或配合全身化疗用于局部肿块的治疗。对于积极治疗未能达到完全缓解或治疗后复发的 NHL,用解救性化疗方案可能使部分患者达到缓解或部分缓解,但大多生存时间仍短。解救性化疗方案多提高药物剂量并使用某些新药量。自体或异体骨髓移植治疗可用于某些难治或复发的 NHL。

(1)单纯放疗:Ⅰ~Ⅱ期结外(包括胃)黏膜相关淋巴瘤。

(2)放疗为主,配合化疗或分子靶向治疗:Ⅰ~Ⅱ级滤泡性淋巴瘤,Ⅰ~Ⅱ期小淋巴细胞淋巴瘤,Ⅰ~Ⅱ期套细胞淋巴瘤,Ⅰ~Ⅱ期鼻腔 NK/T 细胞淋巴瘤。

(3)综合治疗(化疗联合放疗或分子靶向治疗):Ⅰ~Ⅱ期弥漫性大 B 细胞淋巴瘤,Ⅰ~Ⅱ期间变性大细胞淋巴瘤,Ⅰ~Ⅱ期原发纵隔 B 细胞淋巴瘤。

(4)化疗或联合分子靶向治疗为主:Ⅲ~Ⅳ期 NHL。

NHL 常用联合化疗方案

1) CHOP 方案:

CTX　750mg/m^2 静脉注射,第 1 天;

ADM　50mg/m^2 静脉注射,第 1 天;

VCR　1.4mg/m^2(不超过 2mg)静脉注射,第 1 天;

PDN　100mg 口服,第 1~5 天;

每 3 周重复。

2) COP 方案:

CTX　400~600mg/m^2 静脉注射,第 1 天;

VCR　1.4mg/m^2(不超过 2mg)静脉注射,第 1 天;

PDN　100mg 口服,第 1~5 天;

每 3 周重复。

3) BACOP 方案:

BLM　10mg/m^2 静脉注射,第 15、22 天;

ADM 25mg/m² 静脉注射,第1、8天;
CTX 650mg/m² 静脉注射,第1、8天;
VCR 1.4mg/m² 静脉注射,第1、8天;
PDN 60mg/m² 口服,第15~28天;
每4周重复。

4) COMLA 方案:
CTX 1500mg/m² 静脉注射,第1天;
VCR 1.4mg/m² 静脉注射,第1、8、15天;
MTX 120mg/m² 静脉注射,第22、29、36、43、50、57、64、71天;
CF 25mg 口服,每6小时1次,连用4天(MTX用药后24小时开始);
Ara-C 300mg/m² 静脉注射,第22、29、36、43、50、57、64、71天;
每91天重复。

5) COPP 方案:
CTX 600mg/m² 静脉注射,第1、8天;
VCR 1.4mg/m² 静脉注射,第1、8天(每次不超过2mg);
PCZ 100mg/m² 口服,第1~10天;
PDN 100mg 口服,第1~5天;
每4周重复。

6) ProMACE/CytaBOM 方案
CTX 650mg/m² 静脉注射,第1天;
ADM 25mg/m² 静脉注射,第1天;
VP-16 120mg/m² 静脉注射,第1天;
PDN 60mg/m² 静脉注射,第1~14天;
Ara-C 300mg/m² 静脉注射,第8天;
BLM 5mg/m² 肌内注射,第8天;
VCR 1.4mg/m² 静脉注射,第8天;
MTX 120mg/m² 静脉注射,第8天;
CF 25mg 口服,每6小时1次,连用4天(MTX用药后24小时开始);

每3周重复。

7) NHL解救化疗方案见（表2-11-10）。

表2-11-10 NHL解救化疗方案

方案	药物及剂量
DHAP	地塞米松40mg 口服或静脉注射，第1～4天； 阿糖胞苷2g/m² 静脉注射3小时以上，12小时1次，共2次，第2天在顺铂用药完成后开始； 顺铂100mg/m² 静脉持续滴注24小时，第1天，每3～4周重复
ESHAP	依托泊苷60mg/m² 静脉注射，第1～4天； 甲泼尼龙500mg 静脉注射，第1～4天； 阿糖胞苷2g/m² 静脉注射2小时以上，第5天在顺铂用药完成后开始； 顺铂25mg/(m²·d) 静脉持续滴注，第1～4天，每3～4周重复
EPOCH	依托泊苷50mg/(m²·24h) 静脉持续滴注，第1～4天；长春新碱0.4mg/(m²·24h) 静脉持续滴注，第1～4天；多柔比星10mg/(m²·24h) 静脉持续滴注，第1～4天；环磷酰胺750mg/m² 静脉注射，第6天； 泼尼松60mg/m² 口服，第1～6天，每21天重复
MINE	美司钠1.33g/m² 与异环磷酰胺混合，静脉滴注持续1小时以上，第1～3天； 异环磷酰胺1.33g/m² 静脉滴注持续1小时以上，第1～3天； 米托蒽醌8mg/m² 静脉注射15分钟以上，第1天； 依托泊苷65mg/(m²·24h) 静脉滴注1小时以上，第1～3天，每21天重复

2. HL治疗：制定HL的治疗方案主要取决于肿瘤的临床分期及有无预后不良因素。

(1) 放疗:单纯放疗用于 I_A、II_A 期。对于 $I_B \sim II_B$、$III \sim IV$ 期的 HL 患者,放疗用于与化疗的联合治疗。

1) 常用照射野范围如下

A. 小斗篷野:双侧颌下、颈部、锁骨上下、腋窝淋巴结。

B. 斗篷野:小斗篷野+纵隔+双肺门淋巴结区域。

C. 次全淋巴结野:斗篷野+腹主动脉旁淋巴结+脾脏。

D. 倒"Y"野:盆腔淋巴结(髂总、双侧髂外、双侧髂内、双侧腹股沟淋巴结)+腹主动脉旁淋巴结+脾脏。

E. 受累野(IF):包括受累部位的整个淋巴结区域。

2) 照射剂量如下

A. 单纯放疗的照射剂量(一般仅用于结节性淋巴细胞为主型霍奇金淋巴瘤):受累病灶野 DT 30~36Gy,预防区域 DT 25~30Gy。

B. 放疗与化疗联合治疗的照射剂量:$I \sim II$ 期无巨大肿块患者的受累病灶野 D_T 20~30Gy;$I_B \sim II_B$ 期、$III \sim IV$ 期或巨大肿块患者的受累病灶野 D_T 30~36Gy。

(2) 化疗:化疗是 HL 的有效治疗方法,化疗方案首选 ABVD。MOPP 曾经是 HL 联合化疗的首选方案,ABVD 可有效用于 MOPP 方案治疗失败的解救治疗。近年研究发现,ABVD 与 MOPP 方案相比,疗效相当,但是远期并发症如不孕、第二原发癌、心脏毒性反应、肺毒性反应等的发生危险明显降低。

HL 常用化疗方案

1) ABVD 方案:

ADM　25mg/m² 静脉注射,第 1、15 天;

BLM　10mg/m² 静脉注射,第 1、15 天;

VLB　6mg/m² 静脉注射,第 1、15 天;

DTIC　375mg/m² 静脉注射,第 1、15 天;

每 4 周重复。

2) MOPP 方案:

NH_2　6mg/m² 静脉注射,第 1、8 天;

VCR 1.4mg/m² (最大剂量2mg) 静脉注射,第1、8天;

PCB 100mg/m² 口服,第1~14天;

PDN 40mg/m² 口服,第1~14天(仅第1周期和第4周期);

每4周重复。

3) MOPP/ABVD 交替方案:MOPP 方案与 ABVD 方案各一周期交替进行。

4) MOPP/ABV 联合方案:

NH_2 6mg/m² 静脉注射,第1天;

VCR 1.4mg/m² (最大剂量2mg) 静脉注射,第1、8天;

PCB 100mg/m² 口服,第1~7天;

PDN 40mg/m² 口服,第1~14天;

ADM 25mg/m² 静脉注射,第8天;

BLM 10mg/m² 静脉注射,第8天;

VLB 6mg/m² 静脉注射,第8天;

每4周重复。

5) BEACOPP 和增加剂量的 BEACOPP 方案*

BLM 10mg/m² 静脉注射,第8天;

VP-16 100(200*)mg/m² 静脉注射,第1~3天;

ADM 25(35*)mg/m² 静脉注射,第1天;

CTX 650(1200~1250*) mg/m² 静脉注射,第1天;

VCR 1.4mg/m² (最大2mg) 静脉注射,第8天;

PCB 100mg/m² 口服,第1~7天;

PDN 40mg/m² 口服,第1~14天;

* G-CSF 支持的剂量增加方案

每3周重复。

6) Stanford V方案:

ADM 25mg/m² 静脉注射,第1、15天;

VLB 6mg/m² (≥50岁者4mg/m²) 静脉注射,第1、15天;

NH_2 6mg/m² 静脉注射,第1天;

VCR 1.4mg/m² (≥50岁者1mg/m²) (最大剂量2mg) 静脉注射,第8、22天;

BLM 5U/m² 静脉注射,第 8、22 天;

VP-16 60mg/m² 静脉注射,第 15、16 天;

PDN 40mg/m²(第 10 周起,每隔 1 天减少 10mg)口服,隔日 1 次;

每 4 周重复,共 3 周期。该方案化疗与放疗综合治疗。

(3) HL 的治疗方案

1) 经典型霍奇金淋巴瘤

Ⅰ~Ⅱ期,无预后不良因素:2~4 周期 ABVD 化疗+放疗(IFRT);

Ⅰ~Ⅱ期,有预后不良因素:4~6 周期 ABVD 化疗+放疗(IFRT);

Ⅲ~Ⅳ期,6 周期 ABVD 化疗,有大肿块或残存肿瘤时补充放疗。

2) 结节性淋巴细胞为主型霍奇金淋巴瘤

$Ⅰ_A \sim Ⅱ_A$:单纯放疗(IFRT);

$Ⅰ_B \sim Ⅱ_B$:综合治疗,化疗±放疗(IFRT)/美罗华±化疗±放疗(IFRT);

$Ⅲ_A \sim Ⅳ_A$:综合治疗,化疗±放疗/美罗华±化疗;

$Ⅲ_B \sim Ⅳ_B$:综合治疗,化疗±放疗/美罗华±化疗±放疗。

3. 分子靶向治疗:针对恶性细胞的 CD20 的单克隆抗体(Rituximab,利妥昔单抗,美罗华),用于治疗低度恶性、CD20 阳性 B 细胞非霍奇金淋巴瘤。多中心临床研究结果显示,客观缓解率可达 48%。标有放射性核素 90Y 抗 CD20 单克隆抗体(90Y-ibritumomab tiuxetan,Zevalin)的总有效率为 74%,其中完全缓解 15%。标有放射性核素 ^{131}I 抗 CD20 单克隆抗体(tositumomab,baexxar)的总有效率为 58%,其中完全缓解 21%。以 CD52、CD22 或 HLA-DR 抗原为靶点的单克隆抗体用于其相应类型的淋巴细胞的恶性病变治疗。

4. 乙肝病毒(HBV)再激活:淋巴瘤化疗和(或)利妥昔单抗治疗中可能发生 HBV 再激活,导致暴发性肝炎,肝衰竭和死亡。100 例中国淋巴瘤患者接受化疗的前瞻性研究中,HbsAg(+)的患者发生肝炎的风险为 67%,而 HbsAg

(-)的患者仅为14%。NCCN指南推荐对于所有计划接受利妥昔单抗治疗的患者,检测HBsAg和HBcAb,一项或两项均为(+)的患者,行半定量PCR检测HBV-DNA,但HBV-DNA(-)也不能排除HBV再激活的可能。乙肝高发国家和地区,建议免疫治疗、化疗、化学免疫治疗前都应行上述检测。如果有可测量的乙肝病毒负荷(HBV-DNA),需接受抗乙肝病毒治疗,如果病毒负荷不可测量,HbsAg(+)的患者需抗病毒治疗,HbcAb(-)的患者可考虑抗病毒治疗,如拉米夫定、恩替卡韦等。治疗期间每月,以后每3个月监测HBV-DNA。NCCN推荐预防性抗HBV治疗在抗肿瘤治疗结束后至少持续6~12个月。

【疗效标准与预后】

1. 疗效标准:疗效评价标准见(表2-11-11):2007年修改了疗效评价标准,取消了CRu,以PET显示残留病灶,判断为CR或PR。但PET受组织学类型的限制,只有具有可靠的FDG摄取的活性肿瘤才能由PET显示。因此修改的标准只适用于弥漫大B细胞淋巴瘤(DLBCL)和HL,对其他组织类型尚需进一步验证。

2. 预后因素:影响恶性淋巴瘤的预后因素包括肿瘤病变范围、组织学类型、细胞分化程度、细胞来源、合并全身症状、免疫功能状态、对化疗及放疗的敏感性等。临床分期是判断HL预后的主要指标,病理学分型则是判断NHL预后的主要指标。一般而言,HL的预后明显优于NHL。

(1)霍奇金病预后因素

1)局限性病变的预后不良因素:①巨块病灶,肿块最大径超过胸腔内径的1/3;②任何肿块直径>10cm;③红细胞沉降率>50;④病灶部位>3个。

2)晚期病变的预后不良因素,①血清清蛋白:<40g/L;②血红蛋白:<105g/L;③性别:男性;④年龄:≥45岁;⑤临床分期:Ⅳ期;⑥白细胞增多症:白细胞总数>$15×10^9$/L;⑦淋巴细胞减少症:分类<8%,绝对计数<$0.6×10^9$/L。

表 2-11-11 恶性淋巴瘤疗效评价标准（未包括 PET）

疗效	体检	淋巴结	淋巴结肿块	骨髓
完全缓解（CR）	正常	正常	消失	正常
接近完全缓解（CRu）	正常	正常	正常	不能完全确定
部分缓解（PR）	正常	正常	缩小≥75%	正常或不能完全确定
（PR）	正常	正常	正常	阳性
	正常	缩小≥50%	缩小≥50%	未完全缓解
	肝/脾缩小	缩小≥50%	缩小≥50%	未完全缓解
复发/进展（R/PD）	肝/脾增大，或出现新病灶	增大，或出现新病灶	增大，或出现新病灶	复发

(2) 非霍奇金淋巴瘤预后因素:病理学分型是判断非霍奇金淋巴瘤预后的重要因素,此外临床分期及某些临床表现也具有提示预后的价值(表2-11-12)。例如,弥漫性大B细胞淋巴瘤的预后不良因素:①年龄>60岁;②血清LDH>正常值的1倍;③一般情况评分2~4;④临床分期Ⅲ期或Ⅳ期;⑤淋巴结外器官受累>1个部位。

表2-11-12 非霍奇金淋巴瘤预后的国际指标(IPI)

预后因素	0	1
年龄	≤60	>60
分期	Ⅰ或Ⅱ	Ⅲ或Ⅳ
淋巴结病灶数	≤1	>1
一般情况评分	0或1	≥2
乳酸脱氢酶	正常	升高

注:低危=0或1;低中危=2;高中危=3;高危=4或5。

【随诊】

恶性淋巴瘤治疗达完全缓解后仍需长期定期随诊。随诊时间每月1次,每2个月1次,每3个月1次,各连续3次;以后每半年1次,连续7次;再以后每年1次,长期随诊。如在随诊间隔期出现任何不适,应及时就诊。恶性淋巴瘤随诊应仔细进行体格检查,尤其应注意检查表浅淋巴结、肝、脾等部位,并定期进行X线及超声波等影像学检查,进行血液及免疫功能指标的检查。

(杨 琳 姜永生 袁响林)

二、多发性骨髓瘤

多发性骨髓瘤(multiple myeloma)也称为浆细胞骨髓瘤,是由于具有合成和分泌免疫球蛋白的浆细胞发生恶变,大量单克隆的恶性浆细胞增生引起。肿瘤多侵犯骨质和骨髓,产生溶骨性病变。本病在我国不少见,在欧美国家的发病率为(2~4)/

10万。本病多发生于40~70岁的中年及老年人,98%患者的发病年龄大于40岁。

【病因】

本病的病因尚不明确,根据目前临床和动物实验的研究,发现本病的发生与遗传、电离辐射、炎症及慢性抗原刺激等可能有关。

【病理】

根据骨髓活检结果可分为四类

(1) 间质性:有少量散在的瘤细胞在骨髓间质中分布。

(2) 小片性:骨髓内瘤细胞主要呈小片状。

(3) 结节性:骨髓内瘤细胞分布呈结节性。

(4) 弥散性:骨髓内大量瘤细胞充满髓腔。

【诊断】

(一) 临床表现

1. 症状:开始无症状可达数年,甚至10余年。主要的症状:骨痛是最主要的症状,60%患者以骨痛为首发症状,还有贫血及出血倾向、化脓性感染的症状。

2. 体征:开始无任何体征。到病情明显时可有病变处的骨压痛,可有贫血及感染所致的表现。

(二) 实验室检查

1. 外周血涂片中可见到幼红、幼粒及少量浆细胞。浆细胞的数量大于20%或绝对计数大于$2.0 \times 10^9/L$就称为浆细胞白血病。

2. 骨髓内浆细胞一般大于10%,达15%才达国内诊断标准。

3. 血清蛋白电泳出现M蛋白(monoclonal protein)峰。依照所分泌免疫球蛋白的种类将多发性骨髓瘤分为8类:IgG型占50%~60%;IgA型占20%~25%;IgM型占0.5%;IgD型占1%~2%;IgE型极少见;轻链型占19%~25%;非分泌型占1%~2%;双克隆异常Ig型占1%~2%。

4. 尿出现本周蛋白阳性占40%~70%。

5. 血钙增高占25%~50%。

6. 肾功能损害。

(三) 特殊检查

骨 X 线片见溶骨性病变,最多见于颅骨、肋骨及脊椎。骨质硬化仅占 1% 左右。

(四) 诊断与分期

1. 诊断要点根据临床表现、实验室检查及骨 X 线片即可诊断多发性骨髓瘤。

2. 分期(英国医学会,1980)。

A 期血中尿素浓度小于 8mmol/L,血红蛋白大于 100g/L,症状轻微。

B 期介于 A 期与 C 期之间。

C 期血中尿素浓度大于 10mmol/L,血红蛋白小于 75g/L,活动受限制。

【治疗】

(一) 治疗原则

化疗是本病的主要疗法,对骨破坏所引起的疼痛可用放射治疗。

(二) 治疗方法

1. 化疗

(1) MEL+PDN 方案:

MEL 0.25mg/(kg·d) 口服,第 1~4 天;

PDN 100mg/d 口服,第 1~4 天;

28 天为一周期。

(2) CP 方案:

CTX 4mg/(kg·d) 静脉注射,第 1~7 天;

然后 1~2mg/(kg·d) 口服,长期用;

PDN 2mg/(kg·d) 口服,第 1~7 天;

然后 10~15mg/d 长期服用。

(3) MP 方案:

L-PAM 0.25mg/(kg·d) 口服,第 1~4 天;

PDN 2mg/(kg·d) 口服,第 1~4 天;

间隔 4~6 周重复。

2. 沙利度胺:作用机制可能与诱导凋亡、抗血管生成及阻断细胞因子回路等有关。起始剂量 50mg/日,逐渐加量至 200mg/日,分 2 次口服。可与地塞米松、硼替佐米及化疗药等联合,用于多发性骨髓瘤的各期治疗。为强致畸药,禁用于孕妇,其余不良反应包括周围神经炎、镇静、嗜睡、头晕等。

3. 双磷酸盐:所有有治疗指征的多发性骨髓瘤患者均应接受双磷酸盐治疗,可用帕米膦酸 30mg 静脉滴注,或唑来膦酸 4mg 静脉滴注,每月 1 次,使用期间注意补钙及监测肾功能。

4. 蛋白酶体抑制剂:硼替佐米 $1.3mg/m^2$ 静脉注射,第 1、4、8、11 天,每 3 周重复,与地塞米松、环磷酰胺、阿霉素、沙利度胺等联用。不良反应包括带状疱疹复发、周围神经病变、胃肠道不良事件等。

5. 造血干细胞移植:包括自体干细胞移植、双次干细胞移植及异基因干细胞移植,通常在获得缓解后进行。有可能进行自体干细胞移植的患者应避免使用烷化剂及亚硝脲类的药物。

6. 放射治疗:对骨破坏所引起的疼痛可用姑息性放疗。对椎体破坏进行放疗可推迟或防止截瘫,用常规放疗或一次大剂量放疗,可达类似效果。

【疗效标准与预后】

1. 疗效评价

(1) 方法:根据实验室检查和影像学检查。

(2) 疗效标准:凡达到以下全部指标者为完全缓解。

1) 血清中 M 成分较治疗前水平减少 75%(小于 25g/L)。

2) 尿中轻链的排出量较治疗前水平减少 90%(小于 0.2g/24h)。

3) 溶骨性改变未变或减轻。

4) 血清钙浓度恢复正常。

血清中 M 成分较治疗前水平减少 50%~70% 为部分缓解。

2. 预后:中国医学科学院肿瘤医院观察 1 年生存率为 89%,2 年为 67%,3 年为 47%,4 年为 39%,5 年为 33%。

(张 路 姜永生 袁响林)

三、白 血 病

白血病(leukemia)是白细胞及其幼稚细胞在造血组织中进行性异常增生,使正常白细胞生成减少的一种造血系统的恶性肿瘤。儿童发病机会较大,尤其是5岁以下是发病高峰。在粒细胞及单核细胞型以20~29岁为最多;淋巴细胞型以10岁以前最高;慢性粒细胞型以30~39岁为最高发病率,男性多于女性。

【病因】

白血病病因与病毒感染、遗传、接触放射物及化学毒物等因素相关。目前研究证实,成人T细胞白血病与T细胞性白血病病毒感染。射线辐射,尤其是全身及骨髓受照射而诱发白血病发生。反复接触苯、烷化剂及细胞毒药物等可能诱发白血病。据研究认为白血病是一种恶性克隆性疾病,主要发生在造血干细胞周围,其中反转录病毒感染使肿瘤基因激活;放射线、化学药物导致染色体异常,免疫功能低下多种因素综合作用促使形成恶性克隆形成,进一步发展成为白血病。

【病理】

白血病在病理形态上的表现为白细胞及其幼稚细胞在骨髓或其他组织中异常增生、浸润。白血病的细胞病理学分类如下。

1. 细胞形态分类

(1) 急性淋巴细胞白血病。

(2) 急性髓系白血病也包括急性粒细胞白血病、急性单核细胞白血病。

2. 按外周血象中白细胞总数和幼稚细胞数分类

(1) 白细胞增多,外周血中白细胞明显增多(15×10^9/L以上)并有大量幼稚细胞。

(2) 白细胞不增多,甚至低于正常,血中较难发现幼稚细胞。

3. 特殊类型白血病

(1) 低增生白血病。

(2) 绿色瘤或粒细胞肉瘤。
(3) 嗜酸粒细胞白血病。
(4) 嗜碱粒细胞白血病。
(5) 肥大细胞白血病。
(6) 成人T细胞白血病。
(7) 非霍奇金淋巴瘤细胞白血病。
(8) 浆细胞白血病。
(9) 急性混合细胞白血病。
(10) 急性全髓细胞白血病。

白血病可根据病程及临床特征分为两大类,即急性白血病和慢性白血病。

急性白血病

【诊断】

(一) 临床表现

急性白血病常见有淋巴细胞、粒细胞和单核细胞三型。急性白血病起病一般较急,其临床表现往往以高热、进行性贫血、显著出血倾向或全身疼痛为首发症状。

1. 发热与感染:大多数患者因呼吸道感染、口腔炎症及真菌感染、病毒感染为疾病的早期表现而就诊。

2. 出血:表现为皮下、口腔齿龈、鼻黏膜及全身出血,甚至可表现为致命性颅内出血或消化道大出血。出血的主要原因是因血小板减少,大量白血病细胞形成白血病血栓及血管破裂所致。

3. 贫血:由于大量失血,红细胞生成减少,血红蛋白含量明显低于正常水平。

4. 其他:白血病细胞浸润可引起肝脾大,淋巴结肿大,脑膜浸润。少数患者可出现幻听幻觉等精神症状,也可浸润神经根和周围神经,发生各种麻痹症状。部分患者表现为骨髓和关节疼痛,原因为骨髓腔内白血病细胞大量增生,压迫和破坏骨质及骨膜浸润,表现为隐痛和酸痛、剧痛。儿童患者关节痛往往较明显。患者还可出现皮肤与黏膜病变,表现为弥漫性斑丘疹、剥脱性皮炎、结节和肿块。患者还可出现心包浸润症状及体征。眼球突出的白血病是白血病细胞浸润眼眶或泪腺所致。

(二)实验室检查

急性白血病的实验室检查很重要,血象和骨髓象及细胞化学检查仍是诊断及分型的主要依据。

1. 血象:急性白血病初诊时,多数病例表现为外周血红蛋白及红细胞程度不同的减少,血中可见少量的幼稚白细胞。30% 的急性淋巴细胞白血病患者白细胞计数可低于 $5×10^9/L$,也有低于 $1×10^9/L$,也有高于 $100×10^9/L$,后者称为高白细胞急性白血病。外周血白细胞分类,主要是血细胞中的原始细胞和幼稚细胞的百分比显著增多,范围在 5% ~ 100% ,而正常白细胞比例明显减少,故周围血象中发现幼稚细胞为诊断白血病的常用依据。

2. 骨髓象:骨髓象增生活跃,分类中原始和幼稚细胞的百分比超过正常,WHO 2008 年分类中将诊断标准降至 20% ,增生活跃者占 20.6% ,减低者占 3.8% ,后者见于急性淋巴细胞白血病。急性粒细胞白血病以原粒细胞为主;早幼粒细胞以早幼粒为主,胞质内含有重叠于核内深紫色颗粒及棒状小体。急性淋巴细胞白血病以原淋细胞、幼淋细胞为主;急单以原单核、幼单核细胞为主。骨髓象除白血病细胞显著增生外,正常骨髓细胞减少,幼红细胞大都减少,仅见少数中幼或晚幼红细胞,巨核细胞也明显减少。

3. 细胞化学染色:在急性白血病的分型诊断中有重要意义。根据不同类型,细胞的表现可分为:急性淋巴细胞、急性粒细胞、急性单核细胞、急性粒-单细胞、红白血病等亚型。

4. 电镜检查:对于无分化特征的急性白血病借助于透视电镜、扫描电镜及电镜细胞化学超微结构分析,有助于诊断。

5. 免疫学检查:可通过免疫荧光和免疫细胞染色方法进行白血病分型诊断,能提高符合率,尤其是适用单克隆抗体检测区别细胞来源不同的白血病。

6. 细胞遗传学检查:细胞遗传学已成为白血病亚型分型及鉴别诊断的主要依据,对白血病的预后评估、疗效预测及个体化治疗具有重要的指导作用。包括染色体及融合基因检测,主要可能检测出染色体畸变、缺失的位置、融合基因的类型。

(三)诊断与分型

1. 诊断要点:急性白血病诊断的重要依据是外周血涂片和骨髓象检查。在诊断急性白血病时还应进行分型诊断。

2. 分型:白血病分型诊断与选择治疗方案和预后估计密切相关。

(1)急性淋巴细胞白血病分型:按 WHO 2008 年分类标准分为三个亚型。①B-淋巴母细胞性白血病伴重现性细胞遗传学异常,包括超二倍体、亚二倍体及常见染色体转位:t(9;22)(q34;q11.2)[BCR-ABL];t(v;11q23)[MLL 重排];t(12;21)(p13;q22)[TEL-AML1];t(1;19)(q23;p13.3)[F2A-PBX1];t(5;14)(q31;q32)[IL3-IGH;相对少见]。②B-淋巴母细胞性白血病,非特指型。③T-淋巴母细胞性白血病。

(2)急性髓系白血病分型:按 WHO 2008 年分类标准分为七个亚型。

1) AML 伴重现性细胞遗传学异常,包括 t(8;21)(q22;q22)[RUNX1-RUNX1T1];inv(16)(p13.1;q22)或 t(16;16)(p13;q22)[CBFB-MYH11];t(15;17)(q22;q12)[PML-RARA];t(9;11)(p22;q23)[MLLT3-MLL];t(6;9)(p23;q34)[DEK-NUP214];inv(3)(q21;q26.2)或 t(3;3)(q21;q26.2)[RPN1-EVI1];t(1;22)(p13;q13);RBM15-MKL1 及暂定亚型:AML 伴 NPM1 突变;AML 伴 CEBPA 突变。

2) AML 伴骨髓增生异常相关改变。

3) 治疗相关髓系肿瘤。

4) 急性髓系白血病,非特指型。包括 AML,微分化型;AML,非成熟型;AML,伴成熟型;急性粒-单核细胞白血病;急性原始单核细胞和单核细胞白血病;急性红白血病;急性原始巨核细胞白血病;急性嗜碱粒细胞白血病;急性全髓增殖伴骨髓纤维化。

5) 髓系肉瘤。

6) 与 Down 综合征相关的骨髓增殖。包括过渡性异常骨髓增生;与 Down 综合征相关的髓系白血病。

7) 原始(母细胞性)浆细胞样树突细胞肿瘤。

(四) 鉴别诊断

急性白血病患者出现贫血、出血、发热、淋巴结肿大、肝脾大等临床表现,这些表现均无明显特异性,因此,需与再生障碍性贫血,粒细胞减少症及某些感染相鉴别。外周血及骨髓象检查以及细胞遗传学检测是鉴别诊断的主要手段。

【治疗】

(一) 治疗原则

急性白血病的治疗原则是消灭或控制白血病细胞,解除白血病细胞浸润所引起的各种临床表现。化疗是主要的治疗手段,治疗期间要注意保护正常细胞,加强对症支持治疗,治疗方法应个体化对待。

(二) 治疗方法

1. 化疗分为两大阶段:第一阶段即诱导缓解阶段,使白血病细胞减少到一定程度,正常造血功能得以恢复,症状消失,一般检查方法血片中找不到白血病细胞。第二阶段指缓解后再继续治疗,即疾病已进入缓解期,但体内仍残留少量白血病细胞,需要继续抗白血病治疗。急性淋巴细胞白血病需要完全缓解后维持治疗 3 年。

(1) 诱导缓解常用联合化疗方案

1) 急性淋巴细胞白血病

A. VP 方案:

VCR　1~2mg 静脉注射,第 1 天,每周 1 次;

PDN　40~60mg 口服,每天分次口服;

至少用 2~3 周,如病情未改善改用下列方案。

B. VAP 方案:

VCR　1~2mg 静脉注射,第 1 天,每周 1 次;

ADM　40~60mg 静脉注射,第 1~2 天,每周 1 次;

PDN 40~60mg 口服，每天分次服用。

C. MOAD 方案：

MTX 50~100mg 静脉注射，第1天；

VCR 1~2mg 静脉注射，第1天；

ASP 2万U 静脉注射，第2天；

DXM 6.75mg 每日分次服用连用10天；

每10天为1周期，连续5个周期，如病情允许，可增加MTX剂量。

2）急性髓系白血病

A. HA 方案：

ADM 40mg 静脉注射，第1~3天；

Ara-c 150mg 静脉注射，第1~7天；

每2~3周重复1周期。

B. HOAP 方案：

HRT 4~6mg 静脉注射，第1~5天或第1~7天；

VCR 2mg 静脉注射，第1天；

Ara-c 150mg 静脉注射，第1~5天或第1~7天；

PDN 40~60mg 口服，每天分次服；

每2~3周重复1周期。

C. THAP 方案：

6-TG 100~150mg 口服，第1~7天；

ADM 40~60mg 静脉注射，第1~3天；

Ara-c 150mg 静脉注射，第1~7天；

PDN 40~60mg 每天口服，连用7天；

每2~3周重复1周期。

(2) 缓解后继续治疗常用方案

急性淋巴细胞白血病缓解后再同原方案巩固2~4个疗程，也可用下列药物治疗：

MTX 50mg 长期服用；

6-MP 2.5mg/kg 长期服用；

CTX 200~300mg/m^2 每周1次；

第2~3周联合化疗一次。也可在每月交替应用各种诱导化疗方案治疗维持1年。

2. 诱导分化治疗

(1) 小剂量阿糖胞苷 $10\sim20mg/m^2$，12小时一次，皮下注射，15~21天为一疗程，主要用于老年急性髓系白血病、骨髓增生转化的白血病及继发性白血病。

(2) 小剂量高三尖脂碱 $0.25\sim1mg$，每天1次肌内注射或静脉注射。用于急性髓系白血病。

(3) 维A酸成人量 $30\sim45mg/m^2$，儿童酌减，每天3次口服。应与化疗交替维持巩固、减少复发。

(4) $1,25(OH)_2D_3$ 与维A酸、α-干扰素及小剂量阿糖胞苷合用效果增加，用于急性髓系白血病。

3. 造血干细胞移植治疗：急性白血病可采用异基因造血干细胞移植，移植前采用大剂量环磷酰胺 $120\sim200mg/kg$，在2~4小时内静脉滴注，同时给予VP-16及蒽环类药物合并全身放疗，分次照射，剂量为 $6\sim16Gy$，中位剂量为 $10Gy$。目前主张对高危急性淋巴细胞白血病患者在化疗后第1次缓解期进行造血干细胞移植。据报道急性白血病造血干细胞移植治疗，40%缓解期>2年，甚至高达7年者。

4. 中枢神经系统白血病治疗：随着急性白血病缓解率的不断提高，中枢神经系统白血病发生率也明显增多。由于多数化疗药物不能通过血-脑屏障，故残留于中枢神经系统的白血病细胞成为白血病复发的根源。预防和治疗脑膜白血病的常用方法是鞘内注射化疗药和头颅照射治疗，可根据情况选用下列方法。

(1) 甲氨蝶呤鞘内注射 $10\sim15mg$，每2~4天鞘内注射1次，直至脑脊液细胞数恢复正常。

(2) 阿糖胞苷 $25mg/m^2$，鞘内注射，每周2次。

(3) 肾上腺皮质激素主要控制和减轻头痛、呕吐症状，地塞米松 $10mg$ 静脉注射，连用2~3天。

(4) 颅脑照射：采用全脑+脊髓照射。放疗是控制脑膜白血病的有效方法。

【疗效标准及预后】

1. 急性白血病的疗效标准

(1) 完全缓解(CR):①骨髓象,原粒细胞Ⅰ型+Ⅱ型≤5%,红细胞及巨核细胞系正常。②血象,血红蛋白≥100g/L(男)或90g/L(女及儿童),中性粒细胞绝对值>$1.5×10^9$/L,血小板≥$100×10^9$/L,外周血分类中无白血病细胞。③临床无白血病浸润所致的症状和体征,生活正常或接近正常。

(2) 部分缓解(PR):骨髓原粒细胞Ⅰ型+Ⅱ型>5%、≤20%,或临床、血象两项中有一项未完全达到标准者。

(3) 未缓解(NB):骨髓象、血象及临床三项均未达上述标准者。

(4) 白血病复发:有下列三者之一称为复发,骨髓原粒细胞>5%或≤20%,经过有效抗白血病治疗1个周期仍未达到骨髓完全缓解标准者;骨髓原粒细胞、原单+幼单或原淋+幼淋>20%者;骨髓外白血病细胞浸润。

(5) 持续完全缓解(CCR):治疗后完全缓解之日,其间无白血病复发达3~5年者。

(6) 长期存活:从白血病诊断确诊算起,存活时间达到5年或5年以上者。

(7) 临床治愈:停止治疗5年或无病生存达10年者。

2. 预后:影响白血病预后的主要原因是白血病类型,治疗前细胞数目在$50×10^9$/L以上者,其缓解期短,中枢神经系统受累者,预后也差。

慢性粒细胞白血病

【诊断】

(一) 临床表现

慢性粒细胞白血病(chronic granulocytic leukemia)临床表现特点为粒细胞明显增多,脾明显肿大,病程相对缓慢。以中年人多见,男性较女性多见。慢性粒细胞白血病早期无症状,多为偶然发现脾进行性增大或粒细胞增多而就诊。病情进展可出现发热、贫血及骨痛等症状。

(二)实验室检查

1. 血象:白细胞数可高达 $100×10^9/L$ 或更多,主要为中性中幼粒、晚幼粒和杆状核细胞,原粒细胞不超过 5%,嗜酸和嗜碱粒细胞增多,血中偶见红细胞。随着病程进展,红细胞及血小板减少。

2. 骨髓象:粒细胞增生极度活跃,原粒细胞≤10%,核分裂象相对多见,中性粒细胞、碱性磷酸酶活性降低或消失。骨髓培养 CFU 集落或集簇纹较正常增多。

3. 染色体及融合基因检测:Ph 染色体及 BCR-ABL 融合基因是慢性粒细胞白血病标志性的细胞遗传学异常,存在于 95% 慢性粒细胞白血病患者,可作为诊断依据及病情监测指标。

(三)分期及诊断标准

1. 慢性期或称稳定期

(1) 临床无症状或有低热、体重减轻等症状。

(2) 血象:白细胞计数增高,主要为中幼粒细胞及晚幼粒细胞,原始细胞≤5%~10%。

(3) 骨髓象:增生极度活跃,以粒系增生为主,中幼粒、晚幼粒和杆状核细胞增多,原始细胞≤10%。

(4) 染色体:有 Ph 染色体。

(5) 骨髓培养:集落或集落纹明显增加。

2. 加速期或称增殖期

(1) 不明原因的发热、贫血、出血及骨骼疼痛。

(2) 脾进行性肿大。

(3) 非抗肿瘤药物引起的血小板进行性减少或增高。

(4) 原始细胞在血片中及骨髓中>10%。

(5) 外周血嗜碱粒细胞>20%。

(6) 骨髓中有显著的胶原纤维增生。

(7) 对传统的抗慢性粒细胞白血病治疗无效。

(8) 除 Ph 以外的其他染色体异常。

(9) CFU-GH 增殖和分化、缺陷、集簇增多。

3. 急变期 具有下列一项者可诊断为急变期:

(1) 原始细胞或原淋+幼淋,或原单+幼单核细胞在外周血或骨髓中≥20%。

(2) 外周血中原始粒细胞+早幼粒细胞≥30%。

(3) 骨髓中原始粒细胞+早幼粒细胞≥50%。

(4) 有骨髓外原始细胞浸润。

慢性粒细胞白血病还有幼儿型。主要见于幼儿,骨髓象与 Ph 阳性的慢性粒细胞白血病相同。

【治疗】

1. 化疗

(1) 烷化剂类:对慢性期有效率高,用白消安每日口服 2~4mg,要定期复查血象,以防止骨髓抑制,此药可长期服用。

(2) 羟基脲是一种核糖核酸还原酶抑制剂,主要用于变异期。羟基脲常用剂量每日 3g,分 2 次服用,如白细胞数减少后用维持量,每日 1~1.5g,如出现耐药可与巯嘌呤合用,前者剂量 500mg,后者为 50mg。

2. 酪氨酸激酶抑制剂:伊马替尼是特异性 BCR-ABL 酪氨酸激酶抑制剂,于 2002 年被 FDA 批准用于慢性粒细胞白血病的一线治疗,每日口服 400mg,5 年细胞遗传学完全缓解率为 87%,5 年生存率 89%。其耐受性好,常见不良反应包括水肿、皮疹、消化道反应等,3~4 级反应主要为中性粒细胞或血小板减少。

3. 放射治疗:在用白消安治疗后,可进行脾区放疗。

4. 手术治疗:切除脾治疗慢性粒细胞白血病的主要目的是减少粒细胞总数和相应的储藏部位,但切脾死亡率高。应提倡早期切脾,因早期切脾手术容易,术后并发症少。

5. 白细胞分离术:采用白细胞分离机,一次分离去除或更多的白细胞,以减少白细胞数量和解除脾区疼痛。主要用在出现威胁生命的白细胞和血小板极度增多,急需治疗的孕妇,以备日后自身干细胞移植。

6. 自体造血干细胞移植:对慢性粒细胞白血病进行造血干细胞移植,年轻患者及急性者预后较好,早期进行希望更大。

自体造血干细胞移植者最好在 Ph 染色体转阴后再做,此时复发率少,存活期长。

7. 干扰素治疗:应用干扰素治疗主要是抑制肿瘤病毒增殖及分裂,调动机体免疫系统杀伤肿瘤细胞。干扰素治疗宜在病变早期进行,用药剂量应足量,宜每日注射。最好与化疗药物联合使用,其疗效可能更好。

慢性淋巴细胞白血病

【诊断】

(一) 临床表现

慢性淋巴细胞白血病(chronic lymphoid leukemia)病情进展缓慢,自然生存期较长。多见在 50 岁以后发病,男性为女性的 2 倍。慢性淋巴细胞白血病又分为 T 细胞和 B 细胞两类。两类细胞的白血病临床表现基本相似,B 细胞的皮肤结节及红皮病较 T 细胞少。它们的典型表现为全身淋巴结肿大,互不粘连;脾大,体重减轻、腹胀,也有在血象中发现淋巴细胞增多而确诊的。

(二) 实验室检查

白细胞增多达到 $(20 \sim 600) \times 10^9/L$,95% 为成熟小淋巴细胞。血清蛋白电泳显示 γ 球蛋白血症,IgA 和 IgM 降低,而 IgG 可提高。如果骨髓广泛受累及可出现贫血和血小板减少。5%~10% 的患者发生自体免疫性溶血、贫血及血小板减少性紫癜。

(三) 临床分期

0 期　外周血中淋巴细胞数 $>15 \times 10^9/L$,骨髓中淋巴细胞比例 >40%。

Ⅰ期　淋巴结肿大。

Ⅱ期　脾大或肝大。

Ⅲ期　贫血(血红蛋白)<100g/L。

Ⅳ期　血小板减少 $<100 \times 10^9/L$。

【治疗】

(一) 治疗原则

慢性淋巴细胞白血病与其他白血病不同,治疗指征应根据疾病分期决定。早期应密切观察，Ⅱ期以上适当治疗，以免过分治疗导致造血和免疫功能衰竭而死亡。

（二）治疗方法

1. 选用细胞周期非特异性药物杀伤非增殖期淋巴细胞，主要药物有肾上腺皮质激素、烷化剂，也可服用苯丁酸氮芥，每天 2~6mg，可使白细胞总数减少，低热、盗汗症状得以改善。

2. 如白细胞数接近正常水平可以停止使用苯丁酸氮芥，出现复发时可再服用该药，但长期服用可导致骨髓抑制。

3. 晚期患治疗泼尼松 60~80mg，每周或隔天给药。也可联合泼尼松加苯丁酸氮芥连续用药一周，每 4 周重复一周期。

4. 放射治疗仅做局部紧急治疗，改善压迫症状，减少浸润。

【预后】

除疾病分期影响预后及疗效外，免疫标志属非 T 非 B 细胞均显示预后差。0 期病情不活动，中位数存活达 12 年以上，Ⅲ、Ⅳ期预后差，需恰当治疗。

（张　路　姜永生　袁响林）

第十二章 神经系统肿瘤

一、脑胶质瘤

脑胶质瘤(gliomas)是一组具有向胶质细胞分化特征的神经上皮肿瘤的总称,是颅内最常见的原发性肿瘤,主要包括四种病理类型:星形胶质细胞瘤、少突胶质细胞瘤、室管膜瘤和混合性胶质瘤。恶性胶质瘤约占原发性恶性脑肿瘤的70%,男多于女,65岁以上人群中发病率明显增高。

【病因】

迄今未明。目前确定的两个危险因素是暴露于高剂量电离辐射和与罕见综合征相关的高外显率基因遗传突变。近年来,对TP53基因突变、P53蛋白表达和肿瘤干细胞的研究,是恶性胶质瘤发病机制研究的热点。

【病理】

根据第4版WHO中枢神经系统肿瘤分类方法,胶质瘤主要有:星形细胞来源的肿瘤、少突胶质细胞来源的肿瘤、少突星形细胞来源的肿瘤、室管膜上皮来源的肿瘤等。胶质瘤大多可分为4级:Ⅰ级为良性,Ⅱ级为交界性,Ⅲ~Ⅳ级为恶性。

【诊断】

(一) 临床表现

恶性胶质瘤临床表现没有特异性,头痛为主要症状,可以合并颅内压增高的相应症状和体征,如恶心、呕吐、视物模糊,根据肿瘤部位和进展程度不同,可出现局灶性神经系统缺失症状,如抽搐、轻偏瘫和语言障碍等。

(二) 特殊检查

1. 影像学检查

(1) CT检查：密度不均匀占位病变，常见出血、坏死、囊变，灶周水肿及占位效应均较明显，显著强化。

(2) MRI检查：强烈推荐MRI平扫+增强扫描。通常为混杂信号病灶，T_1WI呈等、低信号，T_2WI呈不均匀高信号，伴有出血、坏死、囊变，瘤周水肿及占位效应明显。呈结节状或不规则环状强化，可伴脑脊液播散。术后宜在72小时内行MRI检查以明确有无残留。对于容易发生脑脊液播散的肿瘤，可加做全脊髓MRI。

(3) fMRI及PET检查：可以更进一步明确病变范围及了解有无术后残留或复发，可以区分肿瘤与瘤周水肿，对于决定放疗区域、手术边缘以及穿刺活检部位等均具有重要的价值。

2. 细胞学检查：髓母细胞瘤、室管膜母细胞瘤、多形性胶质母细胞瘤有时在脑脊液中可找到肿瘤细胞。

3. 组织病理学检查：手术及立体定向活检术后的病理检查可明确肿瘤病理类型，是确诊依据。

4. 脑胶质瘤中常用分子标记及其临床意义

(1) MGMT启动子甲基化：①预测接受放疗和（或）烷化剂治疗的间变性胶质瘤患者的预后；②预测胶质母细胞瘤对烷化剂的疗效；③MGMT甲基化的胶质母细胞瘤患者，放疗同时使用TMZ治疗时，存活的时间更长。

(2) 1p/19q缺失：发生缺失的少突神经胶质瘤或神经胶质起源的肿瘤患者使用放化疗预后更好。

(3) IDH1/IDH2突变：①Ⅱ级和Ⅲ级胶质瘤以及继发性胶质母细胞瘤诊断的分子标记，且突变阳性时预后更好；②在原发性胶质母细胞瘤几乎不发生突变，如果发生突变，提示预后较好；③不能预测对特定治疗的反应。

（三）诊断要点

患者有局灶性神经功能障碍的表现，影像学检查有上述表现，可考虑脑胶质瘤的诊断，部分脑脊液细胞学检查阳性可助诊断，但确诊需病理学检查。

（四）鉴别诊断

1. 脑寄生虫病：患者多有感染源接触史，虫卵病原学检查及血清补体结合试验可呈阳性结果。

2. 转移瘤:患者多有颅外肿瘤病史,病灶常为多灶性,CT示肿瘤多近皮质,肿瘤小而水肿重。

3. 脑血管意外:患者年龄较大,多有高血压病史,CT可见出血灶而水肿相对较轻。

4. 脑脓肿:患者有感染病史,多有脑膜刺激征,CT表现为低密度影周围呈环形增强。

【治疗】

(一)治疗原则

以手术治疗为主的综合治疗。

(二)治疗方法

1. 手术治疗:最大范围安全切除肿瘤(maximal safe tumor resection)。即在最大程度保存正常神经功能的前提下,最大范围手术切除肿瘤病灶。不能实施最大范围安全切除肿瘤者,可酌情采用肿瘤部分切除术、开颅活检术或立体定向(或导航下)穿刺活检术,以明确肿瘤的组织病理学诊断。

2. 放射治疗:放疗是脑胶质瘤的重要辅助治疗之一。恶性胶质瘤的术后放疗对生存有益。包括适形放射治疗、调强放射放疗、立体定向放射治疗等。术后早期放疗能有效提高恶性胶质瘤的疗效。分割方式的改变对生存率无影响。

(1) 放疗适应证

1) 手术未能彻底切除的肿瘤(镜下或肉眼残留)。

2) 手术切除但恶性程度较高者。建议对于恶性胶质瘤(WHO分类Ⅲ级及以上者),均应行放射治疗;低级别胶质瘤(WHO分类Ⅱ级及以下者),若伴有下列3个及以上不良因素的高危患者,可考虑行放疗:年龄≥40岁,肿瘤最大径≥6cm,肿瘤跨中级、星形细胞亚型、术前有神经功能缺损。

3) 瘤位置深或位于重要功能区域不适宜手术切除者。

4) 单纯活检术后。

5) 不适合手术切除而放疗效果较佳者,如髓母细胞瘤。

6) 胶质瘤术后复发不宜再手术者。

(2) 放射治疗靶区

1) 低级别胶质瘤:①肿瘤范围确定(GTV),参考术前术后 MRI 影像,T_2 加权相显示的高信号区为大体肿瘤范围。②亚临床灶范围确定(CTV),一般原则为:病理分化为I级者,CTV 在 GTV 外放 1.0cm。病理分化为II级者,CTV 在 GTV 外放 1.5cm。

2) 高级别胶质瘤:①肿瘤范围确定(GTV),参考术前术后 MRI 影像,T1 增强加权相显示的高信号区为大体肿瘤范围,Flair 序列相对确认术后肿瘤残存有帮助。②亚临床靶区范围确定(CTV)一般原则,CTV 在 GTV 外放 2.0~3.0cm。

(3) 放射剂量

1) 低级别胶质瘤:CTV:45~54Gy,1.8~2.0Gy/次。

2) 高级别胶质瘤:CTV:54~60Gy,1.8~2.0Gy/次。

(4) 放射治疗技术:推荐使用三维适形或者调强技术,常规分割技术,1.8~2.0Gy/次。立体定向放射治疗并不作为胶质瘤术后放疗的常规方法。

(5) 对于室管膜母细胞瘤或者有中枢神经系统转移者应做全脑全脊髓放疗,一般为全中枢轴 36Gy,对可见脊髓病变局部推量至 45Gy。对脑内肿瘤原发部位或残留病灶,推量至 50~60Gy。

3. 化疗:化疗是脑胶质瘤的重要辅助治疗手段之一。对于新诊断的恶性胶质瘤患者,目前认为替莫唑胺同步放疗联合辅助化疗方案是其标准治疗方案。具体方案为:放疗的整个疗程同步化疗,口服替莫唑胺 $75mg/m^2$,疗程 42 天。放疗结束后 4 周,辅助替莫唑胺治疗:$150~200mg/m^2$,连续用药 5 天,28 天为一个疗程,推荐服药至 6 个疗程。

【疗效标准及预后】

1. 疗效标准见附录四。

2. 预后:胶质瘤 5 年生存率分别为星形细胞瘤 I 级为 63%;II 级为 36%;III 级为 20%;IV 级为 10%;室管膜瘤为 45%;髓母细胞瘤为 35%~53%;少突神经胶质细胞瘤为 50%。病理类型及分级、病变部位、手术切除是否彻底是影响预后的主要因素。

【随诊】

1. 低级别胶质瘤:每 3~6 个月进行 1 次复查(包括 MRI 检查),5 年后每年 1 次。

2. 间变性星形细胞瘤/间变性少突胶质瘤/多形性胶质母细胞瘤:放疗后 2~6 周行 MRI 检查,以后 2~3 年内每 2~3 个月 MRI 检查 1 次,3 年后每 3~6 个月 1 次。

3. 成人颅内室管膜瘤(室管膜下瘤和黏液乳头型室管膜瘤除外):第 1 年每 3~4 个月进行 1 次脑和脊髓 MRI 检查(若初始阳性),第 2 年改为每 4~6 个月 1 次,以后每 6~12 个月 1 次。

(肖晓光　张孟贤　胡国清)

二、脑 膜 瘤

脑膜瘤(meningiomas)是指起源于蛛网膜内皮细胞的肿瘤。大部分为良性。占颅内肿瘤的 15%~24%,居颅内良性肿瘤的首位。好发于中年人,女性多于男性,幕上多于幕下。

【病因】

迄今未明。颅脑外伤、放射线等因素可能与脑膜瘤的发病有关。

【病理】

迄今未统一。WHO 将其分为 3 级。Ⅰ级为良性脑膜瘤,Ⅱ级为不典型胶质瘤,Ⅲ级为恶性(间变性)脑膜瘤。

【诊断】

(一)临床表现

病程一般较长,许多患者主要表现为不同程度的头痛、癫痫、精神障碍,部分患者因头外伤或其他原因,经头颅 CT 检查偶然发现。可伴有颅内高压症状及局灶神经功能缺损。

(二)特殊检查

1. 影像学检查

(1) 头颅 CT:病变密度均匀,可被明显强化,肿瘤基底宽,附着于硬脑膜上,可伴有钙化,另可见局部颅骨骨质改变。

(2) 头颅 MRI:一般表现为等或稍长 T_1、T_2 信号影,注射造影剂后 60%～70% 的大脑凸面脑膜瘤,其基底部硬脑膜会出现条形增强带——"脑膜尾征",为其较特异的影像特点。

(3) 根据患者情况,可选择行以下检查:①脑电图检查,目前主要用于癫痫患者术前、术后评估;②DSA,可了解肿瘤的血运情况和供血动脉的来源,以及静脉引流情况;③行 2D-TOF 和 3D-CE-MRV 检查,了解颅内静脉系统情况。

2. 组织病理学检查:立体定向活检术及手术后病理组织学检查可确立诊断。

(三) 诊断要点

患者有上述临床表现并有影像学表现之一者即可临床诊断脑膜瘤。确诊及病理分类依靠术后病理组织学检查。

(四) 鉴别诊断

应与脑胶质瘤、癫痫、脑寄生虫病、转移性颅内肿瘤等相鉴别。CT 及 MRI 检查、脑血管造影、术后病理组织学检查是重要的鉴别方法。

【治疗】

(一) 治疗原则

以手术切除为主,辅以其他治疗。

(二) 治疗方法

1. 手术治疗:力争完全切除肿瘤,累及重要结构不能全切的争取次全切除,完全不能切除的应力争活检或脑室引流术。

2. 放射治疗:WHO 1/2 级脑膜瘤全切术后可以不予放疗,术后残留患者应辅以放疗。WHO 3 级不论手术切除如何均应放疗。放疗宜采用局部照射野,WHO 1/2 级脑膜瘤放疗剂量 45～54Gy,WHO 3 级脑膜瘤放疗剂量 54～60Gy,1.8～2.0Gy/次。

【疗效标准及预后】

1. 疗效标准见附录四。

2. 预后:良性脑膜瘤预后好,恶性脑膜瘤预后差。病理分型、手术是否切除彻底、术后是否辅以放疗是影响预后的重要因素。完全切除的脑膜瘤复发率在 0～1.9%。

【随诊】

应长期随诊。复诊时应注意检查患者肢体的感觉及运动功能,观察有无颅内高压及癫痫发作。

(肖晓光　张孟贤　胡国清)

三、松果体区肿瘤

松果体瘤(pinealoma)是指起源于松果体实质细胞和胶质细胞的肿瘤。占颅内肿瘤的 1%～3%,高发年龄为 10～20 岁,70%～80% 是恶性肿瘤;其中,35%～85% 的患者为生殖细胞源性肿瘤。

【病理】

良性肿瘤包括松果体细胞瘤、良性畸胎瘤、皮样囊肿;恶性肿瘤包括松果体生殖细胞瘤、胚胎癌、内胚窦瘤、松果体癌、成松果体细胞瘤和胶质瘤。

【诊断】

(一) 临床表现

临床上主要表现为伴眼肌麻痹的颅内压增高,部分患者有嗜睡、肥胖、性功能障碍。

(二) 特殊检查

1. 影像学检查

(1) X 线检查:可见松果体区钙化影及颅骨骨缝增宽。

(2) CT 及 MRI 检查:均可显示松果体区占位病变及钙化影。多可见中脑导水管阻塞、脑室明显扩大。如有脑脊液播散,需要做脊髓 MRI。术后 24～72 小时 MRI 以了解有无术后残留。

(3) fMRI 及 PET 检查:可以明确肿瘤浸润范围及有无术后残留及复发。

2. 细胞学检查 生殖细胞瘤的患者脑脊液中可分离出肿瘤

细胞。

3. 组织病理学检查 术后病理组织学检查可确诊并进行病理分类。

(三) 实验室检查

生殖细胞瘤患者绒毛膜促性腺激素(HCG)可增高,恶性畸胎瘤的患者则可出现血清甲胎球蛋白(AFP)增高。胚胎癌患者出现 AFP 及 HCG 均升高。

(四) 诊断要点

患者有伴眼肌麻痹的颅内压增高的临床表现,影像学检查提示松果体区占位病变及钙化影即可临床诊断。确诊及病理分类依靠术后病理组织学检查。

(五) 鉴别诊断

需与松果体区脑膜瘤、室管膜瘤、上皮样囊肿等鉴别。诊断性放疗、HCG 及 AFP 测定及必要时活检病理是重要的鉴别方法。

【治疗】

(一) 治疗原则

以手术治疗和放射治疗为主,以手术加放疗效果最好,生殖细胞瘤则可单纯放疗,部分类型肿瘤可考虑化疗。

(二) 治疗方法

1. 手术治疗:为首选治疗方法。尽量行肿瘤全切除,不能全切的病例可行脑室分流术并行活检。

2. 放射治疗:松果体生殖细胞性肿瘤无论手术全切与否术后均应行放疗。应行全脑全脊髓照射,原发灶肿瘤量为 5000cGy/(5~6)周,全脑全脊髓剂量为 3000cGy/(3~4)周。

颅内生殖细胞瘤全脑全脊髓放疗的适应证:①MRI 或 CT 证实肿瘤已脑室或脊髓播散种植;②已行手术切除;③CSF 检查发现肿瘤细胞。除此以外,可能发生全脑全脊髓播散的高危因素:①HCG 升高;②活检;③鞍区肿瘤较大,突入脑室;④肿瘤位于松果体区。

诊断性放疗:对于怀疑松果体生殖细胞瘤的患者,可先设肿瘤局部小野照射20Gy后复查,若肿瘤消退或大部分消退,临床诊断生殖细胞瘤成立。

3. 立体定向放射治疗:适用于术后残留或复发,肿瘤直径小于3cm,与周围重要结构分界清晰的病例。可与外照射配合使用。

4. 化学治疗:生殖细胞瘤对化学治疗敏感,复发及转移病例可选用。生殖细胞瘤治疗效果好,为减少照射范围和降低照射剂量,放化疗为主的综合治疗正在研究进行中。

(1) 常用化疗方案

BEP:顺铂 $20mg/m^2$,静脉滴注,第 1～5 天;

依托泊苷 $100mg/m^2$,静脉滴注,第 1～5 天;

博来霉素 15～30mg,肌内注射,第 1、8、15 天,每 21 天为一周期。

(2) 挽救性治疗方案

1) VIP:异环磷酰胺 $1200mg/m^2$,静脉滴注,第 1～5 天;

依托泊苷 $75mg/m^2$,静脉滴注,第 1～5 天;

顺铂 $20mg/m^2$,静脉滴注,第 1～5 天,每 21 天为一周期;

其中异环磷酰胺输注应用美司钠保护泌尿系统。

2) TIP:紫杉醇 $250mg/m^2$,静脉滴注,第 1 天;

顺铂 $25mg/m^2$,静脉滴注,第 2～5 天;

异环磷酰胺 $1500mg/m^2$,静脉滴注,第 2～5 天;

(注:异环磷酰胺输注应用美司钠保护泌尿系统;在 G-CSF 支持下每 3 周重复。)

【疗效标准及预后】

1. 疗效标准见附录四。

2. 预后:生殖细胞瘤单纯放疗 5 年生存率达 65%～100%;余生殖细胞性肿瘤综合治疗后 5 年生存率为 9%～49%;松果体细胞瘤为良性肿瘤,手术切除或放疗后 5 年生存率达 80%～90%。病理类型、手术切除是否彻底、是否辅以放疗是影响预后的主要因素。其他肿瘤对放化疗效果差,肿瘤易复发。

【随诊】

应长期随诊。随诊时应注意患者眼肌有无麻痹,颅内压是否增高,HCG 及 AFP 的测定对判断复发有重要意义。

(秦 凯 张孟贤 胡国清)

四、垂体腺瘤

垂体腺瘤(pituitary adenoma)是指起源于腺垂体的良性肿瘤。肿瘤直径小于 10mm 者称为微腺瘤,肿瘤直径大于 10mm 者称为大腺瘤。其发病率约占颅内肿瘤的 10%,发病高峰年龄在 20~50 岁。女性多见。

【病因】

迄今未明。可能与下丘脑内分泌失调,服用雌激素、避孕药及环境因素有关。

【病理】

分嗜酸性腺瘤,嗜碱性腺瘤,嫌色性腺瘤,混合型腺瘤四种类型。依激素分类法可分为有功能腺瘤和无功能腺瘤两大类。有功能腺瘤包括生长激素瘤、促乳素瘤、促肾上腺皮质素瘤、促甲状腺素瘤、促性腺素瘤、混合瘤。

【诊断】

(一) 临床表现

1. **症状**:由于肿瘤压迫垂体及邻近组织可出现头痛、视力减退等症状。由于内分泌功能异常可表现为闭经、溢乳、多毛、肥胖、生长过快或发育停顿等症状。

2. **体征**:不同类型患者可表现不同的体征。如生长激素分泌过多可出现肢端肥大症或巨人症。促肾上腺皮质激素分泌过多可出现向心性肥胖、高血压、多毛等。巨大无功能腺瘤由于内分泌功能低下可出现发育障碍或侏儒症等。

(二) 特殊检查

1. **影像学检查**:CT 及 MRI 检查均可显示垂体窝内有占位病变,并可观察肿瘤的大小及生长方向,有定性价值。MRI 更能从矢状面显示肿瘤与视神经的关系,对立体定向放射治疗有重要参考价值。另外 fMRI 及 PET 可更好地显示肿瘤浸润范围及有无术后残留和复发。

2. 组织病理学检查 术后病理组织学检查可明确肿瘤的性质并进行病理分类。

(三) 实验室检查

血清泌乳素(PRL)>200μg/L 者多为 PRL 腺瘤;生长激素(GH)>20μg/L 常可确诊为 GH 瘤;促肾上腺皮质激素(ACTH)>100μg/24 小时常可诊断为 ACTH 瘤。

(四) 诊断要点

患者有上述临床表现,影像学检查提示垂体窝内占位病变。内分泌功能检查异常即可临床诊断垂体瘤。确诊依靠术后病理学检查。

(五) 鉴别诊断

1. 颅咽管瘤:多见于儿童。患者可有尿崩症及颅内压增高,影像学检查可见肿瘤囊性化、钙化。

2. 生殖细胞瘤:小儿多见。可有尿崩症,甲胎蛋白及绒毛膜促性腺激素增高有助于鉴别诊断,该肿瘤对放疗极度敏感。

3. 鞍区脑膜瘤:患者无内分泌障碍的表现。多以视力障碍为首发症状,CT 或 MRI 见肿瘤较光滑。有时可有骨质改变,脑血管造影是重要的鉴别方法。

【治疗】

(一) 治疗原则

多采用综合治疗,主要有手术治疗、放射治疗和药物治疗。以手术治疗为首选。

(二) 治疗方法

1. 手术治疗:鞍内型中、小、微腺瘤常采用经鼻蝶窦入路手术。如肿瘤较大,向鞍上生长则宜采用经额入路手术。巨大腺瘤可采用联合入路手术。手术应尽量切除肿瘤而避免损害视神经。

2. 放射治疗：适用于术后残留，最大手术切除和药物治疗后激素水平未得到控制的功能性腺瘤患者，中等以下大小肿瘤拒绝手术或具有手术禁忌的病例可采用单纯放疗。如生长激素大于50ng/L，视野缺损明显，鞍上大肿瘤及泌乳素瘤要求生育者则禁忌放疗。

放疗宜采用常规放疗（两颞侧野或加前额野的照射方法）、三维适形或调强放射技术。剂量4500~5040cGy/5周。

立体定向放射治疗：适用于术后残留肿瘤或复发病例，肿瘤直径大小<3cm，边界清楚，与视神经及脑干有一定距离者。

3. 药物治疗：溴隐亭对泌乳素瘤有效，赛庚啶对库欣综合征有效。

【疗效标准及预后】

1. 疗效标准见附录四。
2. 预后：5年生存率为70%~90%。微腺瘤如及时治疗效果好，巨大腺瘤疗效差。垂体卒中可危及患者的生命。视交叉压迫可造成永久性失明。肿瘤大小、临床类型及手术切除是否彻底是影响预后的主要因素。

【随诊】

应长期随诊。随诊时主要注意观察患者的临床表现，进行内分泌测定，必要时进行影像学检查。术后3个月应观察患者的临床表现，进行内分泌测定，并行CT或MRI检查。之后针对临床表现及内分泌测定，第1年每3个月复查1次，第2~3年每6个月复查1次，第4年以后每年复查1次。同时根据其临床表现来决定是否行相应的影像学检查。

（秦　凯　张孟贤　胡国清）

五、颅内转移瘤

颅内转移瘤（intracranial metastatic turmor）是指人体其他部位的恶性肿瘤经各种途径转移至颅内者。由颅骨及颅底裂孔直接侵入者不属转移瘤。8%~10%恶性肿瘤患者会出现有症状的颅内转移瘤,好发年龄是40~60岁,男性稍多于女性,70%~80%为多发病灶。

【病因】

肺癌是颅内转移癌的最常见原发肿瘤,占30%~40%,其他依次为黑色素瘤、乳腺癌、消化系统肿瘤、泌尿系统肿瘤、生殖系统肿瘤等。约30%的颅内转移瘤找不到原发灶。

【诊断】

(一)临床表现

患者多有原发肿瘤病史。颅内转移瘤患者的常见症状可分为局部和全身表现:局部症状因转移瘤定位部位不同可表现相应定位体征,如:偏瘫、失语、视野缺损等;全身症状由颅内压升高或脑水肿引起,包括头痛、意识障碍、乏力、恶心、呕吐等。位于脑室附近肿瘤可阻断正常第三、四脑室脑脊液流出通路而造成阻塞性脑水肿。

颅内转移瘤病灶多位于灰质和白质交界处。其中大脑半球约占80%,15%位于小脑,5%发生于脑干部位。

(二)特殊检查

1. 影像学检查

(1) 增强MRI检查:首选检查,对小病灶或与脑脓肿、卒中等疾病鉴别有优势。

(2) 增强CT检测:对因植入金属物、患肥胖症或极端幽闭恐惧症不能耐受MRI检查患者,可用增强CT代替MRI检查。

(3) 其他:MRA、MRS、MRP和PET-CT等。

2. 寻找原发灶的检查:对高度怀疑颅内转移瘤而原发灶不明的患者,应通过各种方法重点检查肺、皮肤、乳腺、消化系统、泌尿系统等脏器。

3. 病理组织学检查:手术或立体定向活检术。

(三)实验室检查

1. 肿瘤标志物检测。

2. 脑脊液检查可出现蛋白质含量增高,糖含量降低,而细胞数不增加。

3. 脑脊液细胞学。

(四) 诊断要点

患者有恶性肿瘤病史,有中枢神经系统损害的定位表现,CT 及 MRI 提示颅内占位病变即可临床诊断。术后病理检查可明确肿瘤的病理类型。

(五) 鉴别诊断

1. 原发性脑瘤:患者无颅外恶性肿瘤病史,CT 及 MRI 上病灶多为单个,脑脊液细胞学检查及术后病理检查均有助于确诊。

2. 脑血管意外:颅内转移瘤可以突发偏瘫,失语为首发症状,易与脑血管意外相混淆,但后者多有高血压病史,CT 及 MRI 可见颅内出血灶,颅外其他检查发现原发灶更有利于鉴别诊断。

3. 脑寄生虫病:患者多有感染源接触史,虫卵病原学检查及血清学检查有助于鉴别诊断。

4. 脑脓肿、急性脱髓鞘性斑块、亚急性脑梗死等。

【治疗】

(一) 治疗原则和目的

治疗原则:在治疗原发肿瘤的同时积极综合治疗。应综合下列因素考虑:①患者(年龄、体能状况和伴随疾病);②原发肿瘤(组织学类型、局部控制情况和颅外转移灶的情况);③脑转移瘤(位置、大小和数目)。

治疗目的:改善神经系统功能,提高生活质量,延长生存期。

(二) 治疗方法

1. 局部治疗

(1) 局限性脑转移(1~3 个脑转移灶)

1) 外科切除仅限于哪些脑转移灶位置较佳且全身疾病较局限者,并应遵循最大安全切除的原则。

2) 对于播散性全身疾病的患者,如针对其全身疾病的治疗手段非常有限,则应行 WBRT 而非手术切除。

3) 对于全身疾病局限的患者,如针对其全身疾病的治疗方案有效,则应积极考虑侵袭性治疗手段。

4) 对于可切除的脑转移灶,治疗手段包括:①外科手术联合术后 WBRT;②SRS 联合 WBRT;③单用 SRS。

5) 对于不可切除者,可行 WBRT 和(或)SRS。

6) 对于颅外疾病呈现进展者,如其生存期<3 个月,应单用 WBRT。

注:WBRT 常规治疗方案为:30Gy/10/×2 周。

SRS:通常适用于直径小于 3cm 病灶。

(2) 多发性脑转移(>3 个脑转移灶)

1) 对于多发性脑转移患者,如其病灶数量较少,应予 WBRT 联合或不联合 SRS 治疗。

2) 对于神经系统状况较差者,可考虑采用疗程缩短的快速放疗(如:20Gy/5 次/周)。

3) 如果单个病灶引起危及生命的肿瘤压迫症状、出血或脑积水,应考虑姑息性手术。

2. 化学治疗:对原发灶化疗敏感的转移瘤(如生殖细胞肿瘤、小细胞肺癌等)可考虑化疗。

3. 靶向治疗:靶向药物对于实体瘤脑转移的治疗显示出一定前景(如:TKIs 在 EGFR 突变的小细胞肺癌、拉帕替尼在 HER-2 过表达的乳腺癌等)。

4. 对症治疗

(1) 皮质类固醇治疗:皮质类固醇可用于肿瘤周围水肿或颅内压升高而出现局灶性功能障碍、头痛或其他症状的患者。皮质类固醇可恢复血-脑屏障的完整性,从而减轻脑水肿。用法:首次给予静脉给予 10mg 负荷剂量后 16mg/d 分 2~4 次经静脉或口服给药。若脑水肿明显患者可考虑 20% 甘露醇 125ml 静脉滴注每 8~12 小时一次,或甘油果糖静滴缓解脑水肿。皮质类固醇的不良反应为剂量依赖性,因此应逐渐减量至能够改善症状的最低剂量。同时,注意对血糖、胃肠道的影响。

(2) 抗惊厥治疗：在所有脑肿瘤患者中，有20%~40%患者确诊前有癫痫发作，这些患者需使用抗癫痫药物。另有20%~40%患者随着病情进展也会出现癫痫发作。目前尚无证据支持对没有癫痫发作的患者行预防性抗惊厥治疗。

【疗效标准及预后】

1. 疗效标准见附录五。
2. 预后：总体预后不良。未治疗的脑转移瘤患者中位生存期为1个月，皮质类固醇治疗患者中位生存期可延长至2个月。联合WBRT后可延长至4~6个月。对于单发脑转移瘤，颅外病灶局限，可手术或SRS联合WBRT患者生存期可达10~15个月。

预后因素：年龄、体力状况（KPS评分）、原发肿瘤类型、脑转移病灶数、脑转移灶可手术切除、颅外转移、原发肿瘤确诊至出现脑转移的时间是影响预后的主要因素。

【随诊】

应坚持随诊。随诊时应重点观察患者有无颅内压增高及神经系统损害的症状及体征，必要时可行MRI检查。每3个月进行一次MRI检查直至1年。

(秦　凯　张孟贤　胡国清)

六、椎管内肿瘤

椎管内肿瘤（intraspinal tumors）是指生长于脊髓本身及椎管与脊髓相邻近组织结构的原发肿瘤及转移瘤。男性略多于女性，以20~40岁成人为多，年发病率为0.74/10万，占中枢神经系统肿瘤的2%~4%。

【病理】

脊髓内肿瘤主要为星形细胞瘤及室管膜瘤，约占全部脊髓肿瘤的20%；硬膜下肿瘤，多为良性脑膜瘤，其发病率占椎管内肿瘤的70%~80%。

【诊断】

（一）临床表现

患者可有感觉、运动障碍，反射异常，自主神经功能障碍的表现。

（二）特殊检查

1. 影像学检查

（1）MRI 检查：椎管内可见肿瘤阴影，椎体骨质破坏，脊髓受压变形。MRI 是椎管内肿瘤诊断的"金标准"，能从矢状面显示肿瘤与脊髓的关系，更有定位及定性价值。

（2）增强 CT 检查：髓内肿瘤表现为脊髓增粗、蛛网膜下腔变窄；髓外硬脊膜下肿瘤显示脊髓移位、变形，蛛网膜下腔在肿瘤侧明显扩大，在肿瘤对侧变窄；硬脊膜外肿瘤显示脊髓移位、变形及双侧蛛网膜下腔变小。

（3）X 线检查：可见椎管内肿瘤阴影，椎体破坏。

2. 细胞学检查：脑脊液细胞学检查可明确细胞学类型。

3. 组织病理学检查：活检及术后病理组织学检查可确诊，并明确肿瘤的病理类型。

4. 脑脊液检查及动力学试验：常见蛋白质含量增高而细胞数正常。动力学检查可判断梗阻程度。

（三）诊断要点

患者存在脊髓压迫定位症状及体征，影像学提示椎管内占位病变即可临床诊断。脑脊液细胞学阳性可行细胞学诊断。确诊依靠活检或术后病理组织学检查。

（四）鉴别诊断

1. 颈椎病：患者多为中年以上患者，病程长，感觉障碍平面不规则，影像学检查可见椎体唇样增生。

2. 脊髓蛛网膜炎：多有感染病史，CT 及 MRI 检查无肿瘤阴影。

3. 腰椎间盘突出症：多有慢性腰痛史，影像学检查见压迫物在椎间隙平面。

【治疗】

（一）治疗原则

以手术切除为主。

（二）治疗方法

1. 手术治疗：是椎管内肿瘤最有效的治疗方法。

对于有症状的、MRI 诊断明确的椎管内肿瘤（如：室管膜瘤、WHO Ⅰ级的脑膜瘤、血管网状细胞瘤、神经鞘瘤和 WHO Ⅰ级的星形细胞瘤等），首选手术切除，且尽量达到 R0 切除；对于完全切除的患者，5 年局控率可达 90%；对于 MRI 诊断不明或考虑恶性肿瘤的患者，首选手术治疗或活检明确诊断；不能完全切除的肿瘤可行部分切除，外减压术，并行活检；对于肿瘤进展或复发的患者，再次手术切除仍是首选治疗。

2. 放射治疗：放射肿瘤不作为椎管内肿瘤的首选治疗。对于切除不彻底或有浸润倾向的患者或活检术后、肿瘤复发或进展后无法手术的患者，应考虑放疗。

（1）神经鞘瘤和脑膜瘤，肿瘤量 4500cGy。

（2）血管瘤：肿瘤量 2000~3000cGy。

（3）星形细胞瘤照射野上下各放 2.5~5cm，转移瘤各放半个椎体，肿瘤量应以不超过脊髓耐受量为宜，推荐剂量（4500~5000）cGy/（5~6）周。

（4）分化差的多灶性室管膜瘤及恶性淋巴瘤应采用全神经系统照射技术。

3. 化学治疗：椎管内肿瘤的化疗目前缺乏证据，对于存在手术和放疗禁忌证时，可考虑挽救性化疗，目前尚缺乏标准化疗方案，可参考目前正在进行的临床试验方案。

对于多形性胶质母细胞瘤，恶性淋巴瘤及化疗敏感的肿瘤可行全身化疗及鞘内注射。具体方案见相应疾病治疗。

4. 观察：对于 MRI 诊断明确、无症状的椎管内肿瘤，特别是 WHO 分级 Ⅰ 级的脑膜瘤和外周神经鞘瘤可考虑观察，定期随访。

【疗效标准及预后】

1. 疗效标准见附录四。

2. 预后:良性肿瘤经手术切除75%可获痊愈,椎管内肿瘤总的10年生存率可达64%。肿瘤的病理类型、有无截瘫、治疗方法是影响预后的重要因素。

【随诊】

随诊时间越长越好。应注意观察患者的感觉及运动功能有无障碍,定期行MRI检查。

(秦　凯　张孟贤　胡国清)

第十三章 骨及软组织肿瘤

一、骨肿瘤

原发于骨的恶性肿瘤可分为四大类型,一般认为它们对化疗的敏感程度从高至低依次为:尤文肉瘤、骨肉瘤、骨恶性纤维组织细胞瘤和软骨肉瘤。每一种类型骨肿瘤的临床表现、对化疗的疗效和预后等方面均有差异。主要表现均是骨疼痛,易发生肺转移及其他部位的骨转移。未经治疗的骨肿瘤预后与它们对化疗的敏感程度呈反比,化疗敏感度越高预后越差。本节主要讨论骨肉瘤及尤文肉瘤。

骨 肉 瘤

骨肉瘤(Osteosarcoma)是由肉瘤性成骨细胞及其产生的骨样组织为主要结构的恶性肿瘤,是最常见的原发于骨的肿瘤。发病年龄多在10~25岁,男性多于女性。骨肉瘤常发生于未成熟长骨的干骺端,2/3的肿瘤位于膝关节附近,其中的2/3位于股骨远端,其他如胫骨的近端和肱骨的近端。最常发生远处转移的部位是肺,其次是骨。

【病因】

骨肉瘤的病因尚不明确,但有几种危险因素已被确定,包括遗传因素、放射治疗及化学治疗的因素、以前曾经有良性疾病及肿瘤、外伤及矫形植入物等因素。

【病理】

骨肉瘤按组织分类可以分为骨母细胞型(成骨细胞型)、软骨母细胞型(成软骨细胞型)、成纤维细胞型(成纤维细胞型)、混合型、血管型等。

【诊断】

(一) 临床表现

1. 症状:骨肉瘤最常见的临床表现是疼痛,疼痛在早期较轻,为暂时性或间歇性的隐痛,以后逐渐加重,变为持续性的疼痛,最后可以变为剧烈疼痛,疼痛以夜间较明显。如肿瘤侵犯临近的关节,使关节出现不同程度的功能受限,表现为屈伸疼痛和受限,以及跛行等。10%~20% 骨肉瘤在初次诊断时已有远处转移,其中90% 转移到肺。骨肉瘤发生肺转移,可表现为咳嗽、咯血及胸痛等症状。

2. 体征:局部肿胀,早期可无肿胀或有轻度肿胀,以后逐渐加重。肿块的质地因肿瘤类型不同而不一样。局部压痛明显。病理性骨折可出现肿胀、疼痛、畸形和异常活动症状。

(二) 特殊检查

1. 影像学

(1) X 线:根据 X 线片表现,骨肉瘤可分为成骨型、溶骨型和混合型3个类型。其在 X 线片中的表现为:①成骨型,主要表现为不规则的骨质硬化,可呈毛玻璃样密度增高、云雾状、片状及团块状肿瘤新骨形成。②溶骨型,主要表现为骨质破坏,可为斑片状、虫蚀状,亦可为巨大溶骨区或破坏大部分骨松质。③混合型,是上述两型的混合,既有骨质的硬化、增生,又有骨质的破坏。除了骨质改变以外,还可以出现骨皮质的改变,骨膜反应(表现为典型的袖口征)及软组织肿块。

(2) CT:CT 检查的主要表现与 X 线片一样。但其显示更清楚,可以同时显示肿瘤在骨髓内外的生长范围及侵犯神经血管的情况。CT 血管造影术(CTA)可以更好地显示肿瘤与周围血管的关系。胸部 CT 平扫是推荐的标准检查方法,因肺部是骨肉瘤患者最常见的转移部位。

(3) MRI:MRI 检查可以了解肿瘤与周围软组织特别是神经、血管、关节等的关系,指导手术及放疗,是最佳影像学检查方法。

(4) 超声波检查:腹部彩超是常规检查,包括肝胆脾胰、腹膜后、肾上腺等部位,了解有无肿瘤转移,如有可疑或确定转移灶,需进一步进行腹部 CT 检查,以利于后期评估比较。

(5) 全身骨扫描(SPECT):病变骨部位在骨扫描显像中多表现为放射性异常浓聚,相比于 X 线片检查,可以较早发现骨骼病变,并有助于判断是否有跳跃性病变及其他处骨转移病变。

(6) PET:除了可以了解肿瘤的部位、与周围组织的关系,还可以了解潜在转移病灶的情况。用于治疗前全面检查,也用于评估化疗疗效。PET 上显示的疗效与病理学上显示的肿瘤坏死有高度的一致性。

2. 组织病理学手术:切除后标本均应常规进行组织病理学检查,以进一步确定诊断。新辅助化疗前也需取组织活检,明确诊断后行针对性化疗。

(三) 实验室检查

血清碱性磷酸酶(AKP)和乳酸脱氢酶(LDH)在骨肉瘤病人中往往增高,AKP 升高可帮助诊断骨肉瘤和监测治疗后的肿瘤复发情况。AKP 与 LDH 的高低常常与疗效和预后有一定的关系。

(四) 诊断与分期

1. 诊断要点:临床上根据患者的年龄、症状和体征,结合影像学检查即可以确立临床诊断。最后确诊必须通过组织病理学检查。胸部影像学检查很重要,一经确诊为骨肉瘤,胸部 CT 检查是推荐的标准检查。

2. 分期

(1) 骨肿瘤的 TNM 分期(AJCC,2010 年第 7 版)

T　　原发肿瘤

Tx　　不能评估原发肿瘤

T0　　未发现原发肿瘤

T1　　肿瘤最大径≤8cm

T2　　肿瘤最大径>8cm

T3　　在原发部位有非连续的肿瘤

N　　局部淋巴结转移

Nx　　不能评估局部淋巴结转移

N0　无局部淋巴结转移
N1　有局部淋巴结转移
M　远处转移
M0　无远处转移
M1　有远处转移
M1a　肺转移
M1b　其他远处转移
G　病理学分级
Gx　不能评估病理学分级
G1　高分化
G2　中分化
G3　低分化
G4　未分化
(注:尤文肉瘤分入 G4)
R　残存肿瘤
Rx　不能评估残存肿瘤状态
R0　没有残存肿瘤
R1　显微镜下残存肿瘤
R2　肉眼残存肿瘤

(2) 骨肿瘤的临床病理分期

I_A 期　　T1,N0,M0,G1~2、Gx
I_B 期　　T2~3,N0,M0,G1~2、Gx
II_A 期　　T1,N0,M0,G3~4
II_B 期　　T2,N0,M0,G3~4
III 期　　T3,N0,M0,G3~4
IV_A 期　　任何 T,N0,M1a,任何 G
IV_B 期　　任何 T,N1,任何 M,任何 G
　　　　　任何 T,任何 N,M1b,任何 G

【鉴别诊断】

骨肉瘤有时需与急性与慢性骨髓炎、骨结核、骨关节炎等良性疾病相鉴别,同时亦须排除其他部位原发恶性肿瘤的骨转移癌。

【治疗】

(一) 治疗原则

对于高分化的骨肉瘤,手术治疗是主要的治疗方法。对于中低分化的骨肉瘤需要进行多学科的联合治疗,即术前 3~4 周期以阿霉素为主的联合化疗,然后进行根治性手术,根据术后病理判定肿瘤坏死情况再进行术后化疗,如坏死率达 90% 以上,可沿用术前化疗方案,否则需选择更大强度化疗方案,如术后残留或肿瘤侵犯临近软组织,以及切缘不够者,术后还需补充放疗。

(二) 治疗方法

1. 手术治疗:手术治疗是治疗骨肉瘤的主要方法之一,通常采取截肢术,关节离断术、保留肢体的手术及组织重建。

2. 化学治疗:骨肉瘤单纯手术治疗(截肢术或保留肢体手术)其 5 年无病生存率均小于 20%。有 80% 的患者在术后 6~12 个月内就可能出现为肺和骨的转移。化疗可用于手术前后及姑息治疗。辅助化疗的主要目的是消灭微小转移病灶。术前化疗可以使肿瘤缩小,以利手术进行。姑息化疗可减轻症状,延长生存期。

(1) 一线方案:治疗骨肉瘤的四个标准单一药物为:顺铂(DDP)、多柔比星(ADM)、异环磷酰胺(IFO)和大剂量的甲氨蝶呤(MTX)。一般联合应用,推荐如下一些方案。

1) AP 方案:

多柔比星,$90mg/m^2$,中央静脉导管持续 96 小时静脉输注;

顺铂,$120 mg/m^2$,动脉内(对原发肿瘤)或静脉给药,第 6 天;DDP 使用前后注意水化处理,实际应用中也可将 DDP 总量分 3 天静脉给药;

每 3~4 周重复一次。

注:此方案骨髓抑制强烈,注意粒细胞集落刺激因子(G-CSF)支持治疗。

术前应进行 3~4 个周期化疗,术后化疗根据原发肿瘤的反应情况而定。肿瘤坏死 90% 或以上者,术后可继续原方案化疗3~6个周期,直到多柔比星的累积剂量达到600~800mg/m²。

2)大剂量AI方案(如果必须提早停止顺铂,可换为此方案):

多柔比星(ADM),75mg/m²,静脉滴注,72小时持续滴注;

异环磷酰胺(IFO),2g/m²,>2小时静脉注射,连用5天;

美司钠(Mesna),1200mg/m²,每天的剂量分成3次静脉注射(400mg/m²,每4小时一次,每天3次,从IFO开始输注开始,即IFO的0、4、8小时输注);

注意G-CSF支持治疗;

每3~4周重复。

初次化疗之后,如果术后病理提示坏死的肿瘤细胞不到90%,也可换用大剂量MTX方案或大剂量AI方案。

3)大剂量MTX方案:

MTX,3~20g/m²静脉滴注,注意碱化尿液,监测MTX血药浓度,根据MTX血药浓度调整下一周期MTX用药剂量;

CF,12~16mg/m²静脉注射进行解毒,MTX开始后2~24小时,每6小时一次,连用12次;可根据MTX血药浓度调整CF用量。

注意G-CSF支持;

每3~4周重复。

(2)其他二线方案

1)吉西他滨(GEM)+多西他赛(DOC):

吉西他滨,1000mg/m²,静脉滴注,第1、8天;

多西他赛,75mg/m²,静脉滴注,第1天;

每3~4周重复。

2)IE方案:

IFO,3000 mg/m²静脉滴注(3小时),第1~4天;

美司钠,1800mg/m²,分3次于IFO的0、4、8小时静脉滴注;

VP-16,75 mg/m²静脉滴注(1小时),第1~4天;

每3~4周重复。

3. 放射治疗:骨肉瘤的放射治疗主要用于不能手术或拒绝手术的患者,也可以用于姑息治疗。放疗可以与化疗联合应用,先对受侵骨行全骨照射至50Gy以后,再缩野至原病变范围追加剂量至60Gy以上。如术后有镜下残留或肉眼残留,MRI或术中见肿瘤侵犯临床软组织,以及切缘不够者也需局部辅助放疗。另外,如肿瘤位于骨盆、脊柱等部位,因很难达到广泛的切除边界,术后也需辅助放疗。放疗剂量56Gy左右,如有肉眼残留或镜下残留,需大于60Gy。

【疗效标准及预后】

1. 疗效标准见附录四。
2. 预后

(1) 预后:骨肉瘤的预后较差,术后5年生存率仅20%左右,术后很容易出现肺转移,其从诊断到转移的时间平均为10个月,从发现转移到死亡的时间为6个月。近年来由于化疗水平的提高及有效化疗药物的应用,特别是综合治疗的开展,5年生存率提高到60%~80%。

(2) 影响预后的因素:决定预后的因素有骨肿瘤的组织学性质、恶性程度、部位、大小、生长速度、X线表现、患者的年龄和性别、有无病理性骨折及治疗方法等,肿瘤对术前化疗的反应是最重要的预后指标。LDH、AKP升高也是不利的预后因素。对于低度恶性骨肉瘤,手术切除范围是否足够是最重要的预后指标。

【随诊】

骨肉瘤治疗后每3个月应随诊检查一次,在复查时除仔细体检外,还应重点对肺部进行CT平扫检查,以了解有无肺转移。另外,可以定期检查血清碱性磷酸酶(AKP)的浓度,如果在随诊中血清AKP的浓度持续增高,则提示有肿瘤复发的可能。

尤 文 肉 瘤

尤文肉瘤(Ewing's sarcoma,又称尤因肉瘤)是骨的一种高度恶性小圆细胞肿瘤。为儿童和青少年常见的骨恶性肿瘤,发病率仅次于骨肉瘤。男性发病略多于女性。多发生于四肢长骨,如股骨、胫骨、腓骨、尺骨和足部各骨,其次是髂骨和肋骨。

【诊断】

(一) 临床表现

1. 症状:局部疼痛和肿胀是尤文肉瘤常见的症状。初发时较轻微,呈间隙性,随着病情的发展逐渐加重,有时为放射痛。

2. 体征:局部有软组织肿块,其生长很快。局部压痛较多见。

(二) 特殊检查

1. 影像学

(1) X线检查:尤文肉瘤在X线片上的主要表现为肿瘤多发生在骨干或干骺端,累及范围较广,骨髓腔内出现斑片状骨质破坏。骨质呈虫蚀样骨破坏,由内向外骨膜呈葱皮样改变,伴软组织块影。当骨膜新生骨被破坏时,可出现袖口征并伴小的放射状骨针。

(2) CT检查:在CT上显示为源于骨组织的软组织肿块,骨质广泛破坏。并可以确定肿瘤侵蚀骨皮质及骨松质的范围和显示软组织浸润及转移病灶。已确诊的尤文肉瘤患者需行胸部CT检查,以了解有无肺转移。

(3) MRI:MRI可见瘤体处广泛性骨质破坏,呈软组织肿块影。

(4) 彩超、SPECT、PET等影像学检查:见骨肉瘤部分。

2. 组织病理学:正确的诊断必须依靠组织活检。手术后的标本常规行病理检查。

(三) 实验室检查

尤文肉瘤的患者常出现白细胞增多,血红蛋白降低及红细胞沉降率快。

(四) 诊断与分期

1. 诊断要点:尤文肉瘤的确诊必须经过病理诊断。在术前可以根据患者的发病年龄及临床表现,同时经影像学检查符合尤文肉瘤诊断标准的可以确定临床诊断。

2. 分期:见骨肉瘤分期部分。

【治疗】

(一) 治疗原则

尤文肉瘤的治疗以综合治疗为主。由于放疗、化疗对于尤文肉瘤均较敏感,且已取得较好的疗效,手术治疗已越来越少。在确诊为尤文肉瘤后,常先用化疗作为诱导治疗,继之采用放疗或手术治疗,然后继续巩固化疗一段时间。但在不能确诊时,手术切除肿瘤送病理检查以明确诊断有着很重要的价值。此外,经放疗和化疗后仍有肿瘤残存时,最好能手术切除原发病灶。

(二) 治疗方法

1. 放射治疗:尤文肉瘤对放射治疗较敏感,其与化疗相配合不仅疗效好,而且肢体功能保持良好。放射治疗先大野照射。如病变在长骨,射野应包括两端可见病灶外3cm;如病变在扁平骨,则射野应包括受侵的全骨。大野照射剂量为30~35Gy。然后缩小照射野至原病变范围,追加剂量20Gy。

2. 化学治疗:化学治疗是尤文肉瘤综合治疗不可缺少的治疗方法。单一有效的药物有:环磷酰胺(CTX)、多柔比星(ADM)、放线菌素D(ACT-D)、异环磷酰胺(IFO)及长春新碱(VCR)等。联合化疗是最常用的方法。

常用的联合化疗方案:

(1) 大剂量VAI方案

长春新碱:2mg,第1天;

多柔比星:75mg/m^2,持续72小时持续静脉滴注给药;

异环磷酰胺:2.5g/m^2,2~3小时静脉注射,每天一次,连用4天;

美司钠:500mg/m^{2}与第1天的IFO混合应用,另外1500mg/m^{2}溶于2000ml碱性溶液中,连续24小时静脉滴注,连用4天;也可采用500mg/m^2,于IFO的0、4、8小时静脉滴注,连用4天;

G-CSF支持;

每3周重复一次。

(2) CyVADIC 持续输注方案

环磷酰胺:600mg/m²,静脉注射,第 1 天;

长春新碱:1.4mg/m²(最大剂量 2mg),静脉注射,每周 1 次,连用 6 周,然后用于每 1 个周期的第 1 天;

多柔比星:60mg/m²,持续 96 小时中央静脉导管插管滴注给药;

达卡巴嗪:1000mg/m²,与多柔比星混合于同一个药袋或药泵中,持续 96 小时静脉滴注;

每 3~4 周重复一次。

(3) VAC/IE 交替方案化疗

1) VAC 方案:

长春新碱,1.5m g/m²,静脉注射,第 1 天;

多柔比星,75mg/m²,静脉注射,第 1 天;

环磷酰胺,1200mg/m²,静脉注射,第 1 天。

2) IE 方案:

异环磷酰胺,1800mg/m²,静脉注射,每天 1 次,连用 5 天;

美司钠,360mg/m²,于 IFO 的 0、4、8 小时静脉注射,连用 5 天;

依托泊苷(VP-16),100mg/m²,静脉注射,每天 1 次,连用 5 天;

每 3 周 VAC 与 IE 方案交替使用。

3. 手术治疗:见骨肉瘤。

【疗效标准及预后】

1. 疗效评价见附录四。

2. 预后:单纯手术治疗预后差,5 年生存率不到 10%。20 世纪 80 年代以来采用综合治疗方法,疗效明显提高,5 年生存率上升到 50% 以上。肿瘤的大小,解剖部位(是外围的还是中央的),初次诊断时是否有转移,肿瘤对化疗的反应是主要的预后指标。另外,LDH 升高、贫血、发热和性别为男性等也是预后不良的因素。

【随诊】

同"骨肉瘤"。

二、软组织肉瘤

发生于软组织的恶性肿瘤,均称为软组织肉瘤(soft tissue sarcoma)。软组织肉瘤是以来源于间质组织肿瘤性增殖为特征的一组疾病,软组织肉瘤可发生于任何年龄,以 20~50 岁为高发年龄。男性发病略多于女性。最常见的发病部位是四肢、躯干、腹膜后和头颈部的软组织。根据肿瘤向正常组织分化的倾向,软组织肉瘤可分为 50 多种类型,来源广泛,包括纤维组织、脂肪组织、平滑肌组织、横纹肌组织、间皮组织、滑膜组织、血管和淋巴管组织及神经组织等。

【病因】

软组织肉瘤目前认为不是单一因素所致。可能引起软组织肉瘤的因素有先天性畸形、家族性遗传、异物刺激、化学物质刺激、病毒因素、创伤学说、内分泌因素和放射线因素。

【病理】

软组织肉瘤的病理很复杂。一般根据来源的不同分为纤维组织、脂肪组织、平滑肌组织、横纹肌组织、间皮组织、滑膜组织、副神经节组织、多功能间叶组织及其他来源的软组织肉瘤。

【诊断】

(一)临床表现

软组织肉瘤的主要表现是局部肿块,因肿瘤的部位不同而表现不同的症状。位于浅表部位的患者可以触及肿块;位于深部者出现症状较晚;发生于胃肠道者可能引起胃肠梗阻及便血等症状。软组织肉瘤的形状、大小很不一致,可为圆球形或橄榄球形,小者直径 1~2cm,大者 20~30cm,甚至更大。

部分软组织肉瘤可发生疼痛,疼痛的强度与肿瘤的来源、大小和部位有关。平滑肌肉瘤常有疼痛,滑膜肉瘤和横纹肌肉瘤可有疼痛或无疼痛。脂肪肉瘤大多无疼痛。肿瘤破溃及合并感染者多有疼痛。

(二)特殊检查

1. CT 和 MRI 检查:由于 CT 或 MRI 检查具有较高的密度

分辨率和空间分辨率,可以较清楚地显示软组织肿块。不同类型的软组织肉瘤有一定的表现,在临床上可以初步诊断。MRI检查对于肢体、腹腔及腹膜后的软组织肿瘤有较好的分辨率,可以区分肿瘤与周围软组织的关系,是首选的检查方法。

2. 细胞学检查:细胞学检查简单易行。在临床上发现肿块难以定性时,可行细针穿刺细胞学检查。当肿瘤位于体表并有破溃时可直接涂片或刮片进行细胞学检查。

3. 组织病理学:组织病理学检查准确可靠。组织学检查可采用粗针活检、切除部分活检及术中组织活检。取材部位以肿瘤组织边缘最佳,注意不要采取坏死组织。术中组织活检,应首先送冰冻切片检查,以便决定手术方式。对于深部肿瘤有区域淋巴结肿大者,可取淋巴结做病理检查。

(三)诊断与分期

1. 诊断要点:软组织肉瘤的确诊必须通过组织病理学检查。在进行病理分类的同时还应进行组织分化程度的分级。

2. 临床分期

(1) TNM 分期(AJCC,2010 年第 7 版)

T　　原发肿瘤的体积

Tx　　无法评估原发肿瘤的体积

T0　　原发肿瘤未扪及

T1　　原发肿瘤最大直径≤5cm

T1a　　浅表肿瘤

T1b　　深部肿瘤

T2　　原发肿瘤最大直径>5cm

T2a　　浅表肿瘤

T2b　　深部肿瘤

N　　区域淋巴结

Nx　　不能评估局部淋巴结

N0　　病理检查无淋巴结转移

N1　　有淋巴结转移

M　　远处血道转移

Mx　　不能评估远处转移

M0　无远处转移
M1　有远处转移
G　病理分级:
Gx　分化不清
G1　分化好(低度恶性)
G2　中分化(中度恶性)
G3　分化差(高度恶性)
R　残存肿瘤
Rx　不能评估残存肿瘤状态
R0　没有残存肿瘤
R1　显微镜下残存肿瘤
R2　肉眼残存肿瘤

另外需要描述有无淋巴及血管浸润。

(2) 软组织肉瘤的临床病理分期

I_A 期　T1a、T1b,N0,M0,G1、GX;
I_B 期　T2a、T2b,N0,M0,G1、GX;
II_A 期　T1a、T1b,N0,M0,G2、G3;
II_B 期　T2a、T2b,N0,M0,G2;
Ⅲ期　　T2a、T2b,N0,M0,G3;
　　　　任何 T,N1,M0,任何 G;
Ⅳ期　　任何 T,任何 N,M1,任何 G。

【治疗】

(一) 治疗原则

软组织肉瘤治疗的关键是早期发现和早期治疗,而获得理想效果则取决于首次治疗的正确性和彻底性。只有这样才能控制其局部复发和远处转移,并最大限度地保存机体的功能。软组织肉瘤的治疗首先应行局部广泛切除,术后再进行局部放疗及全身辅助化疗。对于手术切除有困难的病例,可以先进行化疗,待肿瘤缩小后再手术切除。放射治疗对于不能手术的原发软组织肉瘤也有一定的疗效,如能配合化疗可以在相当程度上提高疗效。

(二) 治疗方法

1. 手术治疗：手术治疗是治疗局部软组织肉瘤最主要的治疗方法。对于软组织肉瘤，要在最大可能保留机体功能的前提下，做最适度的手术切除，以保证患者的生活质量。对于局部复发的肿瘤或孤立的转移灶，积极手术切除也可以取得较好的效果。

2. 化学治疗：化学治疗是软组织肉瘤综合治疗的一种手段。对于肿瘤体积较大、恶性程度较高的软组织肉瘤，术前化疗可以使肿瘤缩小，提高切除率，避免截肢手术。对于恶性程度高的软组织肉瘤，术后短期内化疗可能减少远处转移，提高生存率。目前主要以联合化疗为主。

(1) 常用的联合化疗方案有

1) 大剂量 AI 方案：

多柔比星，75 mg/m^2，72 小时连续静脉滴注；

异环磷酰胺，2.5 g/m^2，持续 2~3 小时，第 1~4 天；

美司钠，500mg/m^2 与第 1 天的异环磷酰胺混合应用，另外 1500 mg/m^2 溶于 2000ml 碱性溶液中，连续 24 小时静脉滴注，连用 4 天；或 500mg/m^2，于 IFO 的 0、4、8 静滴，连用 4 天；

G-CSF 支持，第 5 天开始；

每 3~4 周重复 1 次。

用于治疗小圆细胞肿瘤（如尤文肉瘤、横纹肌肉瘤、原始神经外胚叶性肿瘤等）时，加长春新碱 2mg 于第 1 天。

2) 连续输注 CyADIC 方案：

环磷酰胺，600mg/m^2，静脉滴注，第 1 天；

多柔比星，60mg/m^2，连续 96 小时静脉滴注；

达卡巴嗪，1000mg/m^2 与多柔比星混合，连续 96 小时静脉滴注；

每 3~4 周重复 1 次。

3) 连续输注 ADIC 方案：

多柔比星，90mg/m^2，连续 96 小时静脉滴注；

达卡巴嗪，900mg/m^2，与多柔比星混于同一个药袋或药泵，连续 96 小时静脉滴注；

每3~4周重复1次。

4) MAID方案：

美司钠，8000mg/m² 连续96小时静脉滴注；

多柔比星，60mg/m² 连续72小时静脉滴注；

异环磷酰胺，6000mg/m² 连续72小时静脉滴注；

达卡巴嗪，900mg/m² 与多柔比星混于同一个药袋或药泵，连续72小时静脉滴注；

每3~4周重复1次。

5) CVADIC方案：

环磷酰胺，500mg/m² 静脉注射，第1天；

长春新碱，1.5mg/m² 静脉注射，第1、5天；

多柔比星，50mg/m² 静脉注射，第1天；

达卡巴嗪，200mg/m² 静脉滴注，第1~5天；

每3~4周重复。

6) GEM+DOC方案：

吉西他滨，900mg/m²，90分钟静脉滴注，第1天和第8天；

多西他赛，100mg/m²，第8天；

G-CSF支持；

3~4周重复。

多为二线使用，对于以往接受过强力化疗和盆腔照射的患者，两药的剂量均减少25%。

(2) 儿童横纹肌肉瘤可考虑交替化疗方案(VAC/IE)

1) VAC方案：

长春新碱，1.5mg/m²，每周1次，连用3周，2周期后仅第1天应用；

多柔比星，60~75mg/m²，连续48小时静脉滴注；

环磷酰胺，600mg/m²，每天1次，连用2天（同时应用美司钠）。

2) IE方案：

异环磷酰胺，1800mg/m²，每天1次，连用5天（同时应用美司钠）；

依托泊苷，100mg/m²，每天1次，连用5天。

VAC与IE方案化疗每3周交替1次,持续39周。

其他化疗药物对某些肉瘤有效,比如:血管内皮生长因子抑制剂对于腺泡软组织肉瘤;贝伐单抗加替莫唑胺对于孤立性纤维瘤;紫杉醇对于血管肉瘤;放线菌素D、长春新碱或依托泊苷对于儿童尤文肉瘤和横纹肌肉瘤。吉西他滨与多西他赛连用对子宫平滑肌肉瘤和某些血管肉瘤有效。黏液样脂肪肉瘤对trabectedin高度敏感(但国内尚未上市)。另外,一些口服靶向药物如伊马替尼、索拉菲尼、舒尼替尼等对某些病例有效,但未见大样本数据报道。

3. 放射治疗:过去认为软组织肉瘤对放射治疗不敏感,随着放射医学的发展和放疗技术设备的改进,目前认为大剂量放疗对大部分患者能够取得不同程度的疗效。尤其是对那些显微镜下所见的术后残留病灶,术后放疗能起很大的作用。放疗剂量应为65~70Gy,但照射中应注意对重要组织器官的保护。

术后患者如无严重疾患,切口愈合拆线有1~2周即可开始放疗。术后放疗的适应证:广泛性肿瘤切除术后仍有残留病变者;手术切除肿瘤周围正常组织太少,估计手术可能不彻底者;术后局部复发或有局部复发倾向者。照射范围应根据手术切除及肿瘤扩散的情况而定,一般照射野应超过手术范围5cm以上。先大野照射至靶区剂量50Gy/5周时,针对瘤床缩野照射,使局部剂量达到60~65Gy。由于软组织肉瘤也有较高的淋巴结转移率,因此需要邻近淋巴引流区的预防照射,预防剂量一般为55~60Gy。

单纯放射治疗主要适用于有手术禁忌证或拒绝手术的患者,多次复发不能再手术切除者,肿瘤巨大或已有淋巴结转移,可行姑息性放疗。照射野的范围应根据肿瘤的大小和病理类型来定。肿瘤直径<5cm,分级为G1,照射野超过肿瘤边缘5cm。肿瘤直径>10cm,分级为G2以上,照射野应超过肿瘤边缘10~15cm。对于肢体软组织肉瘤,照射野不能包括肢体的全周,必须保留一定的宽度和体积不被照射,以避免肢体发生严重的纤维化收缩,保留局部正常的血运和淋巴回流,对于未被肿瘤侵犯的整段长骨和全关节腔也要避免全照射。在大野照射50Gy后缩野至原肿瘤区,使局部剂量达到65~70Gy。局部缩野除用电子线外,通过组织间插植(^{192}Ir)近距离治疗也能取得很好的效果。近距离治疗使局部剂量提高而对周围正常组织损伤很小。

术前放疗可使一些生长迅速、放射敏感的肿瘤缩小,便于手术切除;可以减少局部复发的机会。照射范围同单纯放疗。靶区剂量(40~50)Gy/(4~5)周。休息2周后做手术。对于较大的肿瘤再加术后放疗,使总剂量达到65~70Gy。

【疗效标准及预后】

1. 疗效评价见附录四。
2. 预后:软组织肉瘤由于其不同的组织来源、生物学行为、分期和患者的一般情况,以及治疗方法不同,其预后有较大的差异。根据新的AJCC/UICC第7版分期,Ⅰ期5年生存率99%,Ⅱ期82%,Ⅲ期52%。相应的5年无病生存率Ⅰ期为78%,Ⅱ期为64%,Ⅲ期为36%。Ⅳ期5年生存率<10%,但Ⅳ期患者中有少部分可以根治。如果放弃治疗,Ⅳ期患者绝大部分在6~12个月内死亡,然而每个具体患者的生存情况有很大的差异,有些可缓慢发展很多年。滑膜肉瘤和横纹肌肉瘤均为高度恶性肿瘤,术后易出现局部复发和远处转移。滑膜肉瘤的患者75%在开始治疗后2年内死亡。横纹肌肉瘤5年生存率为12%~23%。脂肪肉瘤中分化差者5年生存率为32%,分化良好与黏液型则为75%~80%。纤维肉瘤多属低度恶性,如切除彻底,可以治愈。

【随诊】

软组织肉瘤的治疗后随诊,在2年内应每3~6个月检查一次。主要检查局部及区域淋巴结有无复发,肺、肝及其他部位有无转移。

(庄 亮 胡广原 胡国清)

第十四章 皮肤肿瘤

一、皮 肤 癌

皮肤癌(skin carcinoma)在我国发病率较低。在皮肤癌中以基底细胞癌最多见,占60%以上。

【病因】

1. 化学致癌物质:经常接触砷化物、焦油、沥青、苯并芘或二甲基苯甲蒽类化学物。

2. 紫外线照射:皮肤癌多见于长期从事野外工作的人群,且好发于头面、手背等易受阳光照射的暴露部位。

3. 电离辐射:长期从事放射工作并忽视防护措施易导致辐射性皮肤干燥,在此基础上易发生皮肤癌。少数接受放射治疗的患者,可能在若干年后于放射野内发生皮肤癌。

4. 癌前病变:烧伤瘢痕、经久不愈的皮肤慢性溃疡、瘘管及慢性炎症等在长期刺激下均易恶变为皮肤癌。

5. 遗传因素:某些基因缺陷性疾病伴发皮肤癌的危险性增高,如患有白化病、着色性干皮病和痣样基底细胞癌综合征,但关于癌基因与皮肤癌发生的关系目前尚未不十分清楚。研究发现基底细胞癌的发病与 Hedgehog pathway 通路所涉及的多个基因变异有关,其中最常见的是 PTCH1 基因。此外,P53 肿瘤抑制基因突变及 ras、fos 等癌基因突变现象也常在皮肤癌中发生。

【病理】

1. 基底细胞癌:基底细胞癌是皮肤癌最常见的类型之一,发展慢,主要呈局部浸润性生长,一般不发生区域淋巴结转移。基本病理特点,肿瘤细胞成巢状聚集,细胞形态大小均匀,细胞核异型性少见,胞质少,嗜碱性蓝染,类似于基底细胞;周边细胞呈栅栏状排列,肿瘤团块与周围基质间常有裂隙。

2. 鳞状细胞癌:鳞状细胞癌可浸润至真皮层或真皮下层。真皮内可见浸润性鳞状细胞团块,伴有不同比例的非典型细胞及角化不良细胞。按细胞分化程度可分为Ⅰ~Ⅳ级。鳞状细胞癌易转移至区域淋巴结,发生血道转移者罕见,肺为最常见的转移部位。

3. 皮肤原位癌:皮肤原位癌癌灶局限于表皮层内,基底膜完整无损。

4. 乳腺外佩吉特(Paget)病:表皮内可见细胞体积较大,呈圆形或椭圆形、胞质丰富而透亮、核大而染色深的特殊细胞,它可散在分布亦可聚集成巢状。目前多数学者认为本病原发于大汗腺癌,癌细胞在基层和基底膜间向表皮浸润,形成 Paget 细胞,故本病实系大汗腺癌向表皮内扩散的结果,并非属皮肤原位癌。

【诊断】

(一) 临床表现

1. 基底细胞癌:基底细胞癌常发生于面部尤其是上唇部,也可发生于任何其他部位,但多发生在头面等光暴露部位。此病早期表现为淡黄色或粉红色略高出皮面的小结节,表面光滑、伴有毛细血管扩张、质地硬、常有疼痛和压痛。病灶部位较深者,其表面皮肤略呈凹陷,失去正常皮肤的色泽和纹理,后表面出现鳞状脱屑片,反复结痂,表面出现糜烂、渗血。中央可形成溃疡,似虫蚀样。根据皮损颜色为皮色或黑色,可以分类为色素型和非色素型。结合病理,较为公认的临床分型有:结节型、浅表型、硬斑病样型、囊肿型、基底鳞癌性、微结节型、Pinkus 纤维上皮瘤。结节型最常见,常中央有溃疡,多见于头面部。微结节型和硬斑病样型相对少见,但也多见于头面部。浅表型多发生于躯干。

2. 鳞状细胞癌:常见于 50 岁以上的老年人,多发生于皮肤黏膜交界处。早期鳞状细胞癌与基底细胞癌相似,一般为红斑样皮损,伴有不同程度的鳞形脱屑和痂皮形成,临床上常难以鉴别。但鳞状细胞癌常在老年性角化过度、慢性溃疡及烧伤瘢痕等病变的基础上发展而来,表现为红色、坚硬、高出皮面的结节;当其表面角质层脱落后即出现红色的糜烂面,伴有渗液、渗血,起初糜烂面可愈合结痂,但不久痂皮脱落而再出现糜烂面;当病灶向深部浸润形成边缘略隆起的溃疡,基底高低不平,呈红色颗粒状,常伴有坏死组织及肉芽样增生。肿瘤质脆,有继发性感染时常伴有恶臭的分泌物。其恶性程度较基底细胞癌者高,发展较快,向深处浸润可达肌肉和骨骼。易发生区域淋巴结转移,如耳前及(或)颌下淋巴结,晚期可发生内脏转移。

3. 皮肤原位癌:又称 Bowen 病,30 岁之前少发,好发年龄60 岁以上,女性更多见,部位以下肢更常见,占 60%~85%。发生在受阳光照射的暴露部位者多为单发,亦可有 2~3 个病灶,表现为淡红色或暗红色稍隆起的皮损,表面有少许脱屑及痂皮,病灶逐渐扩大呈边缘清楚的圆形成环状丘疹,覆以棕色或灰色厚痂,很少发生溃疡。病程发展缓慢,可持续数年,若未经治疗,可最终演变成浸润癌,继而发生区域淋巴结转移。

4. 乳腺外 Paget 病:一种少见的以表皮内具有透明胞质的 Paget 细胞为特征的皮肤恶性肿瘤。好发于肛周、会阴、外生殖器等部位,个别发生在腋窝。病灶多为单个,少数为多发。病灶边界清楚,直径大小 0.5~10cm 不等,呈褐色或淡褐色,中央潮红、糜烂,其表面覆以少许鳞屑或痂皮。发生于肛周及会阴部者可呈疣状或乳头状瘤样突起,病人常感局部瘙痒、刺痛或灼痛,溃破后并发出血。

(二) 特殊检查

进行组织病理学、细胞学、X 线摄片或核素扫描、B 超或 CT 等检查,以明确病理类型及病变范围。

(三) 诊断要点

早期皮肤癌多表现为红斑或高出皮面的丘疹样皮损,表面常伴有鳞形脱屑或痂皮形成。局部刮片或印片经细胞学初步诊断,最后确诊需行活体组织病理学检查。

(四) 鉴别诊断

结节型基底细胞癌最常见,要与色素痣、脂溢性角化、毛发上皮瘤等鉴别诊断。躯干最常见的浅表型基底细胞癌要与皮炎湿疹、硬斑病、鲍温病等鉴别诊断。鳞状细胞癌要注意和慢性肉芽肿、非特殊性溃疡、光线性角化病、角化棘皮瘤及基底细胞癌区别。特别是癌前皮肤病有恶化成鳞状细胞癌的可能性时,要做组织病理学检查。

(五) 分期

美国癌症联合会(AJCC)皮肤癌分期(2010)(适用于基底细胞和鳞状细胞癌)

T 原发肿瘤

Tx 原发肿瘤无法评估

T0 无原发肿瘤证据

Tis 原位癌

T1 肿瘤最大径≤2cm 且少于 2 个高危特征

T2 肿瘤最大径>2cm 或肿瘤任何大小但具有 2 个或 2 个以上高危特征

T3 肿瘤侵犯上颌骨、下颌骨、眼眶、颞骨

T4 肿瘤侵及骨骼(中轴骨或四肢骨)颅底神经受侵

(注意:如多个肿瘤同时发生,T 分期时以最大径者为准,但要在括号内标明分散的肿瘤数目)

N 区域淋巴结

Nx 区域淋巴结无法评估

N0 无区域淋巴结转移

N1 单个同侧淋巴结转移,且最大径≤3cm

N2

N2a 单个同侧淋巴结转移,最大径>3cm 但<6cm

N2b 多个同侧淋巴结转移,最大径<6cm

N2c 双侧或对侧淋巴结转移,最大径<6cm

N3 转移淋巴结>6cm

T 分期高危特征:

浸润深度>2mm

Clark 分级≥Ⅳ

周围神经侵犯

解剖部位:耳、无毛发被覆的唇
分化:分化差或未分化
M 远处转移
Mx 远处转移无法评估
M0 无远处转移
M1 有远处转移
0 期　TxN0M0
Ⅰ 期　T1N0M0
Ⅱ 期　T2N0M0
Ⅲ 期　T3N0M0
　　　T1N1M0
　　　T2N1M0
　　　T3N1M0
Ⅳ期　T1N2M0
　　　T2N2M0
　　　T3N2M0
　　　任何 TN3 M0
　　　T4 任何 N M0
　　　任何 T 任何 N M1

【治疗】

(一)治疗原则

治疗皮肤癌的方法较多,包括药物、冷冻、激光、电灼、外科手术及放射治疗等。选择治疗方法取决于肿瘤的病理类型、部位和侵犯的广泛程度及以往治疗的情况。头面部皮肤对放射线耐受量较高,血运丰富。鳞状细胞癌和基底细胞癌较敏感,早期病变,尤其是生长在鼻、眼、脸附近时,广泛手术易导致功能缺损,故适于放射治疗。在远离重要器官的早期皮肤癌,应采取手术切除法。晚期病变,对放疗抗拒性较高,尤其侵犯深层的骨骼或软组织时,单纯放射治疗难以根治,必须与手术综合治疗。

(二)治疗方法

基底细胞癌的治疗目的是治愈肿瘤以及最大限度的保留功能及外观。首选手术切除。由于基底细胞癌是连续性侵袭性生长的肿瘤,是 Mohs 显微描记手术的适应证。如果基底细胞癌发生在躯干、四肢且面积较小,可以考虑外扩 4~6mm 切除肿物,躯干部位的皮损且大于 2cm,切缘可外扩 10mm,术后全面病理检测切缘。如果患者由于各种客观原因无法接受手术,可以选择放射治疗。小于 2cm 的肿瘤推荐放射量为 64Gy/32F、55Gy/20F、50Gy/15F、35Gy/5F,大于等于 2cm 的病变推荐 66cGy/33F、55Gy/20F。对于硬斑病样型或微结节型等易复发、侵袭性强的基底细胞癌,建议术后追加放射治疗。对于不适合手术及放疗的患者可考虑冷冻疗法及光动力疗法,也可使用氟尿嘧啶、咪喹莫德、乙酰丙酸等外用。

皮肤鳞状细胞癌尚未发生转移,且分化较好者,首选手术治疗,切除组织应送病检,判断是否切除完全,必要时加淋巴结清扫;对于年老体弱者,或有手术禁忌,或癌已侵犯软骨或骨骼,或有淋巴结转移的患者可予以放射治疗。

皮肤原位癌首选手术治疗(Mohs 手术效果最好);皮损较小,可用冷冻治疗;不宜采取手术治疗的患者和部位可行放疗;老年患者或不宜手术的部位,可用氟尿嘧啶软膏外用。

Paget 病应作彻底的根治手术,常规手术方法是在距病灶外缘 1~2cm 处的正常皮肤作切口,尽可能彻底切除。本病对放射治疗效果差。有报告用氟尿嘧啶治疗对某些病例有效。

皮肤癌一般不采用全身化疗,但 Khansur 等认为对在原有瘢痕基础上发生鳞状细胞癌、皮肤与黏膜交界处的鳞状细胞癌、免疫功能低下患者以及发生区域淋巴结及远处转移者需用全身化疗、联合化疗方案。

1. DF 方案

DDP　100mg/m^2 静脉注射,第 1 天;

5-FU　每天 1g/m^2 静脉注射,第 1~4 天;

每 3 周为一周期,共用 3 个周期,总有效率约为 85.3%。

2. DFB 方案

DDP　100mg/m^2 静脉注射,第 1 天;

5-FU　650mg/m^2 静脉注射,第 1~5 天;

BLM　15mg/m^2 静脉注射,第 1 天;

$16mg/m^2$ 静脉注射,第 2～5 天;每 3～4 周为一周期,有效率约为 84%。

【预后】

皮肤癌中基底细胞癌及皮肤原位癌的预后良好,皮肤鳞状细胞癌其次,乳腺外 Paget 病预后较差。

二、汗 腺 癌

汗腺癌(apocrine gland carcinoma)是比较少见的皮肤附件恶性肿瘤,占皮肤恶性肿瘤的 2.2%～8.4%。汗腺癌好发年龄为 40～60 岁,女性较男性多见。

【病理类型】

根据瘤细胞在汗腺的发生位置,有大汗腺癌和小汗腺癌之分。

(一) 大汗腺癌(carcinoma of large sweat gland)

系发生于大汗腺处,常为实质性、浸润性和转移性的恶性肿瘤。根据组织病理特点分为 5 型。

1. 未分化型:癌组织由胞质透亮红染的小多边形卵圆形细胞和胞质深染的小梭形细胞组成,细胞排列成条索状或片块状,有形成腺腔的倾向。细胞异型性明显,癌组织中无 PAS 阳性物质。

2. 结节型(分化型):癌组织由胞质透亮或红染的大多边形成立方形细胞和胞质深染的梭形细胞形成,细胞相互交织成结节状排列,有形成腺腔或囊腔的倾向,网状纤维呈巢状分布。部分癌组织细胞中含 PAS 弱阳性物质。

3. 腺型:癌细胞呈立方形成柱状、排列成腺腔状,腺上皮及腔内均可见 PAS 阳性物质,核分裂象多见,有时可见多量黏液分泌。

4. 黏液表皮样型癌:组织由间变的鳞形细胞巢及含有透明黏液的或富含颗粒的粒状细胞组成,两种细胞间有移行,癌组织与周围组织无明显分界。

5. Paget 病型:为汗腺癌累及表皮的结果,表现为表皮基底层内出现胞质透亮或淡染的大卵圆形细胞,即 Paget 细胞,表皮下可见癌变的汗腺导管或癌巢。

(二) 小汗腺癌(carcinoma of eccrine gland)

系发生于小汗腺处,常为实质性的、具有浸润性的恶性肿瘤。依据其组织病理特点分为四型。

1. 汗管样小汗腺癌(syringoid eccrine carcinoma):瘤细胞累及整个真皮甚至皮下组织,有开口于皮面的扩大导管腔隙,与棘层肥厚或疣状增生的表皮相连。内有彼此相连的导管腺样囊状结构,并可见角质囊肿。

2. 透明细胞小汗腺癌(clear cell eccrine gland carcinoma):又称恶性透明细胞汗腺瘤(malignant clear cell hidroadenoma)、透明细胞汗腺癌(clear cell hidroadenocarcinoma)、恶性透明细胞末端汗管瘤(malignant terminal clear cell hidroadenoma),由良性透明汗腺细胞癌变而来。组织病理示瘤内见实质性腺样和导管囊性区域和瘤透明细胞和不典型细胞。

3. 黏液性小汗腺癌(mucinous eccrine carcinoma):瘤实质为小基底样细胞组成的小巢或腺样结构。导管和微小囊状结构除大小和形状不一外,似小汗腺。细胞明显不典型,彼此融合或由硬化胶原隔开。间质有明显黏液坑是其特点。

4. 小汗腺腺癌(eccrine adenocarcinoma):系典型小汗腺癌,生长快,高度转移。组织病理示同一瘤内除见实质性、导管、基底样细胞和鳞状细胞样团块外,主要为腺囊性结构瘤细胞特别是透明细胞内有小汗腺型酶和糖原。

【诊断】

(一) 临床表现

汗腺癌,男女皆可患病。多为单发性皮下结节或肿块,直径多在2cm以上,可达20cm或更大,常与表面皮肤粘连,表面肤色正常或略红,有时有毛细血管扩张,可破溃成菜花状。增长缓慢,但可突然增大切除后易复发,常有区域性淋巴结转移,血道播散以肺转移为最多见。小汗腺癌常为单个浸润性斑块,在头皮可引起秃发。除黏液性小汗腺癌外,其他各型均生长快,具有高度转移性。

(二) 特殊检查

X线胸片、B超、核素扫描或CT等影像检查,有助于明确肿瘤的范围及邻近组织的受累程度。

(三) 鉴别诊断

由于汗腺癌位于真皮层内,故早期汗腺癌多表现为表面皮肤完好的皮下结节,这与早期皮肤癌所表现的红斑或丘疹(其表面常有鳞屑和痂皮等征象)不难做出鉴别。但与皮下的某些良性肿瘤(如纤维瘤、神经纤维瘤等)甚难区分,故位于会阴、腋窝、头面等汗腺癌好发部位发现皮下结节时,应及时做活检以明确诊断。对生长迅速的巨大汗腺癌有时与软组织肉瘤难以鉴别。汗腺癌发生区域淋巴结转移比软组织肉瘤多见。

【治疗】

(一) 治疗原则

治疗汗腺癌的方法主要包括外科手术、放射治疗、药物化疗。手术是汗腺癌的主要治疗方法。

(二) 治疗方法

1. 手术治疗:手术治疗是汗腺癌的首选治疗方法。切除范围根据肿瘤的大小而异,对病灶较小、边界清楚的汗腺癌,切缘距肿瘤边缘3cm;对巨大肿瘤,特别是边界不清者距肿瘤边缘≥5cm切开皮肤后再潜行分离皮瓣2~3cm后做广泛切除。基底切除范围需根据肿瘤浸润深度而定,累及邻近脏器时,常需将受累器官一并切除。

2. 放射治疗:汗腺癌对放射治疗不敏感,但对病灶较晚无法手术切除者,可试行姑息性放疗,有时亦可获得较好的疗效。

3. 化学治疗:汗腺癌对化疗药物多不敏感,采用联合用药化疗有时可暂时缓解症状。常用药物有 CTX、5-FU、VCR、BLM、MTX、Act-D 等。

【预后】

汗腺癌预后不良。

三、黑色素瘤

恶性黑色素瘤(malignant melanoma)好发于白色人种。我国恶性黑色素瘤的发病率不高。恶性黑色素瘤发病率有逐渐增高的趋势。2000年发病率统计仅为0.2/10万,2005~2007年我国发病率约1/10万,每年新发病例约2万人。

【病因】

皮肤黑色素瘤的病因目前唯一有证据的就是与过度接受紫外线照射相关。日光中的紫外线灼伤皮肤并诱导DNA突变。紫外线中的UVA和UVB(Ultraviolet A、Ultraviolet B)都能诱导黑色素瘤的发生,其中UVB是诱导发病的主因。光敏型皮肤易生雀斑,有大量普通痣或发育异常的痣以及皮肤癌家族史等,通常被认为是发病的高危人群。外伤对一些先前存在的黑痣,某些外伤或不良刺激可促使其恶变。另外,位于会阴、足底等经常受摩擦的部位黑痣有容易发生恶变的事实,均提示外伤与恶性黑色素瘤的发生有一定关系。

【病理】

皮肤的原发性黑色素瘤主要有表浅扩散型、结节型、雀斑型以及肢端雀斑型四种病理类型,少见类型包括上皮样、促纤维增生性、恶性无色素痣、气球样细胞、梭形细胞和巨大色素痣恶性黑色素瘤等。

表浅扩散型黑色素瘤,占黑色素瘤的70%,在白种人中以此型最多见,通常由痣或皮肤的色素斑发展而来,好发于背部和下肢,以水平生长期为特点,表现为大的肿瘤性色素细胞在鳞状上皮之间呈铅弹样或派杰样播散。多见于年轻患者,预后相对较好。结节型黑色素瘤,约15%,多发生于接受间歇性日光照射部位,表现为快速生长的色素性结节,可以出血或形成溃疡,侵袭性最强,预后差。雀斑型黑色素瘤,约占10%,表现为非典型性黑色素瘤细胞沿真皮表皮交界处呈线状或巢状增生,下延至毛囊壁和汗腺导管,同时有真皮内非典型性黑色素细胞浸润,多发生于老年人的手臂和面部等常暴露于日光下的部位,生长相对缓慢,预后相对较好。肢端雀斑型黑色素瘤,占5%,黏膜黑色素瘤也常归于此类。黄色人种和黑色人种以该类型最为多见。发病部位特殊隐匿,好发于手掌、足跟、指趾、甲床和黏膜(鼻咽、口腔和女性生殖道等),易被忽视。

近年国际上倾向于根据基因型采用新的分类法,主要分为4种基本类型:肢端型、黏膜型、慢性日光损伤型(CSD)和非慢性日光损伤型(Non-CSD,包括原发病灶不明型)。其中日光损伤型主要包括头颈部和四肢黑色素瘤,日光暴露较多,高倍镜下可观察到慢性日光损伤小体,20%~30%发生C-KIT基因突变基因变异(突变或拷贝数增多),10%发生BRAF变异,5%发生NRAS变异;肢端型和黏膜型发生KIT基因变异较多(分别为36%和39%),其次为BRAF突变;非慢性日光损伤型,如躯干黑色素瘤,大部分发生BRAF基因V600E突变(60%)或NRAS突变(20%),较少发生KIT基因突变。

【诊断】

(一)临床表现

早期可总结为"ABCDE法则":即A,非对称(Asymmetry);B,边缘不规则(border irregularity);C,颜色改变(color variation);D,直径(Diameter),色素斑直径>5~6mm或色素斑明显长大时要注意,必要时需活检评估;E,隆起(Elevation)。进一步发展可出现卫星灶、溃疡、反复不愈,继而出现区域淋巴结转移和移行转移。晚期容易转移至肺、肝、骨、脑等。

(二)特殊检查

1. X线、超声波、CT、MRI、骨扫描以及PET-CT等影像学检查,有助于确诊肿瘤有无淋巴结和内脏转移。

2. 组织病理学检查以明确肿瘤病理类型。必要时需行免疫组织化学染色检查,如S-100、HMB-45和波形蛋白(Vimentin)等是诊断黑色素瘤的较特异指标。HMB-45比S-100在诊断恶性黑色素肿瘤方面特异性更高。

3. 实验室检查包括血常规、肝肾功能和LDH等,其中LDH高者预后较差。

(三)分期

按照AJCC第7版分期(TNM分期),除了来源于眼的黑色素瘤(结膜、眼睑和脉络膜),黏膜黑色素瘤没有统一的明确分期。

1. 2010年皮肤恶性黑色素瘤 AJCC 第7版分期：

T　　原发肿瘤
T_X　原发灶无法评估
T0　　无肿瘤证据
Tis　　原位癌
T1a　厚度≤1.0mm，无溃疡，有丝分裂率<1/mm²
T1b　厚度≤1.0mm 有溃疡有丝分裂率≥1/mm²
T2a　1.01~2.0mm 不伴溃疡
T2b　1.01~2.0mm 伴溃疡
T3a　2.01~4.0mm 不伴溃疡
T3b　2.01~4.0mm 伴溃疡
T4a　>4.0mm 不伴溃疡
T4b　>4.0mm 伴溃疡
N　　区域淋巴结
Nx　　区域淋巴结无法评价
N0　　无淋巴结转移
N1　　1个淋巴结转移
N1a　隐性转移（病理诊断）
N1b　显性转移（临床诊断）
N2　　2~3个淋巴结转移
N2a　隐性转移（病理诊断）
N2b　显性转移（临床诊断）
N3c　移行转移或卫星灶（但无移行转移）
　N3　≥4个淋巴结转移，或簇样转移结节/移行转移，或卫星灶合并区域淋巴结转移
M　　远处转移
Mx　　远处转移无法评估
M0　　无远处转移
M1a　皮肤、皮下组织，或远处淋巴结转移
M1b　肺转移
M1c　其他内脏转移或任何远处转移伴 LDH 升高

2. 临床分期

0期　Tis N0 M0

Ⅰ_A 期　T1a N0 M0

Ⅰ_B 期　T1b N0 M0 T2a N0 M0

Ⅱ_A 期　T2b N0 M0 T3a N0 M0

Ⅱ_B 期　T3b N0 M0 T4a N0 M0

Ⅱ_C 期　T4b N0 M0

Ⅲ_A 期　T1~4a N1a M0 T1~4aN2a M0

Ⅲ_B 期　T1~4b N1a M0 T1~4b N2aM0
　　　　　T1~4a N1b M0 T1~4a N2bM0
　　　　　T1~4a N2c M0

Ⅲ_C 期　T1~4b N1b M0 T1~4b N2b M0 T1~4b N2c M0
　　　　　任何 T N3 M0

Ⅳ期　　任何 T 任何 N M1

(四) 鉴别诊断

普通痣常呈圆形或卵圆形,将其一分为二,两边对称;边缘规则光滑完整,与周围皮肤分界清楚;颜色为棕黄色、棕色或黑色,恶性黑色素瘤常在棕黄色或棕褐色的基础上掺杂粉红色、白色、蓝黑色等多种色彩;普通痣直径一般都<5mm,恶性黑色素瘤则为不规则形状,边界参差不齐呈锯齿状,直径常超过5mm;恶性黑色素瘤还应与其他含有色素的皮肤病损(如老年性色素性疣、硬化性血管瘤、甲下血肿以及色素性基底细胞上皮瘤等)鉴别。

【治疗】

治疗恶性黑色素瘤的方法有外科手术、放射治疗、化疗等。选择治疗方法取决于原发灶的部位、病灶浸润的深度及范围、淋巴结转移的状况及临床分期的情况来选择不同的治疗方法。

1. 活检手术:对疑为恶性黑色素瘤者,应将病灶连周围1cm 的正常皮肤及皮下脂肪整块切除后做病理检查,如证实为恶性黑色素瘤,则根据其浸润深度,再决定是否需行补充广泛切除。

2. 扩大切除术:应根据肿瘤浸润深度决定原发灶切除的

安全切缘。当病灶厚度≤1.0mm时,安全切缘为1cm;厚度在1.01~2mm时,安全切缘为1~2cm;厚度在>2mm时,安全切缘为2cm。

3. 淋巴结清扫:对厚度≥1mm或有溃疡的患者推荐做前哨淋巴结活检,可与完整切除的同时或分次进行。若前哨淋巴结阳性或临床诊断为Ⅲ期的患者除扩大切除外还应行区域淋巴结清扫,要求受累淋巴结基部完全切除,腹股沟淋巴结清扫要求至少应在10个以上,颈部及腋窝淋巴结应至少清扫15个;在腹股沟区,如临床发现股浅淋巴结转移数≥3个,应行髂窝和闭孔区淋巴结清扫。如果盆腔影像学提示Cloquet淋巴结阳性则应当行髂窝和闭孔区淋巴结清扫。一般不建议行预防性淋巴结清扫。

4. 干扰素治疗:I_B期及以上的患者,大剂量干扰素(α-2b)能延长患者的无复发生存和总生存。因此对高危复发的黑色素瘤患者,应连续1年使用高剂量IFN-α(2000wIU/m^2第1~5天×4w,1000wIU/m^2 TIW×48w)作为辅助治疗。对$Ⅲ_B$~$Ⅲ_C$期和转移淋巴结≥3个的极高危肢端黑色素瘤患者,也可选择1年方案(1500wIU/m^2第1~5天×4w 900wIU TIW×48w),对$Ⅱ_B$~$Ⅲ_A$期的高危肢端患者还可使用1月方案(1500wIU/m^2第1~5天×4w)。长效IFN-α组(治疗5年)也可作为高危黑色素瘤患者的推荐,但目前尚缺乏国内应用的经验。

5. 放疗:黑色素瘤对放疗不敏感,特殊情况下仍然使用。辅助放疗指征包括:原发灶由于特殊部位无法手术切净(如鼻咽、食道黏膜原发黑色素瘤);淋巴结囊外侵犯;淋巴结直径≥3cm;淋巴结受累>3个;颈部淋巴结转移≥2个,直径≥2cm;淋巴结清扫后局部再次复发。姑息放疗的原则包括:骨转移的放疗(止痛或预防病理性骨折);脑转移(首选立体定向治疗,如转移灶>5个,直径≥3cm,可考虑全脑放疗);脑转移灶切除后可行全脑放疗。

6. 全身治疗

(1) Ipilimumab(易普利姆玛,商标名Yervoy):一种人源化单克隆抗体,能有效阻断细胞毒性T淋巴细胞相关抗原-4

(CTLA-4)与其配体结合,从而调动特异性抗肿瘤免疫反应,延长晚期黑色素瘤患者生存。目前推荐剂量,3mg/kg,90分钟内滴注完毕,每3周重复,连续4个周期。

(2) Vemurafenib(BRAFV600抑制剂):欧美白种人中BRAFV600E突变的黑色素瘤约占50%,有效率60%~80%。中国黑色素瘤中BREFV600E变异率虽较白种人低,但仍接近26%,因此这个药物可能对我国1/4黑色素瘤患者有效。

(3)伊马替尼(CKIT抑制剂):可用于KIT突变或扩增的晚期黑色素瘤患者(Ⅱ类证据推荐)。

(4)化疗:由于zpilimumab和Vemurafenib还没在国内上市,化疗药物仍然是重要的治疗手段。一线治疗推荐达卡巴嗪(DTIC)单药、替莫唑胺(TMZ)或TMZ/DTIC单药为主的联合治疗(如联合顺铂或福莫斯汀);二线治疗一般推荐紫杉醇联合卡铂方案。替莫唑胺和福莫斯汀,虽然在疗效上并未明显超越DTIC,但两者能透过血-脑屏障。

(5)推荐参加临床试验。

7. 灌注治疗及其他:肢体移行转移(Intransit metatasis),是Ⅲ期患者的一种特殊类型,表现为一侧肢体原发灶和区域淋巴结之间的皮肤、皮下和软组织的广泛转移,手术难以切除干净。推荐肢体隔离热灌注化疗(ILP)或者肢体隔离热输注化疗(ILI)。常用药物美法仑、顺铂、TNF-α等。如移行转移灶数目有限,特别是皮肤病灶,不易完全切除的可以在病灶内注射卡介苗或IFN-α或局部咪喹莫特;激光消除对部分患者有效。

【预后】

原发肿瘤部位、分期、肿瘤浸润深度等因素影响患者的预后。

(郭秋云　熊慧华　于世英)

第十五章 小儿肿瘤

一、视网膜母细胞瘤

视网膜母细胞瘤(retinoblastoma)是儿童最常见的眼部恶性肿瘤,是从视网膜核层原始干细胞起源的胚胎性恶性肿瘤。发病率约1∶20 000,在眼部肿瘤中高居首位,多见于婴幼儿。患儿多为单侧发病,约占62.5%,其余为双侧发病。

【病因】

视网膜母细胞瘤是抑癌基因突变引起的典范。视网膜母细胞瘤可分为遗传性及非遗传性两类,非遗传性患者占病例的大多数约60%,无家族病史,单眼患病,不遗传给后代;遗传性患者约40%,多中心性及双侧的发病率较高,其中少数伴有先天性畸形。遗传性患者的幸存者,其后代有40%~45%的发病率。此可能与基因缺陷有关。

【病理】

视网膜母细胞瘤的大体观呈粉白色、质脆并有致密钙化灶,是由均匀一致的小的、圆形或多边形细胞组成。有三种细胞排列形式:Homer-Wright玫瑰花形(细胞围绕着一簇细纤维呈放射状排列)、Flexner-Wintersteiner玫瑰花形(短柱状细胞围绕空腔呈立体放射状排列,细胞核背离空腔)及小花形(由灰色细胞组成,胞质丰富,细胞按fleur-delis形式排列)。视网膜母细胞瘤从视网膜内层起源,向玻璃体方向生长称为内生型;向视网膜下生长,常引起视网膜剥脱,称为外生型。

【诊断】

(一)临床表现

1. 症状:视网膜母细胞瘤患者最常因为出现"猫眼反射症"而就医,对视力的影响,常因肿瘤发生的部位而异。肿瘤从前部开始,且增长缓慢者,可在相当时间内不影响视力,反之,从眼后极部开始的肿瘤,则往往较早引起视力减退,导致眼位偏斜。外生型肿瘤向视网膜下发展,临床上主要表现为进行性广泛视网膜脱离,可导致视力完全消失。眼痛、头痛常因眼内肿块增大,向前后发展,特别是影响到脉络膜及前房角时,使眼压增高所致。

2. 体征:可见"白瞳征",是最早期、最多见的体征,是因肿瘤组织侵入玻璃体,瞳孔由黑变为黄白色,此在诊断上是很重要的。眼球突出是因眼内肿块增大或肿瘤蔓延到眼眶,在球后软组织内迅速增大所致。晚期肿瘤可发生颅内蔓延或全身转移(如骨和肝转移)。眼底及玻璃体检查可在眼底上见到特殊的黄白色或灰白色隆起肿块,表面布以怒张血管或出血,玻璃体内有大小不等的颗粒状混浊体。少数可发生视网膜脱离。

(二)特殊检查

1. 超声波检查:如能探测到实质性肿块,具有诊断意义。

2. 眼眶平片:眼底区可见细碎的散在钙化点,显示颅内受累范围。

3. CT 检查:可见眼环后部局部高密度肿块,可以探明眶内、外肿瘤的范围。

4. 脑脊液检查:对脉络膜、锯齿缘、睫状体及前房受累的,以及眶或视神经受累的应进行脑脊液检查。

(三)诊断与分期

1. 诊断要点:患者多为婴幼儿,瞳孔内有黄光(或白光)反射病史。眼底可见到黄色或灰白色隆起肿块,玻璃体内有大小不等的颗粒状混浊体。超声波检查能探测到实质性肿块回波,眼眶 X 线片能显示细碎钙化影,诊断可确立。

2. 分期

视网膜母细胞瘤分期系统(SJCRH)

Ⅰ期　　　肿瘤(单灶或多灶)局限于视网膜

I_A 期　　占据 1/4 或小于 1/4

Ⅰ$_B$期　　占据 2/4 或小于 2/4

Ⅰ$_C$期　　超过 50% 的视网膜表面

Ⅱ期　　　肿瘤(单灶或多灶)局限于眼球

Ⅱ$_A$期　　有玻璃体种植

Ⅱ$_B$期　　扩散至视神经乳头

Ⅱ$_C$期　　扩散至脉络膜

Ⅱ$_D$期　　扩散至脉络膜及视神经乳头

Ⅱ$_E$期　　扩散至导血管

Ⅲ期　　　肿瘤眼外扩散(区域性)

Ⅲ$_A$期　　扩散超过视神经切缘(包括蛛网膜下腔播散)

Ⅲ$_B$期　　通过巩膜播散至眼眶内容

Ⅲ$_C$期　　播散至脉络膜并超过视神经切缘(包括蛛网膜下腔播散)

Ⅲ$_D$期　　通过巩膜播散至眼眶内容并超过视神经切缘(包括蛛网膜下腔播散)

Ⅳ期　　　远处转移

Ⅳ$_A$期　　通过视神经到脑

Ⅳ$_B$期　　血源转移到软组织和骨

Ⅳ$_C$期　　骨髓转移

最新分期是一种基于肿瘤大小、部位以及播散的简化分期系统——国际视网膜母细胞瘤分期 ICRB(International Classification of Retinoblastoma)。

A 类　　肿瘤小于 3mm

B 类　　肿瘤大于 3mm,位于黄斑,或视网膜下少量液体

C 类　　肿瘤局限转移

D 类　　肿瘤远处转移

E 类　　肿瘤体积巨大,需要摘除

(四) 鉴别诊断

1. 急性青光眼:急剧发展和大量坏死的视网膜母细胞瘤,由于伴有急性继发性青光眼,在早期可被误诊为急性青光眼。后者眼底及玻璃体检查和超声波检查无实质性肿块,X 线片上无眼眶内钙化影。

2. 葡萄膜炎:当肿瘤浸润到虹膜睫状体而相继出现假性前房积脓以及角膜后沉着物时,易被误诊为葡萄膜炎,两者行眼底检查、超声波检查及X线片检查可鉴别。

3. 视网膜脱离:外生性视网膜母细胞瘤在早期可误诊为视网膜脱离,后者患者年龄较大,超声波检查无实质性肿块。

【治疗】

(一) 治疗原则

对不同的分期考虑不同的治疗方案,见表2-15-1。

表2-15-1 视网膜母细胞瘤不同分期的治疗方案

分期	单侧	双侧
A	激光光凝术或冷冻治疗	激光光凝术或冷冻治疗
B	VC或斑块放疗	VC
C	VEC或斑块放疗	VEC
D	球核摘除术或VEC+SCC	VEC+SCC
E	球核摘除术	球核摘除术(如果双眼均晚期,则行VEC+SCC+低剂量EBRT)

注:VC:VCR+CBP化疗加上热疗或冷冻治疗;VEC:VCR+VP-16+CBP化疗加上热疗或冷冻治疗;SCC:结膜下卡铂给药;EBRT:外照射;双眼治疗主要侧重于治疗病情较重的一侧眼睛。

(二) 治疗方法

1. 手术治疗从预后考虑,眼球摘除术为最佳治疗,由于此瘤易由视神经向颅内蔓延,手术时视神经切除得越长越好(至少要超过球后1cm)。

2. 单纯放疗:照射技术要求射线精确地包括晶体后方所有眼球内容物。剂量为35~45Gy,照射野的前缘应该恰好通过晶体后缘,可用单个颞侧野(4cm×3cm)照射。

3. 术后放疗行前野及颞侧野两野照射,给予剂量45~50Gy/4~5周。

【预后】

此瘤恶性程度较高,报道总生存率为50%。预后与病期有很大关系,早期预后相对较好:Ⅰ～Ⅱ期治愈率为87%～95%,Ⅲ～Ⅳ期者仅有5%～35%。2～3年复发者最多,3年以上复发的危险性显著减少。单眼病变治愈后,另一眼也有发病的危险,2年之内应对另一眼每月检查一次,以便发现早期病变。

二、肾母细胞瘤

肾母细胞瘤(nephroblastoma)是儿童最多见的恶性实体瘤之一,有多种不同的命名:如肾胚胎瘤,Wilms瘤和胚胎性混合瘤,约占小儿实体瘤的8%,在小儿腹部肿瘤中,其发病率居首位,90%病例见于7岁以前,2～4岁最多,成人及新生儿罕见。

【病因】

肾母细胞瘤的致病原因可能与遗传和先天发育畸形有关。有关肾母细胞瘤的家族性发病的个案报道并不常见,在NWTSG(National Wilms Tumor Study Group)的病例中,1.5%的病例有一个或多个家族成员患病。患儿常合并有其他畸形或发育异常:如尿道下裂、隐睾、异位肾、两性畸形、先天性无虹膜等异常。

【病理】

大多数肾母细胞瘤为单侧发病,有5%先后累及双肾。肾母细胞瘤组织学表现呈多样性,典型肾母细胞瘤组织主要由三种成分构成,即上皮组织、间叶组织和胚芽组织。瘤组织中三种主要成分之一占65%以上,则分别定为上皮型、间叶型及胚芽型,各种成分均未达65%时,则定为混合型。在肿瘤标本中有巨大多倍细胞核出现的称为间变型。

1. 预后良好组织学类型(favorable histology,FH):指具有典型的肾母细胞的组织学特点,无间变成分。包括上皮型、间叶型、胚芽型和混合型。

2. 预后不良组织学类型(unfavorable histology,UH):在NTWS中传统意义上的UH包括间变型(包括局灶间变型以及弥漫间变型)、透明细胞肉瘤(clear cell sarcoma of kidney,CCSK)及肾恶性横纹肌样瘤(malignant rhabdoid tumor of kidney,MRTK)。但近年来大多数学者认为后两者(透明细胞肉瘤和肾恶性横纹肌样瘤)不是来源于后肾胚基,并且这两种肿瘤的预后也明显差于肾母细胞瘤,因此不应当包括在不良组织学类型中。肾母细胞瘤的预后与其病理类型密切相关,如出现间变细胞意味着预后差,化疗抗拒,以及需要更强烈的抗肿瘤治疗方案。

【诊断】

(一)临床表现

1. 症状:早期除腹部肿块外常不伴有其他症状,当肿瘤较大时,可出现腹痛、血尿、发热、贫血、高血压等症状。腹痛可因局部肿瘤浸润、肿瘤出血和坏死、肿瘤压迫周围脏器而引起。仅有10%~15%患者有血尿,因肿瘤侵入肾盂或肾盏所致。低热较常见,为肿瘤释放出蛋白质所致,提示肿瘤进展较快。

2. 体征:有60%患儿以腹部包块就诊,多为洗澡时父母无意中发现,尤其是左腹部包块而就诊。腹部肿块多在无意中偶然被家长发现,肿块位于腹季肋部一侧,肿块大小不一,一般患者就诊时肿块大小多在6~10cm,肿块表面光滑,中等硬度。高血压可能是肾血管栓塞或肾实质受压缺血产生肾素所致。一般在肿瘤切除后血压恢复正常。

(二)特殊检查

1. 超声波检查可作为首选的筛选性检查,可了解肿块是否来自肾,并了解对侧肾是否正常,了解肾静脉、下腔静脉内有无瘤栓。

2. 静脉肾盂造影可见患侧肾盂肾盏被挤压、移位、拉长、扩张、变形或破坏。

3. CT或MRI能提供精确的肾及腹膜后解剖图像,显示肿瘤的性质、范围和对临近组织是否有侵犯,对腹主动脉旁淋巴结的转移情况有诊断意义。

(三)诊断与分期

1. 诊断要点:婴幼儿上腹部包块,一般无全身症状。超声波检查、静脉肾盂造影及 CT 或 MRI 见肿瘤位于肾内,诊断可确立。

2. 分期:目前多采用儿童肿瘤协作组织分期(COG)。

(1) Ⅰ期:肿瘤局限于肾内,完整切除,肾被膜完整,术中肿瘤无破裂、无残留。

(2) Ⅱ期:肿瘤已扩展达肾周围组织,但可全部切除,肿瘤已浸润假被膜达肾软组织,肾外静脉内有瘤栓。术前曾做过穿刺或活检但仅限于肾窝,切除边缘无肿瘤残留。

(3) Ⅲ期:腹部残留非血源性肿瘤。

1) 肾门、主动脉旁淋巴结受侵。

2) 弥漫性腹腔播散,术前或术中肿瘤散落。

3) 腹膜有肿瘤种植。

4) 镜检或肉眼有肿瘤残留。

5) 局部浸润重要脏器,肿瘤未能全部切除。

6) 手术前或手术中不能确定肿瘤破裂到腹侧。

(4) Ⅳ期:血源性转移至肺、肝、骨、脑有转移瘤,或腹腔、盆腔外的淋巴结转移。

(5) Ⅴ期:双侧肾母细胞癌。

(四) 鉴别诊断

本瘤应与神经母细胞瘤、畸胎瘤和肾盂积水相鉴别。

1. 神经母细胞瘤:腹部的神经母细胞瘤应与肾母细胞瘤鉴别,前者腹部肿块表面凹凸不平、固定、质硬。常出现早期远处转移,X 线片见肿块内有泥沙样钙化,B 超、肾盂造影见肿块位于肾外。

2. 畸胎瘤:病程长,肿块光滑,呈囊实相间,腹平片可见骨骼、牙齿影或成片成块状钙化灶。B 超检查见肿瘤位于肾外。

3. 肾盂积水:病程长,肿块表面光滑,囊性感,透光试验阳性,B 超检查可鉴别。

【治疗】

(一) 治疗原则

1. Ⅰ期分化较好者,手术联合化疗。

2. Ⅱ期分化较好者,手术联合化疗。

3. Ⅲ期分化较好者,手术联合化疗、放疗。

4. 预后差的组织结构类型和所有Ⅳ期

手术联合化疗、放疗。合并有肺转移的患者可考虑全肺放射治疗(12Gy)。全肺照射后立即给予的化疗方案剂量应减少50%。详见表2-15-2。

表2-15-2 NWTS-5推荐的Wilm's瘤的治疗方案

临床分期	组织学类型	放疗	化疗方案	时间(周)
Ⅰ~Ⅱ	预后良好	不需要	EE~4A	18
Ⅰ	间变	不需要	EE~4A	18
Ⅲ~Ⅳ	预后良好	需要	DD~4A	24
Ⅱ~Ⅳ	局灶间变	需要	DD~4A	24
Ⅱ~Ⅳ	间变	需要	Regiment Ⅰ	24

注:EE-4A 为 ACTD+VCR,DD-4A 为 ACTD+VCR+ADM,Regiment Ⅰ为 ACTD+VCR+ADM+CTX+VP-16。

NWTS-5建议:年龄<2岁、Ⅰ期、无预后不良因素、肿瘤重量在550g以下的患儿,可以单纯手术治疗。

(二)治疗方法

1. 手术治疗:能够手术切除的肿瘤应及时进行手术。如术中有残留应放置银夹,以便进行术后放疗定位。少数肿瘤过大,估计切除有困难时应采用术前短期化疗、放疗或两者联合应用,如肿瘤缩小再手术切除肿瘤。对已有远处转移的病例:如原发肿瘤能切除则仍应切除,因为转移灶经放疗或化疗后部分病例还能达到根治。双侧肾母细胞瘤的治疗主张一侧手术加术后放疗,另一侧用放疗20Gy后再化疗。

2. 放疗:放疗为肾母细胞瘤治疗的重要手段,但是由于放疗对于患儿生长发育,尤其对脊柱和性腺器官生长发育的严重远期影响,目前主张在有效化疗后缩小范围,减低剂量进行。Ⅰ期肾母细胞瘤及Ⅱ期预后良好组织学类型术后无需放疗。对于Ⅲ~Ⅴ期预后良好组织学类型,NWTS-5建议的放疗剂量为10.8Gy,对于残留病变较大(直径大于3cm)的患儿剂量追加到21.6Gy。预后差的组织学类型,放疗量按年龄进行调节至12～40Gy。NWTSG-3,4的回顾性研究表明放疗总剂量不超过3080cGY。年龄小于6个月的患儿不宜行放疗。对于存在远处转移的患儿,目前建议肝脏转移者行全肝放疗1980cGY,肺转移全肺放疗1200cGY,腹腔播散者应做全腹照射至15Gy。注意射野应包全椎体以防止脊柱侧弯。

3. 化疗:常用化疗药物有放线菌素D(ACD),长春新碱(VCR),多柔比星(ADM),顺铂(DDP)。根据治疗原则,可选择下列药物及方法化疗。

ACD 15μg/kg/d,连用5天,每6周重复,2个疗程后每3月重复,单次极量为,400μg;

VCR 1.5mg/m^2/d,每周1次,连用10次,此后每2周1次,单次极量为2mg;

ADM 40mg/m^2/d,每4周1次,总量300～400mg/m^2,可与ACD交替应用;

CTX (400～600)mg/m^2/d,每4周1次,可与其他药物交替应用。

【疗效标准及预后】

1. 疗效标准见附录四。

2. 影响预后的主要因素是:发病年龄、肿瘤分期及肿瘤的组织结构。美国国立研究所(NCI)截止2012年11月数据显示,经过规范抗肿瘤治疗,预后良好组织学类型的4年生存率分别为:Ⅰ期98%,Ⅱ期98%,Ⅲ期94%,Ⅳ期86%,Ⅴ期87%;预后不良组织学类型的4年生存率分别为:Ⅰ期79%,Ⅱ期80%～82%,Ⅲ期53%～71%,Ⅳ期为33%～72%,Ⅴ期42%～88%。

【随诊】

本瘤的复发或转移多发生在诊断后的6个月以内,2年无复发或转移迹象,可以认为超过危险期。但由于近年来,广泛应用化疗,使肿瘤复发及转移的时间推迟,故认为本瘤应随诊5年更为适宜。

三、神经母细胞瘤

神经母细胞瘤(neurobastoma)来源于交感神经的肿瘤,原发于肾上腺髓质及脊柱旁交感神经链。此瘤65%发生在腹部,其中以肾上腺为最多(50%),其余发生在颈部、胸腔、及盆腔的交感神经节。神经母细胞瘤是小儿腹部最多见的实体肿瘤之一,占儿童腹部肿瘤的20%~50%。我国此瘤发病率仅次于肾母细胞瘤,居第2位。1岁以下患儿其肿瘤可能自然消退或停止发展,也有的可转变为良性神经节细胞瘤。7岁以下发病者占绝大多数,男稍多于女。大约一半的患儿发现时即出现远处转移(4期)。

【病因】

有些病例有家族史,可能有遗传因素,例如MYCN基因的扩增占到原发病的20%,并常常与疾病进展和治疗失败相关,是预后不良的重要指标。除此之外,11号染色体长臂、1号染色体短臂的畸变也与该病有着重要的联系。

【病理】

目前多采用2003年国际神经母细胞瘤病理分类(INPC),主要分为如下几种类型:神经母细胞瘤(NB),中间混合型节细胞神经母细胞瘤(GNBi),节细胞神经瘤(GN),结节性节细胞神经母细胞瘤(GNBn)。

【诊断】

(一)临床表现

1. 症状:本病症状是多样化的,依据原发肿瘤的部位,年龄而有所不同。

(1)一般症状:患儿表现为长期低热、面色苍白、贫血、食欲缺乏、腹胀、腹块、腹痛、肢体痛等。因肿瘤分泌舒血管肠肽(VIP)表现为难治性水样慢性腹泻、低血钾等。

(2)局部压迫症状:颈部肿瘤压迫星状神经节引起Horner综合征,表现为患侧瞳孔缩小,上睑下垂及虹膜异色症。胸部肿瘤位于后纵隔,生长到一定程度时可影响肺扩张,而出现咳嗽、呼吸道感染、吞咽困难及循环障碍。腹部肿块压迫症状表现为消化功能障碍、食欲减退、呕吐等。盆腔肿瘤压迫直肠或膀胱,引起便秘或尿潴留。

(3) 转移症状:本病常发生血性转移,其发病率为 62%。骨、肝、骨髓、肺及皮肤是最常见的转移部位。转移至颅骨、眼眶时局部出现瘀斑和隆起,有时引起眼球突出,骨转移多侵犯长骨骨骺端、颅骨、脊柱、骨盆、胸骨等部位,常因骨痛、关节痛而懒于行走,甚至出现病理性骨折。骨髓转移表现为难治性贫血、出血及血小板减少。转移至皮肤形成皮下结节,还可转移至肝脏、脑、肺等。

(4) 4S 期:4S(special)期发生在大约 5% 的患者,这些患儿常表现为小的原发病灶伴肝脏、皮肤、及骨髓的转移,但常常会自发消退。但年龄小于 2 个月的患儿常常表现出快速肝内进展,并导致呼吸损害。

2. 体征:发生在腹腔时腹部肿块常是第一个体征。肿块多位于上腹部,质较硬,表面凸凹不平,边界不清楚,不活动。该瘤血管丰富,质脆,易破裂,常因内出血急诊就医。发生于后纵隔者,常因其他疾病胸透或摄胸片偶被发现。原发于颈部者,常表现为无痛性肿块。在有转移的儿童常见眶周瘀斑。

(二) 实验室检查

1. 血象:晚期患儿可见中度至重度贫血,少数有血小板减少。

2. 尿中 VMA(香草基杏仁酸) 和 HVA(高香草酸) 检查:神经母细胞瘤患儿,80% 有 VMA 增加,75% 有 HVA 增加,故 VMA 及 HVA 定性检查常为阳性。对术前诊断有重要意义。

(三) 特殊检查

1. X 线片检查:部分患儿 X 线片检查见肿瘤区微细的砂粒状钙化。胸片表现为后纵隔增宽影像,有骨转移者骨摄片可见不同程度的骨质破坏。

2. 静脉肾盂造影:肿块位于肾脏外,肾脏被肿瘤挤压移位,出现肾盂变形和肾盂积水。

3. 超声波检查:可显示肿瘤大小、性质、有无钙化等。

4. CT 及磁共振检查:可显示肿瘤大小、位置与周围脏器的关系,提示是否能手术切除。

5. 骨髓穿刺涂片检查:有骨髓转移者可找到小圆形或卵圆形癌细胞。

6. 骨 ECT 检查:能较早地发现骨转移征象。对于初诊的患者,现在多强调利用 CT、MRI、^{123}I-MIBG、骨 ECT 来评估原发病灶和转移病灶。

(四)诊断及分期

1. 诊断要点:7 岁以内小儿发现腹部肿块,或原发的椎旁肿瘤,肿块坚硬,表面凸凹不平,固定;X 线片见肿瘤内有沙粒状钙化;尿 VMA 及 HVA 增高;骨髓象可见转移的肿瘤细胞呈菊花团样。

2. 分期:既往多采用 Evens 分期系统,现在多采用国际神经母细胞瘤分期系统(International Neuroblastoma Staging System,INSS),该分期是最为广泛接受的分期系统,主要为术后分期。2009 年 INRG 发表了 INRG 分期系统(INRGSS),分为 L1,L2,M 和 MS。该分期系统主要为术前分期,不受外科医生水平的影响。两种分期可以大致对应,即 INSS Ⅰ-INRGSS L1;INSS Ⅱ,Ⅲ-INRGSS L2;INSS Ⅳ-INRGSS M;INSS Ⅳ s-INRGSS MS。

(1) 按 Evens 分期将肿瘤分成 4 期

Ⅰ期:肿瘤限于原发器官。

Ⅱ期:肿瘤超出原发器官向周围浸润,但未超过中线,有同侧淋巴结转移。

Ⅲ期:超过中线或虽未超过中线,但对侧淋巴结转移。

Ⅳ期:有远处转移(骨、眼眶内、皮肤、肝、骨髓及远处淋巴结等)。

Ⅳs 期:即特殊Ⅳ期,原发灶属于Ⅰ、Ⅱ期,但有皮肤转移(ⅣSD)、肝转移(ⅣSH)、骨髓转移(ⅣSBM)。特点是年龄在生后 6 个月之内的患者。此期虽有远处转移,但预后良好。

(2) 国际神经母细胞瘤分期系统(International Neuroblastoma Staging System,INSS)

Ⅰ期:局限的肿瘤可完整切除,有或无镜下残留病变;有代表性的同侧淋巴结镜下未见肿瘤组织(与病变相连或与原发病变一起切除的淋巴结可能为阳性)。

Ⅱ$_A$期:局限的肿瘤不能完整切除,同侧有代表性的非黏附的淋巴结镜下阴性。

Ⅱ$_B$期:局限的肿瘤,完整或不完整切除,同侧非黏附的淋巴结发现肿瘤,对侧肿大的淋巴结必须阴性。

Ⅲ期:不能切除的单侧肿瘤已浸润过中线(以脊柱为界),有或无局部淋巴结受累;或局限化单侧肿瘤有对侧淋巴结转移;或中线肿瘤(不可能)浸润累及双侧或通过淋巴结累及两侧。

Ⅳ期:任何原发肿瘤有远处淋巴结、骨、骨髓、肝、皮肤、或其他器官(Ⅳs期限定的除外)转移。

Ⅳs期:局限化原发肿瘤(如Ⅰ、ⅡA、ⅠB期),播散仅限于皮肤、肝或骨髓(恶性有核细胞不到10%)(限于不到1岁的婴儿)。

3. **危险度分级**:目前主要采用 INRG 于 2009 年发布的分级系统,该分级系统引入了 7 个危险度因子:INRG 分期,年龄,MYCN,病理类型,肿瘤分化程度,DNA 倍型和 11q 异常,将神经母细胞瘤分为极低危,低危,中危和高危四组,每组具有不同的预后。具体如表 2-15-3。

(五)鉴别诊断

本瘤应与肾母细胞瘤,急性白血病等相鉴别。

1. **肾母细胞瘤**:本瘤与神经母细胞瘤一样,病程较短,但该瘤肿块表面光滑,腹平片罕见肿瘤内钙化点,静脉肾盂造影见肾盂、肾盏拉长变形,超声波检查显示肿瘤在肾内,尿 VMA 和 HVA 阴性。

2. **急性白血病**:神经母细胞瘤发生骨髓浸润时,表现为中、重度贫血,血小板减少,易误诊为急性白血病,但后者骨髓象中肿瘤细胞为非菊花团样肿瘤细胞,而为各种幼稚的血源性肿瘤细胞,无其他实体肿瘤存在,尿 VMA 阴性。

表 2-15-3 国际神经母细胞瘤危险度分级协作组（INRG）

INRG分期	年龄（月）	组织学分类	分化程度	MYC	11q畸变	倍数	治疗前危险度分级
L1/L2		GN 成熟型或 GNB 混合型					A:极低危
L1		除 GN 成熟型和 GNB 混合型之外任何类型		NA			B:极低危
				AMP			K:高危
L2	<18	除 GN 成熟型和 GNB 混合型之外任何类型		NA	否		D:低危
					是		G:中危
	≥18	结节型 GNB	分化好	NA	否		E:低危
		结节型 GNB	分化好	NA	是		H:中危
		结节性 GNB	分化差	NA			H:中危
		结节型 GNB	分化差	AMP			N:高危

续表

INRG分期	年龄(月)	组织学分类	分化程度	MYC	11q畸变	倍数	治疗前危险度分级
M	<18			NA		超二倍体	F:低危
	<12			NA		二倍体	I:中危
	12~18			NA		二倍体	J:中危
	<18			AMP			O:高危
	≥18						P:高危
MS	<18			NA	否		C:极低危
				NA	是		Q:高危
				AMP			R:高危

注:极低危:A,B,C;低危:D,E,F;中危:G,H,I,J;高危:K,N,O,P,Q,R。

【治疗】

(一) 治疗原则

根据 INRG 的危险度分级给予不同的治疗方案。在治疗时必须明确的原则为能否手术完整切除。如果不能完整切除或镜下有肿瘤残留，那么必须综合考虑肿瘤生物学特征和临床特点，因为神经母细胞瘤具有自行消退和分化的倾向。镜下残留，甚至转移都不是术后辅助治疗的指征。如果肿瘤能完整切除，但由于生物学特征呈度高恶性，进行高强度的辅助治疗也是必要的。

Ⅰ期：切除原发肿瘤。手术完整切除者不加用放疗和化疗。

Ⅱ期：尽量切除原发肿瘤，术后酌情化疗。

Ⅲ期：尽可能切除肿瘤，术中安置银夹定位，术后化疗和放疗。但肿瘤过大时，应术前化疗，待肿瘤缩小，再择期手术。

Ⅳ期：术前化疗，病例缓解者进行延期手术，术后化疗和放疗。

Ⅳs期：手术切除原发肿瘤，术后化疗。

(二) 治疗方法

治疗方法包括手术、化疗、放疗单独或联合应用。

1. 手术治疗：为本瘤的主要治疗方法，完整切除肿瘤是治疗成功的关键。首次手术未成功者，应行化疗，待肿瘤缩小时，再行二期手术。若术前估计肿瘤切除有困难时，可先行化疗，待肿瘤缩小，再择期手术。对于局限期的肿瘤，手术切除是最好的治疗手段。即使出现局部复发，手术也是最好的选择手段。

2. 放疗：对未完全切除或淋巴结有浸润的病例术后可行放疗，根据不同年龄选用参考剂量为 12~40Gy，婴儿总量为 12~15Gy，幼儿为 20~25Gy，儿童用 25~35Gy。姑息性放疗给予 20Gy，即可缓解症状。对嗅神经母细胞瘤应给 60Gy。

3. 化疗：对于晚期患者(Ⅳ期患者)，或者出现远处复发的患者，化疗是常用的手段。常采用 VCR、CTX、ADM、DDP 及 VP-16 等。

OPEC 方案

VCR 1.5mg/m² 静脉注射,第 1 天;

CTX 600mg/m² 静脉注射,第 1 天;

DDP 60mg/m² 静脉滴注,第 2 天(必须水化);

VP-16 150mg/m² 静脉滴注,第 4 天。

每 3 周重复。

EP 方案

VP-16 150mg/m² 静脉注射,第 1~3 天;

DDP 90mg/m² 静脉注射,第 1 天。

每 3 周重复。

【预后】

该病的预后差异巨大,小于 1 岁的局限性患儿可能会自然消退,而大于 1 岁的Ⅳ期患儿预后则较差。年龄、分期及 MYCN 基因是否扩增是该病最重要的预后指标。5 年生存率为 74%。其主要预后如表 2-15-4。

表 2-15-4 不同分级的 5 年无病生存率和所占比例

治疗前危险度分级	5 年无病生存率(%)	占患者的比例(%)
极低危	>85	28.2
低危	75~85	26.8
中危	50~75	9.0
高危	<50	36.1

(彭 平 张莉红 付 强)

第十六章 原发灶不明转移癌

原发灶不明转移癌(tumor of unknown primary site,UPS)是通过组织学或细胞学的检查,可以证实为转移性癌,但病史和临床表现不能明确原发部位。5%~10%的患者原发病灶不明。即使对这些患者进行尸解,仍有约1/3无法明确原发灶。原发灶不明转移癌患者中位生存期仅6~9个月,但如果给予合适的治疗,部分患者仍可能获得较好的治疗效果。

【病理】

中分化腺癌占60%,低分化癌或腺癌占30%,鳞癌占5%,低分化非腺癌占5%。

【诊断】

(一)临床特征

50%表现为肝大、腹部包块或其他腹部症状。15%~25%表现为淋巴结肿大。10%~20%表现为骨、肺、胸膜肿瘤侵犯。不到10%出现中枢神经系统症状。

(二)原发灶部位

详细地询问病史,根据患者主要症状,进行定向问诊,结合患者的病史,包括家族史、肿瘤史、手术或活检病史,以及患者基础指标(如年龄、性别和生活习惯),根据组织学及转移灶部位推测原发灶部位。胰和肺是最常见的原发灶部位,共占40%以上。原发灶来源于结肠、直肠、胃和肝各占10%。一般来说,肝肿块或左锁骨上淋巴结肿大的腺癌或未分化癌,原发灶多在胃肠道器官;锁骨上或下颈部淋巴结肿大的鳞癌,原发灶多在肺;上颈部淋巴结的鳞癌,原发灶多在头颈部。

原发灶隐匿与原发灶明确的肿瘤转移的方式不同。如隐匿性肺癌很少转移到骨,原发灶明确的肺癌常转移到骨;相反,与原发灶明确的胃肠道癌相比较,原发灶隐匿的胃肠道癌出现骨转移较常见。但原发灶隐匿可以转移到任何部位,因此不能依赖转移形式来判断原发灶的部位。

1. 根据转移部位推测原发灶

1）颈部淋巴结:多见于头颈部肿瘤、甲状腺肿瘤、支气管肿瘤、颈段食管癌。

2）锁骨上淋巴结:多来自于锁骨以下器官,如乳腺癌、肺肿瘤、胃肠道肿瘤、食管肿瘤和宫颈肿瘤。

3）腋窝淋巴结:乳腺肿瘤、肺肿瘤、胃肠道肿瘤,应排除淋巴瘤。

4）腹股沟淋巴结:肛门肿瘤、直肠肿瘤、前列腺肿瘤、女性外阴部肿瘤及男性睾丸肿瘤。

5）纵隔和腹膜后淋巴结:50% 为生殖泌尿系统肿瘤,1/3 为头颈部肿瘤,其他有乳腺癌等。

6）脑转移:肺肿瘤、乳腺肿瘤、肾肿瘤及少见的甲状腺和头颈部肿瘤。

7）肺转移:乳腺癌、卵巢癌、肾肿瘤、胃肠道肿瘤、骨肿瘤、肺肿瘤。

8）肝转移:胃肠道肿瘤、胰腺癌、乳腺癌及肺癌。

9）皮肤转移:乳腺癌、肺肿瘤(特别是小细胞肺癌)及胃肠道肿瘤。

10）骨转移:乳腺癌、肺肿瘤、肾肿瘤、前列腺肿瘤、甲状腺肿瘤多见。

11）恶性胸腔积液:肺癌、乳腺癌、卵巢癌,少见的有胃肠道肿瘤。

12）恶性腹腔积液:卵巢癌、胰腺癌、胃癌及结肠癌。

2. 根据病理类型推测原发灶

1）腺癌:①男性患者胃肠道肿瘤、胰腺癌、肺癌、前列腺癌可能性大;②女性患者胃肠道肿瘤、胰腺癌、乳腺癌、卵巢癌、肺癌可能性较大。女性腋下淋巴结转移性腺癌,可按乳腺癌治疗。

2）鳞状细胞癌:多见于头颈部肿瘤、肺癌、食管癌、宫颈癌。颈部淋巴结转移癌应高度怀疑原发灶在头颈部,EB 病毒抗体滴度增高可按鼻咽癌治疗。

3）分化不良肿瘤或未分化癌：原发灶可能来源于任何器官或组织。约1/3分化不良腺癌，纵隔和腹膜后易受累，应与淋巴瘤、黑色素瘤鉴别。

（三）评估

1. 病史采集及体检：应包括全面的病史询问，女性患者检查乳房、盆腔、直肠，男性患者检查前列腺、睾丸。

2. 实验室检查：行常规实验室检查（全血计数、电解质、肌酐、尿素氮、钙、肝功能）。检测肿瘤标记物，如女性腹水患者检测CA125。男性患者应检查血清酸性磷酸酶、前列腺特异性蛋白、β-hCG、甲胎蛋白，以排除前列腺癌和生殖细胞肿瘤。CA27-29或者CA15-3水平升高，原发灶可能在乳腺。

3. 影像学检查：至少包括胸片；根据转移的部位和症状检查如乳腺摄片。目前CT已作为原发灶不明转移癌患者的常规检查手段。PET扫描的作用有争议，尚未成为常规检查，但PET对颈部淋巴结确认原发灶有用，且对仅有一个转移灶的原发灶不明转移癌患者来说，制定治疗计划非常有用。

4. 内镜：有创的检查手段包括纤维支气管镜、内镜或结肠镜，需根据患者的症状来选择。

5. 病理组织学检查：病理组织学的检查至关重要。除常规病理学检查外，最好对未固定的新鲜活检标本进行电子显微镜、组织化学、免疫组织学及激素受体等检查。

（1）鳞状细胞癌：当患者表现为原发灶不明的颈部可切除肿块（锁骨上淋巴结除外），且无其他病变时，须先行淋巴结活检明确病理诊断。并仔细检查头颈部，行鼻窦X线检查。必要时全麻下行全上消化道内镜检查，包括喉镜、纤维气管镜、食管镜、鼻咽镜。如果仍未发现原发灶，可在舌、梨状窝、鼻咽、扁桃体窝区行活检。行头颈部CT或MRI或FDG-PET寻找原发灶。

对于原发灶不明的鳞癌，淋巴结转移最常见的部位是颈部和锁骨上淋巴结。在锁骨上区以上的颈部淋巴结转移癌的原发灶大多在头颈部。锁骨上淋巴结转移性鳞癌的原发灶大多位于肺或食管,且很难发现原发灶。腋下淋巴结转移性鳞癌应仔细检查区域皮肤和肺。转移到腹股沟淋巴结的鳞癌,应仔细检查皮肤、肛门、生殖器官。由于对局限于区域淋巴结的肿瘤可进行根治性手术和(或)放射治疗,因此应进行骨扫描、胸腹部 CT 等检查以排除远处转移。鳞状细胞癌,对于肿瘤仅侵犯单一区域淋巴结的鳞癌患者,有效的治疗可能获得长期生存的疗效。

对于全身多处淋巴结或淋巴结外转移的原发灶不明鳞癌患者,治疗很难获得较满意的治疗效果。寻找原发灶的主要检查项目是胸部 CT,并对相应的器官进行仔细的体格检查,包括血清钙在内的血清生化指标。

(2) 腺癌和低分化癌:对原发灶不明的腺癌或低分化癌的女性患者,应进行乳腺 X 线摄片检查,仔细检查盆腔,并检测肿瘤的激素受体。所有患者都应该检查粪便和尿隐血试验、肝功能、肌酐、电解质。腋下淋巴结转移的腺癌或低分化癌,女性患者检查乳腺 X 线摄片非常重要,乳腺 X 线检查对某些男性患者也同样重要。若高度怀疑乳腺癌而乳腺 X 线检查为阴性时,应考虑乳腺 MRI。对上中颈部淋巴结未分化癌的诊断评估方法与前面所提到的颈部淋巴结转移性鳞癌的评估方法相同。除非患者有症状及体征(如粪便隐血阳性),一般不进行静脉肾盂造影、钡灌肠、肠镜等传统检查。腹部 CT 增强扫描常用于诊断胰腺癌或肝癌。

【鉴别诊断】

1. 恶性淋巴瘤:病理可鉴别,必要时行免疫组化检查。但临床上确有两者很难鉴别的病例,尤其是很难做到病理检查的纵隔及腹膜后的恶性肿瘤,必要时可行诊断性化疗,淋巴瘤化疗效果明显。

2. 恶性间皮瘤:转移性恶性胸腔积液应与恶性间皮瘤鉴别。后者 X 线上主要是胸膜明显增厚及胸腔积液,CT 表现为以胸膜为基底的不规则肿块影,建议行超声波或荧光透视引导下针吸胸膜活检或开放性活检。

【治疗】

(一) 治疗原则

对单一区域淋巴结转移患者的治疗,可能获得根治性治疗效果,这部分患者占25%;而对全身多发性转移或内脏器官受侵犯的患者,治疗的目的是减轻痛苦、改善生活质量。

(二) 治疗方法

1. 手术:手术仅适于局部局限性肿瘤或由于肿瘤引起的局限性症状,如脑或肺孤立性转移灶的切除,皮肤肿瘤的切除,实体淋巴结转移的切除等。

2. 放疗:因头颈部转移性肿瘤多源于头颈部肿瘤,主张以放疗为主,可包括原发部位同时放疗。位于锁骨上淋巴结以上的颈部淋巴结的鳞癌可给予足量放疗,范围从颅底到锁骨,或者根治性淋巴结清扫术后行放疗。无论哪一种鳞癌,放疗范围一定要把头颈部可能的原发灶部位包括进去,这样治疗后的生存期与原发灶明确的是一样的。很多局限性淋巴结切除或区域性淋巴结放疗仅限于一侧腋下和腹股沟淋巴结侵犯的鳞癌患者。对原发灶不明的广泛转移的鳞癌,其治疗为姑息性治疗,减轻痛苦,只能对有症状的病变部位行局部放疗,如骨转移灶。脑转移灶可行全脑放疗,以减轻患者痛苦。

3. 化疗:根据病理类型和所推测的肿瘤选择药物进行化疗。肿瘤局限于单侧腋下淋巴结的腺癌和低分化癌女性患者考虑可能是乳腺癌,按乳腺癌Ⅱ期进行处理。扩散到腹膜表面的腺癌和低分化癌考虑用含顺铂的卵巢癌方案。限于中上颈部的未分化癌,按鳞癌的原则处理,采用以顺铂为主的联合化疗方案。PSA阳性的男性腺癌患者可给予试验性激素治疗。进展期的腺癌或低分化癌排除了乳腺癌、前列腺癌或可治疗的原发灶,应按组织学分类处理。以顺铂为基础的联合化疗对低分化癌和低分化腺癌是有价值的。

含紫杉醇、多西紫杉醇或吉西他滨的化疗方案对原发灶不明肿瘤患者也有效。早期的研究集中在胃肠道肿瘤适用的方案,这主要是因为有这样的偏见:即绝大多数原发灶不明的腺癌(特别是在腹腔内的转移灶)有隐匿在胃肠道的原发灶,但结果发现以氟尿嘧啶为基础的方案疗效较差,对患者的生存没有影响。近年来,一些化疗新药的应用使得这组患者的疗效明显提高。这些药物包括紫杉类(紫杉醇、多西紫杉醇)、吉西他滨、拓扑异构酶Ⅰ抑制剂(依立替康、托泊替康)。其中紫杉类药物的研究最多。紫杉类加铂类药物为基础的联合化疗方案中位生存期9~13个月。因此主张对一般状况不错的患者采用紫杉醇加卡铂为基础的方案(加或不加鬼臼乙叉甙或吉西他滨)。吉西他滨的应用与紫杉类药相似,吉西他滨的抗瘤谱广,提示其在原发灶不明转移癌的经验治疗中有潜在的价值。

常用化疗方案

TC方案:紫杉醇 200 mg/m^2(第1天,静脉给药),卡铂(AUC=5,第1天,静脉给药),21天重复。

单药吉西他滨:吉西他滨 1000mg/m^2,第1,8,15,28天重复。

4. 靶向治疗:靶向治疗研究较多的是表皮生长因子受体抑制剂和抗血管生成抑制剂,或联合化疗,可能会提高原发灶不明转移癌的疗效。

(邹燕梅　李瑞超　于世英)

第三篇

肿瘤并发症

第十七章　副肿瘤性神经系统综合征

肿瘤所致的神经系统功能紊乱症候群,称为副肿瘤性神经系统综合征(paraneoplastic syndromes of the nervous system, PNSNS),又称为肿瘤相关性神经系统综合征。该神经系统综合征非肿瘤直接侵犯所致,其发生率约占恶性肿瘤患者的7%。易发生该综合征的肿瘤类型有肺癌(通常为小细胞肺癌)、胃癌、乳腺癌、卵巢癌、结肠癌、恶性淋巴瘤、白血病、前列腺癌。

【病因】

副肿瘤性神经系统综合征的发病机制不明。肿瘤产生某些血清球蛋白与多种神经元的核抗原发生免疫学病变为其病因之一。

【病理】

副肿瘤性神经系统综合征的病理学特征较明确。病变可累及脑、脊髓、周围神经、神经肌肉接点、肌肉,病变可能同时累及多个部位。

(一)大脑和小脑

1. 副肿瘤性视力异常综合征:视杆细胞和(或)视锥细胞消失,单核细胞浸润视网膜。

2. 脑边缘性脑炎:颞叶内侧及其他脑边缘系统神经元消失,淋巴细胞浸润。

3. 脑干性脑炎:脑干神经元消失,淋巴细胞浸润。

4. 亚急性小脑皮质退行性病变:小脑浦肯野细胞消失,某些星形细胞神经胶质广泛性消失。

5. 斜视肌阵挛:肌阵挛是小脑齿状核神经元退行性变,有时出现淋巴细胞浸润及脑脊液细胞数增多。

6. 小脑炎:小脑内核炎性变。

7. 脊髓炎:脊髓灰质弥漫性炎性变,神经元明显退行性病变,病变可能侵犯全脊髓。

8. 坏死性脊髓病:脊髓灰质或白质严重坏死,病变常位于脊髓胸段。

(二)周围神经

1. 急性炎性多发性神经炎:该病表现为急性起病,节段性脱髓鞘,周围神经炎性改变。

2. 慢性炎性多发性神经炎:该病表现为慢性发病,节段性脱髓鞘,周围神经炎性改变。

3. 亚急性感觉神经元病:脊神经节炎性变,神经元退行性变,继发性轴索消失。

4. 感觉运动神经病:轴索非炎性退行性病变,髓鞘节段性轻度消失。

5. 亚急性运动神经病:脊髓前侧灰质的运动神经元消失,神经胶质消失,部分神经膜细胞增生。

(三)神经肌肉接点

1. 类重症肌无力:神经肌肉接点前突触末端活动带断裂。

2. 重症肌无力:神经肌肉接点后突触接头膜区断裂。

(四)肌肉

1. 多发性肌炎:肌肉间隙有淋巴细胞浸润,肌纤维坏死。

2. 坏死性肌炎:严重肌肉坏死伴轻度炎性反应或吞噬现象。

【诊断】

约1/2的副肿瘤性神经系统综合征患者在出现症状时,原发肿瘤尚未发现或处于早期可根治阶段。因而,临床早期诊断副肿瘤性神经系统综合征对于及时发现和根治原发肿瘤至关重要。

(一)临床表现

副肿瘤性神经系统综合征的发病无明显规律性,临床表现可出现于确诊肿瘤前数月、甚至数年之前,也可在确诊肿瘤后发病。副肿瘤性神经系统综合征的临床表现形式多样,但具有一些共同的特征,即发病及病变过程具有一定的戏剧性,患者可能在数周甚至数天内亚急性起病,可能表现为神经功能完全丧失。

副肿瘤性神经系统综合征的典型特征如下。

1. 大脑和小脑

(1)副肿瘤性视力异常综合征:患者表现为进行性无痛性失明。检查发现视网膜电图异常,脑脊液细胞变化,血清中可能检测出与肿瘤和视网膜神经节细胞共同反应的抗体。

(2)脑边缘性脑炎:病变累及海马、脑扁桃体等边缘组织的脑炎,可产生许多相应临床表现,如焦虑、抑郁、记忆力丧失、精神错乱、幻觉、痴呆。检查可表现为脑电图异常。

(3)脑干性脑炎:髓质受累时,患者可表现为恶心、呕吐、眼球震颤、眩晕、运动失调。桥脑受累时,患者可表现为构音障碍和吞咽困难。中脑受累时患者可表现为动眼异常、复视、强直症状等。

(4)亚急性小脑皮质退行性病变:其症状与脑干病变相似,可出现眼球震颤、眩晕、构音障碍、动眼异常、复视、共济失调、痴呆。脑脊液检查淋巴细胞数目增多。影像学检查可表现为小脑萎缩。血清学检查抗浦肯野细胞抗体阳性。

(5)斜视性肌阵挛-肌阵挛:患者可出现斜视肌阵挛、肌阵挛、运动失调或舞蹈眼、舞蹈脚症候群。脑脊液检查可见细胞数增多。

(6)小脑炎:患者可表现为肌阵挛。

(7)脊髓炎:患者常表现出肢体非对称性肌无力、肌萎缩或感觉异常。病变可能选择性累及颈部、上肢或下肢。

(8)坏死性脊髓病:患者可表现出下肢或上肢瘫痪、感觉丧失,病变初期可能呈非对称性病变。脑脊液检查蛋白质含量增高、细胞数增多。影像学检查脊髓呈局灶性水肿。

2. 周围神经：肿瘤相关性周围神经炎的诊断较困难，患者可表现为运动神经或感觉神经受累，或两者同时受累，轴索或髓鞘受累，血清中可能出现异常蛋白质。

(1) 急性炎性多发性神经炎：患者表现为急性或亚急性上行性麻痹、感觉障碍、运动功能障碍、反射消失。脑脊液蛋白质含量升高、细胞计数无明显变化。

(2) 慢性炎性多发性神经炎：慢性起病，症状与急性感染性多发性神经炎相似。该病有两种亚型，与 IgM 有关的亚型病变主要表现为感觉神经受累，与 IgG 或 IgA 有关的亚型主要表现为运动神经受累。

(3) 亚急性感觉神经元病：表现为亚急性感觉异常、远端肢体疼痛、感觉运动失调。病变初期可能局限于上肢或下肢，进一步发展会累及到四肢。血清中可能检测出抗神经元抗体（抗-Hu 抗体）。

(4) 感觉运动神经病：患者可表现出肌肉萎缩、肌无力、远端肢体感觉异常及疼痛。

(5) 亚急性运动神经病：患者可表现为进行性肌无力。

3. 神经肌肉接点

(1) 类重症肌无力：患者表现为肌无力、易疲乏、眼睑下垂，休息时肌张力骤然减退，但反复使劲用力后肌张力可暂时改善。

(2) 重症肌无力：特征性表现是运动诱导性肌无力。

4. 肌肉

(1) 多发性肌炎与皮肌炎：患者可表现为肌无力、皮疹。

(2) 坏死性肌炎：患者可出现严重致命性肌无力症状。

(二) 特异性神经元抗体检测

患者血清和中枢神经系统中可检出五种与本综合征有关的主要抗体。

(1) 抗-Hu 抗体：与副肿瘤性脑脊髓炎有关。

(2) 特异性抗小脑 Purkinje 细胞抗体（抗-Yo 抗体）：与副肿瘤性小脑变性和生殖系统肿瘤有关。

(3) 抗神经元骨架蛋白抗体（抗-Ri 抗体）：与副肿瘤性斜

视性眼肌阵挛-肌阵挛和乳腺癌相关。

（4）癌症相关性视网膜病抗体。

（5）抗电压门控钙通道抗体：见于 LEMS 及僵人综合征（SMS）患者。

前三种抗体具有相当的特异性，阳性结果提示临床医生针对相关的脏器进行检查。

(三) 诊断标准

1. 有副肿瘤相关性神经系统症候群的临床表现。
2. 排除肿瘤脑转移及其他病变所致的神经系统病变。
3. 实验室检查：如肌电图、血清特异性抗体、脑脊液等检查证实有神经系统病变。

(四) 鉴别诊断

注意与神经系统原发性疾病鉴别。

【治疗】

有效的抗肿瘤治疗可以缓解某些肿瘤患者的副肿瘤性神经系统综合征。许多晚期肿瘤患者难以耐受抗癌治疗或抗癌治疗效果不佳，对这些患者进行治疗的主要目的是缓解症状。抗免疫治疗是缓解症状及控制神经系统病情进展的有效方法，如糖皮质激素、免疫抑制剂、血浆置换治疗。

【预后】

与导致本综合征的原发肿瘤的预后相关，也与神经系统损害部位及范围相关，预后各不相同。

(彭 慧 褚 倩 陈 元)

第十八章 异位激素分泌综合征

非内分泌腺起源的肿瘤分泌激素,并产生相应临床症候群称为异位激素分泌综合征(ectopic endocrine syndromes)或称为副肿瘤综合征(paraneoplastic syndromes)。人们很早就认识到非内分泌腺起源的肿瘤出现异位分泌激素的现象,如肿瘤患者发生低血糖、高钙血症等。异位激素分泌一词最初用于肿瘤分泌促肾上腺皮质激素所引起的库欣综合征。随着临床经验的积累及检测手段的进步,人们对肿瘤产生系列异位激素的认识更加丰富。可分泌异位激素的常见肿瘤有胃癌、肝癌、结肠癌,也可见于肉瘤,如纤维肉瘤、平滑肌肉瘤等。此外,弥散性神经内分泌系统(APUD系统)的肿瘤,也可产生生物胺或多肽激素,如类癌、嗜铬细胞瘤等。

【病因】

肿瘤产生异位激素的病因及机制尚不清楚。该综合征的发病与基因突变和基因异常表达有关。多数观点认为,肿瘤细胞中具有内分泌功能的基因被激活和异常表达导致异位激素分泌综合征。

1. 基因突变:有观点认为异位激素是肿瘤细胞DNA序列发生突变,产生相应的基因表达产物的结果。

2. 基因去抑制作用:肿瘤细胞失去正常的分化抑制功能,表现为细胞去分化,肿瘤细胞处于较原始的水平,产生肽类激素。肿瘤细胞发育过程中也可能出现分化停滞,使瘤细胞的某一功能状态持续存在,从而分泌异位激素。

【诊断】

异位激素分泌综合征的症状及体征,因肿瘤分泌的异位激素种类而异。其症状可能作为肿瘤临床表现的一部分出现,也可能在肿瘤晚期才出现。有时,异位激素分泌所产生的临床表现可能比肿瘤本身的临床表现还突出。尽管某些肿瘤检测异位激素水平可作为肿瘤治疗效果的评价指标,但并非所有肿瘤的异位激素分泌程度与肿瘤病情严重程度相一致。

激素可分为四大类:类固醇类、单胺类(脂肪酸衍生物)、氨基酸衍生物类、肽类或蛋白质类。目前发现,肿瘤异位激素只有肽类或蛋白质类激素。

(一) 分类及表现

常见异位激素种类及肿瘤类型如下。

1. 促肾上腺皮质激素(ACTH):患者可出现库欣综合征症状,如低血钾、高血糖、水肿、肌无力或肌萎缩。但典型库欣综合征的多血质、向心性肥胖和皮肤紫纹则少见。据报道,15%~20%的库欣综合征是ACTH异位分泌所致。异位分泌促肾上腺皮质激素的常见肿瘤是小细胞性肺癌(60%)、胸腺瘤(15%)、胰岛细胞瘤(10%)、类癌、甲状腺髓样癌、前列腺癌、肾癌、其他类型肺癌等。

2. 抗利尿激素(ADH):异位抗利尿激素分泌过多综合征的主要临床特征是水中毒和稀释性低钠血症、低渗透压的症状,患者倦怠无力、头痛、畏食、恶心呕吐,严重者当血钠低于120mmol/L(120mEq/L)时可出现精神症状,如嗜睡、精神恍惚乃至惊厥昏迷。引起该异位激素分泌的常见肿瘤为小细胞性肺癌(约占40%)、前列腺癌、膀胱癌、胰腺癌、急性白血病、恶性淋巴瘤、间皮瘤、胸腺瘤、类癌等。

3. 绒毛膜促性腺激素(HCG):最常产生异位HCG的恶性肿瘤是绒毛膜癌、葡萄胎等。血清及尿HCG是滋养细胞肿瘤的肿瘤标志物,其浓度变化是评价肿瘤病情及疗效的重要指标。其他产生异位HCG的肿瘤是胚胎癌、畸胎瘤、性腺胚细胞瘤、肺癌。再其次是乳腺癌、胃癌、膀胱癌、肝癌等。

4. 促甲状腺素:异位促甲状腺素水平升高可出现甲状腺功能亢进的症状及体征。产生异位促甲状腺素的常见肿瘤是绒毛膜癌、葡萄胎、睾丸胚胎癌、肺癌、胃癌等。

5. 促红细胞生成素(EPO):异位EPO分泌可导致红细胞

生成过多。产生异位 EPO 的肿瘤有小脑肿瘤、肾上腺肿瘤、肾胚胎瘤。

6. 生长激素(GH)：异位分泌生长激素主要见于肺癌、类癌、嗜铬细胞瘤。

7. 降钙素(CT)：异位产生降钙素的肿瘤有小细胞性肺癌、类癌、乳腺癌、嗜铬细胞瘤等。

8. 泌乳素(PL)：异位产生泌乳素的肿瘤有肺癌、肾癌、甲状腺髓样癌、肾上腺肿瘤、生殖细胞肿瘤等。

9. 其他：①异位促黑色素细胞激素(MSH)分泌可发生于肺癌等恶性肿瘤，患者表现为色素过度沉着。②异位促胃液素分泌可见于小细胞肺癌和卵巢癌，患者可能出现出血性消化道溃疡。③异位胰岛素分泌见于胃癌、肺癌、类癌等患者，临床表现为低血糖症。④异位高钙素分泌出现于肾癌、肺癌、肝癌等，患者可能出现严重高钙血症。合并高钙血症的癌症患者中，约70% 出现异位高钙素分泌。⑤异位促性腺激素分泌见于某些肺癌，男性患者可表现出女性乳房征。

(二) 诊断标准

1. 肿瘤患者出现激素分泌亢进综合征。
2. 血清和(或)尿液中激素浓度增高。
3. 排除其他可能引起激素分泌亢进的原因。
4. 肿瘤组织内激素含量较邻近正常组织高。
5. 肿瘤血管床的动脉、静脉激素浓度较外周血含量高。
6. 体外试验证实肿瘤细胞能合成和(或)分泌激素。
7. 细胞转化或 cDNA 杂交试验证明肿瘤具有激素特异性信息 RNA。
8. 肿瘤得到有效治疗后，原长期升高的激素浓度下降。

严格地讲，非内分泌组织起源的肿瘤出现某种激素分泌过多综合征，只有在体外试验中证实肿瘤组织能合成激素时，才能确诊。静脉导管选择性插入肿瘤部位，检查其激素水平与外周血的浓度梯度，对异位激素分泌综合征的诊断有价值。激素反馈性调节异常，也可作为诊断异位激素分泌综合征的依据。例如，具有分泌异位 ACTH 的患者，糖皮质激素不能对其 ACTH

产生抑制作用,促肾上腺皮质激素释放激素也不能对其ACTH产生促进作用(可能因肿瘤组织内缺乏相应的受体)。

(三)鉴别诊断

激素分泌综合征应与原发或转移性内分泌器官肿瘤相鉴别。该鉴别诊断的要点是详细了解病史及检查内分泌腺器官,在排除内分泌腺器官原发性或转移性肿瘤后,才考虑异位激素分泌综合征的诊断。

【治疗】

(一)治疗原则

以抗肿瘤治疗为主,并根据病情进行抗异位激素治疗。当无法接受抗肿瘤治疗或抗肿瘤治疗无效时,则以抗异位激素治疗及缓解病情治疗为主。

(二)治疗方法

1. 抗肿瘤治疗:治疗异位激素分泌综合征的主要方法是抗肿瘤治疗,如手术、放射治疗、化疗等。根据肿瘤类型及具体病情选择抗肿瘤治疗的具体方法。

2. 抗异位激素治疗:当癌肿转移及无法根除时,有两类方法可以解除异位激素分泌的影响。

(1)抑制激素的释放:如奥曲肽抑制生长激素释放激素分泌,抑制血管活性内肽的分泌。

(2)阻断激素的作用:该类药干扰激素与靶组织发生作用。如:脱甲金微素,用于治疗因恶性肿瘤引起的异常抗利尿激素症候群;酮康唑和(或)二氯苯二氯乙烷,抑制异位ACTH刺激肾上腺产生甾体类固醇的作用。

3. 切除激素作用的靶组织:手术切除异位激素作用的靶组织,可以有效地控制异位激素分泌所致的症状,避免患者发生危及生命的并发症。例如,对异位ACTH分泌综合征的患者行肾上腺切除术;对于因异位促胃液素分泌导致反复胃出血的患者行胃切除术。

(彭 慧 褚 倩 陈 元)

第十九章 上腔静脉压迫综合征

上腔静脉压迫综合征(superior vena cave syndrome,SVCS)是一组由于上腔静脉回流到右心房的血液部分或完全受阻而由此而产生的一系列症状,是一种亚急性征候群,急性者比较少见。

【病因】

在20世纪50年代初,SVCS的非恶性病因占据40%以上,其中主要为梅毒性主动脉瘤和结核性纵隔炎。随着梅毒的控制和结核的治愈率显著提高,恶性肿瘤渐占主导地位,目前90%以上SVCS为恶性肿瘤所致,其中肺癌占70%左右,特别是小细胞肺癌及右肺中央型肺癌。

【诊断】

(一)临床表现

上腔静脉压迫综合征的症状和体征与受压时间、受压程度、受压部位有关。时间短、受阻程度重,病情也常常严重。反之,病情较缓和。

1. 症状:呼吸困难、面部水肿、躯干和上肢水肿是最常见的症状,有时还会出现胸痛、咳嗽及吞咽困难。

2. 体征:患者呼吸急促,颜面及球结膜水肿,颈、胸部静脉曲张,严重时可出现口唇及上肢发绀、声嘶及Horner综合征。

(二)特殊检查

1. 胸部影像学检查:X线片和CT了解肺有无病变,了解纵隔病变的部位和肿瘤大小。

2. 内镜检查:如有可能行纤维支气管镜检查,并取材送病理检查。如病情严重,可根据初步估计先行减轻症状治疗,待病情好转后再争取获得组织学检查。

3. 腹部超声波检查或CT检查:了解胸部以外的其他原发病灶。

【治疗】

(一) 治疗原则

应根据病理组织学诊断及原发肿瘤的临床分期来选择治疗方案。

(二) 治疗方法

1. 放射治疗:SVCS 以放射治疗为主,放疗剂量取决于原发肿瘤的病理类型及分期。非小细胞肺癌可给予 50~60Gy/5~6 周。但对已有播散的患者,通常给予低剂量的姑息性照射。纵隔淋巴瘤通常照射 40~50Gy/4~5 周。

2. 化学治疗:选择化疗方案要根据临床诊断和病理组织学类型来定。纵隔淋巴瘤可单用 CTX 或 CHOP,从下肢静脉给药较好。小细胞肺癌和非小细胞肺癌、生殖细胞瘤等应选用对其有效的化疗方案。恶性淋巴瘤、小细胞肺癌和生殖细胞瘤化疗效果出现较快,其他肿瘤则较慢。

3. 手术治疗:对良性肿瘤或对放疗、化疗不敏感的恶性肿瘤也可采取手术治疗。手术的目的是切除上腔静脉周围的肿瘤组织和纤维组织,以重建回心血流。手术尤适用于 SVCS 伴有急性脑水肿或气道梗阻者。

4. 内科治疗:患者应卧床,头抬高,吸氧,限制液体及钠的入量,利尿及皮质激素的应用,使用止痛及镇静剂,如有血栓可考虑溶栓治疗等。

【预后】

经治疗后通常大部分患者在 2 周内症状及体征能得到改善,但总体预后很差,1 年生存率为 17%,2 年生存率仅为 2%。恶性淋巴瘤、小细胞肺癌、生殖细胞瘤等预后要好些,应争取治愈。

(彭 慧 褚 倩 陈 元)

第二十章 脊髓压迫综合征

脊髓压迫综合征(spinal cord compression syndrome)是由原发性或继发性椎管内肿瘤或硬膜外肿瘤导致脊髓受压而出现的一系列神经系统的症状和体征。是晚期肿瘤的常见并发症。脊髓压迫95%以上发生在髓外,并且通常是由脊柱受侵而引起。1%~5%的肿瘤患者发展为脊髓压迫。

【病因】

在引起脊髓受压的肿瘤中,95%以上是髓外的脊髓转移瘤,常见的原发肿瘤有肺癌、乳腺癌、前列腺癌和肾癌等。

【诊断】

(一)临床表现

脊髓压迫初期在相应的部位有局部疼痛,之后在相应的节段有束带感,疼痛由间歇性变为持续性,并逐渐加重。感觉异常也较常见,开始出现感觉过敏,以后出现感觉减退或消失。由于脊髓受压,大部分患者出现无力,其范围与受压的部位有关系,严重者可发生瘫痪及大小便功能障碍。

(二)特殊检查

1. 影像学

(1) X线检查:脊髓压迫的患者中66%在普通X线平片上可见骨质异常,通过脊柱X线片可了解骨质变化情况,同时可了解椎间孔与椎管是否扩大、椎管内有无钙化及椎旁软组织影的情况等。脊髓造影检查可发现脊髓变细和移位等征象。通过脊髓造影检查可以了解病变的部位及性质,并确定其水平和范围。

(2) CT检查:CT检查可以同时了解脊椎的病变、硬膜外腔的侵犯情况和脊髓周围的软组织浸润。可以协助确定针刺活检、手术及放射治疗的部位。

(3) MRI 检查:MRI 检查除具有 CT 检查的作用外,还能够直接显示椎管内肿瘤的部位、范围及继发性空洞形成,并有较大的定性价值。MRI 是硬膜外脊髓压迫诊断和定位的标准。

2. 细胞学检查:脑脊液检查有时可以找到恶性细胞,肿块穿刺细胞学检查有助于疾病的诊断。

3. 组织病理学检查:手术切除后必须进行病理学检查。临床上如果诊断不清,为明确诊断可以进行穿刺活检。

(三)实验室检查

脊髓压迫常出现蛛网膜下腔梗死,导致压力增加。脑脊液检查发现糖含量降低,蛋白含量增高,而细胞数基本正常。

(四)诊断要点

根据患者的临床表现,如持续性局部疼痛并逐渐加重,中等程度的运动障碍、感觉失常。既往有其他部位的原发肿瘤病史。结合 CT 或 MRI 的检查结果即可以明确诊断。定性诊断需通过细胞学或组织病理学检查确定。

(五)鉴别诊断

对于早期症状(如疼痛、感觉异常及感觉缺失),需与脊髓放疗后或长春碱类药物所引起的症状相鉴别。后者有放疗或使用长春碱类药物的病史,通过 CT 或 MRI 可以鉴别。脊椎骨质破坏需与结核所引起的椎体破坏相鉴别,前者椎间隙往往不变狭窄。急性压迫需与外伤、感染及结核相鉴别,若疑为恶性,则应区分原发瘤或转移瘤。

【治疗】

(一)治疗原则

脊髓压迫治疗的目的是恢复和维持正常的神经功能,控制局部肿瘤,稳定脊髓和减轻疼痛。治疗方法的选择通常根据临床表现、组织学类型、临床病程的快慢、肿瘤的类型、脊髓侵犯的部位、脊髓的稳定性和以前的治疗情况来决定。

(二)治疗方法

1. **手术治疗**：脊髓压迫手术治疗的目的主要是减压。对于某些良性肿瘤应全切除，对于恶性肿瘤也应尽可能全切除。一般来说，手术减压对于放射抗拒和已经发生严重神经缺损（如直肠或膀胱功能异常）的患者应首先考虑。

2. **放射治疗**：放射治疗对于大多数由放射敏感恶性肿瘤所致的脊髓压迫是标准的首选治疗。一般来说，治疗部位应包括硬脊膜外受压的区域和上下各两个椎体。在选择治疗方案时，应考虑照射野的大小、肿瘤的放射敏感性及周围正常组织的耐受性。小野一般给(20~30Gy)/(1~2)周以上，较大野一般给较长疗程，如40Gy/4周以上。有时也可能考虑再程治疗，特别是没有其他有效方法治疗时，一般剂量为20Gy/2周以上，此时需要考虑放射性脊髓病的危险。

放射治疗既可与手术和化疗联合应用，也可以单独应用。放射治疗时应用激素预防放射所致的急性水肿。在进行放射治疗时脊髓受照射剂量不应超过其耐受剂量。

3. **化学治疗**：化学治疗主要与手术或放疗联合应用。常用于对化疗敏感的肿瘤，如恶性淋巴瘤、小细胞肺癌等。常用药物有 CCNU、BCNU 等，成人 150mg，每 6 周一次。鞘内注射 MTX 也有一定的疗效。

4. **激素治疗**：如果根据患者的病史和神经功能检查提示有脊髓压迫，应给予地塞米松治疗。高剂量静脉注射地塞米松(96mg)作为转移性脊髓压迫的患者的辅助治疗可能改善神经功能。然而，地塞米松 10mg 静脉注射最常应用。

【疗效标准及预后】

(一)疗效评价

脊髓压迫经治疗后神经系统症状和体征减轻或消失即为有效。治疗目的是保持或恢复神经系统的功能，减轻患者痛苦。

(二)预后

脊髓压迫多为晚期肿瘤转移所致，因此预后很差。影响预后的因素有:①肿瘤的性质、部位和范围;②治疗前神经系统的功能状态;③急性压迫持续的时间;④治疗方法的选择及肿瘤对放化疗的敏感性;⑤治疗后的护理和康复措施等。

【随诊】

脊髓压迫多为晚期患者,生存时间较短,治疗后应密切随诊。主要观察神经系统症状和体征变化情况,并进行影像学检查。

(彭 慧 褚 倩 陈 元)

第二十一章 颅内压增高

颅内压增高(increased intracranial pressure)是由颅内原发性或转移性肿瘤引起的以颅内压增高为主要特征的临床症候群。侧卧位测量成人平均脑脊液压力超过 1.96kPa (200mmH_2O)时,称为颅内压增高。以颅内转移性肿瘤引起的较多见。

【病因】

引起颅内压增高的原因很多,肿瘤引起颅内压增高主要由颅内原发性或转移性肿瘤引起。转移性肿瘤中以肺癌、绒毛膜上皮癌及乳腺癌脑转移发生率较高。颅内肿瘤引起颅内压增高的原因有肿瘤本身体积增大及占位病变,脑实质受压发生液化、坏死引起容积增大。肿瘤破坏血-脑屏障,引起血管通透性增加而发生脑水肿。肿瘤位于脑室附近或位于室间孔区致中脑导水管狭窄,造成脑脊液循环障碍。位于脑干的肿瘤可扰乱脑脊液的吸收,造成颅内压增高。脑内无淋巴引流,使水肿液易于积聚。

【诊断】

(一) 临床表现

颅内压增高主要的临床表现为头痛、呕吐和视觉障碍。头痛是颅内压增高最早期最常见的症状,发生率为80%~90%。其特点为初期时症状较轻,逐渐加重,并呈持续性阵发性加剧;呕吐为喷射状,常与饮食无关,与头痛的剧烈程度无关;视觉障碍为视神经盘水肿,发展到晚期视神经萎缩时才出现。

15%~30% 的脑肿瘤患者早期为癫痫样症状,以后出现颅内压增高症状。如同时合并出血和梗死可出现急性脑卒中样症状,偏瘫、失语,甚至昏迷、死亡。有的颅内压增高的患者还有精神不振、昏迷、嗜睡、神志错乱及记忆丧失等精神症状。

脑疝是更危急的一种状况,患者可很快出现意识丧失、颈项强直、单侧或双侧瞳孔异常、同侧偏瘫或呼吸功能异常。

(二)特殊检查

1. CT或MRI检查:可以清楚地显示肿瘤的部位、形态轮廓、数量及与周围组织的关系,并可以了解有无脑室积液及脑水肿的情况等。

2. 眼底检查:颅内压增高的患者较多出现视神经盘水肿。视神经盘水肿是颅内压增高最客观的重要体征,发生率为60%~70%。

(三)实验室检查

脑脊液检查出现蛋白细胞分离,即蛋白含量增高,而细胞数正常。糖含量降低。在脑脊液检查时因脑脊液压力增高,应谨慎小心。

(四)诊断

根据患者有持续加重的头痛、喷射状呕吐,眼底检查发现视神经盘水肿,结合CT或MRI检查即可做出诊断。转移性肿瘤患者常有原发肿瘤的病史或在身体的其他部位有原发肿瘤存在。

【治疗】

(一)治疗原则

出现颅内压增高的患者多为肿瘤晚期,治疗目的以姑息治疗为主。颅内压增高属于急症,一旦临床诊断明确应立即开始治疗,首先降低颅内压,然后控制肿瘤。以减轻症状、延长患者的生存时间为目的。

(二)治疗方法

1. 手术治疗:目的是在可能的情况下尽量争取手术切除病灶。对于某些特殊部位的肿瘤,如松果体瘤、垂体瘤及第四脑室区肿瘤引起的脑室阻塞、大量脑积水及颅内压增高,必须急诊手术治疗。不能切除的应做脑室穿刺或引流术,以尽快降低颅内压,然后配合放疗和化疗等。

2. 内科治疗:主要目的是减轻脑水肿,降低颅内压,改善一般状态和减少癫痫样发作。常用的药物有皮质类固醇。甾体类激素降低血管通透性,稳定脑毛细血管。临床上可给予地塞米松10~100mg/d;在应用皮质类固醇时应注意患者有无出血性疾病及消化性溃疡,以免加重疾病。地塞米松的剂量高于32mg/d时,患者有胃肠出血及其他不良反应的风险,所以较大剂量地塞米松的用药时间一般不超过48~72小时。脱水药20%甘露醇注射液也是常用的高渗溶液,常用的剂量为125~250ml/次,每4~6小时一次。化学治疗对于继发性肿瘤有一定的疗效。常用能够通过血-脑屏障的药物,如亚硝脲类药物(BCNU、CCNU)、替尼泊苷(VM-26)、依托泊苷(VP-16)等,目前临床上常用的药物如替莫唑胺。椎管内注射MTX亦有一定的疗效。

3. 放射治疗:放射治疗是转移性脑肿瘤的有效治疗方法,主要用于继发性颅内肿瘤及某些不适合手术切除但对射线敏感的原发性脑瘤(如松果体肿瘤、垂体瘤及第四脑室区的肿瘤等)。对手术治疗后易复发的原发性肿瘤配合放射治疗可以减少局部复发的机会。放射治疗常需配合使用激素和脱水药。

【疗效标准及预后】

颅内压增高经治疗后颅内压降低至正常,症状减轻或消失,视神经盘水肿好转即为有效。继发性颅内肿瘤所致的颅内压增高为肿瘤的晚期,预后很差。原发性颅内肿瘤引起的颅内压增高,如果能得到有效的治疗尚可取得较好的疗效。

【随诊】

颅内压增高在有效的治疗后,应密切随诊观察,根据患者的具体情况来确定复诊的时间,复诊的时候应注意患者有无恶心、呕吐等颅内压增高的症状,并检查视神经乳头有无水肿。必要时复查头部CT或MRI,以了解颅内肿瘤的变化情况。

(孙 黎 褚 倩 陈 元)

第二十二章 癌性胸腔积液

癌性胸腔积液(malignant pleural effusion)是指恶性肿瘤引起的液体积聚在胸膜间隙里。占胸腔积液的25%~53%。

【病因】

除脑肿瘤以外的所有恶性肿瘤几乎都可引起癌性胸腔积液。由肿瘤细胞浸润胸膜表面使毛细血管通透性增加而形成的胸腔积液称为周围性胸腔积液;由肿瘤阻塞淋巴管、静脉,使脏层胸膜静水压增高而形成的胸腔积液称为中心性胸腔积液。

【病理】

依次为肺癌(30%~40%)、不明原发灶的腺癌(30%)、乳腺癌(25%)、淋巴瘤及胸膜间皮瘤等。

【诊断】

(一)临床表现

1. 症状:患者可有胸痛、咳嗽、呼吸困难等症状。

2. 体征:患侧胸部叩诊呈浊音,语颤减弱,呼吸音减弱或消失。

(二)特殊检查

1. 影像学检查

(1) X线检查:250ml以下胸腔积液常规X线不易发现,X线可明确胸腔积液量,胸膜是否钙化、增厚或有结节影,肺部及纵隔有无肿瘤病变。

(2) CT或MRI检查:可了解胸部有无肿瘤及胸腔积液量。

(3) B超检查:对胸腔穿刺有定位价值,可明确胸腔积液量,且可与胸膜粘连、纤维化鉴别。

2. 细胞学检查:胸腔积液脱落细胞学检查的阳性率为50%~60%,根据脱落细胞学类型可推测肿瘤的原发部位。

3. 组织病理学检查:胸腔镜检查并活检可确诊原发灶不

明的胸腔积液的病理性质，可试用。胸膜活检盲目性大，且阳性率不高。约20%胸腔积液细胞学检查结果阴性的患者，也可通过胸膜活检确诊。

（三）实验室检查

癌性胸腔积液有下列生化特征：多为渗出性或血性，胸腔积液蛋白浓度与血清蛋白浓度比大于0.5，胸腔积液乳酸脱氢酶与血清乳酸脱氢酶浓度比大于0.6，胸腔积液癌胚抗原（CEA）分析对部分患者的诊断可能有所帮助。CEA水平高于20 ng/ml，提示有腺癌的可能性。胸腔积液酸性黏多糖大于120μg/ml。ADA均值在14U/L左右。

（四）诊断要点

患者有恶性肿瘤病史，体检或影像学检查证实胸腔积液存在，胸腔积液检查有上述生化特征即可临床诊断。胸腔积液脱落细胞学检查阳性可作为细胞学诊断依据。胸腔镜活检术后的病理组织学检查可能帮助确诊原发灶不明的胸腔积液。

（五）鉴别诊断

主要与结核性胸膜炎、心力衰竭、胶质性疾病引起的胸腔积液相鉴别。

【治疗】

（一）治疗原则

癌性胸腔积液宜选用综合治疗。

（二）治疗方法

1. 药物治疗

（1）全身化疗：针对引起恶性胸腔积液的原发肿瘤，特别是对化疗敏感的肿瘤，可行全身化疗以控制全身病变及胸腔积液。化疗方案依原发瘤性质而定。

（2）局部化疗：可选用氮芥0.4mg/kg、顺铂80~120mg、多柔比星60mg加入生理盐水中胸腔内给药，每周1次，给药前应尽量抽尽胸腔积液。博来霉素：1mg/kg或40mg/m^2，骨髓抑制作用相对较小且疗效较好。

（3）生物反应调节剂：常用的药物有高聚生，常用剂量为

3000~5000U,其他还有白介素-2、短小棒状杆菌(CP)、卡介苗等。目前胸腺肽及恩度(重组人血管内皮抑制素)胸腔灌注也逐渐应用于临床。

(4) 胸膜硬化剂:可选用四环素1g或米帕林50~100mg加入生理盐水中胸腔内给药。给药后应变换体位,使药物均匀分布在胸膜上,以促使胸膜腔广泛粘连达到封闭胸膜腔的目的。

2. 放疗:对纵隔肿瘤或淋巴结肿大等原因引起的中心型胸腔积液,尤其是对放疗敏感的肿瘤(如淋巴瘤),宜选用放疗。

3. 对症治疗

(1) 胸腔穿刺:穿刺抽液可缓解患者的肺部压迫症状,并可同时注射药物。但一般3天左右又恢复到原来的积液量。每次抽液以不超过800ml为宜,应避免频繁抽液。

(2) 胸腔闭式引流:可持续引流胸腔积液,避免反复穿刺,并可通过引流管给药。

【疗效标准及预防】

1. 疗效标准见附录四。

2. 预后:预后不良。实体瘤平均生存时间6个月,恶性淋巴瘤16个月。

【随诊】

应坚持随诊。通过体格检查或影像学检查观察胸腔积液量的变化。

(孙 黎 褚 倩 陈 元)

第二十三章 癌性心包积液

癌性心包积液(malignant pericardial effusion)是指恶性肿瘤引起心包腔液体过度聚积。肿瘤患者的发生率约为3%。虽然恶性心包积液并不常见,但该病变可导致急性心脏压塞而猝死。

【病因】

癌性心包积液由恶性肿瘤经血道、淋巴道转移至心包或直接侵犯心包,从而使间皮细胞受刺激和淋巴管受阻所致。

【病理】

以肺癌最常见,其他依次为乳腺癌、白血病、淋巴瘤及黑色素瘤等。

【诊断】

(一)临床表现

1. 症状:患者可有气急、咳嗽、胸痛、心悸、下肢水肿等症状。

2. 体征:主要为心界扩大、心音减弱、奇脉、颈静脉怒张。

(二)特殊检查

1. 影像学检查

(1) X线:可见心界扩大呈烧杯状,常伴胸腔积液。同时可显示肺部及纵隔有无肿瘤影像。

(2) CT及MRI检查:可估计心包积液的量,并了解胸部有无肿瘤。

(3) 超声心动图:可估计心包积液量,提供最佳心包穿刺点。

2. 心电图:呈低电压并有广泛ST-T段改变(ST段抬高)。可见非特异性低电压、T波异常和室壁电压改变或更为特异性的电量改变。亦可有期前收缩、心房颤动发生。

3. 细胞学检查:心包积液细胞学检查阳性率可达75%。

(三)诊断要点

患者有恶性肿瘤病史,体格检查或影像学检查证实心包积液存在即可临床诊断。心包积液细胞学检查阳性可作为细胞学诊断。原发肿瘤的病理类型对病理诊断有重要参考价值。

(四) 鉴别诊断

主要与结核、炎症、心肌梗死、结缔组织病等引起的心包积液相鉴别。病史、影像学检查、心包积液细胞学检查是主要的鉴别方法。

【治疗】

(一) 治疗原则

以综合治疗为主。

(二) 治疗方法

1. 药物治疗

(1) 全身化疗:对化疗敏感的肿瘤,如白血病、恶性淋巴瘤、小细胞肺癌引起的恶性积液有效。化疗方案应根据原发肿瘤的病理类型来选择。

(2) 局部化疗:可选用顺铂 80~120mg 加入生理盐水中行心包腔注射。氟尿嘧啶 50~100mg 溶于注射用水中用药。一般不重复使用。塞替派 $25mg/m^2$ 溶于 10ml 生理盐水中用药。多柔比星不适用心包注射。

(3) 生物反应调节剂:常用药物有白介素-2、卡介苗。

2. 放射治疗:心前区的放疗对放疗敏感的肿瘤有杀灭作用,可减少心包积液的产生。放射剂量一般为 2000~4000cGy。

3. 对症治疗:超声定位下心包穿刺抽液可以减轻心脏的压迫症状。卧床休息、给氧、使用利尿药等可减轻患者的心脏压塞症状。

【疗效标准及预后】

1. 疗效标准见附录四。

2. 预后:预后不良。60%~70% 的患者心包积液可控制 30 天以上。原发肿瘤的病理类型、患者一般状况、治疗方法是影响预后的主要因素。

【随诊】

应坚持随诊。密切观察患者心包压迫的症状及体征。

(孙 黎 褚 倩 陈 元)

第二十四章 癌性腹腔积液

癌性腹腔积液（malignant peritoneal effusion）是指恶性肿瘤引起的腹腔过量液体积聚。

【病因】

除脑肿瘤以外的恶性肿瘤大多可引起癌性腹腔积液。由肿瘤侵犯腹膜所引起的称周围性腹腔积液；由静脉及淋巴管阻塞所引起的称中心性腹腔积液。

【病理】

男性以胃肠道腺癌最多见，女性以卵巢癌最多见，其他常见的病理类型有恶性淋巴瘤、间皮瘤、子宫颈鳞状细胞癌等。

【诊断】

（一）临床表现

1. 症状：患者有腹痛、呼吸困难、腹胀、消化不良等症状。
2. 体征：腹部可触及包块，叩诊有移动性浊音。

（二）特殊检查

1. 影像学检查

（1）CT及MRI检查：可明确腹腔积液的量，是否有腹膜后淋巴结肿大，有无腹腔包块以及肝脾是否肿大。

（2）B超检查：对腹腔积液有较高的检出率，还可作为腹腔穿刺的定位检查，可了解腹腔有无包块以及肝脾情况。

2. 细胞学检查：腹腔积液细胞学检查阳性率约为40%，细胞学类型对寻找肿瘤原发灶有提示作用。

3. 组织病理学检查：腹膜活检对原发灶不明的恶性腹腔积液有确诊价值。

（三）实验室检查

恶性腹腔积液有下列理化特性：多为血性或渗出性，腹腔积液 CEA 高于血浆 CEA,腹腔积液 AST 多高于血 AST。血清-腹水白蛋白梯度(SAAG)也有助于诊断。SAAG 的计算是以血清清蛋白浓度减去腹腔积液清蛋白浓度。如果梯度值大于 1.1g/dl,腹腔积液成因可能为门脉高压症、充血性心脏衰竭或肿瘤患者多发肝转移。如果梯度小于 1.1g/dl,则更可能的病因是腹膜转移或炎症。

(四)诊断要点

患者有恶性肿瘤病史,体检或影像学检查提示腹腔积液存在即可临床诊断,腹腔积液肿瘤细胞学检查阳性可作为细胞学诊断。腹膜活检病理组织学检查阳性可确诊。

(五)鉴别诊断

主要应与肝硬化、腹膜炎、充血性心力衰竭所致的腹腔积液相鉴别。病史、影像学检查、腹腔穿刺、腹腔积液理化性质及细胞学检查是重要的鉴别方法。

【治疗】

(一)治疗原则

控制原发肿瘤,同时积极综合治疗。

(二)治疗方法

1. 药物治疗:针对原发肿瘤的病理类型可选用全身化疗。腹腔内化疗可选用顺铂 80~120mg,噻替哌 40~60mg。卡铂对卵巢癌所致腹腔积液效果良好。此外,还可选用高聚生、白介素-2 等生物反应调节药。

2. 放射治疗:原发肿瘤对放射治疗敏感的患者,可酌情选用局部放疗以控制腹腔积液的产生。

3. 对症治疗:如腹腔积液过多、腹腔压力过高影响呼吸时,可行腹腔穿刺放液,但应注意放液量不易过大,不可频繁放腹腔积液。卧床休息、限制钠盐摄入、给予利尿药,均有助于减少腹腔积液产生。但用量不宜过大,否则可导致脱水和低血压。合理的利尿剂用法为:呋塞米 40mg 或氢氯噻嗪 50~100mg/d,同时联用螺内酯 50~100mg/d。

【疗效标准及预后】

1. 疗效标准见附录四。

2. 预后:预后不良。平均生存时间少于 6 个月。病理类型、患者一般状况、治疗方法是影响预后的主要因素。

【随诊】

应坚持随诊。重点观察腹腔积液量的变化及患者的一般状况。

(孙 黎 褚 倩 陈 元)

第二十五章 代谢紊乱

肿瘤患者合并代谢紊乱是指由于肿瘤产物引起代谢紊乱的综合征。最常见的有高钙血症、高尿酸血症等。其主要原因是肿瘤分泌的某些激素因子和代谢产物,以及抗肿瘤治疗所致肿瘤大量坏死溶解时释放增加的肿瘤因子,引起患者代谢紊乱。

一、高钙血症

肿瘤合并高钙血症(hypercalcemia)是指肿瘤所致血清钙水平>3.5mmol/L(14mg/dl),并引起系列临床症候群。肿瘤相关性高钙血症是一种可危及患者生命的严重并发症。其发生率约占恶性肿瘤患者的10%,常发生于晚期肿瘤患者,主要发生于乳腺癌、肺癌、骨髓瘤、恶性淋巴瘤患者。

【病因】

恶性肿瘤引起高钙血症的机制主要有以下几点。

1. 恶性肿瘤的体液性高钙血症:指未发生广泛骨转移的实性肿瘤分泌体液因子,常见卵巢、乳腺、血管、肾、肺等器官的肿瘤分泌PTH、PTH相关蛋白、转移生长因子(TGF)、前列腺素(PG)、肿瘤坏死因子(TNF)、植物固醇酯、白细胞介素(IL)-1、IL-6、1,25 (OH)$_2$D$_3$等至血,刺激破骨细胞骨吸收及肾小管钙重吸收。

2. 实性肿瘤伴骨转移:又分为溶骨性骨转移和成骨性骨转移。溶骨性骨转移多见,如乳腺癌、肺癌。溶骨的原因为瘤细胞产生的蛋白分解酶导致骨基质溶解、破坏,以及瘤细胞释放某些破骨细胞刺激因子,使破骨细胞增生,导致溶骨。

3. 血液系统肿瘤:以骨髓瘤、淋巴瘤及白血病多见。是由于癌细胞分泌破骨细胞激活因子 OAF、IL 等因子引起血钙增高。

【诊断】

(一)临床表现

高血钙的临床表现可累及全身多系统,常见消化系统表现为食欲减退、恶心、呕吐、顽固性便秘、腹痛等;还可合并胃溃疡、胰腺炎。神经系统表现为倦怠、无力、肌张力减弱、肌萎缩、平衡及步态异常。心血管系统表现为心动过缓、心律失常、Q-T 间期缩短。泌尿系统表现为多尿、肾结石、肾钙化、肾功能衰竭。骨骼系统表现有骨痛、骨质疏松、骨纤维变性、骨囊性变。此外,还可有肾、心肌、胃、甲状腺等广泛转移性钙化以及精神症状,如急躁、抑郁、注意力不集中、性格改变,甚至昏迷、抽搐。高血钙危象时表现为极度软弱、精神失常、进行性加重的氮质血症甚至昏迷。高钙血症的主要临床表现是神经系统、肾、胃肠功能失调,其中以神经系统功能紊乱症状为明显。神经系统功能紊乱常表现出嗜睡、意识模糊、反射减低、肌无力、震颤、冷漠或焦虑不安,严重时可能出现反应迟钝和昏迷,脑电图检查出现弥漫性慢波。肾功能紊乱表现为烦渴、多尿、肾功能不良,而肾功能不良会加重肾小球损伤,使高钙血症进一步加重。胃肠道功能紊乱表现为畏食、恶心、呕吐、腹痛、便秘,严重时可发生肠梗死。

肿瘤相关性高钙血症是肿瘤的重症并发症,严重时可导致心律异常或心脏停搏,从而发生猝死。

(二)实验室检查

人体正常血清总钙浓度:早产儿 1.8~2.3mmol/L;足月儿 2.0~2.6 mmol/L;儿童、青少年 2.2~2.7mmol/L。大约 40% 的血钙与血浆清蛋白结合。准确地说离子钙升高才是真正的高钙血症。为克服清蛋白的影响可用校正钙公式,校正钙 (mg/dl)= 总钙(mg/dl)+0.8×4-清蛋白(g/dl)。高血钙的标准:(血清总钙浓度)早产儿>2.3mmol/L,足月儿>2.6 mmol/L,儿童、青少年>2.7mmol/L;(离子钙浓度)早产儿>1.5 mmol/L,足月儿、儿童、青少年>1.3 mmol/L。高钙血症时随意尿钙>尿肌酐比值常>0.25。轻者无症状,重者如血清钙大于4.5mmol/L即高钙危象,可危及生命。血清钙值增高超过3.5mmol/L(14mg/dl)。血氯水平降低,血磷和重碳酸盐水平正常或升高,碱性磷酸酶水平增高。

(三) 鉴别诊断

需要鉴别的其他可导致高钙血症的疾病有以下几种。

(1) 甲亢:甲状腺激素促使骨吸收增加导致高血钙,长期延误治疗者可出现骨质疏松和压缩性骨折,与PTH被抑制有关。

(2) 糖皮质激素缺乏:糖皮质激素有抑制肠道和肾对钙吸收的作用。糖皮质激素缺乏时,对钙吸收的抑制作用减弱,使肾和肠道对钙的重吸收增加而导致高钙血症。

(3) 乳碱综合征:因长时间服用乳类或用碱性药物治疗而出现的高血钙、碱中毒和尿毒症。主要是由于钙摄入过多和代谢性碱中毒共同作用所致。代谢性碱中毒时增加肾小管钙的重吸收,血钙升高,肾间质钙化,最后导致肾衰竭。

(4) 家族性低尿钙性高钙血症:本症是常染色体显性遗传病,因位于第3号染色体长臂的钙受体基因突变所致。甲状旁腺对正常的钙抑制效应不敏感,PTH分泌增加,肾小管钙回吸收增加,导致低尿钙性高钙血症。常表现为无症状性高钙血症,新生儿即可出现甲旁亢表现,父母血钙多在12~15mg/dl。

(5) 婴儿高血钙综合征:又称小妖精面容综合征,是高钙血症的少见症候群,为钙代谢先天性缺陷。其特征为小下颌、上颌骨突出,鼻子上翘,上唇呈弓形,牙齿小呈钩状等,并可伴多种心脏先天性畸形。临床表现有发育停滞、食欲减退、便秘、血钙高、尿钙增多、长骨硬化、肾钙质沉着、肾功能不全。肾上腺皮质激素治疗有效。

(6) 维生素D中毒:是儿童高钙血症最主要原因,为肠道吸收型高钙血症。患儿常有维生素D过量史(>2万IU/天,连续30天以上),可有异位钙化灶、肾钙化、肾功能衰竭。

(7) 结节病:为原因不明的一种全身性疾病,主要累及青年,小儿少见。以双侧肺门淋巴结肿大、肺浸润、眼与皮肤损害为主要表现,后期可发展为肺间质纤维化及多系统病变,同时可伴骨和关节病变,约1/5病例有高钙血症。高血钙的原因与结节性肉芽肿组织分泌骨化三醇、对维生素D过度敏感有关。

(8) 低碱性磷酸酶血症:为常染色体隐性遗传,分为致死性新生儿型、严重婴儿型和轻型。严重者常有轻到中度高钙血症,血磷正常,碱性磷酸酶极低。X线类似佝偻病表现,临时钙化带增宽或消失,骨骼缺乏钙化现象。

(9) 原发性甲状旁腺功能亢进症:主要因甲状旁腺肿瘤或主细胞增生导致PTH分泌增多,临床以高血钙、低血磷、高尿钙症候群及骨病变和(或)肾结石为主。儿童期原发性甲旁亢的骨骼X线改变有类似维生素D缺乏症(佝偻病)表现,同时可伴有骨囊性病变及骨膜下吸收等特点。甲状旁腺亢进所致的高钙血症,仅少数患者的血清钙水平超过3.5mmol/L(14mg/dl),患者的血磷和重碳酸盐水平常降低,血氯值升高(>102mmol/L)。

【治疗】

高钙血症可危及生命,因此需要及时治疗。高钙血症的主要治疗方法如下:

1. 补充水分:高钙血症患者补充足量的水分,可以恢复血容量,增加肾小球滤过率,抑制肾小管对钙的重吸收。补充水分可输注生理盐水,争取使每日的尿量达3~4L,同时注意水电解质平衡问题。

2. 利尿:在补充水分的同时,应注意合理使用利尿药。当补液使患者的血容量恢复正常时,给予呋塞米等利尿药有助于利尿,并可阻断肾小管对钙的重吸收。呋塞米40~80mg静脉注射,必要时重复用药。避免使用可增加钙重吸收的噻嗪类利尿药。

3. 限制钙摄入:避免摄入含钙量高的食品,避免补充维生素D。

4. 双膦酸盐治疗:双膦酸盐主要通过以下几个方面起作用:形成保护膜选择性地阻挡破骨细胞的骨溶解作用;抑制破骨细胞的发育成熟,从而抑制其活性;抑制前列腺素及乳酸等致痛介质的产生。常用的二磷酸盐类药物有双磷酸二钠(唑来膦酸、依班膦酸)和帕米膦酸钠。骨转移患者出现高钙血症更适于使用破骨细胞活性抑制剂。可选用双磷酸二钠 3~5mg/(kg·d),静脉滴注,每日一次;也可选用帕米膦酸钠 30~60mg,静脉滴注,每月一次。注意根据患者的血钙水平调整用药剂量。

5. 血液或腹膜透析:当患者合并肾功能不全时,行血液或腹膜透析治疗可解救患者的高钙血症危象。

6. 抗肿瘤治疗:当抗肿瘤治疗可能控制肿瘤及其病情恶化时,应争取机会进行抗肿瘤治疗,以利更好地控制高钙血症。

二、高尿酸血症

高尿酸血症(hyperuricemia)是指血清尿酸值>416μmol/L(7mg/dl)所致的临床症候群。高尿酸血症时常发生于血液系统肿瘤及其治疗过程中。急性肾功能衰竭是高尿酸血症的严重并发症,当血清尿酸浓度达到 892μmol/L(15mg/dl)时,可能发生急性尿酸性肾病,从而危及生命。

【病因】

恶性肿瘤合并高尿酸血症,主要是因为尿酸生成过多所致。肿瘤细胞增殖迅速及核酸代谢亢进,当大量肿瘤细胞在短期内坏死及崩解时,尿酸将在短时内生成过多,引起继发性高尿酸血症。高尿酸血症主要发生于白血病、恶性淋巴瘤、多发性骨髓瘤等血液系统恶性肿瘤的患者,尤其易发生于化疗或放疗等有效抗癌治疗期间及治疗后近期内。肿瘤增殖迅速的少数患者,即使未行化疗等抗癌治疗,也可能发生高尿酸血症。排出尿量减少或合并肾功能不全时,会加重高尿酸血症的严重程度。尿酸在酸性环境下,可在远曲肾小管、集合管、肾实质形成不溶性尿酸结晶,从而导致急性尿酸性肾病。

【诊断】

肿瘤患者因化疗诱发的高尿酸血症,一般发病较急,大多不引起痛风性关节炎。检测血清尿酸值是确诊高尿酸血症的主要方法。当血清尿酸值>416μmol/L(7mg/dl)时,即可诊断为高尿酸血症。非化疗等抗癌治疗诱发的高尿酸血症,发病可能较慢,并可能出现痛风样病变,如急性痛风性关节炎。

【治疗】

高尿酸血症患者需得到及时治疗,避免发生高尿酸性肾病及肾功能衰竭。对于有发生高尿酸血症危险的癌症患者,如白血病、恶性淋巴瘤、多发性骨髓瘤患者化疗前及化疗期,应采取相应的预防措施,预防发生高尿酸血症。

1. 补充水分:补充足够水分,可防止尿中尿酸的饱和。每日通过输液或饮入,补充水分2~4L,保持尿量在2000ml/d以上。

2. 利尿:在补充足够水分的情况下,用呋塞米等强效利尿药,可增加尿液排泄量,从而促进尿酸排出。

3. 碱化尿液:当尿pH为5时,尿酸在远曲肾小管、集合管及肾实质内形成不溶性结晶。碱化尿液可以增加尿酸的溶解,阻止形成尿酸结晶,防止尿酸性肾病。碱化尿液用药:碳酸氢钠6~8g/d。

4. 别嘌醇:别嘌醇可减少尿酸的形成。治疗用药:开始用药剂量一般为8mg/(kg·d)。如果患者合并肾功能不全,应于用药后3~4天后减量至100~200mg/d。只有在同时大量摄入水及水化时才有效。预防用药:100mg,每天3次,于化疗前1天开始用药。

5. 血液或腹膜透析:当血清尿酸>1487~1784mmol/L(25~30mg/dl)时,应考虑行血液透析。

(李 杨 褚 倩 陈 元)

第二十六章 静脉血栓栓塞

对于肿瘤患者而言,静脉血栓栓塞性疾病(venous thromboembolism disease, VTE)是一种常见的、可危及生命的状态。在肿瘤患者中发生率为2.74%~12.10%。VTE包括深静脉血栓形成(deep venous thrombosis, DVT)和肺栓塞(pulmonary embolism, PE)。

【病因】

肿瘤患者合并VTE的病因包括:肿瘤患者常合并高凝状态(肿瘤细胞可释放促凝物,如组织因子),血管壁的损伤,血管受压所致的静脉淤血,长期卧床,合并外科操作以及化疗。

【VTE的影响】

VTE被认为使肿瘤患者死亡的风险增加了2~8倍。例如,合并PE的妇科肿瘤患者在2年内死亡的风险比病情类似但不合并PE的患者增加了6倍。而且,VTE是术后随访30天内肿瘤患者最常见的死因。

【VTE的症状和诊断】

(一) 静脉血栓形成

DVT的典型症状包括:疼痛、静脉栓塞单侧肢体远端肿胀和沉重感、锁骨上区水肿。

D-二聚体检验不推荐用于肿瘤患者DVT的诊断,因为在此人群中特异性很低,而且检验结果变异性较大。

静脉多普勒超声是诊断DVT的首选静脉成像方法。其优点在于能够准确诊断有症状的、股静脉和腘静脉DVT,且是一种无创性的检查。其缺点包括:对一些靠近中心的静脉,如盆腔大静脉、近端锁骨下静脉、上腔静脉和下腔静脉的诊断较困难;诊断较远端下肢DVT和无症状DVT的敏感性较低;结果受操作者影响较大。

在超声结果为阴性或者可疑,而临床高度怀疑为 DVT 时,推荐如下影像学检查。

1. 增强 CT(如间接 CT 血管造影):在诊断股、腘静脉血栓形成方面与超声检查同样准确,并且可以提供盆腔大血管和上腔静脉的准确影像。但是,该检查要求有较高浓度的造影剂。

2. 磁共振:可在不使用有肾毒性的对比剂的情况下,对盆腔静脉和腔静脉血栓形成进行敏感而特异的评估。但该检查的缺点是费用高。

3. 有创性静脉造影:曾被认为是诊断 DVT 的金标准,但目前已被无创性的检查手段代替。

(二) 肺栓塞

急性 PE 患者典型的症状和体征包括:目前或最近有 DVT 病史,临床上无法解释的气促、胸痛、心动过速、忧虑、呼吸过快、晕厥以及氧饱和度下降。

在肿瘤患者中,不推荐行 D-二聚体检测用以诊断肺栓塞,因为在这些患者中的特异性很低,而且其检验结果变异性较大。

怀疑 PE 的患者中,胸片或心电图检查对诊断 PE 的敏感性和特异性都不高。推荐 CT 肺血管造影作为初始诊断 PE 的首选方法。此方法的优势包括:可以提供纵隔和肺实质结构的准确影像;可以直接看到肺血管各个部位的栓子;可以在检查之后立即行 CT 间接静脉成像以了解有无 DVT(因为 PE 最常见的原因是下肢或者盆腔 DVT);可以了解有无右心室扩大的征象,这将可以用来对患者进行 PE 危险因素的分层。诊断 PE 的其他成像方法包括:肺通气-灌注扫描和传统的肺血管造影。

【VTE 的预防】

(一) 机械性预防

推荐对所有诊断为肿瘤的住院患者使用连续气压装置(sequential compression devices,SCDs)机械性预防 VTE。循序减压弹力袜用于增强静脉压力,它不适用于替代 SCDs。

(二)药物预防性抗凝治疗

推荐所有诊断为活动性肿瘤(或者临床怀疑肿瘤存在)且无抗凝治疗禁忌证(表3-26-1)的住院患者均应接受预防性抗凝治疗。对于长期置入中心静脉导管的癌症患者,不推荐常规使用药物抗凝治疗。推荐用于预防性抗凝治疗的药物为以下几种。

1. 低分子肝素:达肝素5000U/d皮下注射;伊诺肝素每日40mg皮下注射;亭扎肝素4500U/d皮下注射。

2. 戊糖制剂:Fondaparinux2.5mg/d皮下注射。

3. 普通肝素:每天3次,5000U/d皮下注射。

【VTE的治疗】

VTE的治疗目标是降低血栓脱落导致肺栓塞的风险,并缓解疼痛、肿胀以及呼吸困难等症状。抗凝治疗可阻止新的血栓形成,同时体内纤溶机制的启动可使闭塞的血管重新开放。

(一)药物治疗

一旦VTE的诊断成立,对哪些无抗凝治疗禁忌证(见表3-26-1)的肿瘤患者应立即开始即刻治疗(约持续5~7天),即刻治疗后应该进行长期维持性治疗(DVT的治疗约持续3~6个月,PE的治疗约持续6~12个月)。对于活动性肿瘤及有高危因素的患者还应当考虑继续接受时期不定的抗凝治疗。

VTE治疗的药物包括以下几种。

1. 低分子肝素:达肝素200U/(kg·d),皮下注射,治疗1个月后减为150U/kg或亭扎肝素175U/kg,每天皮下注射。

2. 戊糖制剂Fondaparinux:5.0mg(体重小于50kg);7.5mg(体重50~100kg);10mg(体重大于100kg)每天皮下注射。

3. 普通肝素:对于严重肾功能衰竭患者,首选普通肝素治疗。负荷剂量为80U/kg,然后每小时18U/kg,直至APTT达到靶范围,即2.0~3.0倍对照值。

(二)腔静脉滤网

对于大多数VTE患者,不推荐在抗凝治疗基础上常规使用腔静脉滤网。放置腔静脉滤网的适应证包括:进展性下肢远端 DVT；近段 DVT 或 PE 但有抗凝治疗禁忌证；因 DVT 接受标准抗凝治疗时发生的 PE；因 PE 接受标准抗凝治疗时新发的 PE；患者拒绝抗凝治疗；患者基础肺功能差时发生任何 PE 均将会致命。

表 3-26-1　抗凝治疗的禁忌证

近期有中枢神经系统出血，有高出血风险的颅内或脊髓损伤
活动性大出血：24 小时内输血超过 2U
超过 48 小时的、临床可测量的明显的慢性出血
血小板减少（血小板计数小于 $50\times10^9/L$）
严重的血小板功能障碍（尿毒症、药物、病态造血）
近期有高出血风险的大手术
合并凝血功能障碍：凝血因子异常；PT 或 APTT 延长
脊髓麻醉或腰麻
高跌落风险

（魏　瑶　褚　倩　陈　元）

第二十七章 癌症疼痛

疼痛是最常见的肿瘤相关症状之一。疼痛是一种不愉快的感觉和情绪上的感受，伴有实质或潜在的组织损伤。癌症疼痛(cancer pain)是指癌症及癌症相关性病变所致的疼痛，癌症疼痛常为慢性疼痛。1/4新诊断癌症患者、1/3治疗中的癌症患者和3/4晚期癌症患者中都合并疼痛，晚期癌症患者疼痛的发生率明显增加。另外，癌症疼痛是患者最惧怕的症状之一。许多癌症疼痛患者得不到有效止痛治疗的现象依然存在。如果疼痛未得到缓解，将极大地影响他们的行动、生活积极性、与家人朋友的交往以及总体生活质量；因此，控制癌症疼痛是目前癌症姑息治疗的重要内容之一。世界卫生组织癌症疼痛治疗专家委员会认为，应用现有的镇痛药可以解除多数患者的疼痛，提出和推荐癌症疼痛三阶梯止痛治疗方法。

【病因】

癌症疼痛的原因可归为四类。

1. 癌症本身所致：癌症的浸润及破坏作用，对组织器官造成损伤所致的疼痛，约占85%。癌症所致疼痛常见于骨转移、癌肿压迫或浸润神经、脑膜及硬脑膜受侵犯、内脏受侵犯、皮肤受侵犯。

2. 癌症相关性疼痛：晚期癌症患者出现便秘、褥疮等病变都可能引起疼痛。

3. 抗癌治疗有关的疼痛：化疗、放疗引起的黏膜炎，手术创伤及瘢痕等因素均可能引起疼痛。

4. 非癌症所致的疼痛：癌症患者合并某些病变，如痛风、关节炎、脊椎关节强直症等。

癌症患者的疼痛可能由两种或两种以上原因所致。

【病理生理机制】

癌症患者会出现各种类型的疼痛，其治疗策略取决于疼痛的病理生理学特点。疼痛的病理生理学机制主要有两种:伤害感受性和神经病理性。

1. 伤害感受性疼痛是由躯体和(或)内脏结构遭受伤害,最终激活伤害感受器所引起的。伤害感受器分布于皮肤、内脏、肌肉和结缔组织中。伤害感受性疼痛可进一步分为躯体痛和内脏痛。躯体伤害感受性疼痛通常能精确定位,主诉为刀割样、搏动性和压迫样疼痛,常由手术或骨转移引起;内脏伤害感受性疼痛常常更加弥散,表现为酸痛和痉挛性痛,常发生于胸腹部内脏器官受到挤压、侵犯或牵拉后。

2. 神经病理性疼痛是由外周或中枢神经系统遭受伤害导致的。这种类型的疼痛可形容为灼痛、刀割样痛或电击样疼痛。神经病理性疼痛的范例包括椎管狭窄或糖尿病神经病变引起的疼痛,或作为化疗(例如,长春新碱)或放疗的不良反应。

【诊断】

疼痛是患者的一种主观感受,诊断患者是否存在疼痛的主要方法是依据患者的主诉。应该相信患者关于疼痛的主诉,鼓励患者叙述疼痛的感受,积极参与疼痛评估。

对癌痛的全面评估对确定恰当的疼痛治疗至关重要。准确评估疼痛是有效止痛治疗的前提,疼痛评估如同糖尿病为患者测血糖、高血压为患者测血压一样重要。治疗决策的前提是所有癌症患者都应在初始评估、定期随访阶段以及任何新治疗开始的时候接受疼痛筛查。如果筛查时发现疼痛,患者(如果可能)必须对疼痛强度进行量化。由于疼痛具有主观性,因此患者的主诉是疼痛强度评估的标准方法。疼痛评估的推荐量化方法是 0~10 数字评估量表法。止痛治疗过程中反复评估疼痛程度有助于安全用药。在评估疼痛的同时,还应评估疼痛对患者日常活动、情绪、行走能力、日常工作、与其他人的关系、睡眠、生活乐趣等情况的影响。简明疼痛量表(BPI)可有效地用于临床疼痛评估和治疗。对使用 0~10 数字评估量表法有困难的患者(如儿童),可用使用痛苦面容脸谱法评估疼痛程度。文字表述法评估疼痛可能受患者的文化水平及社会背景等因素影响。疼痛评估量表详见附录五。除了疼痛强度,还应该要求患者描述疼痛的性质(即,酸痛、灼痛等)。

另外,体格检查、实验室和影像学检查对全面疼痛评估也很重要。这一评估有助于医护人员预先判断是否存在与疼痛有关、并需要特殊治疗的潜在病因。例如,对于可能发生脊髓压迫的患者,除阿片类药物外,如果不给予糖皮质激素和局部放疗,疼痛很可能无法得到良好控制。

对于成人癌痛的处理,NCCN 指南根据 0~10 数字评分量表(其中 10 为最痛)对疼痛强度进行了三级分类:重度疼痛(7~10);中度疼痛(4~6);和轻度疼痛(1~3)。

如果疼痛评分>0,则开始进行全面疼痛评估。全面疼痛评估主要包括疼痛的类型和性质;疼痛史(例如起病时间、持续时间、过程等);疼痛强度(即静息时、活动时、活动对疼痛强度的影响);疼痛定位,牵涉痛、放射痛;疼痛加重或缓解的因素;患者对目前治疗的反应;既往的镇痛治疗;重要的社会心理因素;其他与疼痛相关的问题(例如,社会文化对疼痛和疼痛表达的影响、精神或宗教理念等)。如果患者主诉不痛,则应该在每次后续随访时或需要时再次进行疼痛筛查。

在临床工作中,医护人员在开始癌痛治疗前,还需要根据患者既往或现在正接受阿片类药物治疗的情况将患者归类为是否"阿片类药物耐受"。根据美国食品与药品监督管理局的规定,"阿片类药物耐受患者是指服用至少以下剂量药物者:口服吗啡 60mg/d,芬太尼透皮贴剂 25μg/h,口服羟考酮 30mg/d,口服氢吗啡酮 8 mg/d,口服羟吗啡酮 25mg/d,或等效剂量其他阿片类药物,持续 1 周或更长时间。"因此,不符合上述阿片类药物耐受定义的患者,阿片类药物剂量未达到上述标准并持续 1 周或更长时间的患者,仍作为未使用过阿片类药物的患者。

【治疗】

癌症疼痛控制的总体原则:①癌症患者生存期与疼痛控制有关。为尽量改善患者预后,疼痛控制是癌症治疗的一个基本部分。②对所有患者,在每次接诊时都应进行疼痛筛查。③必须进行全面的疼痛评估。④由于大多数患者存在多种病理生理机制,需要进行全方位的疼痛控制。⑤止痛治疗与对症处理同时进行,往往针对癌症给予一系列药物治疗。⑥在任何可能的时候,疼痛程度必须由患者来确定。⑦在特定时间段必须进行疼痛的再评估,以确保所选治疗让患者获益最大,而不良反应尽可能最小。⑧治疗期间可能需要一个多学科团队。⑨必须提供社会心理的支持治疗。⑩对患者及其家庭必须提供特定的教育资料。⑪考虑疼痛对患者及其家庭造成的多重影响,并以人文关怀的形式解决这些问题。

疼痛治疗方法:用现有的知识和药物可以控制大多数癌症患者的疼痛。患者有权利要求得到有效的止痛治疗。积极的止痛治疗,不仅能缓解疼痛使患者感到舒适,而且还能提高患者的生活质量,有利抗癌治疗的顺利施行。

(一)药物治疗

药物止痛治疗是癌症疼痛治疗的基本方法,甚至是部分晚期癌痛患者唯一可以接受的有效治疗方法。

1. 三阶梯止痛用药原则

(1)首选口服用药或无创途径给药。止痛药物无创途径给药,有利于癌症患者慢性疼痛长期用药,而且有效、方便、安全、经济。

(2)按时给药:有规律按时给药可使血药浓度长期保持较恒定的有效治疗水平,减少和避免出现药物不良反应。

(3)按阶梯给药:按疼痛程度给予止痛强度不同的止痛药能更好地控制疼痛。轻度疼痛用非阿片类止痛药±辅助药物,中度疼痛用弱阿片类药±非阿片类止痛药±辅助药物,重度疼痛用强阿片类药±非阿片类止痛药±辅助药物。除重度疼痛,一般从非阿片类止痛药开始用药,据病情调整剂量,必要时用最高推荐剂量。

(4)个体化给药:止痛药物的选择、用量、给药时间等多方面存在较大的个体差异,根据患者具体情况个体化治疗,是安全有效治疗的基本保障。

2. 常用药物

(1)非甾体类抗炎药:用于轻中度疼痛治疗。常用药物包括:对乙酰氨基酚、阿司匹林、吲哚美辛、布洛芬、双氯芬酸等。

(2) 弱阿片类药:用于中度疼痛治疗。常用药物包括:可待因、双氢可待因、曲马多、弱阿片类药复方制剂,如氨酚待因Ⅱ、舒尔芬、路盖克等。

(3) 强阿片类药:用于重度疼痛的治疗。常用药物包括:吗啡、羟考酮、芬太尼、左啡诺、丁丙诺啡、美沙酮等。

(4) 辅助性用药:合用辅助药物可能更有效地缓解某些疼痛,如神经病理性疼痛。辅助用药还可能减轻止痛药的用量,减轻止痛药的不良反应。常用辅助药物有以下几种。①抗抑郁药:推荐使用三环类抗抑郁药,如去甲替林、阿米替林、多塞平。该类药物对于灼痛、麻木样疼痛、坠胀性疼痛、带状疱疹引起的疼痛,化疗药物外漏引起的神经病理性疼痛,疗效明显。如阿米替林:25mg/片,45岁以下患者,睡前口服一片;45岁以上患者,睡前口服半片。②抗惊厥药:如加巴喷丁、卡马西平。对于神经损伤所致的撕裂痛、放电样疼痛、枪击样疼痛疗效较好。如加巴喷丁:100mg,每天3次,3~7天后可加量,总量达每天900~1200mg。普瑞巴林:初始剂量50mg,每天3次,可增加到100mg,每天3次。③糖皮质激素:如泼尼松、地塞米松。适用于癌症脑转移所致的脑水肿颅内压增高的头痛,肿瘤浸润脑脊膜等所致疼痛;但此类药物不宜长期使用,应注意与非甾体类抗炎药合用时不良反应叠加的问题;如对于脑转移水肿患者,首选地塞米松,每天10~20mg。④抗心律失常药:如美西律。⑤安定类药。⑥羟嗪类药:精神兴奋剂。建议在选用上述辅助用药时,应注意初始剂量从低剂量开始,用药3~5天后根据病情调整用药剂量,但在老年人和体弱者需缓慢滴定剂量,肾功能不全者需要调整剂量。

3. 阿片类药物的用药原则:①适当的镇痛剂量是指在整个用药间期既能充分镇痛又没有不可耐受的不良反应的剂量;②口服是最常见的给药途径;③根据前24小时内使用阿片类药物的总剂量计算增加剂量;④增加按时以及按需给药的剂量;剂量增加的速度应参照症状的严重程度;⑤使用阿片类及其他药物(如阿司匹林或对乙酰氨基酚)复方制剂时,如果所需阿片类药物的剂量导致复方制剂中非阿片类成分的剂量过度

(如对乙酰氨基酚>4g/天),则由复方制剂转换为单纯阿片类药物;⑥约在5个半衰期内达到稳态;⑦如果患者出现难治的不良反应,疼痛评分<4分,考虑阿片镇痛药减量25%,然后再密切评估镇痛效果;⑧如果疼痛控制不佳或不良反应持续存在,考虑从一种阿片类药物转换为另一种阿片类药物。

(1) 阿片类药物选择:吗啡、氢吗啡酮、芬太尼与羟考酮是常用的阿片类药物。吗啡通常是既往未使用过阿片类药物患者的标准初始治疗药物。纯激动剂(例如:可待因、羟考酮、羟吗啡酮和芬太尼)是最常用的癌痛治疗药物。首选半衰期短的阿片类受体激动剂(吗啡、氢吗啡酮、芬太尼和羟考酮),因为更容易滴定。芬太尼透皮贴剂不能用于快速滴定阿片类药物剂量,仅推荐在其他阿片类药物控制疼痛后使用。

合并肾疾病和肝功能不全患者应避免使用吗啡。因为肾功能不全的患者容易出现吗啡-6-葡萄糖苷酸(吗啡的活性代谢物)积聚,加重不良反应。

由于半衰期长、效能高、药代动力学个体差异大,美沙酮的起始剂量应低于预期剂量,在滴定期间缓慢加量,且同时预备足够的短效药物以控制爆发痛。在应用之前应考虑向疼痛专科医师咨询。

癌症患者不推荐使用以下药物:①混合激动-拮抗剂(如布托啡诺、喷他佐辛);②丙氧芬和哌替啶;③安慰剂。

(2) 给药途径

1) 口服给药是慢性疼痛治疗的首选途径。对于能够口服药物的患者,应首先考虑口服,除非需要快速镇痛或患者存在口服给药的不良反应。

2) 经胃肠外持续输注、静脉给药或皮下给药:推荐用于无法吞咽或有阿片类药物肠道吸收障碍的患者。快速镇痛应静脉给药,镇痛作用15分钟达峰,而口服镇痛作用60分钟达峰。

3) 透皮贴剂给药:芬太尼贴剂给药是常用的无创给药途径,但在发热、汗多、广泛性皮肤病患者慎用。

(3) 阿片类药物用量的滴定

1) 未使用过阿片类药物的患者:如果疼痛评分≥4分,或疼痛评分小于4分但未达到疼痛控制和功能目标，初始剂量为5~15mg硫酸吗啡口服或1~5mg硫酸吗啡静脉给药或等效药物。每60分钟评估口服硫酸吗啡的疗效和不良反应，每15分钟评估静脉用硫酸吗啡的疗效和不良反应，以确定后续剂量。可能出现如下情况：①如果疼痛评分未变或增加，为了获得良好的镇痛效果，建议阿片类药物剂量增加50%~100%；②如果疼痛评分降至4~6分，那么重复相同剂量，口服药物60分钟后、静脉用药物15分钟后再次评估。如果2~3个剂量周期后再次评估发现，中重度疼痛控制不佳，考虑改变给药途径；③如果疼痛评分降至1~3分，最初24小时按照当前有效剂量按需给药，然后进入维持治疗。

2）阿片类药物耐受患者：如果出现疼痛强度≥4分的爆发痛，或疼痛强度小于4分但未达到疼痛控制和功能目标，为了使疼痛得到良好控制，计算前24小时内口服或静脉用阿片类药物总量，"解救"剂量增加10%~20%。每60分钟评估口服硫酸吗啡的疗效和不良反应，每15分钟评估静脉用硫酸吗啡的疗效和不良反应，以确定后续剂量。可能出现如下情况：①如果疼痛评分未变或增加，为了获得良好的镇痛效果，建议阿片类药物解救剂量增加50%~100%；②如果疼痛评分降至4~6分，那么重复相同剂量，口服药物60分钟后、静脉用药物15分钟后再次评估。如果2~3个剂量周期后，中重度疼痛患者的疼痛评分无变化，考虑改变给药途径；③如果疼痛评分降至1~3分，最初24小时按照当前有效剂量按需给药，然后再进入维持治疗。

（4）阿片类药物的转换：没有任何一种阿片类药物适合所有患者。如果目前使用的阿片类药物不良反应明显，可更换为等效剂量的其他阿片类药物，以在镇痛和不良反应之间获得平衡。这种方法被称为阿片类药物转换。重要的是，在口服和肠外途径给药之间转换时，必须考虑到相对效能，以免造成过量或剂量不足。表3-27-1列出阿片类药物等效剂量换算（剂量比率）。

表3-27-1　不同阿片类药物口服及肠外给药的等效剂量以及相对效能换算表

阿片受体激动剂	肠外剂量	口服剂量	转换系数（静脉→口服）	镇痛持续时间
可待因	130mg	200mg	1.5	3～4小时
芬太尼	100μg	—	—	1～3小时
氢可酮	—	30～45mg		3～5小时
氢吗啡酮	1.5mg	7.5mg	5	2～3小时
左吗喃	2mg	4mg	2	3～6小时
美沙酮	—	—		—
吗啡	10mg	30mg	3	3～4小时
羟考酮		15～20mg		3～5小时
羟吗啡酮	1mg	10mg	10	3～6小时
曲马多	—	50～100mg		3～7小时

阿片类药物转换的步骤：①计算有效控制疼痛所需服用的阿片类药物的24小时总量。②根据表3-27-1，计算出新阿片类药物的等效剂量。③考虑到不同阿片类药物之间的不完全性交叉耐药，如果疼痛得到有效控制，应减量25%～50%。如果之前的剂量无效，可给予100%（或加量25%）的等效镇痛剂量。④最后，对于口服阿片类药物，将每天需要的新阿片类药物剂量按所需的给药次数平分（如常规口服吗啡需每4小时服用一次，即分为6份；吗啡控释制剂每12小时用药一次，即分为2份）。

4. 药物治疗的常见不良反应

（1）非甾体类抗炎药：该类药物的常见不良反应是消化道溃疡，血小板功能障碍，肝肾功能损伤。这类药物用量达到一定剂量水平时，增加用药剂量不增加止痛效果，而毒性反应增加，因此，长期用非甾体类抗炎药时，应注意该类药物的限制性剂量。

(2) 阿片类药物:该类药物的常见不良反应包括:便秘、恶心、呕吐、头晕、嗜睡、镇静、尿潴留、多汗、情绪改变、精神错乱、皮肤瘙痒、呼吸抑制等。肝肾功能不良的患者用药需慎重。在开始制定止痛药治疗计划时,就应制定预防和处理不良反应的措施。长期用药可能对药物产生一定的耐受性,甚至产生生理依赖性,该反应不影响患者继续接受有效止痛治疗,但需要与药物滥用者出现的精神依赖性(成瘾)严格区分。

1) 便秘:在开始使用阿片类药物时,就开始预防性用药,包括:刺激性泻药±大便软化剂(如,番泻叶±多库酯钠)。可考虑选择中医药预防便秘。阿片类药物加量时,泻药剂量也应增加。建议患者维持足够液体、膳食纤维摄入。

如果出现便秘,评估便秘原因和严重程度;除外梗阻,治疗其他病因;根据需要调整大便软化剂或泻药剂量,以保证每1~2天有1次肠道非强制通便。如果便秘持续存在,需排除肠梗阻。检查是否存在粪便嵌塞,必要时给予磷酸钠溶液、生理盐水或自来水灌肠进行解救治疗。同时考虑增加其他药物,例如:比沙可啶、乳果糖等。

2) 恶心、呕吐:对于初次使用阿片类药物的第1周,最好同时给予甲氧氯普胺预防,如果恶心症状消失,可停用。对于既往使用阿片类药物出现恶心的患者,强烈推荐预防性使用止吐药物,包括:氟哌啶醇或甲氧氯普胺等;如果恶心无好转,则应按时给止吐药,考虑加用5-羟色胺拮抗剂。由于此类药物可引起便秘,务必谨慎使用。

3) 瘙痒:考虑使用抗组胺药物如苯海拉明或异丙嗪。如果瘙痒持续存在,如果症状无法控制,考虑更换为另一种阿片类药物。或考虑持续静脉滴注纳洛酮每小时 $0.25\ \mu g/kg$,最大可调整至每小时 $1\ \mu g/kg$,以减轻瘙痒且不减弱镇痛效果。

4) 谵妄:评估谵妄的其他原因(例如,高钙血症、中枢神经系统病变、肿瘤转移、其他作用于精神系统的药物等);如果未发现导致谵妄的其他原因,考虑更换阿片类药物或使用非阿片类镇痛药以减少阿片类药物的剂量;使用氟哌啶醇 0.5~2 mg,每4~6小时口服或静脉用药,或奥氮平2.5~5 mg,每6~8小时口服或舌下含服。

5）尿潴留:尿潴留的发生率小于5%,但常给患者带来困扰。如同时使用镇静药物,发生率可能高达20%,所以应该尽量避免合并使用镇静药,同时在开处阿片类药物时告知患者养成定期排尿习惯。对于出现尿潴留患者,可采用流水诱导法、热水会阴冲洗,膀胱区按摩等方法诱导患者自行排尿。诱导失败时,可考虑导尿。对于难以缓解的患者,可考虑换用止痛药。

6）药物过量和中毒:临床表现为针尖样瞳孔、呼吸抑制(呼吸次数<8次/分钟,和/或潮气量减少,潮式呼吸,发绀),嗜睡甚至昏迷,骨骼肌松弛,皮肤湿冷,有时可出现心动过缓和低血压。极度过量可能呼吸暂停,深昏迷,循环衰竭、死亡。

呼吸抑制需谨慎使用解救药物。如需解救,考虑输注纳洛酮:用9ml生理盐水稀释1支纳洛酮(0.4mg/1ml),每30~60秒给药1~2ml(0.04~0.08mg),直到症状改善。做好重复给药准备(阿片类药物的半衰期通常比纳洛酮长),严重呼吸抑制时需要每2~3分钟重复给药,或将2mg纳洛酮加入500ml生理盐水或5%葡萄糖溶液中静脉滴注,根据病情调整滴速,直至患者恢复自主呼吸。口服用药中毒者,必要时洗胃。

(二)非药物治疗

非创伤性物理治疗和心理治疗可能有助于缓解部分患者的疼痛,并可能改善他们的生活质量。

1. 物理治疗

(1)皮肤刺激疗法:热敷、冷敷、按摩、按压、摆动。

(2)锻炼活动。

(3)保持舒适体位。

(4)限制活动。

(5)对抗性刺激:经皮肤电刺激或针灸,超声刺激。

(6)针灸或穴位按压。

2. 心理学治疗:调整情绪和行为的心理学治疗有助于癌症疼痛的治疗。

(1)想象/催眠、放松训练、认知行为训练。

(2)转移注意力。

(3) 宣传教育。

(4) 心理咨询。

(5) 社会支持。

(6) 精神关怀。

3. 介入治疗

(1) 局部输注：包括硬膜外、鞘内、局部神经丛等部位；可以输注阿片类药物、局部麻醉药以及可乐定等。

(2) 经皮椎体成形术/椎体后凸成形术。

(3) 神经损毁疗法：用于定位准确的疼痛综合征。

(4) 神经刺激疗法：用于癌症相关症状(例如，外周神经痛)。

(5) 骨病灶的射频消融。

4. 抗癌及有创性治疗：当患者病情允许时，应争取行手术、放疗、化疗等抗癌治疗，以利更有效地控制疼痛。对于顽固的局限性剧烈疼痛，可考虑行神经阻滞或神经松解手术等治疗。

(晁腾飞　褚　倩　陈　元)

第二十八章 粒细胞减少症

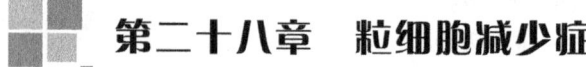

中性粒细胞暂时性显著减少,即外周血中粒细胞绝对值≤$2.0×10^9$/L,儿童期<$1.5×10^9$/L,或婴儿期<$1.0×10^9$/L,而红细胞及血小板正常时所出现的一组综合征,称为粒细胞减少症(granulocytopenia)。

【病因】

可分为继发性(外来病因作用于骨髓髓系细胞)和髓系祖细胞内在缺陷性两类。本章重点介绍后者。

1. 药物因素:引起粒细胞减少症的致病因素中,除患者原患的疾病可引起白细胞减少外,以药物引起最为常见:非甾体止痛药、抗甲状腺制剂、抗结核药、磺胺、左旋咪唑、精神病药物可引起粒细胞减少。

2. 感染因素:中性粒细胞在骨髓形成后进入血管内,其中仅1/2随血液循环(循环池),另外1/2紧贴于毛细血管和毛细管后小静脉的内皮细胞(边缘池),不随血流循环,故不能在白细胞计数时被检测到。大多数肿瘤患者出现严重全身感染及过敏反应时可导致更多粒细胞贴壁,使得边缘池内粒细胞量相对大量增加造成假性粒细胞减少,此时粒细胞的生成和利用可能均正常。

3. 抗癌治疗因素

(1) 放疗:放疗对粒细胞生成影响程度不一。但当放疗面积较大时,易出现骨髓抑制而发生粒细胞减少。

(2) 化疗:各种细胞毒性化疗药物可不同程度影响粒细胞;少数化疗药物(如甲基亚硝脲)的骨髓抑制作用比较迟缓,与用药剂量有关。骨髓储备功能差的患者用细胞毒性化疗药,尤其是大剂量化疗时更易出现粒细胞减少症。

4. 其他因素:肿瘤侵犯骨髓可引起粒细胞减少。

【诊断】

(一) 临床表现

患者常出现乏力、感染等症状。感染是粒细胞减少症的常见并发症。患者常表现为高热、寒战、败血症、双重感染等病变。中性粒细胞低于 $0.5×10^9/L$ 时具有很大的感染危险性,临床上常出现高热、畏寒、咽痛、颌下及颈部淋巴结肿大、压痛等症状,以及由于继发感染而引起化脓性扁桃体炎、口腔黏膜和咽峡部溃疡、肺炎、尿路感染,甚至脓毒血症或败血症。粒缺发病急促,病死率很高,达 60%~80%。

(二) 实验室检查

外周血中粒细胞绝对值≤$2.0×10^9/L$ 即可确诊。

【治疗】

1. 早期诊断,立即停用引起粒细胞减少的药物,停止放疗、化疗。

2. 加强抗感染治疗,选用适当的抗生素及抗真菌治疗,严格掌握用药的适应证。

(1) 粒细胞<$1.0×10^9/L$ 时应住院治疗,与外界适当隔离,避免接触呼吸道感染的患者。

(2) 粒细胞<$0.1×10^9/L$,可考虑成分输血,输入粒细胞,每天输注,直至粒细胞回升至 $0.5×10^9/L$ 为止。

(3) 若中性粒细胞回升至>$0.5×10^9/L$,持续 5~7 天时可停用抗生素。但特殊部位感染(如:肺炎、肛周炎等)即使粒细胞恢复至正常,仍需要继续抗生素治疗。

3. 采取保护性隔离、紫外线消毒病区、患者及接触患者的医护人员经常洗手,可减少粒细胞减少症易发生的院内感染、内源性菌群失调及肠道致病菌感染等病变的发生。

4. 抗真菌治疗。严重的粒细胞减少时间越长,真菌感染的可能性就越大,应早期使用抗真菌药物预防和治疗真菌感染。广谱抗生素治疗 5~7d 后,如果患者仍有发热,应考虑真菌感染。

5. 定期复查血象,输白细胞,直到血象恢复至正常水平。

6. 使用粒-巨噬细胞集落刺激因子(GM-CSF),粒细胞集落刺激因子(G-CSF),可在化疗结束一天后开始注射,每次 75~300μg,共用 7~14 天;也可在粒细胞下降时立即注射 G-CSF,直至血象恢复至正常水平,有条件者连用 5~7 天为宜。

7. 有条件者可考虑进行自身骨髓移植治疗。

8. 中医治疗,补肾益精,生髓养血。

(李 杨 褚 倩 陈 元)

第二十九章 合并感染

肿瘤患者合并感染(infections of the cancer patients)是癌症的常见并发症,也是其死亡的常见原因。有报道显示病死率可达60%~80%。

【病因】

肿瘤患者合并感染的病原体包括细菌、真菌、病毒、囊虫等。细菌及真菌常源于癌症患者自身所带菌群,也可由环境病原体所致。人体某些免疫屏障功能下降甚至破坏,如皮肤黏膜破损及肿瘤阻塞部位都可能发生细菌移位,使正常细菌转变为致病性菌种;也可成为病原体入侵人体的门户。癌症患者容易合并感染,其易感原因如下。

1. 粒细胞减少症:肿瘤患者接受化疗、放疗可导致粒细胞的减少或缺乏以及功能障碍,这些重要的免疫功能缺损,很容易发生细菌感染或感染扩散,甚至造成真菌感染及非条件致病菌感染。

2. 免疫功能低下:癌症患者接受放化疗等抗癌治疗、激素治疗、脾切除术后及癌症患者自身免疫功能低下使得患者容易感染病原体。免疫功能低下的患者易感病原体为细菌、真菌、病毒、寄生虫等。文献报道的感染常见部位有呼吸道、口咽部、泌尿道、肛周、肠道、皮肤、导管相关感染、菌血症、败血症以及部位不明的感染。不同部位感染、院内院外感染的病原体不完全相同。

3. 其他原因:肿瘤局部浸润导致局部正常组织防御屏障破坏或肿瘤阻塞正常组织器官腔道,肿瘤坏死,侵入性操作留置导管,长期卧床,长期住院及使用抗生素,营养不良,低蛋白血症,神经功能障碍等。

【诊断】

合并感染的治疗患者可出现发热及受感染器官组织出现相应的炎症变化。严重时可能出现低血压及循环系统等并发症。

对于怀疑感染的患者应仔细体格检查，明确感染病灶，包括耳、鼻窦、口腔、肺、置放导管区、皮肤、黏膜、泌尿生殖系统等。

明确感染病灶后，应争取确诊其病原体类型及药敏试验，如选择进行血、尿、痰、脑脊液、大便培养等。必要时需进行创伤性取材检查。

【治疗】

癌症患者合并感染的治疗方法与其他感染相似，需及时治疗有效控制感染，以避免出现严重后果。在未确诊或无法确定病原体时，可凭经验开始治疗，一旦确诊感染病原体的类型，则可有针对性的给予敏感药物。

1. 凭经验治疗：当患者的体温超过38.5℃，或连续两次超过38℃时，提示有合并感染的可能。如果患者同时伴有粒细胞减少症，则应考虑开始用抗生素。合并粒细胞减少症的患者应考虑联合用药，如喹诺酮类+妥布霉素类，或头孢菌素类+阿米卡星。抗生素连续用药5天或7天以上时，应考虑给予预防真菌感染的药物，如氟康唑。

2. 确诊后治疗：革兰阴性菌感染时，一般需要联合使用抗生素；革兰阳性菌感染时，一般用单一种抗生素，合并粒细胞减少症时则需同时合用抗革兰阴性菌的抗生素。

3. 特殊感染治疗

（1）与置放导管有关的感染：大多为革兰阳性细菌感染，少数是革兰阴性细菌或真菌感染。治疗的最好办法是更换或取出导管。

（2）真菌感染：粒细胞减少症的患者易发生念珠菌感染，甚至发生深部组织念珠菌感染，治疗可选用两性霉素或氟康唑。

（3）疱疹病毒感染：癌症患者容易出现带状疱疹病毒或单

纯疱疹病毒感染,治疗可选用阿昔洛韦等抗病毒药物。

(4) 诺卡菌属感染:反复用细胞毒类化疗药及皮质激素类药物的癌症患者易感染此类菌属,治疗可选用磺胺类药物,注意需要足够疗程用药。

4. 生物调节剂治疗:该治疗可改善患者的免疫功能,增强患者自身对病原体的抵抗和清除能力。生物调节剂治疗包括以下几种。

(1) 粒细胞成分输血:用于粒细胞减少合并感染的患者。

(2) 粒细胞生长刺激因子:G-CSF 或 GM-CSF 可有效促进粒细胞的生成。

(3) 被动免疫治疗:如抗革兰阴性菌的单克隆抗体、免疫球蛋白、肿瘤坏死因子、白细胞介素-2、干扰素等。

5. 预防感染:对于易发生感染的癌症患者,采取适当的预防措施可以减少患者感染机会。

(1) 避免创伤。

(2) 保持清洁环境:与易感染患者接触的所有人员,尤其是医务人员应常洗手,避免医源性感染;隔离及房间空气净化;饮食卫生,避免食入铜绿假单胞菌污染食品;患者身体的自身清洁。

(3) 预防性用药:粒细胞生长因子及抗生素,主要用于感染高危患者,如粒细胞低于 $2\times10^9/L$ 的患者。

(李 杨 褚 倩 陈 元)

第三十章 肿瘤患者的护理

肿瘤患者的护理始于20世纪50年代。随着肿瘤学科的发展,肿瘤护理已逐渐发展成为一门专科性的护理学科。护理的重点已不仅仅是关注疾病本身,而是扩展到了为肿瘤患者提供包括控制躯体症状、提高生活质量、健康教育、心理护理以及社会支持等全方位的整体护理。

一、化学治疗的护理

化学治疗是治疗恶性肿瘤的重要手段之一,由于抗肿瘤药物在消灭癌细胞的同时也使机体的正常组织和细胞遭到不同程度的破坏,从而出现一些不良反应。故在化疗的整个过程中,做好化疗的相关护理工作是非常重要的。

饮食护理

肿瘤患者机体消耗多,加上化疗引起的恶心、呕吐、食欲缺乏等消化道反应,以致肿瘤患者常出现营养缺乏。因此,需要有足够的营养补给,以保证机体的需要。护士应指导并鼓励患者在化疗间歇期注意合理进食,以高热量、高蛋白、高维生素、低脂肪饮食为宜,如新鲜鱼、肉、蛋、豆制品、新鲜蔬菜、水果等。根据患者平常的喜好,经常更换食物的品种,适当增加调味品,用食物的色香味诱导患者进食,以增加机体的抵抗力。

化疗常见不良反应及护理

【局部反应】

静脉给药时因抗肿瘤药物对静脉内壁的刺激易造成化学性静脉炎。若由皮肤脉管系统渗出扩散至周围组织,则会导致局部出现化学性蜂窝织炎;局部炎症进一步发展可造成渗出性坏死。

1. 栓塞性静脉炎:局部皮肤发红、疼痛,沿静脉走向可呈深棕色色素沉着和静脉栓塞。处理:局部用50%硫酸镁湿敷或涂抹喜疗妥。注意有计划的选择静脉,对于刺激性强的药物应将药物稀释,用药后给予生理盐水快速滴注,以减少药物对血管的刺激。对于刺激性强的药物应提前向患者介绍此类药物的不良反应,并建议选择中心静脉置管。

2. 局部组织坏死:有些抗肿瘤药物在静脉用药时一旦外渗,即可引起局部红肿、组织坏死,如氮芥、阿霉素、长春碱类最为明显。在使用此类药物时建议患者选择中心静脉置管,并严格按照化疗操作规程进行治疗。一旦发生组织坏死或溃疡长期不愈,应进行手术切除,并植皮。

3. 药物外渗的处理:停止用药,用注射器接头皮针进行抽吸,尽量吸出渗出的药物,并拔针。停止在该侧肢体输液,抬高患肢48小时。在原针眼周围用2%利多卡因2ml、地塞米松5mg、生理盐水5~10ml行局部环形封闭,然后用50%硫酸镁持续湿敷24小时,密切观察局部皮肤情况。有皮肤破溃时按无菌要求清理创面。如有严重的组织损伤或坏死应行清创处理。

【骨髓抑制的护理】

抗肿瘤药物抑制骨髓造血干细胞或祖细胞生成、肿瘤发生骨髓内转移、患者免疫功能低下、营养缺乏等因素,可导致患者的白细胞、血小板等低于正常值。

抗肿瘤药物对骨髓抑制的程度、高峰作用时间和持续时间因药物不同而有所差异,如接受氮芥治疗后粒细胞最低点为第5~8天,多柔比星为第9~14天,氟尿嘧啶为第5~10天,依托泊苷为3~10天等。故应在白细胞最易下降的这段时间内定期检查血常规,及时了解患者的血象变化情况。

护理:对于白细胞、血小板减少的患者预防感染和出血非常重要。若患者白细胞<$1.0×10^9$/L,必须实行保护性隔离,将患者安置在单人间或层流病房;严格限制探视人员;接触患者前后必须彻底洗手;护理人员不得患感冒等呼吸道传染病;尽

量避免多次的侵入性操作,以免增加感染的风险;每日用软毛牙刷刷牙,进食后及时用生理盐水漱口;密切观察患者的生命体征及有无全身出血情况;严格按照医嘱给予药物治疗,必要时进行成分输血。

【胃肠道反应及护理】

胃肠道反应是常见的化疗反应之一,患者常表现为恶心、呕吐、腹泻、腹胀、口腔黏膜炎、便秘及麻痹性肠梗阻等。

易引起恶心、呕吐的抗肿瘤药物有:顺铂、氮芥、环磷酰胺、放线菌素D、阿霉素等。易导致口腔黏膜炎的药物有:甲氨蝶呤、阿糖胞苷、5-FU、放线菌素D、博来霉素等;易导致便秘、麻痹性肠梗阻的药物有:长春碱、长春新碱等。

护理:对于有恶心、呕吐的患者,化疗前向患者做好解释,减轻顾虑;化疗前按时足量使用止吐药;指导患者选择合适的时间进食恰当的食物;为患者提供喜欢的食物,不要过度改变以往的饮食习惯。对于发生口腔黏膜炎的患者,注意保持口腔卫生,用软毛牙刷刷牙,进食后用生理盐水漱口,若有真菌感染者应给予抗真菌药物治疗。

【泌尿系统毒性及护理】

化疗药物对泌尿系统的毒性主要表现在肾毒性和出血性膀胱炎。顺铂和大剂量甲氨蝶呤治疗可导致肾毒性。喜树碱、环磷酰胺、异环磷酰胺可导致出血性膀胱炎。

护理:化疗前检查患者的肾功能;使用大剂量顺铂时需进行水化,补充充足的液体,并用利尿剂和脱水剂以保持每天尿量在2000ml以上。接受大剂量甲氨蝶呤治疗时;每天入量维持在5000ml以上,尿量3000ml以上(不少于100ml/h),同时根据医嘱给予药物碱化尿液;准确执行输液给药计划,按时给予解毒剂,并记录用药时间、完成时间;准确记录出入量,并监测尿液的pH。输注异环磷酰胺时注意按时输注解毒剂美司那。

二、放射治疗的护理

目前,放射治疗是恶性肿瘤的重要治疗方法之一,射线在杀灭肿瘤细胞的同时,对临近组织会造成一定的损伤,而出现不同程度的放射反应。因此,做好放疗期间患者的护理尤为重要。

放疗前的护理

1. 向患者及家属介绍放疗的相关知识,放疗过程中可能出现的不良反应,如何配合放疗等,消除患者的紧张、焦虑情绪。
2. 摘除照射部位的金属物质。
3. 放疗前后半小时避免进食,以免引起畏食反应。

放疗过程中的护理

【照射野皮肤的护理】

保持放射野皮肤清洁干燥,标记清晰。避免粗糙衣物的摩擦,宜穿着棉质柔软宽松的衣服。放射野皮肤禁止贴胶布或涂抹有刺激性的药物,禁用肥皂水及热水烫洗局部。如出现干性皮炎,瘙痒时可涂以冰片粉,出现湿性皮炎可用放射性皮炎膏,保持局部皮肤的清洁,预防感染。

【头颈部放疗的护理】

(一)保持口腔清洁

头颈部放疗时可出现口干、咽喉疼痛、口咽部充血水肿甚至溃疡。应指导患者保持良好的口腔卫生,用软毛牙刷刷牙,餐后及时漱口。

(二)功能锻炼

指导并督促患者每天进行张口功能锻炼,以预防放疗后颞颌关节纤维化所致的张口困难。

(三)病情观察

注意观察口腔黏膜反应,有无喉头水肿引起的呼吸困难等。脑部放疗时注意有无头痛、恶心、呕吐或症状加重等颅内压增高的临床表现。

【胸部放疗常见并发症的观察及护理】

(一)放射性肺损伤

主要表现为放射性肺炎和放射性肺纤维化,表现为咳嗽、气短、呼吸困难等,常因感冒而诱发急性发作。在护理上应指导患者预防受凉、感冒,进行必要的呼吸功能锻炼。

（二）放射性食管炎

表现为原有吞咽困难加重,伴疼痛烧灼感。应指导患者进食易消化、流质饮食,避免进食过硬、油煎食物,注意观察有无食管穿孔的表现。

【盆腔放疗并发症的观察和护理】

（一）放射性直肠炎

患者可出现大便次数增多,里急后重、腹痛、血便等症状。应指导进易消化、高营养食物,忌食刺激性及粗纤维食物,保持肛周皮肤清洁,可根据医嘱给予小檗碱口服,严重者可行药物保留灌肠。

（二）放射性膀胱炎

表现为尿频、尿急、尿痛伴终末血尿、排尿困难等。指导患者放疗前排空膀胱,以减少膀胱反应。指导患者多饮水,保证每日入量大于3000ml。

放疗结束后的护理

1. 指导患者放疗结束后后续的功能锻炼,如鼻咽癌患者须持续进行张口功能锻炼,宫颈癌患者仍需坚持阴道冲洗1~3个月。

2. 注意加强放射野皮肤的护理。

3. 告知患者定时复查的重要性。

4. 预防感冒。

腔内后装放射治疗的护理

后装放射治疗是一种近距离腔内放射治疗方法,以天然放射性核素为放射源,主要为铱192。其护理要点为：

1. 护理人员熟悉后装治疗的全过程,针对每个环节做好相应的护理工作。

2. 向患者讲解后装放射治疗的目的、过程、可能出现的反应及预防对策、需患者合作的项目,以取得配合。

3. 每日放疗前进行阴道冲洗。当日清晨排空大小便,使膀胱、直肠在治疗时保持空虚状态。

4. 治疗完毕后注意观察阴道有无出血及纱布遗留,避免重体力劳动。

5. 放疗期间注意观察大、小便情况,做好放射性直肠炎和放射性膀胱炎的预防及护理。

6. 健康教育:注意保持会阴部皮肤清洁,穿宽松、透气内衣裤并勤换洗;鼓励患者多饮水、多排尿,起到冲洗膀胱的作用;放疗结束后 1~3 个月内仍需坚持阴道冲洗,防止阴道粘连;放疗结束后 2 个月可恢复性生活。

三、癌症疼痛的护理

疼痛是癌症患者最常见的症状。新诊断癌症患者疼痛发生率 25%,晚期癌症患者的疼痛发生率为 60%~80%,其中 1/3 的患者为重度疼痛。疼痛的发生严重影响了患者的生活质量。而疼痛的治疗需要医生、护士、患者及家属共同的努力。护士在癌症患者的疼痛管理中起着重要的作用。作为肿瘤科护士,应当熟练掌握癌症疼痛护理的相关知识,以保证为患者提供更加专业细致的护理,帮助患者最大限度缓解疼痛,提高生活质量。

疼痛的评估

疼痛评估是合理有效止痛治疗的前提。癌症疼痛评估应该强调:常规、量化、全面、动态。

常用的疼痛评估方法有:数字分级法(NRS)、疼痛程度面部表情评估量表及根据主诉疼痛程度分级法(VRS)。

NRS 是疼痛程度 0~10 数字评估量表,用 0 表示不痛,10 表示最剧烈的疼痛。

面部表情疼痛评分量表,用于数字表达困难的患者。例如:儿童、老年人,以及存在语言或文化差异或其他交流障碍的患者。

根据VRS将疼痛程度分为轻度、中度、重度三类。与其对应的疼痛程度数字分别为:轻度疼痛(1~3),中度疼痛(4~6),重度疼痛(7~10)。

轻度疼痛:有疼痛但可忍受,生活正常,睡眠无干扰。

中度疼痛:疼痛明显,不能忍受,要求服用镇痛药物,睡眠受干扰。

重度疼痛:疼痛剧烈,不能忍受,需用镇痛药物,睡眠受严重干扰可伴自主神经紊乱或被动体位。

癌症疼痛评估的内容除了疼痛程度、疼痛部位、疼痛性质、持续时间、加重或缓解的因素等一般情况外,还应评估疼痛对患者情绪、睡眠、活动能力、食欲、日常生活、行走能力、与他人交往等生活质量的影响,以及患者对于止痛治疗的态度和依从性。

止痛治疗的原则

根据WHO癌痛三阶梯止痛治疗指南,癌症疼痛药物治疗的五项基本原则如下:

1. 首选口服或透皮贴剂等无创途径给药。

2. 按阶梯用药:根据疼痛的不同程度,选择不同阶梯的止痛药物。

3. 按时用药:止痛药应有规律地按规定间隔给予,使止痛药物在体内保持稳定的血药浓度,保证止痛的效果。

4. 个体化给药:注意用药剂量的个体差异,选用阿片类药物,应从小剂量开始,逐步增加剂量至理想水平。

5. 注意具体细节:用药过程中,护士应密切观察患者的疼痛缓解情况和不良反应,主动关心患者的感受,鼓励其积极主动参与疼痛的治疗。

熟悉常用的药物及不良反应

(一)非阿片类止痛药

常用药物有:阿司匹林、对乙酰氨基酚、布洛芬、双氯芬酸钠、吲哚美辛、塞来昔布等。主要不良反应有:肝功能损害、消化道溃疡、出血、血小板功能低下、恶心等。

(二) 阿片类药物

常用药物有:可待因、曲马多、泰勒宁、吗啡即释片、吗啡缓释片、盐酸羟考酮缓释片、芬太尼透皮贴剂等。

主要不良反应有:恶心、呕吐、便秘、头昏、嗜睡、镇静、尿潴留、呼吸抑制等。

疼痛患者的护理

1. 准确评估患者的疼痛情况,并做好记录。

2. 根据医嘱按时发放止痛药,并看服到口。对于使用芬太尼的患者,需标注粘贴时间和更换时间,以便及时更换。

3. 及时观察患者用药后的效果和不良反应,必要时通知医生给予处理。

4. 做好患者的教育工作,包括:宣教无须忍痛的观念,疼痛评估的方法和重要性,常用止痛药物的不良反应和处理,鼓励患者表达疼痛所造成的困扰和对于止痛治疗的顾虑等,消除紧张情绪,配合治疗。

四、心理护理

随着心理医学研究的进展,心理护理已被广泛的应用于临床。人们认识到:人的精神因素与全身功能活动有着密切联系,心理状态能影响机体的免疫功能,对癌症的治疗和预后也有很重要的影响。因此,准确掌握患者的心理状态,及时有效的给予心理护理,对疾病的治疗和康复起着积极的作用。

不同阶段肿瘤患者的心理特征

【诊断期】

在诊断初期患者特征性的表现为诊断冲击带来的急性痛苦。大部分患者表现为焦虑、抑郁、恐惧和绝望。可以观察到患者食欲、睡眠、行为异常,注意力不集中和日常活动中断,部分患者有自损行为、自杀的念头。

【治疗康复阶段】

大多数患者进入适应期,能接受新的信息、正视目前的问题,但同时对治疗缺乏信心,担心疾病能否治愈。

【复发阶段】

患者对治疗的信任感明显降低,寻求其他非医学的治疗方法更为常见。

【临终阶段】

主要表现为恐惧和绝望。

肿瘤患者的心理护理

1. 建立良好的医、护、患关系及和谐的病友关系,提供安静舒适的修养环境。

2. 通过与患者及家属的沟通、交流及日常工作中的观察等评估患者的心理状态。必要时请精神心理科的医生会诊。

3. 护士态度诚恳,为患者提供宣泄的机会,耐心倾听主诉、解答疑问。

4. 了解患者对治疗、护理、饮食、生活的需求,及时处理躯体的不适,提高舒适度减轻患者的痛苦,帮助患者解决能力范围的实际问题。

(刘 美 陈凤菊)

附录

一、肿瘤专科病历

姓名:×× 　　工作单位:无
性别:女性 　　职业:家务
年龄:50岁 　　家庭地址:汉口××路××号
民族:汉族 　　入院日期:2005年7月15日
籍贯:武汉 　　记录日期:2005年7月15日
婚姻:已婚 　　病史申述:患者本人

主诉:阴道不规则出血3月。

现病史:患者于2005年5月初出现阴道少量不规则出血,量少,呈鲜红色,需卫生纸2~3张/天,偶有小血块,无伴其他不适。2周后患者上述症状加重,伴有下腹隐痛,即在外院检查及服中药治疗,症状减轻。2个月后(2005年7月)患者阴道不规则出血加重,量时多时少,伴腰痛、下腹坠胀。外院妇检发现宫颈新生物,组织病理学检查证实为:宫颈低分化鳞状细胞癌,今转我院进一步诊治。

患者起病以来无发热、咳嗽、胸痛,饮食正常,无尿频、尿痛等症状,大便每日1次,大便软成形。睡眠无明显变化,体重无下降。

既往史:无高血压、心脏病、糖尿病史,无结核、肝炎等病史。

个人史:出生原籍,无特殊嗜好,无疫水接触史,无药物过敏史,无外伤史。

月经史:13,5天/30天,量中等,无痛经。末次月经:2005年7月3日。

婚育史:24岁结婚,孕4,产2,人流2次。

家族史：家族中无肿瘤病史及遗传病史，丈夫及子女均健康。

体格检查

体温：36℃ 脉搏：82次/分 呼吸：20次/分

血压：110/70mmHg 体重：60kg

一般情况：发育正常、神志清楚、自主体位、步入病房、检查合作。巩膜及皮肤均未见黄染及出血点，全身表浅淋巴结无肿大。

头颈部：头颈无畸形，毛发分布正常，五官端正，双眼睑无下垂，双瞳孔对称，光反射灵敏。双鼻腔无新生物，各鼻旁窦无压痛。双外耳道无分泌物，听力正常。口腔黏膜无溃疡，齿龈无红肿。咽部无充血，双侧扁桃体无肿大，表面光滑，未见新生物。会咽及鼻咽部未见异常。颈软，无颈静脉怒张，气管居中，双侧甲状腺无肿大，颈部未触及包块。

胸部：胸廓对称，双乳房亦对称，乳头无溢液及凹陷。未触及包块。双肺呼吸音清晰，未闻及干湿性啰音。心脏无增大、心音正常、心律整齐。

腹部：无隆起、无压痛、未触及包块，肝脾肋下未能及，双肾区无压痛及叩击痛，肠鸣音正常。

盆腔：未触及包块。

四肢：脊柱及四肢均未见畸形，活动自如。

神经反射：生理反射存在，病理反射未引出。

专科检查

外阴：未见异常，尿道口无红肿，未见息肉。

阴道：扩张度中等，前穹隆受浸润。

宫颈：宫颈肥大，并可见4cm×4.5cm×1.5cm的菜花状新生物，有接触性出血。

宫体：正常大小，前倾位、活动度可。

旁组织:右侧宫旁组织增厚达盆壁,右侧宫旁组织增厚,未达盆壁。

门诊资料

1. 血象:白细胞 $4.5\times10^9/L$,血红蛋白 $100g/L$,血小板 $137\times10^9/L$。
2. 病检:宫颈低分化鳞状细胞癌。

病史小结

1. ×× 女性 50 岁。
2. 阴道不规则出血3个月。
3. 病理检查:宫颈低分化鳞状细胞癌。
4. 体检:一般情况可,锁骨上淋巴结无肿大、心肺未见异常,腹部及盆腔均未触及包块。宫颈可见 $4cm\times4.5cm\times1.5cm$ 的菜花状新生物,前穹隆受累,左旁组织增厚达盆壁,右旁组织增厚未达盆壁。
5. 门诊资料见上。

诊断:宫颈鳞状细胞癌III_B期

诊疗计划

1. 全面检查(血象、胸片、腹部盆腔B超)。
2. 根治性放疗(体外+腔内治疗)。
3. 对症支持治疗。

记录:×××

二、肿瘤化疗药物一览表(附录表1)

附录表 1 肿瘤化疗药物一览表

药物	其他名称
阿地白介素(aldesleukin)	白细胞介素-2(IL-2),前白介素
阿仑单抗(alemtuzumab)	坎帕斯(campath),Campath-1H
阿利维A酸(alitretinoin)	9-顺式维A酸(9-cis-retinoic acid),阿利维A酸凝胶(panretin gel)
六甲嘧胺(altretamine)	六甲三聚氰胺(hexamethylmelamine),hexalen,HXM
氨磷汀(amifostine)	阿米福汀,Ethyol
氨鲁米特(aminoglutethimide)	氨基导眠能,Cytadren
阿那格雷(anagrelide)	6,7-二氢-1,5-二氯咪唑并[2,1-B]喹唑啉-2(3H)酮[imidazo(2,1-b) quinazolin-2-one], 安归宁(agrelin)
阿那曲唑(anastrozole)	瑞宁得(arimidex)
三氧化二砷(arsenic trioxide)	三氧二砷(trisenox)
门冬酰胺酶(asparaginase)	L-门冬酰胺酶(L-asparaginase),爱施巴 espar,kidrolase,培门冬酶(pegaspargase),oncaspar
阿扎胞苷(azacitidine)	维达扎 vidaza

续表

药物	其他名称
苯达莫司汀 bendamustine	Treanda, 盐酸苯达莫司汀 bendamustine hydrochloride
贝伐单抗(bevacizumab)	安维汀 avastin
贝沙罗汀胶囊 bexarotene capsules	targretin
贝沙罗汀凝胶 bexarotene gel	targretin 凝胶(1%)
比卡鲁胺(bicalutamide)	康士得 casodex
博来霉素(bleomycin)	硫酸博来霉素 blenoxane, BLM
硼替佐米(bortezomib)	万珂 velcade
白消安(busulfan)	马利兰, myleran, 白血福恩 busulfex
卡巴他赛 cabazitaxel	Jevtana
卡培他滨(capecitabine)	希罗达(xeloda)
卡铂(carboplatin)	paraplatin, CBDCA
卡莫司汀(carmustine)	双氯乙基亚硝脲 BCNU, BiCNU

续表

药物	其他名称
西妥昔单抗(cetuximab)	抗表皮生长因子受体(epidermal growth factor receptor, EGFR)抗体, C225, 爱必妥 Erbitux
苯丁酸氮芥(chlorambucil)	瘤可宁(leukeran)
顺铂(cisplatin)	顺氯二氯二氨铂, DDP, CDDP, platinol
克拉屈滨(cladribine)	2-氯脱氧腺苷, 克拉立平 leustatin
氟达拉滨(cladribine)	2-氯脱氧腺苷, leustatin
克罗拉滨(clofarabine)	clolar
皮质激素(corticosteroids)	泼尼松、地塞米松及其他皮质激素
环磷酰胺(cyclophosphamide)	CTX, cytoxan, neosar
阿糖胞苷(cytarabine)	胞嘧啶阿拉伯糖苷(cytosine arabinoside), Ara-C, cytosar-U
氮烯脒胺(dacarbazine)	甲氮脒胺, 简称 DIC, DTIC
放线菌素(dactinomycin)	更生霉素, Act-D, 放线菌素 D
阿法贝泊汀(darbepoetin)	aranesp, darbepoetin α

续表

药物	其他名称
达沙替尼(dasatinib)	扑瑞赛,sprycel
柔红霉素(daunorubicin)	正定霉素,柔毛霉素,DNR,柔红霉素盐酸盐
柔红霉素脂质体(daunorubicin, liposomal)	daunoXome
地西他滨(decitabine)	dacogen
DEGELIX	Firmagon
地尼白介素-2(denileukin difitox)	ontak
右丙亚胺(dexrazoxane)	zinecard,ICRF-187
多西紫杉醇(docetaxel)	泰素帝(taxotere)
多柔比星(doxorubicin)	aDR,adriamycini,rubex,hydroxyldaunorubicin
多柔比星脂质体(doxorubicm, liposomal)	doxil
表柔比星(epirubicin)	ellence,4'Epi-doxorubicin,EPI

续表

药物	其他名称
促红细胞生成素(epoetin)	重组人红细胞生成素(rHuEPO), EPO, epoetin-alfa, epogen, procrit
ERIBULIN MESYLATE	Halaven
厄洛替尼(erlotinib)	特罗凯, tarceva
依托泊苷(etoposide)	足叶乙苷, 表鬼白毒素, VP-16, VP-16-213, vePesid, etopophos(etoposide phoshpate)
依维莫司	Afinitor
依西美坦(exemestane)	阿诺新(aromasin)
非格司亭(filgrastim)	粒细胞集落刺激因子, G-CSF, neupogen
FLAVOPIRIDOL	Alvocidib
氟达拉滨(fludarabine)	FAMP, fludara, Oforta
氟尿嘧啶(fluorouracil)	5-FU, Adrucil, 5-氟尿嘧啶
氟他氨(flutamide)	eulexin
氟维司群(fulvestrant)	faslodex
吉非替尼(gefitinib)	易端沙(iressa), ZD1839

续表

药物	其他名称
吉西他滨(gemcitabine)	健泽(gemzar)
吉姆单抗奥佐米星(gemtuzumab ozogamicin)	mylotarg
促黄体素释放素类似物(luteinizing hormonereleasing hormone analogs)	leuprolide (lupron, lupron depot), 醋酸亮丙瑞林, goserelin (zoladex depot), 戈舍瑞林, triptorelin pamoate (trelstar depot), 曲普瑞林
羟基脲(hydroxyurea)	hydrea, droxia
替伊莫单抗(ibritumomab tiuxetan)	zevalin, IDEC-Y2B8
伊达比星(idarubicin)	4-demethoxydaunorubicin, IDA, idamycin
异环磷酰胺(ifosfamide)	Ifex
甲磺酸伊马替尼(imatinib mesylate)	格列卫(gleevec), STI-571(信号转导阻滞剂571)
干扰素-α(interferon-α)	roferon-A(干扰素-2α, 重组干扰素-α-A); intron A(干扰素 α-2b, 重组干扰素 α-2)

续表

药物	其他名称
IPILIMUMAB	MDX010, MDX-CTLA-4
伊立替康（irinotecan）	camptosar, CPT-11
依沙匹隆（IXABEPILONEA）	Ixempra
拉帕替尼（lapatinib）	tykerb
来那度胺（lenalidomide）	雷利米得,revlimid
来曲唑（letrozole）	femara,弗隆
洛莫司汀（lomustine）	环己亚硝脲,CCNU,CeeNU
氮芥（mechlorethamine）	nitrogen mustard ,HN2,mustargen
美法仑（melphalan）	苯丙氨酸氮芥,L-溶肉瘤素（L-sarcolysin,L-PAM）,爱克兰（alkeran）,美法兰
巯嘌呤（mercaptopurine）	6-巯基嘌呤,6-MP,乐疾宁
美司钠（mesna）	巯乙磺酸钠,mesnex
甲氨蝶呤（methotrexate）	amethopterin,MTX,mexate,trexall
MIDOSTAURIN	PKC412

续表

药物	其他名称
丝裂霉素(mitomycin)	mitomycin C, mutamycin
米托坦(mitotane)	o,p'-DDD, lysodre
米托蒽醌(mitoxantrone)	novantrone, dihydroxyanthracenedione, DHAD, DHAQ
奈拉滨(nelarabine)	arranon
尼罗替尼(nilotinib)	tasigna, AMN107
尼鲁米特(nilutamide)	nilandron
OFATUMUMAB	Arzerra
白细胞介素-11 (oprelvekin)	neumega, IL-11
奥沙利铂(oxaliplatin)	乐沙定(eloxatin)
紫杉醇(paclitaxel)	泰素(taxol), OnxoL
蛋白结合性紫杉醇(paclitaxel, protein-bound)	纳米白蛋白结合的紫杉醇(nab-paclitaxel), abraxane
帕米膦酸盐(pamidronate)	阿可达, Aredia

续表

药物	其他名称
帕尼单抗(panitumumab)	Vectibix,表皮生长因子受体抗体,rHuMAb-EGFR
帕唑帕尼(Pazopanib)	Votrient
pegfilgrastim	粒细胞集落生长刺激因子,neulasta,pegylated,G-CSF
培美曲塞(pemetrexed)	力比泰,alimta
喷司他丁(pentostatin)	2'-脱氧考福霉素(2'-deoxycoformycin),nipent
Pralatrexate	Folotyn
丙卡巴肼(procarbazine)	甲基苄肼(matulane),natulan
孕激素类(progestins)	醋酸甲孕酮(普维拉,provera),甲羟孕酮(得普乐,depo-provera),己酸羟孕酮(delalutin),甲地孕酮(梅格施,megace)
雷洛昔芬(raloxifene)	evista
利妥昔单抗(rituximab)	美罗华,rituxan
Romidepsin	Istodax

续表

药物	其他名称
沙莫司亭(sargramostim)	粒细胞-巨噬细胞集落生长刺激因子(GM-CSF),leukine
Sipuleucel-T	Provenge
生长激素类似物(somatostatin analogs)	奥曲肽,善宁,奥曲肽储库型长效注射剂(其他类似物包括pasireotide和lanreotide)
索拉非尼(sorafenib)	多吉美,Nexavar
链佐星(streptozocin)	链氮霉素(streptozotocin),zanosar
舒尼替尼(sunitinib)	sutent, sunitinib malate
他莫昔芬(tamoxifen)	三苯氧胺,nolvadex
替莫唑胺(temozolomide)	temodar
西罗莫司脂化物(temsirolimus)	TEMSR, CCI-779
替尼泊苷(teniposide)	VM-26,威猛
沙利度胺(thalidomide)	thalomid
噻替派(thiotepa)	三乙烯硫代磷酰胺,thioplex

续表

药物	其他名称
托泊替康(topotecan)	和美新(hycamptin)
托瑞米芬(toremifene)	法乐通(fareston)
^{131}I 标记托西莫莫单抗	百克沙
曲妥单抗(trastuzumab)	人源化抗 HER-2 单克隆抗体,赫赛汀(herceptin)
维 A 酸(tretinoin)	t-RNA,全反式(ATRA),全反维生素 A 酸(retin-A)
戊柔比星(valrubicin)	valstar
长春碱(vinblastine)	VLB,velban,硫酸长春碱
长春新碱(vincristine)	VCR,oncovin,vincasar
长春瑞滨(vinorelbine)	诺维本(navelbine)
vorinostat	zolinza
唑来膦酸(zoledronic acid)	zometa

三、身体一般状况分级标准（附录表2、3）

附录表2　身体一般状况 Karuafsky 评分标准

一般状况	KPS 评分
一切正常，无不适或病征	100
能进行正常活动，有轻微病征	90
可进行正常活动，但有一些症状或体征	80
生活可自理，但不能维持正常活动或重的工作	70
生活能大部分自理，但偶尔需要别人帮助	60
需要别人更多的帮助，并经常需要医疗护理	50
失去生活自理能力，需要特别照顾和帮助	40
严重失去生活能力，需住院，但暂时无死亡威胁	30
病重，需要住院和积极的支持治疗	20
垂危	10
死亡	0

附录表3　ECOG 体力状况计分标准

评分	活动水平
0	无症状，活动没有影响
1	有症状，但几乎完全可自由活动
2	有时卧床，但白天卧床时间不超过 50%
3	需要卧床，卧床时间白天超过 50%
4	卧床不起
5	死亡

四、疗效评估标准

实体肿瘤疗效评估标准（附录表4）及常用术语如下。

(一) 常用术语

完全缓解(complete response, CR)。
部分缓解(partial response, PR)。
进展(pogresseive desease, PD)。
稳定(stable diseade, SD)。

(二) 疗效评估标准

1. 可测量的病变

CR　肿块完全消失,时间持续≥1个月。
PR　肿块缩小≥50%,时间持续≥1个月。
SD　肿块缩小<50%,或增大未超过25%。
PD　一个或多个病变增大≥25%,或出现新的病变。

测量可采用双径测量或单径测量。

(1) 双径测量:指肿块的两最大垂直径的乘积。

单个病变　肿瘤体积缩小≥50%;

多个病变　多个肿块的体积之和缩小≥50%。

(2) 单径测量:线状肿块长度缩小≥50%。

2. 不可测量的病变

CR　所有症状及体征完全消失,时间持续≥1个月。
PR　肿瘤大小估计减少≥50%,时间持续≥1个月。
SD　病情无明显变化,时间持续≥1个月,肿瘤大小增大估计<25%,缩小<50%。
PD　出现新的病灶,或原有病变增大估计≥25%。

3. 骨转移

CR　经X线及扫描等检查,骨转移性病变完全消失,时间持续≥1个月。

PR　溶骨性病灶部分缩小,钙化或成骨性病变密度减低,时间持续≥1个月。

SD　骨转移病变无明显变化,时间持续≥2个月。

PD　出现新的病灶或原有病灶增大。

附录表 4 实体瘤疗效评价标准——RECIST 与 WHO 标准比较

疗效	缩写	RECIST 标准	WHO 标准
客观病灶	LD	靶病变(单径测量,多病灶用 LD 表示累计病灶大小。每个器官最多计 5 个病灶,多个器官最多计 10 个病灶)	可测量的病变(双径测量,多用 LD 表示累计病灶大小。未定义测量病灶数目)
完全缓解	CR	所有靶病变完全消失,时间持续≥4 周	肿块完全消失,时间持续≥4 周
部分缓解	PR	靶病变缩小≥30%,时间持续≥4 周	肿块缩小≥50%,时间持续≥4 周
进展	PD	靶病变增大≥20%,或出现新的病变	一个或多个病变增大≥25%,或出现新的病变
稳定	SD	非 PR 或 PD	非 PR 或 PD(无变化)

注:LD 表示肿块的最长径。

五、癌症疼痛程度评估表

【疼痛程度评估量表】

量表1. 数字化评估量表法(numerical rating scale, NRS)*

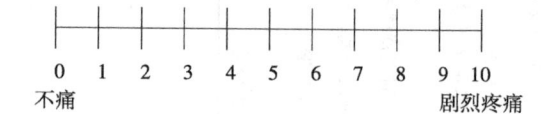

注：*建议以10cm的实际长度作为上述量表的刻度。

0：无痛；1~3：轻度疼痛；4~6：中度疼痛；7~10：重度疼痛。

量表2. 视觉模拟量表法(visual analog scale, VAS)*

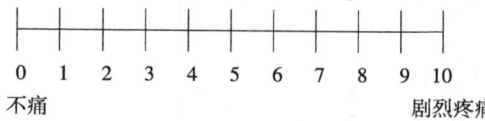

注：*建议以10cm的实际长度作为上述量表的刻度。

0：无痛；1~3：轻度疼痛；4~6：中度疼痛；7~10：重度疼痛。

量表3. 疼痛程度简明评估量表

简明疼痛评估量表

研究编号：　　　　　　　　医院编号：

日期：　　　　　　　　　　时间：

姓名：

一、在一生中，我们大多数人都曾体验过轻微头痛或扭伤和牙痛，今天您是否有疼痛？

1. 是　　　　2. 否

二、请您用阴影在下图中标出您的疼痛部位，并在最疼痛的部位打"×"。

续表

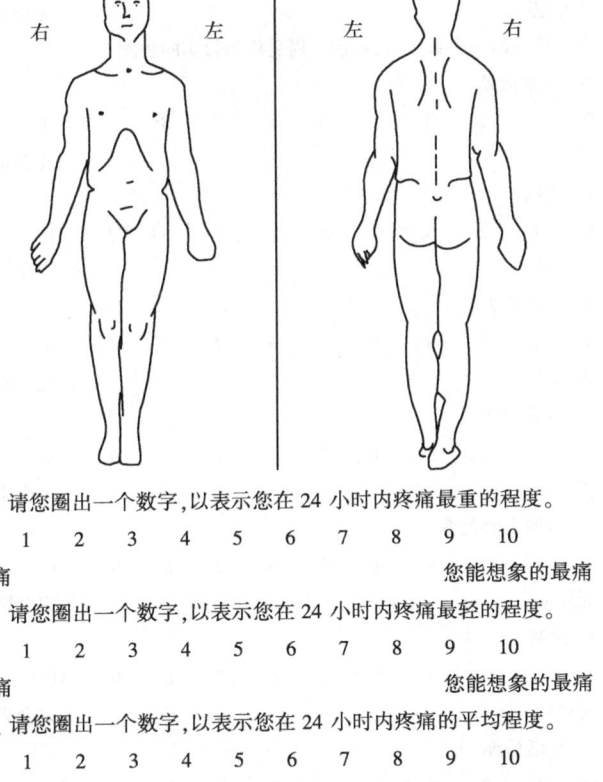

三、请您圈出一个数字,以表示您在 24 小时内疼痛最重的程度。

0　1　2　3　4　5　6　7　8　9　10
不痛　　　　　　　　　　　　　　您能想象的最痛

四、请您圈出一个数字,以表示您在 24 小时内疼痛最轻的程度。

0　1　2　3　4　5　6　7　8　9　10
不痛　　　　　　　　　　　　　　您能想象的最痛

五、请您圈出一个数字,以表示您在 24 小时内疼痛的平均程度。

0　1　2　3　4　5　6　7　8　9　10
不痛　　　　　　　　　　　　　　您能想象的最痛

六、请您圈出一个数字,以表示您现在疼痛的程度。

0　1　2　3　4　5　6　7　8　9　10
不痛　　　　　　　　　　　　　　您能想象的最痛

七、目前您正在接受什么药物和疗法治疗疼痛?

八、请圈出一个百分数,以表示过去 24 小时内镇痛治疗后疼痛缓解了多少?

续表

| 0 | 10% | 20% | 30% | 40% | 50% | 60% | 70% | 80% | 90% | 100% |

无缓解　　　　　　　　　　　　　　　　　　　　　　　完全缓解

九、请圈出一个数字，表示您上周受疼痛影响的程度。

A. 日常活动

0　1　2　3　4　5　6　7　8　9　10

无影响　　　　　　　　　　　　　　　　　　　完全影响

B. 情绪

0　1　2　3　4　5　6　7　8　9　10

无影响　　　　　　　　　　　　　　　　　　　完全影响

C. 行走能力

0　1　2　3　4　5　6　7　8　9　10

无影响　　　　　　　　　　　　　　　　　　　完全影响

D. 日常工作

0　1　2　3　4　5　6　7　8　9　10

无影响　　　　　　　　　　　　　　　　　　　完全影响

E. 与他人的关系

0　1　2　3　4　5　6　7　8　9　10

无影响　　　　　　　　　　　　　　　　　　　完全影响

F. 睡眠

0　1　2　3　4　5　6　7　8　9　10

无影响　　　　　　　　　　　　　　　　　　　完全影响

G. 生活乐趣

0　1　2　3　4　5　6　7　8　9　10

无影响　　　　　　　　　　　　　　　　　　　完全影响

引自：Wang XS, Mendoza TR, Gao SZ, Cleeland CS. The Chineseversion of the Brief Pain Inventory(BPI-C): its development and usein a study of cancer pain. Pain. 1996,67(2~3):407~416.

【癌痛三阶梯止痛疗法】

(一) 癌痛药物治疗原则

1. 口服给药。
2. 按时给药。
3. 按阶梯给药。
4. 个体化用药。
5. 注意细节。

(二) 三阶梯止痛方案(附录表5)

附录表5　三阶梯止痛方案

疼痛程度	治疗药物
轻度疼痛	非阿片类止痛药+辅助药
中度疼痛	弱阿片类止痛药+非阿片类止痛药+辅助药
重度疼痛	强阿片类止痛药+非阿片类止痛药+辅助药

六、化疗毒性反应分级标准(附录表6)

附录表 6 化疗急性与亚急性毒性反应分级（WHO 标准）

毒性反应指标	0 度	I 度	II 度	III 度	IV 度
血液系统					
血红蛋白(g/L)	≥110	95～109	80～94	65～79	<65
白细胞(×10⁹/L)	≥4.0	3.0～3.9	2.0～2.9	1.0～1.9	<1.0
粒细胞(×10⁹/L)	≥2.0	1.5～1.9	1.0～1.4	0.5～0.9	<0.5
血小板(×10⁹/L)	≥100	75～99	50～74	25～49	<25
出血	无	瘀点	轻度失血	明显失血	严重失血
胃肠道					
胆红素	≤1.25N	1.26～2.50N	2.6～5.0N	5.1～10.0N	>10N
谷丙转氨酶	≤1.25N	1.26～2.50N	2.6～5.0N	5.1～10.0N	>10N
碱性磷酸酶	≤1.25N	1.26～2.50N	2.6～5.0N	5.1～10.0N	>10N
口腔	无异常	红斑、疼痛	红斑、溃疡，可进食	溃疡，只能进流食	不能进食
恶心、呕吐	无	恶心	暂时性呕吐	呕吐，需治疗	难控制的呕吐

续表

毒性反应指标	0度	Ⅰ度	Ⅱ度	Ⅲ度	Ⅳ度
腹泻	无	短暂(<2天)	能忍受(>2天)	不能忍受,需治疗	血念性腹泻
肾、膀胱					
尿素氮	≤1.25N	1.26~2.50N	2.6~5.0N	5.1~10.0N	>10N
肌酐	≤1.25N	1.26~2.50N	2.6~5.0N	5.1~10.0N	>10N
蛋白尿	无	+,<0.3g/100ml	++,+++,0.3~1.0g/100ml	+++,>1.0g/100ml	肾病综合征
血尿	无	镜下血尿	严重血尿	严重血尿,带血块	泌尿道梗阻
肺	无症状	症状轻微	活动后呼吸困难	休息时呼吸困难	需完全卧床
发热(药物性)	无	<38℃	38~40℃	>40℃	发热伴低压
过敏	无	水肿	支气管痉挛,不需注射治疗	支气管痉挛,需注射治疗	过敏反应
皮肤	无	红斑	干性脱皮,水疱,瘙痒	湿性皮炎,溃疡	剥脱性皮炎,坏死,需手术
头发	无	轻度脱发	中度,斑状脱发	完全脱发,可再生	脱发,不能再生

续表

毒性反应指标(特殊部位)	0度	Ⅰ度	Ⅱ度	Ⅲ度	Ⅳ度
感染(特殊部位)	无	轻度感染	中度感染	重度感染	重度感染伴低血压
心脏					
节律	正常	窦性心动过速,休息心率>100次/分	单灶PVC,房性心律失常	多灶性PVC	室性心律不齐
心功能	正常	无症状,但有异常心脏征象	短暂的心功不足,但不需治疗	有症状,心功能不全,治疗有效	有症状,心功能不全,治疗无效
心包炎	无	有心包积液,无症状	有症状,但不需抽积液	心包填塞,需抽积液	心包填塞,需手术治疗
神经系统					
神志	清醒	短暂时间嗜睡	嗜睡时间不及清醒的50%	嗜睡时间超过清醒的50%	昏迷
周围神经	正常	感觉异常或腱反射减退	严重感觉异常或轻度无力	不能忍受的感觉异常或显著运动障碍	瘫痪

续表

毒性反应指标	0度	I度	II度	III度	IV度
便秘	无	轻度	中度	腹胀	腹胀,呕吐
疼痛(非肿瘤引起)	无	轻度	中度	严重	难控制

注:N指正常值上限。

(沈 倩 邹燕梅 陈 元)